심폐 물리치료학 개정3판

Cardiopulmonary Rehabilitation: Basic Theory and Application

Third Edition

심폐 물리치료학

개정3판

Cardiopulmonary Rehabilitation: Basic Theory and Application

Frances J. Brannon, PhD
Professor and Coordinator of
Exercise Science
Department of Physical Education
Slippery Rock University
Slippery Rock, Pennsylvania

Margaret Wiley Foley, RN, MN
Previously Affiliated:
St. Joseph's Hospital
Atlanta, Georgia

Julie Ann Starr, MS, PT, CCS
Clinical Assistant Professor
Department of Physical Therapy
Sargent College of Health and Rehabilitation Sciences
Boston University
Boston, Massachusetts

Physical Therapist II
Beth Israel Deaconess Medical Center
Boston, Massachusetts

Lauren M. Saul, RN, MSN
Cardiovascular Clinical Nurse Specialist
Shadyside Hospital
Pittsburgh, Pennsylvania

영 문 출 판 사

■ 옮긴이 (가나다 순)

김 경	대구대학교 물리치료학과 교수	이문환	선문대학교 물리치료학과 교수
김성호	신구대학 물리치료과 교수	이상열	경성대학교 물리치료학과 교수
김용권	(전)인제대학교 물리치료학과 교수	이재갑	경동대학교 물리치료학과 교수
김용수	신성대학 물리치료과 교수	이현민	호남대학교 물리치료학과 교수
김지혁	경남정보대학 물리치료과 교수	정대인	광주보건대학 물리치료과 교수
송명수	원광보건대학 물리치료과 교수	조현래	마산대학 물리치료과 교수
안덕현	인제대학교 물리치료학과 교수	홍용근	인제대학교 물리치료학과 교수

CARDIOPULMONARY REHABILITATION:
Basic Theory and Application Third Edition

by Frances J. Brannon, Margaret W. Foley, Julie Ann Starr, Lauren M. Saul

심폐 물리치료학 개정3판

2012년 2월 22일 초판인쇄
2012년 2월 29일 초판발행

지은이 : Frances J. Brannon, Margaret W. Foley,
Julie Ann Starr, Lauren M. Saul
옮긴이 : 김 용 권 외
발행인 : 박 병 조
발행처 : 도서출판 영문출판사
등 록 : 1987년 12월 21일 제2-419호
주 소 : 서울시 강남구 삼성동 69-1
전 화 : (02) 514-5590, 776-5590
팩 스 : (02) 756-8943
E-mail : yeongmunsa@empal.com
정 가 : 30,000원
ISBN 978-89-7224-286-4 93510

※ 파본은 교환해 드립니다.

To the memory of my nephew, Charlic Stephens, Jr., to his wife, Sue, to his daughter Savanna, and to his daughter and my pal, Miika, who struggles to recover from surgery to remove a benign brain tumor.

Frances J. Brannon

To my family — Terry, Allison, and Sean — with love and appreciation. And to Chuck Kesler — in his memory.

Margaret W. Foley

To my family — George, Jillian, Jana, and Adam — for their support, assistance, and patiece, and to my Mom and Dad, who taught me to finish what I start.

Julie Ann Starr

To the Lord — who is the great Author of Life.

Lauren M. Saul

서문

교재가 성공적으로 그 의지가 이행되어질 때에 깊이가 있는 내용은 고사하고 그리 많지 않은 변화에 대한 충분한 근거를 제시하는 데에도 서두르게 된다. 지금까지 초판과 첫번째 개정판은 임상치료사들과 학생들에게 잘 받아들여져 왔다. 그리고 그간 받아왔던 지적들은 이번 개정판을 발행하면서 기쁜 마음으로 참고하였다. 그 당시 이 교재에 폐 기능과 재활에 대한 부분이 더욱 강조 되어질 것으로 보였다. 심전도 해석과 사례연구에 대한 일반적인 부분들이 확장되어지고 모든 참고문헌들은 업데이트 되었다.

그리고 더 뭐가 포함될 수 있을 것인가? 다행 스럽게도 이 책의 저자들인 Frances Brannon, Margaret Foley, Julie Starr, and Lauren Saul saw 의 각자의 생각을 모아 이 책을 집필하면서 문화적으로 변화된 건강에 대한 태도와 변화하고 있는 치료들에 대해 더 다각적인 시각으로 볼 수 있었으며 그 결과 명료하게 정밀한 부분까지 이 책에서 정의할 수 있게 됐다. 교사들과 학생들 그리고 임상 치료사들은 직무상 결과들과 그 측정에 대한 중요성에 대해 주목 할 필요가 있다. 이런 유념은 가장 분명한 진단에 대한 치료를 하는데 있어서도 필수 불가결한 것이다. 이러한 중요성을 뒷받침해주는 것이 바로 최근 자료설명 이미지 기술과 외과 개입, 약리적인 관리 전략이다.

Contemporary Perspective in Rehabilitation 시리즈의 발행 책임자로써, 그리고 물리치료적 개입의 필수적인 부분으로서의 지속적인 행동 관리의 역할과 필요성에 대한 굳건한 믿음을 가진 사람으로서, 식사조절이나 금연, 고혈압과 같은 건강 관리에 대한 책임과 프로그램의 결과에 환자들과의 연관성에서 보여진 섬세함에 있어 매우 감명 받았다. 명백하게도 생리학의 항상성에 대한 모든 부문에서 더 많은 책임이 환자들에게 지속적으로 귀속되어질 것이다. 그럼에 따라 이 교재에서는 이 점을 강조하고 학생들이 환자들의 삶에 깊숙이 영향을 미치는 치료에 여러 방면으로 활동적으로 참여하게 하도록 정보를 제공한다.

이 시리즈들 중에서 '현 시대' 의 측면을 강조한다면, 이번 개정판이 그에 대한 청사진이 될 것이다. 또한 이 책에서 몇몇의 내용들이 심폐 능력에 대한 더욱 여러분의 사고를 자극하고 비판적인 분석 또한 이끌어 내기를 기대한다.

Steven L. Wolf, Ph.D., FAPTA
Series Editior

3판 서문

심폐 재활의 기초이론과 적용(본서)에서 폭넓은 수정이 이루어 졌음에도 그 주된 목표에는 변함이 없다. 학생들과 임상 치료사들에게 있어 환자들에게 포괄적이며 질 높은 재활 프로그램을 제공하기 위한 의사결정의 기술을 제공하는 것이다. 이 교재의 장점 또한 문제 해결 기술을 보강하고 실제로 보여주며 치료사들에게 심폐 재활 프로그램에 중요한 최근 개발된 이론적인 개념의 적용하는데 있어 지도를 제공하는 사례연구로서 설명하여 보여주는 것이다. 이 책 전반에 걸친 참고 문헌들이 업데이트 되었으며 이번 수정 내용에 최근 이론과 그의 적용 그리고 환자 치료의 목표와 평과, 측정치를 설명하기 위한 과정들을 포함 하도록 했다.

첫 번째 장에서 심폐 재활 프로그램에 대한 전반적인 개관을 제시하며 심폐 재활의 회복단계를 입원환자 외래환자 지역사회의 전통적 세 가지 단계에서 입원환자, 직접외래환자, 중급외래환자, 정기외래환자로 정의를 다시 하였다. 이 네 가지 단계를 통한 치료는 치료목표와 평가 그리고 치료 결과에 대한 측정의 부문을 걸쳐 제시되어 진다. 심폐 재활 프로그램의 개관에는 심각한 입원환자와 만성적 단계의 심폐환자들에 대한 논의 또한 다루어진다.

심폐 재활의 주요한 목적은 환자들의 기능적 능력을 배양하고 가능한 그들의 일상 생활에 원래 기능을 되찾도록 돕는 것이다.

관상동맥 질병의 병리를 다룬 다섯 번째 장에서는 아테롬성 동맥 경화증의 발병에 대한 최근의 정보들과 지방에 대한 가설이 새롭게 추가 되었다. 또한 협심증에 대한 논의는 무증상 angona에 까지 걸쳐 다루게 되며 심근경색증의 최근 증상과 역사에 대한 자세한 설명, 혈전용해 치료 또한 포함 되었다.

일곱 번째 장 “심폐 질환의 투약과 수술 관리” 에서의 정보는 전범위적이게 업데이트 되어졌으며 새로운 투여약과 그의 사용에 대한 내용이 초함 되었다. 투여약 치료에 대한 논의는 플라스미노겐 스트렙토키나아제 활성체, 아스피린, 헤파린, 당단백 억제제

(abciximab) 그리고 와파린(warfarin)까지 포함되었다. 관상동맥의 질병에 대한 수술 개입에 대한 새로운 부분에서 관상동맥 정제술, 레이저 관상동맥 성형술, 관상동맥 스텐스, 관상동맥 우회술, 그리고 심장 성형술에 대한 논의가 포함된다. 심폐 질환에서의 외과 개입에서는 종양 절제와 수포 절제, 폐절제술 그리고 폐 이식까지 다룬다.

아홉 번째 장인 "심장 질환 환자의 평가"가 수정되었으며 신체 용적 지수, 가슴 골반 비율, 램핑 테스트(ramping test), 그리고 기능적 결과에 대한 평가가 추가 되었다. 심혈관 시험 기술의 발전에 대한 새로운 부분에서 심근 관류, 심실 기능의 평가, 양을 이용한 관류에 대한 방사성 핵종 이미지들을 포함 한다. 초음파 심장 검진법과 관상동맥 조형술 또한 두 번째 개정판의 추가되어진 항목이다.

11번째와 12번째 장에서는 운동 처방과 운동 치료 기간에 대한 최근의 정보와 지침이 추가 되었다. 12장에서는 운동 처방을 받은 환자. 울혈성 심장 마비(CHF) 환자에 대한 프로그램과 폐 이식 환자들을 보조해주는 지침내용이 다루어진다. 정신적 사회적 측면의 변동과 삶의 질 그리고 결과에 대한 내용 또한 포함된다.

13장인 "변화 위험 요소(risk factor modification)" 에서는 금연 환자를 보조하는 새로운 접근법이 제시된다.

또한 약물 처방, 행동 지도, 행동 수정에 대한 기술, 흡연결과의 측정에 대한 내용 또한 포함되었다. 고혈압의 약리적 치료 또한 수정 되었으며 고혈압에 대한 발견과 평가 치료에 대한 국가 연합회의 삼차 보고서(1995)에 준하여 그에 따른 치료 알고리즘이 다루어 졌다. 고 콜레스테롤에 대한 치료에서 식이 생활의 권고 내용이 수정되었으며 성인 혈중 고 콜레스테롤에 대한 발견과 평가, 치료에 대한 전문가 집단의 두 번째 보고서(1993)에 따른 약리적 치료의 내용이 포함되었다. 고혈압과 지방질의 간리에 대한 측정결과 또한 논의 되었다.

14장의 새로운 내용은 자기관리 분비물 제거 기술에 대한 것이다. 이 부분에서는 VRP1과 PEP, 그리고 자체 배출를 논한다.

본 저자들은 이번 개정판이 미래의 치료사들에게 정보를 전파할 책임이 있는 교육자들에게 실질적인 도움이 되기를 바라며 임상 치료사들이 포괄적이고 높은 질의 심폐 재활 프로그램을 환자들에게 제공하기 위한 의사결정에도 도움을 주기를 바란다.

FJB
MWF
JAS
LMS

감사의 글

이번 판을 출간하면서 물심양면으로 도움을 주신 분들에게 감사를 표합니다.

언제나 나에게 용기를 주고 지원을 아끼지 않은 가족들과 좋은 시간을 같이 해준 나의 친구들에게 감사를 드립니다. 특히 Marjorie B, stephens 그리고 Dee, Elise, Clovis, Joan, John, Kaye Falltot, Patricia 그리고 Leonard Pike, Emma, Alan, Diane, Ann Armstrong, Robert 그리고 Linda Fox, Jean, Pete Sawchuck에게 감사를 드립니다. 또한 도움이 필요할 때 마다 도와준 친구들-특히 Slippery Rock University의 "Round Table" 인원들에게 고마움을 표합니다. 제가 책을 쓸 수 있도록 한 소중한 시간이었던 안식휴가(미국대학의 대학교수, 선교사에게 7년마다 주어지는 1년 간의 유급휴가)를 준 Slippery Rock University측에도 깊은 감사를 표합니다. 공동저자인 Peggy Foley, Julie Starr, 그리고 Lauren Saul에게 이번 판을 발행하는 작업 뿐만이 아니라, 저와 제 가족에 대해 함께 고민하고 마음을 나눠 준 것에 대해 감사를 드립니다. 그리고 마지막으로 이 책을 쓰는 동안에 끊임없이 지원해주고 용기를 준 Jean Franoçis Vilain에게 고마움을 표합니다.

FJB

이번 판을 발행할 수 있도록 용기를 주고 끊임없는 열정과 함께 많은 시간동안 함께 노력해준 나의 남편, Terry에게 감사함을 표합니다. 그리고 Allison과 Sean에게 그들의 인내심과 따뜻한 미소에 감사드리고 이 책을 아무 문제 없이 끝낼 수 있도록 용기를 준 나의 가족과 친구들에게 감사드립니다. 컴퓨터를 잘 아는 나의 이웃들, Jon Barton 그리고 Judy Abraham에게도 그 도움에 고마움을 표하고, 이 프로젝트에 참여해서 그의 전문적 지식을 더해준 공동저자이자 나의 친구인 Lauren Saul에게 감사드립니다. 오래전에 나에 심폐치료학부문에 대한 관심을 일으켜주시고, 이 책의 처음부터 세 번째 판에 걸쳐 수많은 도움을 주신 공동저자이자 친구, Frances Brannon박사님께도 감사를 표합니다.

MWF

저는 이번 프로젝트에 관한한 그의 전문성과에 대해 감사를 그리며 저에게 기쁨을 주는 트리오인 Jillian, Janam 그리고 Adam가 엄마이자 함께 시간을 보낼 사람인 저를 한동안 멀리하게 되었지만 이제는 결국엔 빚을 갚게 되었군요. 그들의 참을성 있는 기다림에 대해 고마움을 표합니다. Rick과 Joyce에게 내가 정말 필요할 때 마다 기술적 지원을 아끼지 않았음을 감사드립니다. 또한 Jean François Vilain 와 Frances Brannon에게 이 작업이 완성되기까지 믿음을 주신것에 대해 감사드립니다.

JAS

새롭기도 하며 정밀하기 도한 이 모험에 대해 많은 성원을 준 나의 가족들과 형제들 그리고 친구들에게 감사를 드리며, John Schlicht, PharmD에게 심폐 의약에 대한 다양한 전문적인 견해를 주심에 대해 감사드립니다. 또한 주말에 컴퓨터 작업을 피할 수 있도록 노트북을 빌려주신 Shadyside 병원 MIS부에 친절한 한 직원에게도 감사를 드립니다. 그리고 Shadyside 병원에 도서관원과 Ray Tate에게 연구하는 중에 소소한 웃음을 준것에 대해 감사드립니다. 또한 나를 기억해주고 용기를 주며 밤 늦게 걸려오는 전화의 중요성을 일깨워준 이임에 동시에 내가 처음으로 졸업시킨 학부생인 Peggy Wiley Foley에게 고마움을 전합니다. 마지막으로 이번 프로젝트가 완성되기 까지 곤란에도 호의를 보여주셨으며 필요할 때 마다 용기를 주신 Fran Bannon께 감사를 드립니다.

LMS

2판 서문

이 교재의 초판인 Cardiac Rehabilitation : Basic Theory and Application은 학생들과 시술하고 있는 치료사들이 효과적이고 질 높은 치료를 환자들에게 제공하기 위한 의사결정 능력을 배양하는 데에 필수적인 정보를 주는 시도였다. 사례분석을 강화하고 문제해결 기술을 설명하면서 최근 연구에 의한 이론적 개념의 실질적 응용에 중요성을 두었다.

이번 판의 주안점은 실질적인 응용에 초점을 두었지만 그 범위는 환자에게 양질의 치료 프로그램을 제공하기 위한 설명과 그에 대한 지식에까지 포함한다. 그렇기 때문에 교재명이 cardiopulmonary rehabilitation: Basic Theory and Application으로 바뀐 것이다.

모든 챕터들은 최근 정보로 경신하였으며 심폐환자들의 치료에 대한 내용을 강조된 챕터가 네 개 장이 추가 되었다. 제3장 현재의 해부학과 치료 생리학; 제6장 만성 폐쇄성 폐질환의 병리 생리학에 대한 논의; 제10장 폐질환 환자들의 평가 강의, 그리고 제14장에서는 심장병 환자들을 위한 프로그램에 공통적으로 포함되지 않는 폐질환 치료의 기술과 기법을 제공하는 "폐질환 치료의 추가적 구성" 에 대한 내용들이 추가된 부분이다.

제11장, 제12장 그리고 제13장에서는 심폐질환의 환자들을 위한 프로그램과 실제적 응용에서 사용되는 최신 이론, 실습, 절차에 대한 광범위한 정정이 이루어 졌다.

우리 저자들은 미래의 치료사들에게 지식을 퍼뜨리는 교육자들의 책임을 이 교재가 충실하고 지속적으로 수행해 주기를 희망한다. 또한 이 교재는 심폐환자들에게 치료를 수행함에 있어서 양질의 케어를 제공하는 책임을 가진 현재 활동 중인 치료사들을 위해서도 집필되었다.

차 례

제 1 장

심폐기능 재활: 개요

관상심장질환(CHD)의 역사적 인식

20C 초반에는 심근 경색으로 진단된 대부분의 환자들에게 일반적인 치료는 2달 동안의 충분한 휴식이었다. 1940년대 말에서 1950년대 초반에 이르러서는 급성질환으로 내원한 외래환자는 14일 내에 치료가 시작되었고, 1960년대에 이르러서는 급성 심근경색으로 내원한 환자들은 일반적으로 3주간의 관리형태로 이루어졌다. 초기 외래 환자들은 건강전문의들에게 점차적으로 관심사항이 되었고, 보다 효과적으로 치료가 이루어졌다.

초기외래환자들은 심장재활에 대하여 입원환자와 금방 회복하여 퇴원하는 환자들에 대하여 일반적으로 알려 주었다. 최근의 CHD에 대한 기술적 진보와 새로운 식이치료로 과거 30년 동안 치사율이 감소되었음에도 불구하고, 미국에서는 CHD가 조기사망과 치료불능을 야기시키는 것으로 되어 있으며, 관상동맥질환(CAD)는 CHD에 의한 사망을 유발시키는 주된 원인으로 되어있다.

과거 30년 동안 일어나 CHD의 치사율 감소는 미국 시민들의 생활방식의 변화와 1, 2차적 예방절차의 인지에 기인한다. 1차적 예방은 심혈관 질환개시의 예방과 삶의 방식 변화와 아주 밀접하다. 2차적 예방은 심혈관 질환이 진단된 후 환자상태의 회복과 유지 개선의 보편적인 기술로 이용된다. 아주 집중적인 관리는 급성 심장 질환의 생존율을 증가시키지만, 고가의 진료비를 요구한다. 치료비용 절감에 중요한 것은 환자의 관리에 의한 것이 아니라 1, 2차적 예방에 근거한다.[11,12] 2차적 예방의 제공은 환자들이 중환자실에서 보내는 치료기간이 짧아지고 비용적인 효과도 있었으며, 치사율과 치료 불능율도 줄여 주었다. 심장재활프로그램(C.R.P)에서 2차 예방 관리는 비용절감과 62%의 재입원율 감소를 가져왔다. 게다가 C.R.P의 비용절감은 심폐기능개선과 삶의 질 개선, 관상질환의 위험율 개선 심장질환징후의 감소를 가져왔다.

CHD의 1, 2 차적 예방 프로그램은 긍정적 생활방식으로의 변화를 통해 심혈관계 위험요소의 변화를 강조한다. 혈압상승, 혈당과 혈장 지질의 증가, 흡연, 육체적 피로, 비만, 정서적 장애 요인들은 CHD에 대한 위험요소의 증가를 보여주었다.[15-29] 최근 조사에 의하면 긍정적 사고가 CHD에 의한 치사율과 발병율 을 감소시키는 요인으로 나타났고 CHD의 1차적 2차적 예방에 중요한 접근 방식이 되었다. 규칙적인 운동, 혈장지질의 감소, 적절한 체중유지, 금연. 혈압의 조절 등이 CHD개선의 원천이 되고 삶을 지속시켜 줄 뿐 아니라, 1, 2차적 예방에 있어서 중요한 요소라는 것을 뒷받침 해주고 있다.[44,45]

그러므로 심장재활프로그램은 사람들에게 건강유지와 사회적 자립을 이끄는 정신적인 행동의 변화를 유발시키고, 위험요소를 줄여주고 재충전 능력이 제공되기를 요구한다.[44] 능숙한 몇몇 숙련인이나 팀은 심장환자들에게 보다 효과적인 재활서비스를 요구할 수도 있을 것이다. 여기에서 숙련의란, 간호사, 물리치료사, 영양사, 정신건강의, 재활 상담의 또는 기타 다른 교육적인 수련의들이 포함된다. 이 숙련의들은 내과 의사들의 감독 아래서 심장재활 환자들의 1차적인 관리를 제공하고 영양공급, 환자 상담교육, 물리치료 등 특별히 강요된 프로그램을 적절한 선에서 제공할 것이다.

관리되어진 간호시스템을 통해 제공되는 간호의 전달은 일반인들에게 관리로 인하여 보다 빨리 회복되는 표준이 될 것이다. 간호 관리 계획(health maintenance and preferred provider organization)은 소속된 사람들에게 질병의 간호와 저비용의 예방의 중요성을 기본적으로 제공한다. 관리 간호제공자와 제3지불자 일지라도 심장재활을 제공받는 것처럼, 보험변제를 받을 수 있는 건강관리의 특이성에 의해 건강관리를 유도할 것이다.

그것은 질병율과 치사율, 삶의 질, 건강상에 재활의 효과, 임상증상과 환자의 행동 변화에 근거한 정보를 가지고 전 직원이 지출의 방법을 측정하고 평가하는 프로그램은 심장재활의 존속에 중요한 점이다. 심장 재활프로그램을 행하는데 따른 평가를 위한 결과는 생존율과 직업으로 복귀, 위험요소의 변화, 운동능력의 개선, 삶의 질의 개선, 사회적 판단을 위한 교육 등의 정보에 근거 한다. 이 데이터는 보험 변제와 공인된 목적뿐만 아니라 그들의 개선된 정보를 제공하여서 모든 심장재활프로그램을 측정하고 그것의 효과를 평가하는데 결과로써 제공되어져야 한다.[5,13,47,49-53]

심장재활프로그램의 감동적인 이슈는 관리 간호, 비용억제, 결과의 평가, 효능, 인원뿐만 아니라, 심장재활프로그램의 구조에 있어서도 변화를 가져왔다. 재활의 회복 양상은 전형적으로 3가지 (입원, 퇴원, 사회복귀)에서 4가지 양상으로 나타났다. 이 논문의 주된 초점은 심장재활퇴원환자의 기초적인 의견을 제공하고 적절한 기능적 정보를 제공한 2, 3기의 퇴원한 심장 재활환자를 위한 간호 숙련의 들에게 실제적으로 적용 할 수 있는 이론을 제공할 것이다.

장 재활치료 입원환자

제 1기(심장재활치료 입원환자 중에서)는 급성심장질환으로 내원한 경우 병원에서는 제일 먼저 제1기로 시작한다. 재활입원 대상자에는 MI, CABG, PTCA, 보상성 심부전 팽창성 심근 질환, 한정성 부정맥 기관이식, 후 판막 치유, PAD과 다른 만성 질환을 가진 환자들이 포함된다. 모든 재활 프로그램과 같이 입원환자 프로그램은 비용적 측면때문에 가능한 한 짧은 기간 동안에 조정, 회복, 퇴원을 통하여 개선되기를 바라는 환자들 때문에 개별적일 것이고 간격도 비특이적일 것이다.[50,54]

재활입원 환자들의 목표는;

1. 적절한 내과적 간호의 제공
2. 육체적 활동을 통하여 침대휴식의 유해한 요소의 예방
3. 운동을 통한 혈류 반응을 평가함
4. 심장질환의 사회심리적 관리
5. 환자나 가족들의 교육[54-57]

제1기 재활은 나이, 진단, 실험적 사항과 기타 다른 결과, 내외과적 히스토리, 환자 면담, 물리적 검사 등 환자의 모든 것의 평가에 의한 정보에 근거하여 의료진의 소개와 상담의 개시가 시작된다. 한때, 입원환자 프로그램의 개시는 환자의 완벽한 평가를 위한 의학적 근거로 간주 되었다. 입원 1일째부터 시작되는 제1기의 구성은 적은 양의 운동, 환자와 가족의 교육, 단체와 개인적 상담, 그룹토의로 이루어졌다. 입원환자의 재활정도는 환자의 진행 정도와 심혈관계 질환의 위험성에 보다 더 많이 의지했지만, 초기에 중요하게 행해 지는 것은 불완전한 심혈관계 상태후 최소 3일간은 병원에서 부적절한 치료에 의해 기인 된다는 것이다. 많은 환자들이 5~7일 동안 입원하였고, 제1기 심장재활은 단지 며칠로 한정되어졌다.

입원환자의 운동은 매우 낮은 농도로 즉 1-2 METs 로 언제나 시작된다. 운동으로 규정된 이 형태에는 활동적인 보존 또는 활동적 움직임의 범위내의 활동, 외래통원, 자가치료 등이 포함된다. 이것은 적어도 하루에 두 번은 항상 환자의 반응을 평가 할 수 있는 건강관리인의 감독아래서 행 하여 지고 또한 ECG에 의해 모니터링 되어야 할 것이다. 운동의 정도는 점차적으로 2-3 METs 로 증가시킨다. 재활입원환자의 주된 운동은 걷기이다. 속도와 거리를 점차적으로 상승시키는 것은 환자의 반응에 따라서 조율되어지고 하루에 하는 횟수도 조절될 것이다.[55,56]

심장재활 1기 동안 운동의 정도는 언제나 심박동율에 의해 조절되고, 스스로의 조절은 the Borg rating에 의해 조절한다. 심장박동의 훈련은, (1) 분당 120회 정도의 낮은 수준으로 고정되거나, (2) 분당 환자의 표준 심장동수 + 10~20회이다. 환자들은 Borg scale에

서 가벼운 정도로 분류된 수준까지 도달하려고 노력할 것이다. 수축기 혈압은 20 mmHg 보다 오르지 않고 10~15 mmHg 이하로 떨어지지 않을 것이다. 아주 작은 운동 상태에서 수축기 혈압이 180 mmhg 초과하고 확장기 혈압이 110 mmHg 이상인 경우에는 항상 항고혈압 치료를 요구한다. 표 1-1에서는 입원한 재활 프로그램 환자에 있어서 활동과 운동에 따른 자가 치료시 기능적 역량의 성취에 있어 환자를 도와주는데 사용되어짐을 나타낸다.

표 1-1 메이요 클리닉 입원환자의 심장 재활 운동 프로토콜

Mayo clinic inpatient cardiac rehabilitation physical activity protocol

단계	일일 프로그램			활동 계획
	6일 계획	9일 계획	12일 계획	
I	1	1	1	침대 곁의 세면대 사용. 물리치료에서 각각의 사지 관절가동범위운동 시작. 침대에 옆으로 걸터 앉아 5~10분.
		2	2	의자에 앉은 자세로 5~15분 동안 하루 두 번. 침상에서의 프로그램 교육 시작. 위와 같은 물리치료는 지속적으로 실시.
	2	3	3	의자 위에 앉은 자세로 30분 하루 두 번 실시. 위와 같은 물리치료는 지속적으로 실시.
II	3	4	5	제한된 공간에서 움직이기. 상체 씻기, 면도 그리고 머리 빗기. 적당한 감독 하에 자가 운동 프로그램 시작. 의자에 앉은 자세에서 60~120분 동안 하루 두 번 실시.
		5	7	지속적으로 적당한 감독 하에 자가 운동 프로그램. 보행 운동 시작. 60~150분 동안 하루 두 번 실시. 주의 교육과 토론 시작.
		6	8	휠체어에서 샤워하기와 모든 상황에서 화장실 이용하기. 위와 같은 물리치료는 지속적으로 실시.
III	4	7	9	심혈관 병동에서 움직이기. 원한다면 일상복 입기. 관대한 범위에서 방을 올라가거나 주위 걷기. 치료사와 함께 계단 올라가기.
	5	8	11	퇴원전 단계에서 운동 테스트. 위와 같은 물리치료는 지속적으로 실시. 서서 샤워하기.
	6	9	12	마지막으로 귀가 교육

Source: Adapted from Squires, RW, et al. Cardiovascular rehabilitation. Status, 1990. Mayo Clin Proc 65: 731-755, 1990, Used by permission.

병원에서 퇴원 전 약한 정도의 운동테스트가 요구되어진다. 이 운동 테스트는 낮은 정도에서 시작하고 가끔 한정되어 지기도 한다.

1. 분당 120~130회 정도의 심박수
2. 그 나이에 요구되는 최대 심박율의 70%
3. 5~6 METs 전까지 도달
4. 한계 징후까지[56,58]

퇴원 전 운동 test의 장점은 아주 큰 위험(11장에 나오는 위험이론)에서 환자의 검증이며 보다나은 재활을 위하여 안전하게 지탱할 수 있는 활동정도를 정하고 조절하는데 필요한 것이다. 환자의 퇴원 교육은 매일 육체적 운동, 관계된 약물의 정보, 심장과 관련된 문제의 징후나 증상, 환자의 정서적 느낌의 토론 등으로 이루어진다. 환자에게 적절한 퇴원환자 재활 프로그램은 퇴원 후 2주 내에 시작되어지는 것으로 간주되어진다. 심장재활 입원 기간동안 이루어진 가장 중요한 부분은 환자심폐기능의 개선과 완전히 이동할 수 있다는 것이다.[51]

퇴원 환자의 심장 재활 프로그램

직접적인 퇴원환자 프로그램(퇴원즉시 환자 프로그램):

(제2기) 퇴원환자 프로그램은 입원 기간 후 즉시 시작하고 언제나 2~12주 동안 지속된다. 이 단계에서 재활의 정도는 위험이론에 의해 부분적으로 결정되어지고, 특이한 환자는 관리와 집중적인 모니터링과 관리된 간호 또는 보험 변제방침을 필요로 한다. 심장재활 2기 동안 그들은 보다나은 관리와 ECG 모니터링과 위험요소수정으로 보다 더 주의를 요할 것이다. 2기동안의 관리는 환자의 증상에 따른 자가 평가와 투약의 진행이 교육되어진다. 종종 혈압, 체중, 심박수, 인지능력의 측정이 요구되고 기록된다.[54]

2기의 주된 목표는:

1. 개개인의 운동 프로그램을 통해 환자의 심장기능의 증가와 안전한 활동 정도를 가르치기
2. 금연, 스트레스 감소, 체중조절, 혈장 콜레스테롤 감소, 식이 조절 등의 위험요소 배제 교육
3. 투약, 심장질환의 증상과 징후 그리고 진행정도, 성생활 등에 대한 교육
4. 정신적, 육체적, 교육적 개선을 촉진

심장프로그램 2기에 진입하는 각 환자는 의사의 개시 동의와 승인이 있어야 한다. 의사의 개시 동의는 내과적 history와 환자가족의 면담, 신체검사, 운동 스트레스, CBC 현재 증상, 영양과 체구성 분석, 위험 단계, 물리적 능력의 한계 기입 등이 포함된다. 심장재활 2기의 개인적 성향과 관리자의 요구정도는 staff와 환자의 비가 1:5 정도가 충분하다. 여유가 있는 사람은 응급인 경우에 즉각적으로 이용될 수 있다.

종종 심장재활 2기 환자의 방문과 프로그램의 종류별 기간도 주당 2~3회 적당하다. 최근 조사에 의하면 그들 환자는 위험도에 따라서 분류되고 프로그램이 적용된다. 즉 낮은 위험도의 환자는 퇴원 프로그램이 평균 5~6주이고, 중등도의 위험 환자는 7~8주, 고등도의 위험환자는 평균 10주의 프로그램이 적용된다. 이 분류에 포함되지 않은 환자들은 8~12주의 퇴원환자 프로그램이 적용된다. 그럼에도 불구하고, 이 분류에서 2기 심장재활이 얼마나 오랫동안 지속될 것인가는 정확하게 말하기 어렵고, 환자들은 단지 자가 모니터링 기술에 비의존적임을 증명하거나 관리된 ECG 모니터링을 더 이상 요구하지 않을 수 있는 임상적 안정이 될 때까지 3기 심장재활프로그램이 진행될 것이다.[54,60]

퇴원환자 심장 재활의 중간 단계(퇴원중기환자의 심장재활프로그램)

3기는 2기의 지속이고 2기를 지나 6~8주간 지속된다. 제3기는 환자들이 안정되었을 때 시작되고 종종 ECG 모니터링을 더 이상 필요로 하지 않는다. 운동연습과 위험 요소의 수정은 3기의 주된 요소로 계속된다. 질병의 예방과 지연의 조절은 적당한 물리적, 정신적, 정서적, 사회적, 재충전을 위해 계획된다. 포괄적인 물리적 활동, 환자와 가족의 교육, 심신, 영양학적, 휴식상담이 포함된 심장재활 3기의 개별적인 접근은 중요하다.

대부분의 3기 환자들은 의례적인 프로그램에서 일주일에 한번은 만나고 항상 체중저하 훈련이 포함된 운동의 진행이 지속되어 져야 한다. 환자와 그의 가족은 위험요소로 분류된 교육과 심장질환에 대한 다양한 주제 교육에 참여한다. Staff와 환자의 비율이 최소 1:15이고 만약 고등도, 중등도 위험환자를 위해 제공되는 관리 프로그램이 존재한다면 적어도 ACLS에 종사하는 한사람과 병원과 법률에 종사하는 사람이 존재해야 한다. 스태프 소속원은 심박수, 혈압, 증상, 체중이 적절하다고 느낄 때까지 모니터링을 지속해야 한다. 스태프와 환자가 위에 것이 적절하다고 느낄 때 환자는 4기 심장재활단계로 발전할 수 있다.

퇴원한 심장재활 환자의 유지

4기의 시작은 환자가 2기, 3기 동안 성취한 것을 유지할 수 있을 때 시작된다. 이 결과에는 생존과 적당한 심폐기능의 유지, 업무복귀, 금연과 다른 위험요소의 변화 건전한 심신의 획득과 양질의 삶이 포함된다. 심장 재활 유지의 목표는 규칙적으로 지속하거나 그들 스스로 운동과 교육 프로그램을 지속시켜 주는 것이다. 심장 재활 4기는 집이나 관련 단체, 병원에서 할 수 있다. 4기 동안에 환자는 운동을 하거나, 휴식중에도 혈압, 심박수의 기록 등을 자가 모니터링 할 수 있으며, 환자들에게 운동 test를 6~12개월 동안 지속적으로 요구하여 의사들은 위험요소의 감소, 심장기능의 개선을 기록할 수 있다.

환자들이 퇴원재활에서 다양한 단계를 통하여 움직이는 것처럼 각 단계에서 그들은 퇴원절차를 밟을 것이다:

1. 육체적 활동 위험요소의 관리, 정서적 이유, 직업으로 복귀에서 완성도의 요약
2. 성취하려는 목표의 요약
3. 규칙적 운동과 다른 활동에 대한 인내
4. 모든 약물에 대한 정보
5. 심장과 관계된 문제의 증상과 징후에 대한 정보
6. 그들의 주치의의 방문과 확인 요구

환자 성과의 측정

환자들은 회복의 4단계를 통해 개선되어지는 것처럼 평가는 각 단계의 진입을 위하여 이루어지고 각 환자들의 위험요소에 의해 나누어진다. 이 평가의 결과에 근거하여, 운동과 교육 행동양식 등의 개별적인 프로그램이 각 환자에게 주어진다. 프로그램은 예상되는 목표를 계획하고 평가에 의해 심장재활의 각 단계에서 환자들은 점점 개선될 것이다. 환자의 개선에 대한 기록은 환자에게 적절한 새로운 목표의 설정과 운동, 교육, 행동의 변화에 대해 재활 스태프가 꾸준히 평가할 수 있다. 표 1-2에서는 환자들에게 유익한 프로그램과 개별적인 프로그램으로 기대되는 성과에서 환자를 평가하는데 근거가 되는 특징들이다.[64]

재활 staff에 의한 환자성과의 평가는 (Medicon과 JCAHO에 의해 재활 프로그램 승인을 요구하는) 프로그램 평가를 위한 정보로 제공될 것이다. 심장재활의 효과를 보여주는 가장 좋은 방법은 환자의 개선된 결과, 즉 행동과 심기능 심신 상태의 개선을 보여주는 것이다. 환자 회복의 평가를 위하여 수집된 데이터는 표 1-3에서 근거할 수 있다. 간호유도 시스템의 빠른 변화는 심장재활 숙련의들의 대응을 판단할 수 있을 것이다. 2000년에는 모든 심혈관계 처치자들 중 55%는 퇴원환자로 될 것이고 심정재활 프로그램은 환자들에게 적용이 수적인 면과 효과적인 면에서 증가할 것이다. 심장재활 스태프는 적당한 운동과 위험요소에서 성공할 수 있는 교육의 제공을 능력껏 충분히 해야 할 것이다. 이러한 것이 CHD의 1, 2차적 예방에 있어서 필수이다.

표 1-2 환자 평가 디자인, 추천 프로그램 그리고 예상되는 결과 값

Design for patient assessment, recommended program, and expected outcome measures

환자 평가와 환자 정보	교육적인 필요사항	예상되는 결과
최근 개흉술 또는 심장 수술 환자(CABG, valve, AICD)	질환의 진행 과정, 치료, 회복, 활동 지침, 위험 요소, 성생활, 약물, 직장으로 복귀	자가 관리 활동으로 복귀; 약물에 대한 정보; 활동의 변화; 위험 요소의 변화.
최근 CAD/MI으로 진단 받은 자 또는 중심정맥 관 삽입, 관상동맥확장술(PTCA), 혈관성형술, 스텐트 삽입 환자, 울혈성 심부전(CHF), 심장리듬 장애 치료를 받았거나 발병한 자	질환의 진행과정, 증상, 치료, 위험요소, 활동 지침, 성생활, 약물, 직장으로 복귀	자가 관리 활동으로 복귀; 활동 변화에 대한 정보, 협심증 관리와 인식, 위험 요소의 변화.
기능적인 능력, 삶의 형태 그리고 활동 수준이 떨어지는 환자.	단계적 위험에 따른 개별화된 운동 프로그램: ● 관찰 ● 무관찰, 감독 ● 가정 운동 프로그램과 교육	활동 수치와 기능적 능력의 증가; 운동량 증가 달성.
흡연자	금연 프로그램	흡연량 감소 또는 금연
혈중 지질과 지방단백질 이상자 (반복 검사에 의해 확인된 자)	미국 국립콜레스테롤 교육프로그램(NCEP, 2nd report)지침에 따른 의학 프로그램과 음식의 변화와 식이 요법. 체중감량과 시기에 맞는 운동 프로그램.	미국 국립콜레스테롤 교육프로그램(NCEP)지침에 따른 혈중 지질과 지방 단백질의 변화
고혈압환자 (반복 검사에 의해 확인된 자)	약물에 의한 중재를 포함한 혈압관리 프로그램과 국가 고혈압 교육프로그램(NHBPEP) 지침과 일치하는 프로그램: 체중감소, 식이 조절, 스트레스 관리, 시기에 맞는 운동 프로그램	혈압 감소, 국가 고혈압 교육프로그램(NHBPEP) 지침에 따른 정상 혈압 달성과 혈압관련 약물 투여 감소와 중지.
저울, 주름측정기, 체질량지수(BMI), 정수압에 의한 체중계에 의해 체중과다 또는 비만으로 확인된 자.	식이요법을 통한 체중 감량 프로그램과 미국영양학회 지침을 따른 운동 프로그램.	체중과 지방 감소; 정상 체중 달성

스트레스 수준이 높은 자 또는 환자/가족 보고서, 스트레스 평가 도구, 물리적인 평가에 의해 스트레스에 의해 반응이 나타나는 환자.	스트레스 관리 프로그램. 스트레스 관리와 이완 기술	스트레스 감소 스트레스에 의한 정상적인 반응 증가

표 1-3 환자의 평가를 위해 요구되는 자료

Data required for the assessment of patient outcomes

자료	최소 기대값	다른 견해
인구 통계학과 임상 정보	나이, 성별, 인종, 그리고 혼인 여부, 진단 (ICD-9 code)	
기능적 단계	6분 동안 걷는 거리의 변화 단계적 운동 테스트에서의 METs의 변화	
직업으로의 복귀	시점, 직업의 변화	
금연	지난 1주일동안 하루 흡연량을 스스로 체크.	탄소 일산화물 수치 Serum thicyanate 수치 타액, 소변 또는 혈장 코티닌
체중 조절	신장, 체중 그리고 체질량지수 (BMI)	다양한 방법으로 체지방량 검사
지방질	지방의 형태	식이요법 평가 지방 흡수 신단표
혈압 관리	정상 혈압, 평균 혈압	보행 시 혈압 관찰
스트레스 관리	스트레스 리커트 척도(stress-Likert scale)의 자가 평가 보고서	계획표를 통해 이완을 돕는 노래 감상에 따른 수축기와 이완기 혈압의 변화의 자가 보고서
삶의 질(QOL)	다양한 부분에서 삶의 질 측정	정규화된 삶의 질 도구

Source: Reprinted by permission from Americal Association of Cardiovascular and Pulmonary Rehabilitation, 1995, Guidlines for Cardiac Rehabilitation Programs, ed 2. Human Kinetics, Champain, 1995, p. 79.

폐 질환의 역사적 시각

몇 십년 전 폐질환을 앓고 있는 환자들은 운동을 피하고 휴식을 취하는 것이 표준이었다. 게다가 1960년대에는 운동에 의해 야기된 스트레스는 폐질환 환자들에게 유해하다고 간주되었다. 폐 기능부전의 치료에 있어서 변화를 유발한 것은 1964년에 Pierce와 그의 공동 연구자에 의해서였다. 심각한 COPD(만성 폐쇄성 폐질환)을 앓고 있는 환자들은 운동 능력을 예비 검사하고 단조로운 걷기 프로그램을 통해 훈련되었다. 비슷한 운동 상태에서 심박수의 감소, 호흡율, 최소환기, 산소 축척, 이산화탄소생산율 감소 등의 data가 기록되어졌다. 또한 운동내성의 증가도 보고 되었다. 1966년에 Dr.T.Petty가 의장인 EAEC에서는 진행중인 COPD 환자를 위한 기존의 치료가 재검토되었다. 이 회의의 결과에서 폐 질환의 검사와 윤곽을 뚜렷이 이끌어 냈다.

폐질환에 있어서 미국대학 흉부외과 위원회에서는 1974년 연례 모임에서 폐질환에 대한 아래의 정의를 채택하였다.

> 정확한 진단, 치료, 정서적 지원과 교육이 폐질환에서 육체와 정신 병리학 양쪽 모두 안정되거나 역행하는 것을 통하여 이루어진 여러 전문 분야의 프로그램과 개개인의 조건에 맞는 프로그램 안에서 폐의 재활은 의학적 업무 분야로서 정의되어질 것이며, 전 생애를 통해서 그리고 폐의 문제가 허락하는 최고도의 폐활량에 환자가 도달할 수 있도록 시도할 것이다.

운동 훈련은 COPD를 앓고 있는 환자들의 재활에 중요한 요소이다. 폐 재활 프로그램에서 운동 영역은 운동의 빈번함과 기간, 정도, 형태에 의해 규정되어진다. 각각의 운동 프로그램은 환자의 능력, 질병의 심각성, 환자의 목표에 의해 개별적으로 이루어진다. 여기에 표준적인 운동, 식이요법은 없지만 어떤 특정적인 것은 확실히 효과가 있다.

이 순환 프로그램은 가끔 체중의 상승, 흥분의 저하나 기능적 능력을 증가시키고 지루함을 감소시키는 호흡근의 훈련이 포함된다. 활동 간격은 종종 환자들의 전체 운동시간을 증가시키기 위하여 휴식 간격의 변화를 유발한다. 과 운동 시의 증상과 심박수와 함께 호흡이 짧아지는 것은 가끔 모니터링 되고 운동 강도 측정에 계기가 된다. COPD를 앓고 있는 환자들에 있어서 운동훈련이 긍정적인 효과가 있음을 많은 조사에서 보여주었다. 비폐쇄성 폐질환과 같은 다른 형태의 만성 폐질환은 허약해질 수도 있고 재활이 가능할 것으로 조사되어졌다. 6분간 걷기 test전과 후 traine의 결과에 대한 연구에서 COPD보다 더 다른 폐질환 환자들이 확연히 먼 거리를 걸을 수 있었다. 저자는 COPD 환자뿐만 아니라, 비폐쇄성 환자에게도 검증된 운동에 효과가 있다고 추론하였다. 이 결과 다른 저자들에 의해 제기되었다.

폐재활에서 또 다른 중요한 점은 교육이다. 이 교육 과정은 다양한 건강관리 전문의에 의해 최선으로 제공되어질 것이다. 폐 질환 같은 형태는 유용한 치료 양식과 금연으로 진행되었고 에너지 축적 기술에 대해서는 보다 나은 참가자들이 필요로 하는 정보나 개개인의 간호 관리를 환자들에게 제공할 것이다. COPD는 일정한 범주 내에 꾸준히 증가할 것이고 미국인 중에서 14~16억 만큼이나 영향을 끼칠 것으로 현재로는 추정되었다.

COPD는 만성적인 무력감을 야기시키기 때문에 폐 재활 프로그램은 이전보다 더 필요한 것이다. 그러므로 이 과정에서 주요목적은 폐 재활의 기초적인 이론을 제공하고 동종의 건강학자들의 폐 재활의 숙련의 같은 역할을 위해 충분한 기능적인 정보를 습득할 수 있는 모든 교육적 한계에 도달할 수 있는 이론의 실용적 적용이다.

급성 폐 질환의 간호

급성 호흡감염은 아주종종 일어나는 감염이다 : 이것은 간단한 감기부터 폐렴까지 다양하게 이른다. 이러한 감염의 영향은 최소한 불편에서부터 호흡부전에까지 이른다. 급성폐질환 간호의 목표는 환기의 개선, 가스교환의 호전, 분비물의 청결, 기능적 역량의 유지 등이다. 급성폐간호에서 임상 가들의 역할은

1. 폐용적의 증가를 위하여 호흡 운동 시 환자들에게 보다 효과적인 호흡형태와 보다 균등한 환기의 공급이 지시된다.
2. 가스교환을 증가시키고 공기흐름 폐쇄를 감소시키기 위하여 분비물 제거 방법이 행해진다.
3. 현재의 폐기능의 수준을 유지하고 개선시키기 위해 일반적으로 공기의 조절 검사 운동이 지시된다.

급성 폐간호에 대한 자세한 정보를 제공하기 위해서 이 논문의 범위를 한정 시키지 않지만 호흡운동의 약간의 형태와 분비물 제거에 대한 기술은 14장에서 간단히 설명될 것이다. 중환자실에서 기초적인 기능성의 유지를 제공하는 일반적인 활동은 심박수, 혈압, 힘의 인지율, 동맥의 산소 포화도의 모니터링에 의해 실행되어질 것이다. 활동은 휴식 시 보다 20~30회 이상 증가하지 않는 정도의 강도여야 한다. 활동 중일 때 환자는 "light" 처럼 보고되고 호흡 중에 보고 되는 것은 "Mildly short of breath" 보다 더 하지는 않아야 되고, SaO_2의 측정은 88% 이상이어야 되고 공급된 산소는 운동이나 휴식 중에 저산소증을 겪는 환자를 위하여 사용되어져야 한다. 병원에 머무는 기간의 한계 때문에 그들에게 운동훈련의 물리적 적응을 획득하는데 시간적으로 불충분하다. 급성과 아급성 발병전의 활동 수준에 도달하는 것은 입원감독의 계획된 시간 내에서 보다 더 적절하게 이루어진다.

만성 폐 질환(CPD)의 간호

CPD과 그것에 관계된 기능 부전은 천천히 그리고 잠재적으로 나타난다. 폐 기능 부전을 가진 사람은 호흡의 불편함을 야기시키는 활동을 피한다. 가족과 친지들은 운동에 대해 그 스스로가 공포를 느낀다고 말한다. CPD 환자들은 병원에 도움을 구하기 전에 많은 기능적인 능력을 상실한 사람들이 드물지 않게 있다. 폐 재활의 궁긍적인 목표는 물리적 능력이 점점 악화되는 것을 막는 것이다.

재활프로그램은 입원환자나 퇴원환자의 수락 하에 시작되어질 수 있다. 병원의 승락이 제한되기 때문에 재활기간동안 퇴원환자의 기능적인 역량이 대부분 증가한다. 퇴원환자의 폐 재활을 위한 희망자는 다양한 근거에서 유래한다. 어떤 경우 퇴원환자 프로그램은 질병의 급속한 악화때문에 입원 후에 시작된다. 다른 환자들은 퇴원환자처럼 CPD로 진단되어지고 그때 폐 질환을 문의한다. 최종적으로 어떤 폐질환으로 진단되어져 살고 있는 환자들은 그들의 물리적 활동력이 수용할 수 있을 정도 까지 호흡곤란이 있을 때 폐 재활을 문의한다.

퇴원환자의 폐 재활 프로그램의 등록은 일반적으로 의사의 소개에 의한다. 운동 테스트는 가끔 폐 재활 프로그램의 입회 전에 이루어 진다. 이 운동 테스트의 결과는 정확한 환자의 상태와 폐기능력을 평가하고 운동중의 기관지 확장과 산소공급의 필요정도를 정하고 정확한 운동 프로그램을 정하는데 재활 staff를 도와준다. 임상가들은 환자를 모니터링할 때 짧은 노력성 호흡과 심박수, 혈압, 호흡수, 산소포화도를 인지하는 것을 이용한다.

일반적으로 운동 상태는 6~8주 동안 1주에 3회 정도 행해진다. 운동치료 프로그램 과정동안환자들은 점차적으로 자가 모니터링이나 운동의 가정프로그램으로 발전할 것이다. 그들은 가정 운동프로그램을 실행 할 수 있을 것이라는 재활 staff의 판단과 실험실 data와 운동 실행에 근거하여 가정운동프로그램이 지시 될 수 있을 것이다. 환자들은 휴일 날 운동프로그램을 실행하고, 운동 시 심박수와 노력성과 운동의 정도를 포함한 운동지수를 가지고 재활프로그램으로 돌아오고 어떤 경우에는 운동프로그램동안 약간의 문제가 일어날 것이다. 필요하다면, 스태프는 운동프로그램에 부합하는 데이터를 분석하고 운동프로그램에서 에서 자가 진단 방법을 제한 할 수 있다. 운동프로그램 으로 환자의 개선은 심장과 폐 재활 프로그램의 궁긍적 목표이다. 언젠가 환자들은 기능적 역량의 증가에 도달하고 관리 없이도 안전하게 운동 할 수 있는 능력에 도달할 때 그 프로그램에서 퇴원할 수 있다. 재활 프로그램의 끝에서 운동의 재시험은 그 프로그램의 효과를 판단하고 관리의 지속을 위한 운동 처방의 재평가를 위해 행해질 것이다.

불행한 현실은 폐 질환 환자들이 간혹 호흡기 퇴행을 가진다는 것이다. 지속적인 접촉과 주기적인 재 체크 형태의 격려가 물리적 활동의 새로운 단계에 도달하고 유지하는데 필수적이다. 그렇지만 유지를 위한 보험 상환을 얻는 것은 어렵다. 많은 폐 재활 프로그램은 이 프로그램동안 환자들이 혜택을 볼 수 있게 저 비용유지 과정을 가지고 있다. 환자들은 서로에게 치료에 관계되어 용기를 줄 수 있는 그룹에 참석하기를 충고한다. ALA와 EA에서 지원하는 TBB club은 환자들에게 용기와 지원은 할 수 있는 그룹이다.

폐 재활의 잇점

폐 재활 프로그램의 이익은 운동내성의 증가, 자가 관리능력의 증가, 호흡곤란의 지각력의 감소 활동기의 발휘, 삶의 질의 개선, H.C의 이용감소, 근심걱정의 감소, 생존율의 증가 등이다.

운동 연습을 하는 대부분의 환자들은 운동내성의 명확한 증가를 보여주었다. 운동능력에 있어서 이것이 증가한다면, 환자들의 기능적 역량의 개선을 위해 특이하게 계획되어질 것이고 환자들은 독립적인 개인의 삶을 활동적으로 수행할 수 있고 호흡곤란과 노력성 호흡을 감소시킬 수 있다.

폐 재활 프로그램은 또한 교육과 상담을 권한다. 개선된 폐활량의 이익은 많은 다른 일정한 이익들과 함께 얻어질 것이다. 폐 증상이 감소된 환자들은 보다 더 그 질병은 제어하고, 자가 존중이 증가하고, 근심과 걱정이 줄어들었다고 보고 된다. 비용적인 효과는 오늘날 건강관리환경에서 어떤 프로그램에도 필수적이다.

폐 재활 프로그램은 폐 재활 프로그램에 참가함으로써 년 간 입원일수의 감소를 보여주었다. 결론적으로 어떤 논문에서는 폐 재활 프로그램에 참여한 환자들의 생존율이 증가 되었음에도 불구하고, 이 주제는 조사 연구 분야에서 명확하게 결정되지 않고 있다. 미래에 임의로 선정된 연구에서는 폐 재활의 무궁한 이익을 증명하거나 해결해야 할 것이다.

심장과 폐 재활에 대한 다양한 접근

C.P.R 프로그램의 궁긍적 목표는 그들 살아가는 한 환자들의 활동력의 증가이고 그들이 정상적 기능을 얻는 것을 도와주는 것이다. 심폐관리의 많은 분야를 통해 심폐 질환을 앓고 있는 환자들의 정신적 육체적 사회적 의학적 만남을 요구하는 지식의 제공이 필수이다. 재활팀 에는 간호사, 물리 치료사, 운동치료사, 물리치료, 직업성의 치료 학자, 호흡치료 학자 등과 환자가족이 포함된다. 그것은 재활과정에서 건강전문가의 소개에 의해 병원과 지역적 차이를 나타낸다. 포괄적 프로그램은 그들 스스로 유용한 훈련을 제공받

는 환자들의 다양한 요구를 실행하기 위해 바쳐질 것이다.

요약

이 장에서는 C.P.R.P의 기초적인 개요를 나타내었다. 심재활의 회복기는 일반적으로 3에서 4기까지로 재증명된다(입원기 즉시 퇴원환자, 중도적 퇴원환자, 퇴원유지 환자). 심장재활의 1기(입원기)는 개별적(개인적)이어야 하고, 가능한 한 짧은 기간동안에 중재 회복과 퇴원을 통하여 개선되어진 환자들은 비용적인 부분 때문에 입원재활을 위한 기간은 비 특이적이다. 초기에 퇴원을 위한 현재의 양식은 약 3일 동안의 병원 통지에 의해 유발된다. 그렇지만 많은 환자들은 5~7일 정도 입원하고 심장재활 1기의 경우 단지 며칠로 한정된다. 심장재활 2기는 퇴원 시에 시작되고 언제나 2~12주 동안 지속한다. 이 기간의 간격은 위험요소와 보호와 의료보험 감독관에 의해 제한되고 감독된 모니터링에 필요는 환자 개별적으로 정해질 것이다. 환자들은 그들의 임상적으로 안정 될 때나, 자가 모니터링에서 독립적으로 시행할 수 있을 때나 더 이상 ECG모니터링을 요구하지 않을 때 3기로 발전될 것이다. 제3기는 2기의 연속이고 언제나 2기를 지나 6~8주 정도 지속한다. 제4기는 환자들이 2기와 3기에 이루어진 성과를 유지 할 수 있을 때 시작한다. 심장 재활 유지의 목표는 환자들이 일반적인 상태, 그들의 일상생활에서 운동과 교육프로그램을 지속하는 것이다. 심장질환 4기는 병원이나 연계기관 또는 집에서 할 수 있을 것이다. 매 6~12개월 마다 평가의 추구가 요구되어 진다. 프로그램은 기대되는 목표를 계획하고 성과가 나아지고 심장 재활의 각 단계에서 각각의 환자들의 성과는 기록되어진다. 요구된 프로그램에서는 환자 동의를 위한 지침서와 심장 재활에서 기대되는 측정 또한 존재한다.

폐 재활 프로그램은 급성 입원환자와 만성 퇴원환자의 양상으로 나누어진다. 입원관리는 환기, 공기 소통폐쇄, 가스교환의 개선을 향해 나아갈 것이다. 입원관리는 언제나 어떤 물리적 운동효과를 증명하기에는 불충분하다. 퇴원환자는 6~8주 동안 주당 3번이 요구된다. 심장재활에서처럼 환자들은 정해진 프로그램에 의해 개선되어 지고 집에서 운동 프로그램시작에 용기를 줄 것이다. 퇴원환자의 폐재활 staff에 의해 측정된 평가는 환자가 허용하는 보다 높은 단계에 도달하기 위해 중요한 것이다.

참고문헌

1. Froelicher, V: Cardiac Rehabilitation. In: Parmley, W and Chatterjee, K (eds): Cardiology. JB Lippincott, Philadelphia, 1988, pp 1–17.
2. Levine, S and Lown, B: Armchair treatment of acute coronary thrombosis. JAMA 148:1365–1369, 1952.
3. Cain, HD, Frasher, WG, and Stivelman, R: Graded activity program for safe return to self-care after myocardial infarction. JAMA 177:111–115, 1961.
4. Abraham, A, et al: Value of early ambulation in patients with and without complications after acute my-

ocardial infarction. N Engl J Med 292:719–722, 1975.
5. Pashkow, F: Issues in contemporary cardiac rehabilitation: A historical perspective. J Am Coll Cardiol 21(3):822–834, 1993.
6. Zohman, L: Early ambulation of post-myocardial infarction patients. In: Naughton J, Hellerstein H, and Mohler I (eds): Exercise Testing and Exercise Training in Coronary Heart Disease. Academic Press, New York, 1973, pp 330–331.
7. Miller, H and Ribisl, P: Cardiac rehabilitation program at Wake Forest University. J Cardiac Rehabil 2:503–505, 1982.
8. Pashkow, F, Schafer, M, and Pashkow, P: HeartWatchers—low cost, community centered cardiac rehabilitation in Loveland, Colorado. J Cardpulm Rehabil 6:469–473, 1986.
9. Leon, AS: Scientific rational for preventive practices in atherosclerotic and hypertensive cardiovascular disease. In: Pollock, ML and Schmidt, DH (eds): Heart Disease and Rehabilitation, ed 3. Human Kinetics, Champaign, 1995, p 115.
10. Agency for Health Care Policy and Research: Ischemic heart disease PORT publishes latest findings. Research Activities No. 183:1, March/April, 1995.
11. American Association of Cardiovascular and Pulmonary Rehabilitation: Secondary prevention of cardiovascular and pulmonary diseases under health care reform. In: News & Views 9:3, summer, 1995.
12. American Association of Cardiovascular and Pulmonary Rehabilitation: Health care reform in the 1990. J Cardpulm Rehabil 14(1):11–12, 1994.
13. Hall, LK: The future of health care: Implications for cardiac and pulmonary rehabilitation. J Cardpulm Rehabil 14:(4)228–231, 1994.
14. Ades, PA, Huang, D, and Weaver, SO: Cardiac rehabilitation participation predicts lower hospitalization costs. Am Heart J 123:916–921, 1992.
15. American Association of Cardiovascular and Pulmonary Rehabilitation: Guidelines for Cardiac Rehabilitation Programs, ed 2. Human Kinetics, Champaign, 1995, p 75.
16. Burnett, RE and Blumenthal, JA: Biobehavioral aspects of coronary artery disease: Considerations for prognosis and treatment. In: Pollock, ML and Schmidt, DH (eds): Heart Disease and Rehabilitation, ed 3. Human Kinetics, Champaign, 1995, pp 41–55.
17. Eaton, CB, et al: Physical activity and coronary heart disease risk factors. Med Sci Sports Exerc 27(3):340–346, 1995.
18. Foster, C, Schrager, M, and Cohen, J: The value of cardiac rehabilitation: Secondary prevention. In: Pollock, ML and Schmidt, DH (eds): Heart Disease and Rehabilitation, ed 3. Human Kinetics, Champaign, 1995, pp 177–183.
19. Frasure-Smith, N: The Montreal heart attack readjustment trial. J Cardpulm Rehabil 15(2):103–106, 1995.
20. Frasure-Smith, N, Lesperance, F, and Talajic, M: Depression after myocardial infarction. Circulation 91:999–1005, 1995.
21. Hare, DL, et al: Cardiac rehabilitation based on group light exercise and discussion. J Cardpulm Rehabil 15(3):186–192, 1995.
22. Kannel, WB: Epidemiologic insights into atherosclerotic cardiovascular disease—from the Framingham study. In: Pollock, ML and Schmidt, DH (eds): Heart Disease and Rehabilitation, ed 3. Human Kinetics, Champaign, 1995, pp 3–16.
23. Leon, AS: Scientific rationale for preventive practices in atherosclerotic and hypertensive cardiovascular disease. In: Pollock, ML and Schmidt, DH (eds): Heart Disease and Rehabilitation, ed 3. Human Kinetics, Champaign, 1995, pp 115–146.
24. LaFontaine, T: The role of lipid management by diet and exercise in the progression, stabilization, and regression of coronary artery atherosclerosis. J Cardpulm Rehabil 15:(4):262–268, 1995.
25. DeBusk, RF, et al: A case-management system for coronary risk factor modification after acute myocardial infarction. Ann Intern Med 120:721–729, 1994.
26. Nelson, DV, et al: Six-month follow-up of stress management training versus cardiac education during hospitalization for acute myocardial infarction. J Cardpulm Rehabil 14(6):384–390, 1994.
27. Niebauer, J, et al: Five years of physical exercise and low fat diet: Effects on progression of coronary artery disease. J Cardpulm Rehabil 15(1):47–64, 1995.
28. Powell, KE and Blair, SN: The public health burdens of sedentary living habits: Theoretical but realistic estimates. Med Sci Sports Exerc 26(7):851–856, 1994.
29. Taylor, CB and Berra, K: Assessing depression. J Cardpulm Rehabil 14(6):376–377, 1994.
30. Joreteg, T, et al: Evaluation of outcomes in patients post cardiac event following participation in cardiac rehabilitation or conventional medical management. J Cardpulm Rehabil 15(5):366, 1995.
31. Rosenson, RS: Reversing coronary artery disease.The Physician and Sportsmedicine 22(11):59–64, 1994.
32. American Association of Cardiovascular and Pulmonary Rehabilitation: Round Table: The primary prevention of coronary artery disease. J Cardpulm Rehabil 14(2):79–86, 1994.
33. Friedman, DB: Exercise and the Heart. University of Texas, Southwestern Medical Center, Dec 9, 1993.
34. American Heart Association: Position Statement: Cardiac rehabilitation programs. Circulation 90(3): 1602–1610, 1994.
35. Froelicher, VF, et al: Exercise and the Heart. Mosby, St. Louis, 1993, pp 347–377.
36. Hambrecht, R, et al: Various intensities of leisure time physical activity in patients with coronary artery

disease: effects of cardiorespiratory fitness and progression of coronary atherosclerotic lesions. J Am Coll Cardiol 22:468–477, 1993.
37. Ornish, D, et al: Can lifestyle changes reverse coronary heart disease? Lancet 336(8708):129–133, 1990.
38. Paffenbarger, RS and Blair, SN: Exercise in the primary prevention of coronary artery disease. In: Pollock, ML and Schmidt, DH (eds): Heart Disease and Rehabilitation, ed 3. Human Kinetics, Champaign, 1995, pp 169–176.
39. Paffenbarger, RS, et al: Changes in physical activity and other lifeway patterns influencing longevity. Med Sci Sports Exerc 26(7):857–865, 1994.
40. Paffenbarger, RS, et al: The association of changes in physical-activity level and other lifestyle characteristics with mortality among men. N Engl J Med 328:538–545, 1993.
41. Sherman, C: Reversing heart disease: Are lifestyle changes enough? The Physician and Sportsmedicine 22(1):91–95, 1994.
42. Schuler, G, et al: Regular physical exercise and low-fat diet: Effects on progression of coronary artery disease. Circulation 86:1–11, 1992.
43. Hurst, JW: Coronary heart disease: The overview of a clinician. In: Wenger, NK and Hellerstein, HK (eds): Rehabilitation of the Coronary Patient, ed 3. Churchill Livingstone, New York, 1992, p 14.
44. American Association of Cardiovascular and Pulmonary Rehabilitation: Guidelines for Cardiac Rehabilitation Programs, ed 2. Human Kinetics, Champaign, 1995, pp 87–95.
45. Balady, GJ, et al: Cardiac rehabilitation programs: A statement for healthcare professionals from the American Heart Association. Circulation 90(3):1602–1610, 1994.
46. Irwin, S: Philosophy and structure of a cardiac rehabilitation program. In: Irwin, S and Tecklin, JS (eds): Cardiopulmonary Physical Therapy, ed 3. Mosby, St. Louis, 1995, p 4.
47. Southard, DR, et al: Core competencies for cardiac rehabilitation professionals: Position statement of the American Association of Cardiovascular and Pulmonary Rehabilitation. J Cardpulm Rehabil 14(2): 87–92, 1994.
48. Paris, W, et al: A comparison of role expectations and conflict resolution style between patients and cardiac rehabilitation staff. J Cardpulm Rehabil 14(6):418–419, 1994.
49. American Association of Cardiovascular and Pulmonary Rehabilitation: Guidelines for Cardiac Rehabilitation Programs, ed 2. Human Kinetics, Champaign, 1995, pp 73–79.
50. Comoss, PA: Standards for cardiac rehabilitation programs and practice. In: Pollock, ML and Schmidt, DH (eds): Heart Disease and Rehabilitation, ed 3. Human Kinetics, Champaign, 1995, pp 287–306.
51. Hall, LK and Gettman, LR: Policies and procedures in P&R programs. In: ACSM's Resource Manual for Guidelines for Exercise Testing and Prescription, ed 2. Lea & Febiger, Philadelphia, 1993, pp 562–569.
52. Oldridge, NB: Universal access and insurance coverage: Missing pieces. J Cardpulm Rehabil 15(1):9–13, 1995.
53. Sallis, RE and Massimino, F: Sports medicine and managed care. The Physician and Sportsmedicine 23(4):33–35, 1995.
54. American Association of Cardiovascular and Pulmonary Rehabilitation: Guidelines for Cardiac Rehabilitation Programs, ed 2. Human Kinetics, Champaign, 1995, pp 1–25.
55. Pollock, ML, Welsch, MA, and Graves, JE: Exercise prescription for cardiac rehabilitation. In: Pollock ML and Schmidt, DH (eds): Heart Disease and Rehabilitation, ed 3. Human Kinetics, Champaign, 1995, pp 243–276.
56. Wenger, NK: In-hospital exercise rehabilitation after myocardial infarction and myocardial revascularization: Physiologic basis, methodology, and results. In: Wenger, NK and Hellerstein, HK (eds): Rehabilitation of the Coronary Patient, ed 3. Churchill Livingstone, New York, 1992, pp 351–363.
57. Fletcher, GF, et al: Exercise standards: A statement for health professionals from the American Heart Association. Circulation 82(6):2286–2322, 1990.
58. Squires, RW, et al: Cardiovascular rehabilitation: Status, 1990. Mayo Clin Proc 65:731–755, 1990.
59. American College of Sports Medicine: ACSM's Guidelines for Exercise Testing and Prescription, ed 5. Williams & Wilkins, Baltimore, 1995, p 178.
60. Temes, WC: Cardiac rehabilitation. In: Hillegass, EA and Sadowsky, HS (eds): Essentials of Cardiopulmonary Physical Therapy. Saunders, Philadelphia, 1994, pp 633–675.
61. American Association of Cardiovascular and Pulmonary Rehabilitation: Guidelines for Cardiac Rehabilitation Programs, ed 2. Human Kinetics, Champaign, 1995, p 94.
62. Winslow, A, et al: Exercise prescription for cardiac patients: A national survey of outpatient cardiac rehabilitation programs (CRPs). J Cardpulm Rehabil 15(5):358, 1995.
63. Franklin, BA, Bonzheim, K, Berg, T, and Bonzheim, S: Hospital and home-based cardiac rehabilitation outpatient programs. In: Pollock, ML and Schmidt, DH (eds): Heart Disease and Rehabilitation, ed 3. Human Kinetics, Champaign, 1995, pp 209–227.
64. American Association of Cardiovascular and Pulmonary Rehabilitation: Guidelines for Cardiac Rehabilitation Programs, ed 2. Human Kinetics, Champaign, 1995, pp 57–86.
65. Hughes, R and Davison, R: Limitation of exercise reconditioning in COLD. Chest 83(2):241–249, 1983.
66. Pierce, A, et al: Responses to exercise training in patients with emphysema. Arch Intern Med 114:28–36, 1964.

67. Hale, T, Cumming, G, and Spriggs, J: The effects of physical training in chronic obstructive pulmonary disease. Bulletin of European Physiopathology of Respiration 14:593–608, 1978.
68. Petty, T: Pulmonary rehabilitation: A personal historical perspective. In: Casaburi, R and Petty, T (eds): Principles and Practice of Pulmonary Rehabilitation. W B Saunders, Philadelphia, 1993.
69. American Thoracic Society: Pulmonary Rehabilitation. Am Rev Respir Dis 124:663–666, 1981.
70. Miller, W: Rehabilitation of patients with chronic obstructive pulmonary disease. Med Clin North Am 51:349–361, 1967.
71. Paez, P, et al: The physiological basis of training patients with emphysema. Am Rev Respir Dis 95: 944–953, 1967.
72. Bass, H, Whitcomb, J, and Forman, R: Exercise training: Therapy for patients with chronic obstructive pulmonary disease. Chest 57:116–121, 1970.
73. Vyas, M, et al: Response to exercise in patients with chronic airway obstruction. I. Effects of exercise training. Am Rev Respir Dis 103:390–400, 1971.
74. Woolf, C: A rehabilitation program for improving exercise tolerance in patients with chronic lung disease. Can Med Assoc J 106:1289–1292, 1972.
75. Bedout, D, et al: Clinical and physiological outcomes of a university hospital pulmonary rehabilitation program. Respiratory Care 28(11):1468–1471, 1983.
76. Carter, R, et al: Exercise conditioning in the rehabilitation of patients with chronic obstructive pulmonary disease. Arch Phys Med Rehabil 69:118–121, 1988.
77. Casaburi, R: Exercise training in Chronic Obstructive Pulmonary Disease. In: Casaburi, R and Petty, T, (eds): Principles and Practice of Pulmonary Rehabilitation. Saunders, Philadelphia, 1993.
78. Reis, A: The importance of exercise in pulmonary rehabilitation. Clin Chest Med 15(2):327–337, 1994.
79. Punzal, P, et al: Maximum intensity exercise training in patients with chronic obstructive pulmonary disease. Chest 100:618–623, 1991.
80. Barach, A, Bickerman, H, and Beck, G: Advances in the treatment of nontuberculous pulmonary disease. Bull NY Acad Med 28:353–384, 1952.
81. Foster, S and Thomas, H: Pulmonary rehabilitation in lung disease other than chronic obstructive pulmonary disease. Am Rev Respir Dis 141:601–604, 1990.
82. Novitch, R and Thomas, H: Rehabilitation of patients with chronic ventilatory limitation from nonobstructive lung disease. In: Casaburi, R and Petty, T (eds): Principles and Practice of Pulmonary Rehabilitation. Saunders, Philadelphia, 1993.
83. Petty, T: The worldwide epidemiology of chronic obstructive pulmonary disease. Curr Opin Pulm Med 2:84–89, 1996.
84. Price, S and Wilson, L: Pathophysiology: Clinical Concepts of Disease Processes, ed 2. McGraw-Hill, New York, 1982, p 393.
85. Humberstone, N: Respiratory assessment and treatment. In: Irwin, S and Tecklin, J: Cardiopulmonary Physical Therapy, ed 2. Mosby, St. Louis, 1990, p 303.
86. Moser, K, Archibald, C, and Hansen, P: Better Living and Breathing: A Manual for Patients, ed 2. Mosby, St. Louis, 1980, p 46.
87. Frownfelter, D: Pulmonary rehabilitation. In: Frownfelter, D: Chest Physical Therapy and Rehabilitation. Year Book Medical Publishers, Chicago, 1987, p 295.
88. Zadai, C: Rehabilitation of the patient with chronic obstructive pulmonary disease. In Irwin, S and Tecklin, J: Cardiopulmonary Physical Therapy, ed 2. Mosby, St. Louis, 1990, p 496.
89. Hodgkin, J: Exercise testing and training. In Hodgkin, J and Petty, T: Chronic Obstructive Pulmonary Disease: Current Concepts, Saunders, Philadelphia, 1987, p 121.
90. American Thoracic Society Position Statement: Evaluation of impairment/disability secondary to respiratory disease. Am Rev Respir Dis 126:945–951, 1982.
91. Elkousy, N, et al: Outpatient pulmonary rehabilitation: A Medicare fiscal intermediary's viewpoint. J Cardiopulmonary Rehabil 11:492–497, 1988.
92. Belman, M and Wasserman, K: Exercise training and testing in patients with chronic obstructive pulmonary disease. Basics Respir Dis 10:1–6, 1981.
93. Sneider, R, O'Malley, J, and Kahn, M: Trends in pulmonary rehabilitation at Eisenhower Medical Center: An 11-year's experience (1976–1987). J Cardpulm Rehabil 11:453–461, 1988.
94. American Thoracic Society: Standards for the diagnosis and care of patients with chronic obstructive pulmonary disease. Am J Respir Crit Care Med 152(5):S78–S121, 1995.
95. Reis, A: Position Paper for the American Association of Cardiovascular and Pulmonary Rehabilitation: Scientific basis of pulmonary rehabilitation. J Cardpulm Rehabil 10:418–441, 1990.
96. Sinclair, D and Ingram, C: Controlled trial of supervised exercise training in chronic bronchitis. BMJ 280(1):519–521, 1980.
97. O'Donnell, D, et al: The impact of exercise reconditioning on breathlessness in severe chronic airflow limitation. Am J Respir Crit Care Med 152:2005–2013, 1995.
98. Hudson, L, Tyler, M, and Petty, T: Hospitalization needs during an outpatient rehabilitation program for severe chronic airway obstruction. Chest 70:606–610, 1976.
99. Miller, NH, et al: Position paper of the American Association of Cardiovascular and Pulmonary Rehabilitation. J Cardpulm Rehabil 10(6):198–209, 1990.

제 2 장

심장과 혈액순환
(The Heart and Circulation)

심장

심장은 텅 빈 원뿔 형태를 가진 기관으로 어른 심장 무게는 약 300 g이다. 그것은 흉곽의 정 중앙에 놓여있지 않고 대부분 중앙에서 왼쪽에 놓여져 있다. 심장의 바닥은 넓고 상부에 놓여져 있으며, 심장 끝은 아래 끝에 놓여져 있으면서 왼쪽으로 45° 정도 앞을 가리키고 있다. 심장은 심낭이라고 불리는 섬유 보호막으로 둘러싸여있고 그것은 심장의 위치를 가슴에 고정하고 자유롭고 활기차게 수축할 수 있도록 한다.

세 층의 조직이 심장 벽을 구성한다. 가장 바깥쪽 표면은 섬유막(epicardium)으로 덮여져있고 그것은 심장의 바닥에 심낭과 함께 융합되어 있다. 심장 자체의 주요한 부분은 중간층인데, 이것은 심근층이라고 불리는 근육조직으로 구성되어있다. 심근층의 근육조직은 일정하지 않고, 원형의 비스듬한 방향으로 둘러싸인 조직으로 배열되어 있다. 심근층의 가장 안쪽 층은 심장내막이라고 불리는 평활 표피 세포로 둘러 싸여 있고 혈액의 손실 없이 각 심방 심실을 통해서 혈액을 드나들 수 있게 한다.

심장의 내부는 네 개의 방으로 구성되어 있다. 좌우심방은 가장 위쪽에 자리하고 있으며 좌우 심실은 가장 아래쪽에 자리하고 있다. 심장의 심저는 좌심실의 첨점으로 이루어져 있다.

심장의 표면은 흉늑, 횡격막, 폐면으로 이루어진다. 흉늑의 표면(앞쪽)은 우심방과 우심실에 의해 우선 이루어져 있다. 횡격막 표면(아랫쪽)은 우심실과 좌심실에 의해 이루어져 있다. 폐면 표면(바닥)은 대개 좌심방에 의해 이루어져 있고 우심방이 조금 이루고 있다.

심장의 네 개의 가장자리는 상하좌우로 얘기할 수 있다. 우측 가장자리는 우심방으로 구성되어 있고 좌측 가장자리는 주로 좌심실이 소수는 좌심방이 이루고 있다. 위쪽 가장자리는 양쪽 심방에 의해 이루어지며 대혈관들이 심장과 만나는 부위에 위치하고 있다.

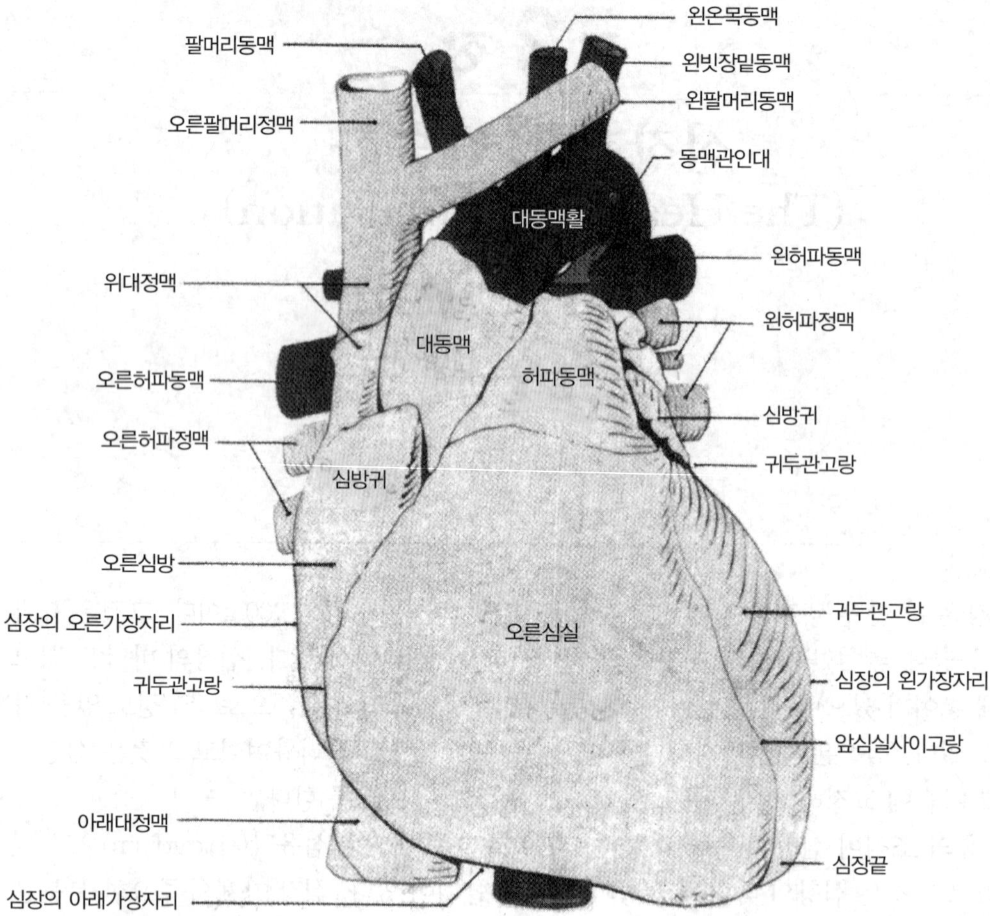

그림 2-1 심장의 복장갈비방향 외관

아래쪽 가장자리는 우심실이 대개 차지하고 약간의 좌심실이 포함되어 있다.

심장의 방

심장의 네 개의 방은 쌍을 이루고 있다. 두 개의 심방은 얇은 벽으로 이루어져 심장으로의 혈류를 받아들인다. 우심방은 상하대정맥을 통해 전신 순환에서 온 혈류를 받아들인다. 심방의 이완기 동안에 우심방으로 들어온 혈류는 우방실귀를 통해 우심실로 보내진다. 이 귀는 삼첨판으로 이루어져 있고 심방 수축기 동안 심실로 혈류가 흐를 수 있도록 해준다. 심실 수축기 동안, 삼첨판은 혈류를 심방으로 다시 보내지 않도록 닫힌다(그림 2-2).

좌심방은 역시 얇은 벽으로 되어 있고 위쪽과 뒤쪽 벽에 네 개의 구멍을 가진다(그림 2-3). 이 구멍들은 네 개의 폐정맥혈관들을 받아들이고 폐로부터 좌심방으로 산소가 풍

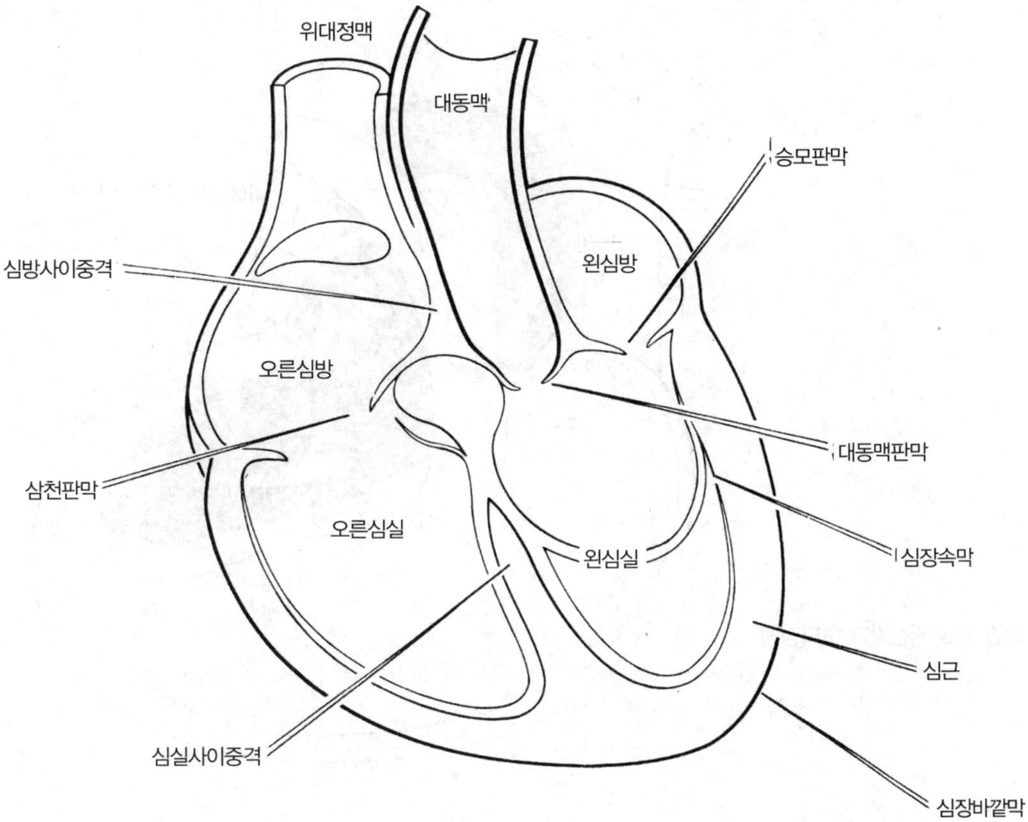

그림 2-2 심장과 심실

부한 혈액을 운반한다. 좌심방으로부터 좌방실귀를 통해 혈액은 흐르고 이첨판이나 승모판에 의해 조절된다. 심실 수축기 동안 승모판은 단단히 닫혀서 심방으로 혈액이 역류하는 것을 막는다.

심실의 벽은 심방보다 더 두껍고 강하며 멀리 피를 보낼 수 있도록 짜여져 있다. 우심실은 심장의 앞쪽을 구성하고 폐동맥으로 혈액을 보낸다.(그림 2-4) 폐동맥의 혈류는 반월판 또는 폐동맥판막에 의해 조절된다. 우심실은 수축하여 폐동맥으로 혈류를 보내고 폐순환을 통해서 혈액은 산소화 된다. 그러한 이유로 우심실은 폐순환이라고 얘기된다.

좌심실의 벽은 우심실보다 더 두껍고 강하다. 좌심실은 좌측 가장자리의 대부분과 심장의 끝을 이루고 전신순환으로 혈액을 보낸다. 혈액은 좌심실에서 대동맥을 통해 전신 순환하며 대동맥 판에 의해 역류되지 않고 대동맥으로 뿜어진다. 대동맥은 신체에서 가장 큰 동맥이다.

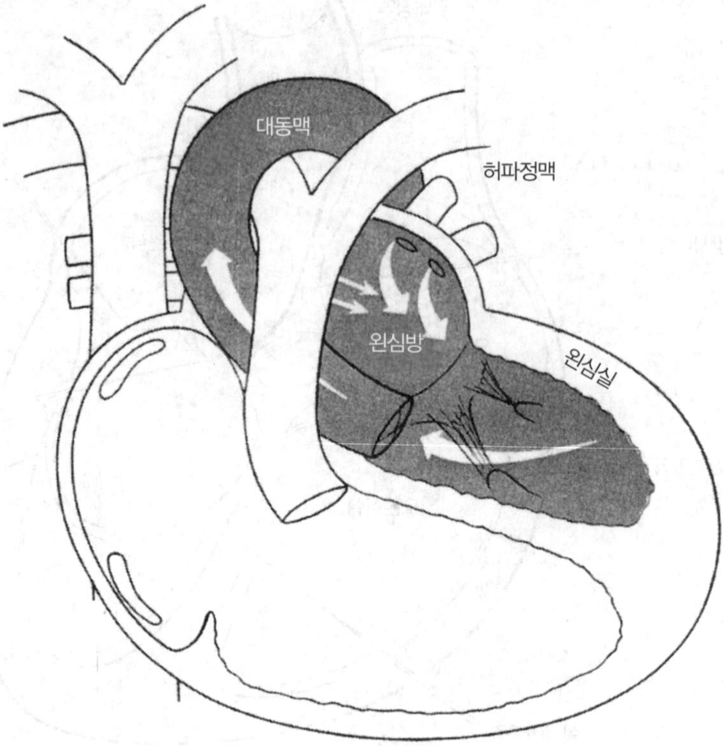

그림 2-3 왼심방과 허파정맥

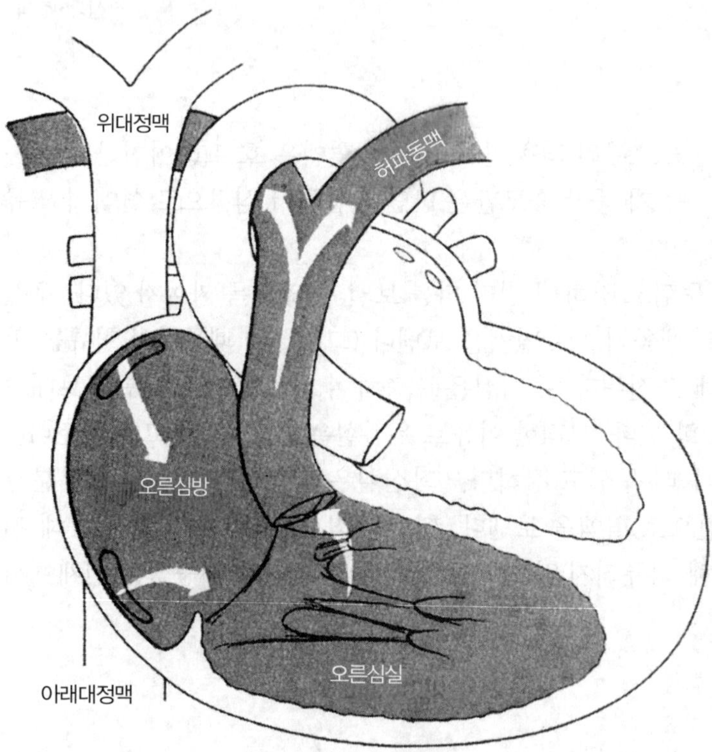

그림 2-4 오른심실에서 허파로 가는 혈류흐름

관상동맥

심장에 혈액을 공급하는 두 개의 주요 동맥은 대동맥판 옆 지점에서 대동맥으로부터 기시한다(그림 2-5). 이것은 좌우 관상동맥이며, 각각은 약 빨대 크기 정도이다. 개개인마다 다양성을 고려한다 할지라도 우관상동맥은 우심방, 우심실, 좌심실의 아래쪽 벽, 방실 결절, 방실다발로 피를 보내는 가지를 낸다. 사람들의 55% 경우에 있어 동방결절은 우관상동맥으로부터 피를 공급받는다.

좌관상동맥은 기시점으로부터 약 2cm내에서 두 개의 주요 가지가 나온다. 전하행동

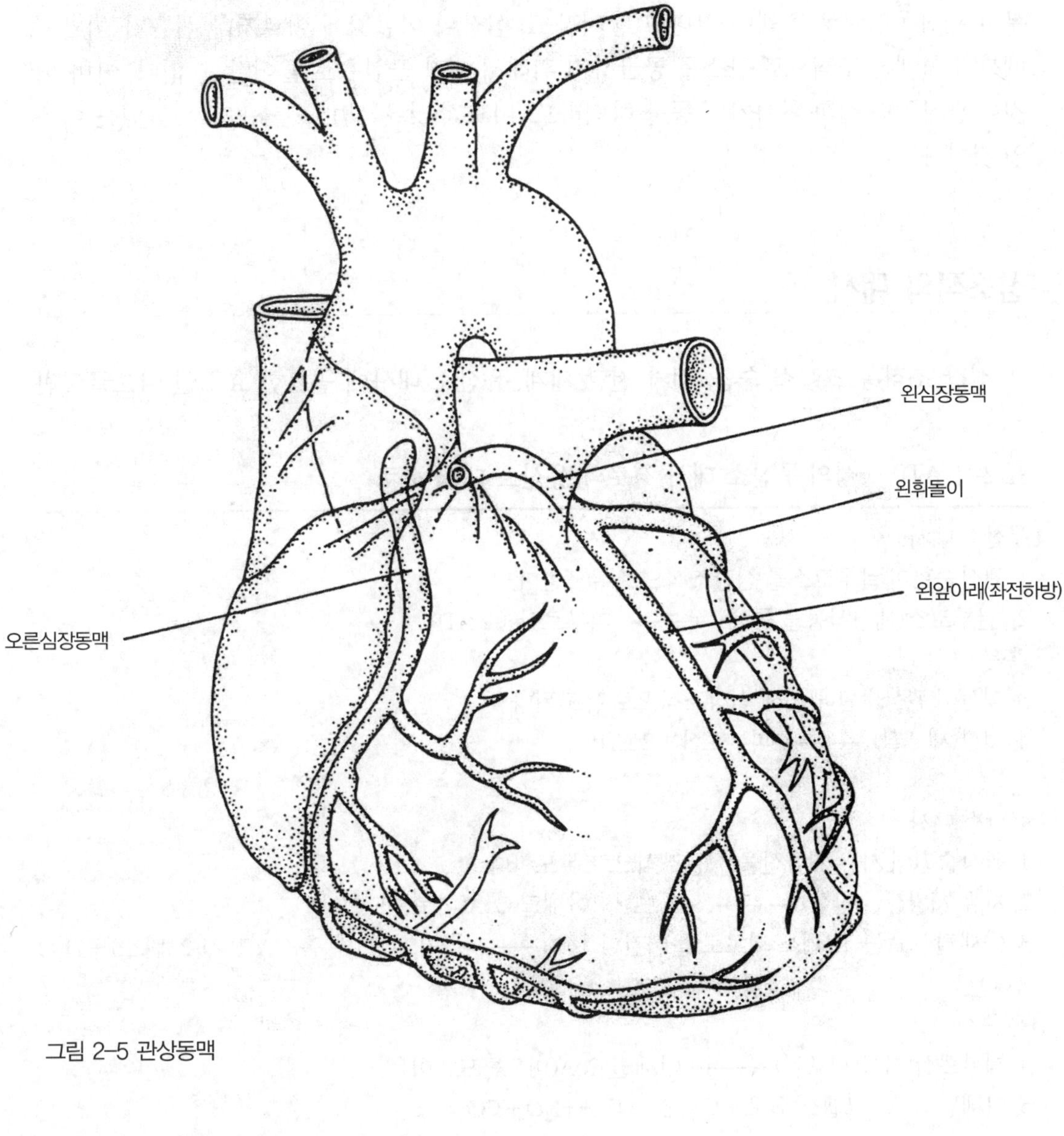

그림 2-5 관상동맥

맥은 좌심실, 심실사이막, 우심실, 심장의 끝과 양심실의 아래쪽에 혈류를 공급한다.

좌관상동맥의 두 번째 주요 가지는 좌회선동맥으로 좌심실의 아래쪽벽과 좌심방에 혈류를 공급한다. 45퍼센트의 사람에서 좌회선동맥에서 동방결절로 혈류를 공급한다.

심장의 순환

관상동맥을 통한 심장 근육 자체로의 혈액 순환은 심장 이완기 같이 근섬유가 이완되었을 때에만 이루어져야 한다. 허혈 상태가 일어나는 것을 방지하기 위해서 운동 시 심장 근육에 적절한 혈류가 가는지의 여부를 기억하는 것이 중요하다. 수축기 동안 심장으로부터 관상동맥으로 혈액이 간다고 할지라도, 심장이 이완기에 이르거나 섬유가 이완될 때까지 혈액은 조직으로 산소를 공급하기 위해서 심장 근섬유로 들어갈 수 없다. 아마 이것이 관상동맥 질환 환자가 운동을 하더라도, 비교적 낮은 심박수를 유지할 수 있는 이유일 것이다.

심조직의 대사

심장 조직은 크랩스 순환. 전자 전달 체계, 유산소 대사에 필요한 효소인 미오글로빈

표 2-1. ATP 생성의 무산소 대사 경로와 유산소 대사 경로

무산소 대사
1. 관상순환이 글루코스를 심장조직으로 유도한다.
2. 글루코스(해당작용을 통해) ⟶ 피부르산 + 2 ATP
혹은
3. 젖산이 관상순환에 의해 심장조직으로 유도된다.
4. 젖산(세포질) ⟶ 피부르산 + 2 ATP

유산소 대사
1. 관상순환이 자유 지방산을 심장조직으로 유도한다.
2. 자유 지방산(- 산화) ⟶ ~ 4 ATP + 아세틸 CoA(미토콘드리아)
3. 아세틸 CoA는 크렙스 회로로 들어간다 + O_2 ⟶ ~12ATP(약 총 6 ATP 각 2- 탄소) + H_2O + CO_2
혹은
4. 피부르산(자유 세포질) ⟶ 아세틸 CoA(미토콘드리아)
5. 아세틸 CoA 크렙스 회로 + O_2 36 ATP + H_2O + CO_2

을 다량 함유하고 있다. 적절하게 기능하기 위해서 심장은 유산소 대사에 관여하는 즉각적인 산소공급을 받아야만 한다. 심근에 에너지를 공급하는 1차적인 근원은 유리 지방산의 산화이다. 아세트산과 젖산이 에너지 대사에 사용될지라도 심장은 지방산에 의한 에너지 대사를 더 선호한다. ATP 생산에 있어 무산소 상태와 유산소 상태의 예시가 표 2-1에 잘 나타나 있다.

지방산의 대부분은 16-18개의 탄소 고리를 가지고 있다. 베타-산화를 통해 16개의 탄소 고리를 가진 지방산은 완전히 대사되었을 때 약 128 ATP (16 ATP×16탄소 베타-산화=16 ATP×8 = 128 ATP)를 생산할 수 있다.

심장 근육으로의 지속적인 산소 운반의 중요성은 ATP 생산에 있어 무산소 대사와 유산소 대사간의 상대적인 기여도를 봄으로써 알 수 있다. 휴식 시, 심장 조직은 관상동맥으로부터 온 산소의 약 70퍼센트를 쓴다. 그리고 심근의 일이 증가할 때 산소 추출을 증가시키기 위해서 아주 제한된 정도에서 산소를 남겨둔다. 일하는 동안 증가된 산소증가량은 심장 조직으로의 혈류를 증가시킴으로써 충족시킨다. 결과적으로 심장 수축비와 수축력, 심박출량은 운동량이 증가될수록 증가한다. 증가된 관상동맥 혈류는 관상 혈관의 말초저항의 감소(확장)를 통해 얻어질 수 있다.

전도

심장근과 골격근 사이에 구조적이고 기능적인 유사점이 있다고 할지라도, 중요한 차이점도 있다. 심장근은 본래의 근육 조직에 더하여 두 가지 주요한 형태인 결절과 퍼킨제를 더 가진다. 결절 조직은 상대정맥과 우심방(동방결절)의 결합 부위와 우심방과 우심실(방실결절)의 결합 부위에 위치해 있다. 퍼킨제 섬유는 양쪽 심실의 특별한 전도 조직이다.

동방결절

동방결절(그림 2-6)은 근세섬유는 거의 없고 두꺼운 결합조직의 양만 많은 작고 가느다란 방추 형태를 지닌 세포로 구성되어 있다. 심장의 심박동 조율기라고 불리는 동방결절은 교감신경과 부교감신경의 지배를 받고 있으며 휴식 시라도 동방결절은 미주 신경을 통해 지속적인 부교감 신경의 조절을 받고 있다. 섬유의 작은 가지들은 동방결절의 주요 지역으로부터 뻗어져 있고 심방의 원래 근섬유로 연결되어 있다. 이 연결을 통해서 동방결절리듬이 시작되어 이 흥분이 양쪽 심방을 통해서 근섬유에서 근섬유로 전달된다(기능적 융합세포).

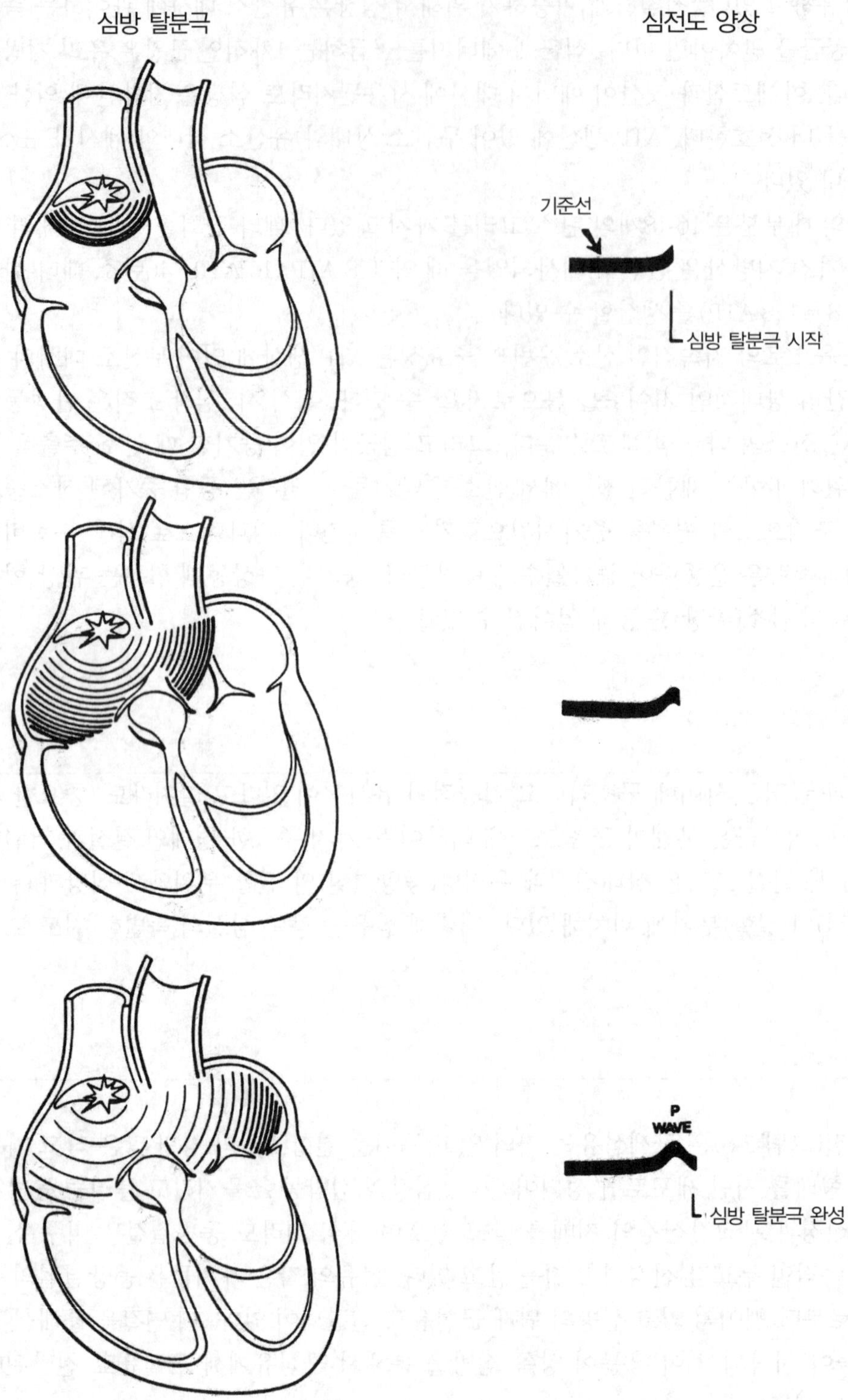

2-6. 심방 흥분파 전도

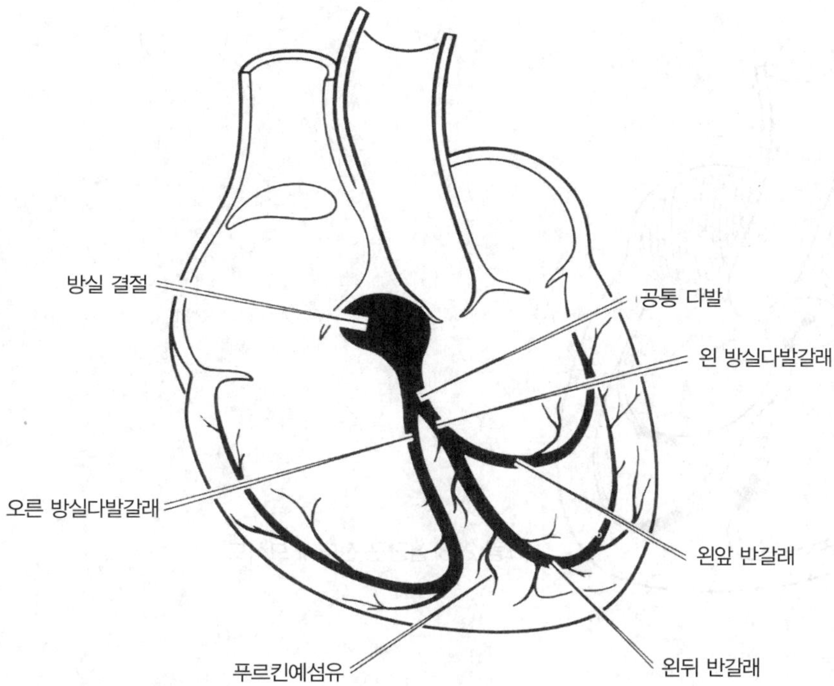

그림 2-7 심실 전도

방실결절

방실결절은 우심방측의 심방사이막의 하단에 위치한 섬유의 다발이다(그림 2-7). 방실결절의 조직은 심실의 기원이 시작되는 히스 번들과 융합되어 있다. 방실결절은 동발결절로부터 생성된 리듬을 전달받아 히스 번들로 전해준다. 동방결절 기능에 이상이 있으면 방실결절이 심박조율을 담당하게 되며 자체적인 리듬을 생성하게 된다(결절 리듬). 방실결절은 교감신경과 부교감신경의 지배를 받는다.

펄킨즈 조직

히스 번들에는 왼쪽, 오른쪽의 두 개의 가지가 있는데 심실 사이 막의 양 측면을 따라 분포한다(그림 2-7). 이 가지는 양 심실의 리듬을 전도하도록 특화된 펄킨즈 조직으로 연결된다. 이 조직은 심근섬유는 빈약하지만 글리코겐이 풍부한 근형질(sarcoplasm)을 가지고 있다. 펄킨즈 시스템은 심실을 관통해서 심실의 수축성 섬유와 직접적으로 연관되어 있다.

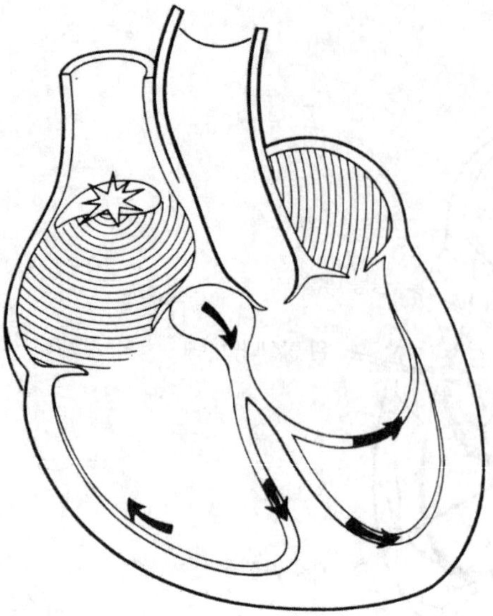

그림 2–8 심장근 전도계 모식도

심박동의 기원과 전도

심박동에 선행하는 전기적 신호의 시작은 동방 결절로부터 시작된다(심근유래, myogenic). 이 신호는 양 심방을 통해 즉시 전달되며 심방은 동시에 수축하게 되고, 이어서 방실 결절을 통해 히스번들, 펄킨즈 섬유로 전도된다. 펄킨즈 섬유는 심실의 벽과 융합되기 때문에 심실은 동시에 수축이 일어난다(그림 2-8). 이 리듬은 일련의 과정이고 분당 72회 정도 일어난다.

심근 섬유

심근 섬유의 현미경적 소견은 근골격계 근육의 소견과 비슷하다. 두 근육의 형태는 가로무늬근의 형태로 되어 있다: 심근세섬유는 A, I, Z 밴드로 나뉜다. 골격근과 비교해서 심근은 미토콘드리아가 풍부하고 T-tubule이 더 크며 망상 근형질(근소포체)이 덜 발달되어 있다. 이 두 근육의 기능적 차이는 심근은 수축 시에 고유의 리듬을 가진다. 반면 골격근은 신경의 지배를 받아 수축을 일으킨다. 이 리듬은 동방결절로부터 생성된다.

일반 근육학

근육 조직

근세포의 원형질은 수축력을 가지고 있고 대부분의 근세포들은 길게 연결되어 있어서 각각의 세포들은 근섬유라 불린다. 우리 몸에는 세 종류의 근육조직이 있다. 평활근, 골격근, 심장근(골격근 또는 평활근은 때로는 골격근과 심근으로 분류되기도 한다).

평활근은 결체조직과 밀접한 연관을 가지고 있다. 소화기관, 배뇨기관, 혈관의 벽을 구성하고 있다. 이런 기관들의 평활근이 수축하게 되면 그 크기와 부피가 변하게 된다. 평활근은 불수의근 또는 내장근 이라고도 불린다. 평활근 조직의 근섬유(세포)들은 타원형의 핵을 가지고 있다. 심근이나 골격근과는 달리, 평활근은 손상된 후에도 재생이 가능하다.

골격근은 다양한 길이, 대략 30 cm 이상 되는 핵이 많은 실린더모양의 구조로 되어있다. 줄무늬 모양의 밝고 어두운 밴드를 가지고 있다. 골격근과 같은 의미로 체성근, 수의근, 줄무늬근이 쓰인다. 골격근은 여러 부분의 골격을 움직이는 것이 주된 일이다. 심근세포는 모양도 불규칙적이고, 타원형의 단일 핵으로 되어 있고 불완전한 세포막으로 둘러싸여 있다.

골격근과는 달리 각각의 세포는 인터칼레이트 디스크로 연결되어 있다. 심장세포는 주위의 섬유와 잘 연결된 가지를 가지고 있고, 그 세포들은 동시에 하나의 다핵질처럼 움직인다. (해부학적 다핵질이라기 보다는 기능적인 다핵질이다.) 심장은 두 개의 기능적인 융합체로 이루어져 있다: 심방과 심실

비록 심장의 몸체는 세 가지 다른 수축성 조직으로 이루어져 있지만, 그들은 모두 같은 종류의 자극에 영향을 받는다: 부적절한 활동도에는 위축되고, 증가된 일에는 비대해진다. 최근에 근육 수축에 대해 인정되는 이론은 근골격계 근육과 심근은 비슷한 생리학적 과정에 의해 수축이 일어난다고 한다.

근섬유

근초는 근세포의 세포막이다. 각각의 세포는 적어도 하나 이상의 핵을 가지고 있다. 근육에서 세포핵은 근형질이라 불리는 세포질로 둘러싸여 있다. 근세섬유는 근세포의 근형질 속에 있는 근수축을 담당하는 구조물이다. 근세포내의 미토콘드리아의 기능은 에너지 생성이라는 측면에서 다른 세포들과 동일하다. 심장근육의 미토콘드리아는 골격근의 그것 보다 훨씬 더 풍부하다. 골격근에서는 운동을 하면 미토콘드리아의 수와 크기가 증가하지만, 심근에서는 그렇지 않다.

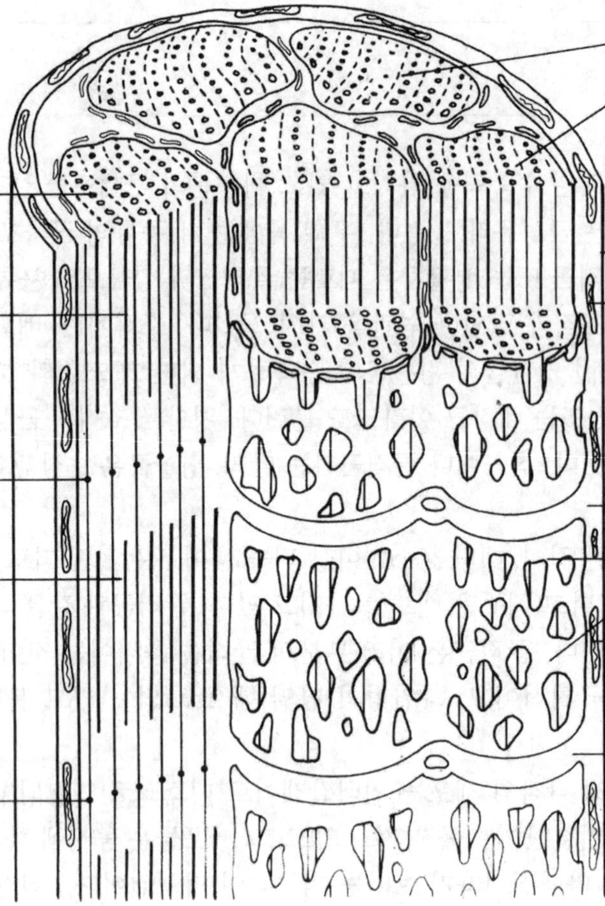

그림 2-9. 심장근육의 모식도

근섬유 내에는 두 가지의 중요한 가는 관구조물이 있는데, T tubule과 망상 근형질(SR)이다(그림 2-9). T tubule은 근섬유를 따라 규칙적으로 분포하며 이들의 기능은 횡문근형질막 으로부터 근섬유의 내부까지 탈분극 된 흥분을 전도하는 것이다. 망상 근형질을 포함하는 주머니 모양의 수많은 구조물이 이 T-tubule의 옆에 있다. 망상 근형질은 근수축에 필요한 칼슘을 저장하는 역할을 한다. 심근의 T-tubule은 골격근 T-tubule 보다 훨씬 더 크다. 하지만 망상근형질은 골격근에 더 풍부하다. 근육이 수축할 때 유리되는 칼슘의 양이 근수축의 강도와 상관이 있다.

근세섬유

근섬유는 수축과정에 있어 직접적인 역할을 담당하는 가는 실 구조의 수많은 근세섬유로 이루어져 있다. 근세섬유의 가장 작은 단위는 근절이며 이것은 밝은 부분의 I 밴드와 어두운 부분인 A 밴드로 이루어져있다. A 밴드는 주로 두껍고 어두운 빛깔의 마이오신 단백질로 이루어져있다. I 밴드는 마이오신보다 가느다란 액틴이라는 단백으로 이루어져있다(그림 2-9). 근육이 수축하는 동안, 마이오신에 위치한 연결다리(cross-bridge)가 액틴 필라멘트와 연결된다. 가느다란 액틴은 근절의 중앙 쪽으로 이동하며, 근절을 수축시킨다.

마이오신. 마이오신은 화학적으로 여러 가지의 구조와 구성물로 이루어져있다. 기본구조는 평균 분자량이 465,000인 단백질이며, ATP분해 효소의 활성도가 이 마이오신에 의해 결정된다. 이는 칼슘에 의해 활성화되며 마그네슘에 의해 억제된다.

액틴. 액틴에는 G 액틴(globular)과 F 액틴(fibrous)이 존재한다. 이는 분자량이 약 43,000 정도이다. 근수축을 할 때 일어나는 F 액틴과 G 액틴의 상호 전환은 중합 반응으로 일어난다. ATP는 액틴에 결합하며 이는 F 액틴과 G 액틴을 더욱 강력하게 한다.

조절단백. 근세섬유에는 근육수축의 조절역할을 하는 두 가지 단백질, 트로포마이오신과 트로포닌이 있다. 휴지기에는 트로포마이오신이 액틴과 마이오신의 상호작용을 억제하고 있다. 일단 칼슘이 세포 내로 들어오면 트로포닌과 결합하고 트로포마이오신의 이 억제기능을 제한한다. 이로 인해 근수축이 일어나게 된다.

골격근과 심근에서 칼슘이 수축의 주된 역할을 한다. 휴지기에는 트로포마이오신이 액틴과 트로포닌의 상호작용을 억제함으로써 근수축을 조절하고, 근세포가 수축하게 되면 망상 근형질로부터 칼슘이 유리되고 조절단백질인 트로포닌과 결합해서 트로포마이오신을 억제하게 된다. 액틴과 마이오신이 상호작용을 함으로써 근육은 수축된다.

표 2-2. 근육세포에서의 에너지 형성

1. ATP-F 액토미오신 $\xrightarrow[Ca^{2+}]{\text{신경충격}}$ G 액토미오신 + ATP
2. ATP $\rightleftharpoons$ ADP + Pi (H_3po_4) + E(근수축에 이용되는 에너지)
3. 포스포크레아틴 $\rightleftharpoons$ 크레아틴 + Pi(H_3PO_4) + E (ATP 재합성에 이용되는 에너지)
4. 글리코겐 (해당작용) $\rightleftharpoons$ 젖산 + E (포스포크레아틴 재합성에 이용되는 에너지)
5. 1/5 젖산 + O_2 (크렙스 회로) $\longrightarrow$ CO_2 + H_2O +E (에너지는 반응 6을 촉진한다)
6. 4/5 젖산 + E $\longrightarrow$ 글리코겐

수축이론

일단 신경 자극이 근섬유로 유입되며 칼슘이 망상근형질로부터 유리된다. 칼슘은 마이오신과 결합해서 활성화된 마이오신이 되며, 이것이 ATPase의 역할을 하게 된다. 이 ATPase가 에너지를 생산하게 된다. 이렇게 생산된 에너지는 마이오신 필라멘트를 따라 액틴 필라멘트를 밀어낸다. 이 과정이 슬라이딩-필라멘트 이론이다.

근세포가 휴지상태에 있을 때는, 근세섬유는 F 액티노마이오신과 ATP가 강력히 결합된 복합체를 형성하고 있다. 이때 신경 자극을 받으면 이 결합이 깨어지면서 G 액티노마이오신이 생성된다. 표 2-2는 근수축이 일어나는 동안의 에너지 생성 과정을 요약해 놓은 것이다.

심박동과 혈관에 대한 신경 조절

심장은 자율신경 - 교감신경과 부교감신경 두 가지의 조절을 받는다(그림 2-10).

부교감 중추

심장은 부교감신경인 미주신경(X cranial)으로부터 신경 지배를 받는다. 부교감신경 중추는 연수(medulla oblongata)에 있는데, 심장에 억제 작용을 하는 것으로 여겨진다. 교감신경과 동시작용으로 아세틸콜린을 분비하게 되는데, 심장박동을 늦추며 수축력을 떨어뜨린다. 미주신경이 자극받게 되면 관상동맥이 확장되고 관상동맥의 관류가 늘어나게 된다. 휴식기의 심장은 이 미주신경의 지배를 받고 있다.

교감 중추

교감 중추 역시 연수에 있다. 교감신경이 자극을 받으면 심장 박동수와 심근의 수축력이 증가한다. 교감신경 자극의 화학적 매체는 에피네프린도 있지만, 주로 노르에피네프린이다(그림 2-11). 교감신경계는 자극을 받아들이는 두 가지의 수용체가 있는데, 알파와 베타 수용체이다. 이 수용체들은 그 하위구조로 알파1, 알파2, 베타1, 베타2로 나뉜다. 일반적으로 알파 수용체는 흥분성이며, 베타는 흥분성이기도하고 억제성이기도 하다. 노르에피네프린은 주로 알파 수용체를 흥분시키는 반면, 에피네프린은 알파와 베타 두 가지를 모두 흥분시킨다. 자율신경 말단에서 분비된 노르에피네프린과 에피네프린의 전달체들은 표적 장기를 자극하며, 표적장기의 특정 세포와 결합하게 된다. 따라서 이들의

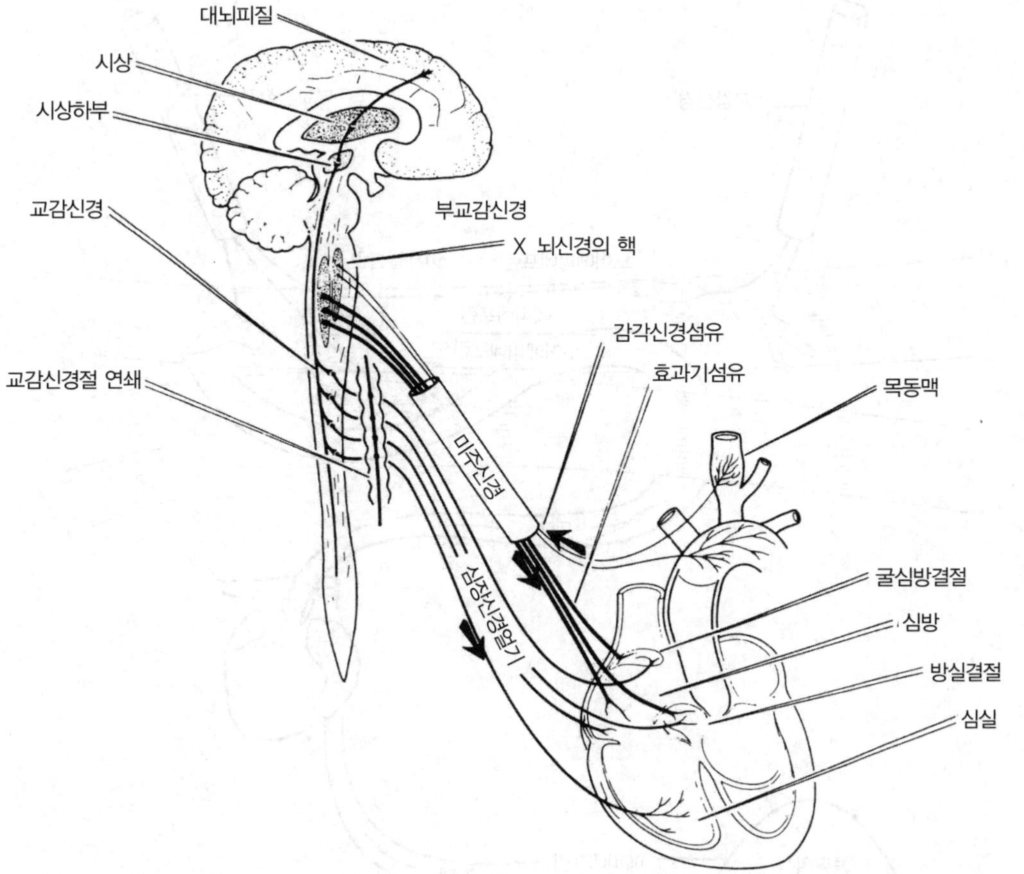

그림 2-10. 심장근육의 자율신경계 신경지배

작용은 자극을 받는 표적 장기에 어떤 수용체가 있는가에 따라 달라진다. 알파 수용체가 자극을 받으면 관상동맥은 수축되는 반면, 베타 수용체가 자극 받게 되면 관동맥은 확장된다. 하지만, 심장에서 베타 수용체가 자극받게 되면 심박동수와 심근의 수축력이 증가하게 된다. 심장이 올바르게 기능하기 위해서는 이 두 가지 수용체의 균형이 필요하다.

심장 조절의 부가적인 기전

신경에 의한 조절이 심장의 주요 조절 기전일지라도 다른 요소들도 심장 작용에 영향을 미친다. 대동맥에 있는 압수용기와 경동맥체는 혈압의 변화에 민감하다. 혈압이 증가될 때, 압수용기는 이 정보를 연수로 보내서 부교감 신경을 자극하여 심장수축력과 수축률을 감소시키도록 한다.

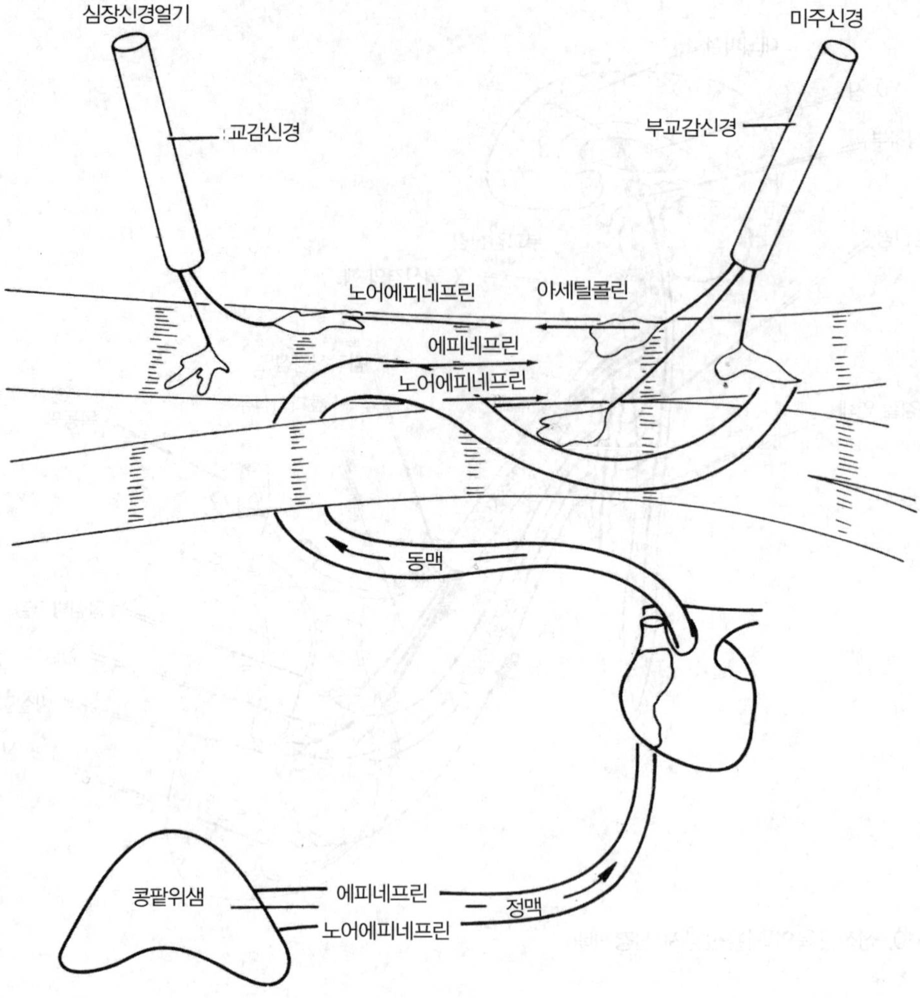

그림 2-11. 심장의 교감신경과 부교감신경계 영향

경동맥소체에 있는 화학 수용기는 혈액 내 산소, 이산화탄소, 젖산에 민감하다. 예를 들어, 이산화탄소농도가 증가(산소 농도의 감소)하거나 젖산 농도가 증가(PH감소)한다면 심박수는 증가할 것이다. 산소 농도가 증가되어 있다면 심장 작용은 감소한다.

체온은 심장 작용의 속도를 조절하는데 중요한 역할을 한다. 체온의 상승은 심박수의 증가를 야기하고, 체온의 감소는 심박수를 감소시킨다.

혈액내의 이온의 농도는 적절한 심장 작용을 유지하는데 중요하다. 칼륨 농도의 증가(고칼륨혈증)는 PR 간격과 QRS complex를 넓히고 tall T파를 만들고, 수축력과 수축률을 감소시킨다. 저칼륨혈증은, 만약 치료되지 않는다면, ST 분절의 하강을 야기하고, 심장 자극 감수성과 부정맥을 야기하여 심실세동으로 발전할지도 모른다.

과도한 칼슘 농도(고칼슘혈증)는 연장된 경련성의 수축을 일으킬 수 있다. 저칼슘혈증은 심장 작용을 감소시키고 심장을 이완시킬 수 있다. 모든 이러한 요소들이 심장의 작용을 지배하고, 그들 사이의 적절한 균형은 정상적인 심장 기능을 유지하는데 반드시 필요하다.

말초 순환

신체의 한 지역이나 기관에서의 압력이 다른 것들에 비해 높을 때 혈액은 순환한다. 혈액은 압력이 높은 곳에서 낮은 곳으로 흐른다. 혈압은 혈관벽에 저항하여 흐르는 혈액의 압력으로 정의 될 수 있다. 심실 수축기 동안 혈관벽에 대해 이동하는 압력은 심실 이완기 때보다 더 크다. 수축기와 이완기의 동맥 혈압은 대개 상박동맥을 청진기로 재는 청진법에 의해 간접적으로 결정된다. 평균 수축기 동맥 혈압은 90~120 mmHg이며, 평균 이완기 동맥 혈압은 60~90 mmHg이다. 휴식 시 동맥수축 혈압이 계속 140 mmHg 이상이고, 휴식 시 동맥 이완 혈압이 90 mmHg 이상이면 비정상이라고 할 수 있다. 나이, 감정상태, 운동에 따라 혈압은 다양하게 나타난다고 할지라도 일차적으로 혈압을 결정하는 것은 동맥에 있는 혈액의 양이다. 따라서 동맥에서 혈액량이 증가한다면 동맥압을 증가시킬 것이고 바꾸어 말해 혈액량의 감소는 동맥압을 감소시킬 것이다. 그러므로 혈액량과 혈압을 결정하는 중요한 두 가지 요소는 심박출량과 말초 저항이다.

심박출량

심박출량(1분에 심장으로부터 박출되는 혈액의 양)의 증가는 동맥혈량을 증가시키고 그로인해 혈압을 증가시키는 경향이 있다. 1분당 뿜어내는 혈액의 양은 1분당 수축 횟수(심박음)와 매수축시 뿜어져 나오는 혈액의 양과 관계가 있다. 한 박동 당 분출하는 혈액의 양(stroke volume)은 심실 수축력에 의존한다. 수축력이 크면 클수록 stroke volume과 수축기압은 커지는 경향이 있다.

Stroke volume은 심실충만과 심실 공백 사이의 차이에 의해 결정된다. 심실 충만의 절정 또는 이완기 말(말기 이완 용적)에서 심실의 혈액량을 전부하라고 한다. 전부하는 심근의 수축력에 의해 결정되고 스탈링 기전(심실은 더 많은 혈액을 받아들일 때 늘어나고 이것은 더 강하게 수축할 수 있도록 한다)에 의해 조절된다. 후부하는 심근 수축력에 대해 또 심실로부터 야기된 동맥압에 대한 부하이다. 후부하는 종종 심실 공백에 대한 저항과 수축압으로 표현될 수 있다. 심실로부터 뿜어내거나 박출하는 말기 이완 용적의 퍼센트는 박출분률(ejection fraction)로 불린다(대개 60% 정도이다).

심박수의 증가는 심박출량을 증가시킨다. 이것은 동맥혈량과 동맥혈압을 증가시킨다. 역으로 말하면 심장 박동이 느리거나 힘이 없을 때는 심박출량과 동맥혈량, 동맥 혈압은 감소한다고 할 수 있다.

심박출량의 조절

일회 심박출량은 심장 박동의 수축력(전부하)과 힘과 직접적으로 관련이 있다. 일회 심박출량의 주요한 조절 인자는 심장에 연결되어 있는 교감심경과 부교감신경의 비(rate)이다. 교감신경 자극의 증가는 심장의 수축을 더 강력하게 하도록 하고 일회 심박출량을 증가시킨다. 에피네프린의 혈액 내 농도는 또한 일회 심박출량을 증가시킨다.

대동맥궁과 carotid sinus에 있는 압수용체는 심장 박동을 조절하는 주요한 기전이다. 이 지역 안에서 혈압이 증가하면, 자극은 연수에 있는 심장억제중체에 보내지고 그것은 심장 박동을 느리게 한다. 대동맥궁 또는 경동맥체의 혈압의 감소는 심장의 반응을 가속화시킨다.

우심방에 있는 압수용체 또한 심장 박동수에 영향을 끼친다. 우심방 혈압의 증가는 반사를 가속화시키고, 우심방압의 감소는 박동수를 느리게 하는 반사를 일으킨다.

심장 박동수에 영향을 끼치는 다른 요인은 심박출량, 감정 상태, 운동, 혈액의 온도, 호르몬들이 있다. 걱정, 공포, 화냄은 심장 박동수와 심박출량을 증가시키는 경향이 있고, 반면에 슬픔은 심장박동수와 심박출량을 감소시키는 경향이 있다. 운동 중에 심장 박동수는 증가하고, 에피네프린의 레벨과 혈액의 온도가 증가하는 경향이 있다.

말초저항

말초저항(혈류에 대한 저항) 에서의 변화는 동맥 내 혈액량을 변화시키고, 그로인해 혈압을 변화 시키는 경향이 있다. 말초 저항의 증가는 동맥혈량을 증가 시키고 동맥혈압을 증가시키는 경향이 있는 것이다. 말초저항의 감소는 혈액량을 감소시키고 혈압을 감소시키는 경향이 있다. 말초 저항은 혈액의 점성도와 세동맥과 모세혈관의 직경에 영향을 받는다. 세동맥에서 세동맥으로 흐르는 혈류량이 감소할 때 더 많은 혈액이 세동맥에 남게 된다. 이것은 혈액량을 증가시키고 동맥 혈압을 증가 시키게 된다.

말초 저항의 조절

말초 순환에 의해 생긴 저항의 양은 일차적으로 혈액의 점성도와 세동맥의 직경에 의해 결정되게 된다. 멀리 나가기 위해서 혈액의 점성도는 혈액의 흐르기 쉬움에 의해 결정되고 헤마토크릿이나 전체 피에 대한 혈장을 구성하는 구성요소(적혈구, 백혈구, 혈소판)의 비는 혈액 속을 흐르는 혈장 단백질 수처럼 점성도에 큰 영향을 끼친다. 만약 구성요소들(주로 적혈구)이 증가한다면, 그 때 점성도는 증가하고 말초 저항도 증가한다. 정상적으로 혈액의 점성도는 거의 변하지 않는다. 출혈과 같은 상황에서 점성도는 감소하고(전체 혈액량도 감소한다.) 따라서 말초저항이 낮아지고 동맥 혈압이 낮아진다. 헤마토크릿이 50퍼센트 이상 증가할 때 (적혈구증가처럼) 혈액의 점성도의 증가는 혈류를 감소시키고 심장의 일은 증가시킨다.

혈관수축과 혈관 확장 같은 세동맥의 직경은 많은 요소(동맥 혈압과 혈액의 산소와 이산화탄소의 구성비와 PH, 에피네프린, 노르에피네프린같은 호르몬 물질, 히스타민, 젖산)에 의해 영향을 받는다. 세동맥 직경의 감소(혈관 수축)는 말초저항을 증가시키고 혈압을 증가시킨다. 동맥혈압의 증가는 동맥과 경정맥의 압수용체를 자극하고 그럼으로 인해 부교감 신경의 자극을 연수에 있는 심장억제계로 보내어 혈관 수축 중추를 억제한다. 결과적으로 자극은 심장과 혈관으로 보내지며 따라서 심박동수를 감소시키고 세동맥을 확장시키며 동맥혈압을 감소시킨다. 동맥혈압의 감소는 반대 효과를 일으킨다.

요약

이 장에서는 심장의 기본 구조와 기능, 심장 수축과 심장조직과 골격근의 유사점에 대해서 다루었다. 근섬유 구조에 대해서는 골격근섬유보다 심장근 섬유에 더 많은 미토콘드리아가 있음을 알 수 있었고 유산소 운동이 심장 근육 세포에 있는 미토콘드리아의 크기와 수를 증가시키는 것은 아니라는 것을 알았다. 심장 조직의 T-tubule은 골격근에 있는 것보다 더 크지만 근소포체는 심장조직에서 더 풍부하지 않음을 알았다.

근섬유의 초미세구조와 A-band, I-band,액틴과 미오신의 관계에 대해서도 배웠다. tropomyosin과 troponin의 조절 단백질로써의 역할을 포함한 근육 수축에 대해서도 알아보았다.

심장의 기능 특히 세 가지 종류의 조직(퍼킨제, 노드, 평범한 근육)으로 이루어진 것으로 인한 특이점도 공부했다. 심장박동의 기원과 전도는 이 세 가지 조직의 조화로 기능한다는 것이다.

해부학적으로 심장은 네 개의 방(두개의 심실과 두개의 심방)으로 되어 있으며 세 개의 면으로(흉늑골, 횡격막, 후부) 구성되어 있고 네 개의 모서리(좌우상하)로 되어 있음을 공부하였다. 심장의 순환은 두 개의 큰 혈관인 좌우 관상동맥에 의해 공급받는다는 것도 공부하였다.

심장의 대사는 일차적으로 유산소 대사로 지방산을 기질로 쓰며 지속적인 심근으로의 산소 공급이 중요함을 강조하였다.

심장수축력과 비를 조절하는 요인은 일차적으로 콜린성이냐 아드레날린성이냐는 신경이였으며, 심장작용에 영향을 미치는 다른 요인들로 압수용체, 화학수용체, 체온, 혈중의 이온(칼륨과 칼슘) 농도가 있음을 알 수 있었다.

말초혈압의 일차 결정요소는 동맥에 들어 있는 혈액의 양이다. 동맥 혈액량의 증가는 혈압을 상승시키는 경향이 있다. 혈액량과 혈압에 영향을 주는 요소들로는 심박출량과 말초저항이 있다. 심동박수와 1회 박출량의 증가는 심박출량을 증가시켜, 동맥 혈압을 증가시킨다. 말초저항의 증가는 동맥 혈액량을 증가시켜, 동맥 혈압을 증가시킨다. 말초저항은 혈액의 점성과 세동맥과 모세혈관의 직경에 영향을 받는다. 혈액 점성은 주로 헤마토크릿에 의해 결정되고, 세동맥 직경은 혈압, pH, 그리고 혈액내의 산소와 이산화탄소의 농도, 호르몬, 젖산 및 히스타민 등에 의해 영향을 받는다.

참고문헌

1. Tortora, GJ: Principles of Human Anatomy, ed 7. HarperCollins College Publishers, New York, 1995, pp 323–410.
2. Moore, KL: Clinical Oriented Anatomy, ed 3. Williams & Wilkins, Baltimore, 1992, pp 33–125.
3. McArdle, WD, Katch, FI, and Katch, VL: Essentials of Exercise Physiology, Lea & Febiger, Philadelphia, 1994, pp 237–277.
4. Anthony, CP and Thibodeau, GA: Textbook of Anatomy and Physiology, ed 12. Mosby, St. Louis, 1987, pp 416–477.
5. Brooks, GA, Fahey, TD, and White, TP: Exercise Physiology: Human Bioenergetics and Its Applications, ed 2. Mayfield Publishing, Mountain View, Calif, 1996, pp 243–280.
6. DeVries, HA and Housh, TJ: Physiology of Exercise, ed 5. Brown & Benchmark, Dubuque, Iowa, 1994, pp 312–333.
7. Phillips, RE and Feeney, MK: The Cardiac Rhythms, ed 3. Saunders, Philadelphia, 1990, pp 1–131.
8. Guyton, AC: Textbook of Medical Physiology, ed 8. Saunders, Philadelphia, 1991, pp 234–244.
9. Hole, JW: Human Anatomy & Physiology, ed 6. William C. Brown, Dubuque, Iowa, 1993, pp 650–713.
10. Guyton, AC: op cit, pp 744–770.
11. Starnes, JW: Introduction to respiratory control in skeletal muscle. Med Sci Sports Exerc 26(1):27–29, 1994.
12. Wasserman, K, et al: Principles of Exercise Testing and Interpretation, ed. 2. Lea & Febiger, Philadelphia, 1994, pp 9–49.
13. Protas, EJ: Normal cardiovascular anatomy, physiology, and responses at rest and during exercise. In: Hasson, SM (ed): Clinical Exercise Physiology, Mosby, St. Louis, 1994, pp 101–120.
14. Johnson, AT: Biomechanics of Exercise Physiology. John Wiley & Sons, New York, 1991, pp 1–30.
15. Memmler, RL, Cohen, BJ, and Wood, DL: Structure and Function of the Human Body, ed 5. JB Lippincott, Philadelphia, 1992, pp 151–177.
16. Guyton, AC: op cit, pp 67–117.
17. Tortora, GJ: op cit, pp 205–227.
18. Brooks, GA, Fahey, TD, and White, TP: op cit, pp 81–99.
19. McArdle, WD, Katch, FI, and Katch, VL: op cit, pp 343–369.
20. Cahalin, LP: Exercise tolerance and training for healthy persons and patients with cardiovascular disease. In: Hasson, SM (ed): Clinical Exercise Physiology, Mosby, St. Louis, 1994, pp 121–156.
21. Williams, JH: Normal musculoskeletal and neuromuscular anatomy, physiology, and responses to training. In: Hasson, SM (ed): Clinical Exercise Physiology, Mosby, St. Louis, 1994, pp 159–177.
22. Guyton, AC: Basic Neuroscience: Anatomy & Physiology, ed 2. Saunders, Philadelphia, 1992, pp 295–297.
23. Southerland, WM: Biochemistry. Churchill Livingstone, New York, 1990, pp 491–504.
24. Montgomery, R, Conway, TW, and Spector, MC: Biochemistry: A Case-Oriented Approach, ed 5. Mosby, St. Louis, 1990, pp 497–549.
25. Guyton, AC: Basic Neuroscience: Anatomy & Physiology, ed 2. Saunders, Philadelphia, 1992, pp 320–329.
26. Tortora, GT: op cit. pp 579–591.

28. Smith, JJ and Kampine, JP: Circulatory Physiology, ed 3. Williams & Wilkins, Baltimore, 1990, pp 25–172.
29. Guyton, AC: Textbook of Medical Physiology, ed 8. Saunders, Philadelphia, 1992, pp 194–220.
30. Lowenthal, DT, Guillen, GJ, and Kendrick, ZV: Drug effects. In: Pollock, ML and Schmidt, DH (eds): Heart Disease and Rehabilitation, ed 3. Human Kinetics, Champaign, 1995, pp 379–392.
31. Thomas, CL (ed): Taber's Cyclopedic Medical Dictionary, ed 17. FA Davis, Philadelphia, 1993, p 243.
32. US Department of Health and Human Services. The Fifth Report of the Joint National Committee on Detection, Evaluation, and Treatment of High Blood Pressure. National Institutes of Health, Bethesda, NIH Publication No. 95–1008, 1995.
33. West, JB (ed): Best and Taylor's Physiological Basis of Medical Practice, ed 12. Williams & Wilkins, Baltimore, 1991, pp 276–330.

제 3 장

해부 호흡 생리

이 과에서는 간단한 호흡 해부와 생리에 관해 짚어보도록 하겠다. 호흡해부는 흉곽의 뼈 구조와 환기의 근육구조, 폐의 구성, 전도되는 기도, 원위 호흡단위를 포함한다. 호흡생리는 폐 용량과 용적, 호흡속도, 외부, 내부의 호흡, 호흡의 조절, 호흡계의 체내에서의 산-염기 균형에의 기여, 동맥 산화 등에 대한 것들이다.

뼈의 구조(Bony Structures)

흉곽의 골격은 크게 세 가지 기능을 한다. 그것은 심폐계의 주요 장기들을 보호하고 상복부의 장기들도 보호한다. 그것은 견갑대를 지지하며 상지와 흉곽, 목, 등의 근육을 골격에 부착시켜준다. 흉곽의 뼈 구조는 흉골의 앞부분, 갈비뼈의 양측, 흉추의 뒤쪽, 쇄골, 상완골, 견갑골을 포함하는 견갑대로 이루어진다(그림 3-1, 3-2).

흉골은 흉곽의 앞쪽 경계선이며, 흉골병, 흉골체, 검상돌기의 세부분으로 이루어진다. 명백한 흉골의 경계는 흉골병 부위의 섬유연골의 뼈 구조인 흉골각이다. 흉골은 늑골과 쇄골에 관절할 수 있는 면을 제공해 준다.

12쌍의 늑골이 흉곽의 양측 경계선을 형성한다. 처음 7쌍은 진늑골이라 불리는데 이는 이 늑골들이 흉골체에 하나의 늑연골에 의해 결합되기 때문이다. 8-12번째 늑골들은 가늑골이라 불리는데 이는 흉골에 직접적으로 붙지 않기 때문이다. 8-10번째 늑골은 늑골의 연골 앞부분에 결합되며 흉골에 직접 결합되지는 않는다. 마지막 2쌍인 11-12번째 늑골은 부유늑골인데 이는 이 늑골들이 어느 곳에도 관절하지 않기 때문이다.

흉추(T1~T12)는 흉곽의 후면을 이룬다. 활액의 접착부는 늑골의 머리부분과 흉추의 몸통사이에 존재하며 각 늑골의 위, 아래로 존재한다(1, 10, 11, 12번째 늑골은 흉추의 몸통과 단 한군데서만 결합한다) 다른 관절부는 늑골의 목부분과 결절, 그리고 흉추의 가로

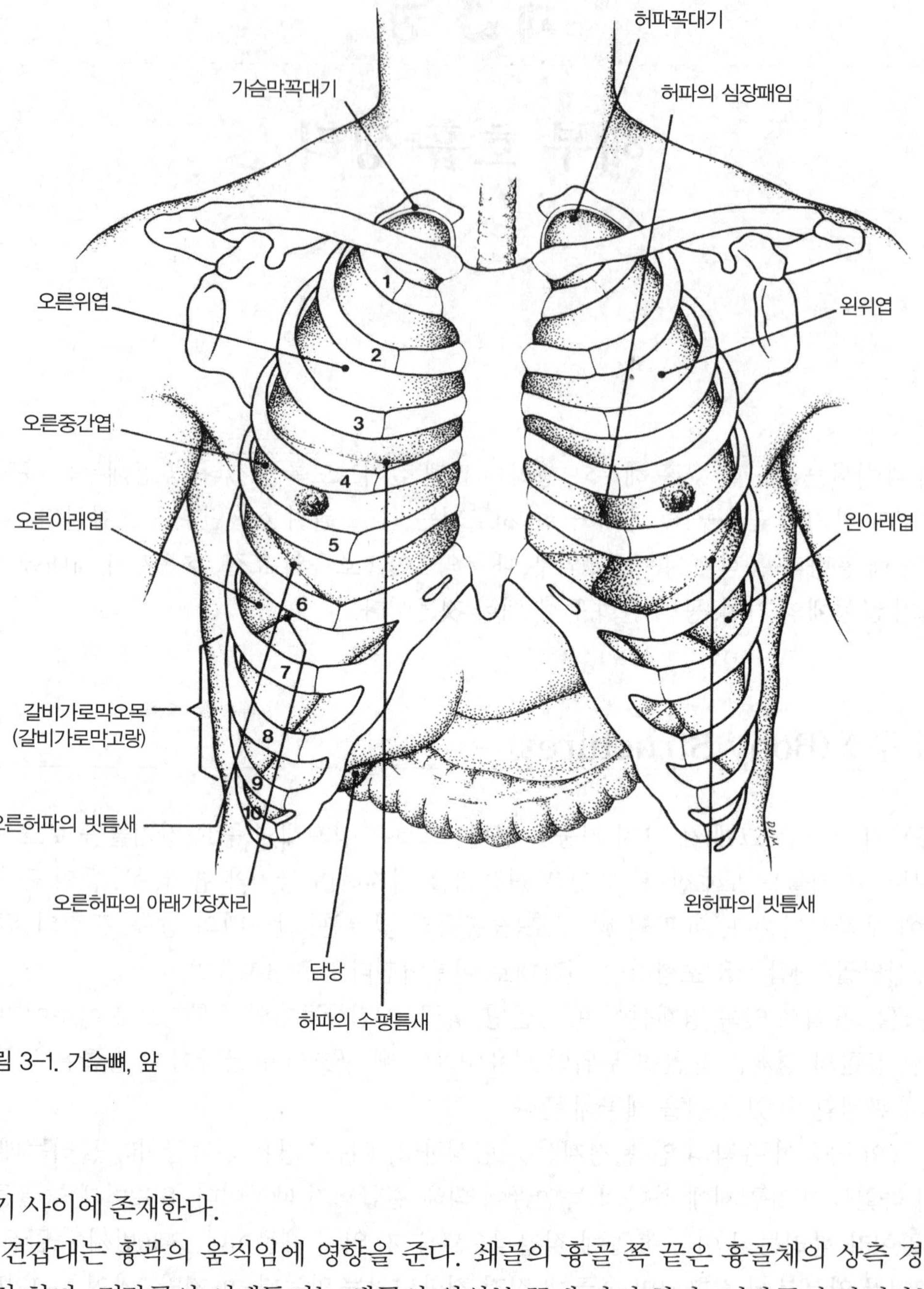

그림 3-1. 가슴뼈, 앞

돌기 사이에 존재한다.

견갑대는 흉곽의 움직임에 영향을 준다. 쇄골의 흉골 쪽 끝은 흉골체의 상측 경계와 관절 한다. 견갑골의 어깨돌기는 쇄골의 원위부 끝에 관절 한다. 견갑골의 관절와는 상완골의 머리부분에 관절 한다. 견갑대에서 흉곽, 머리, 경추까지의 근육부착은 환기를 보조하는데 근본적으로 이용될 수도 있다.

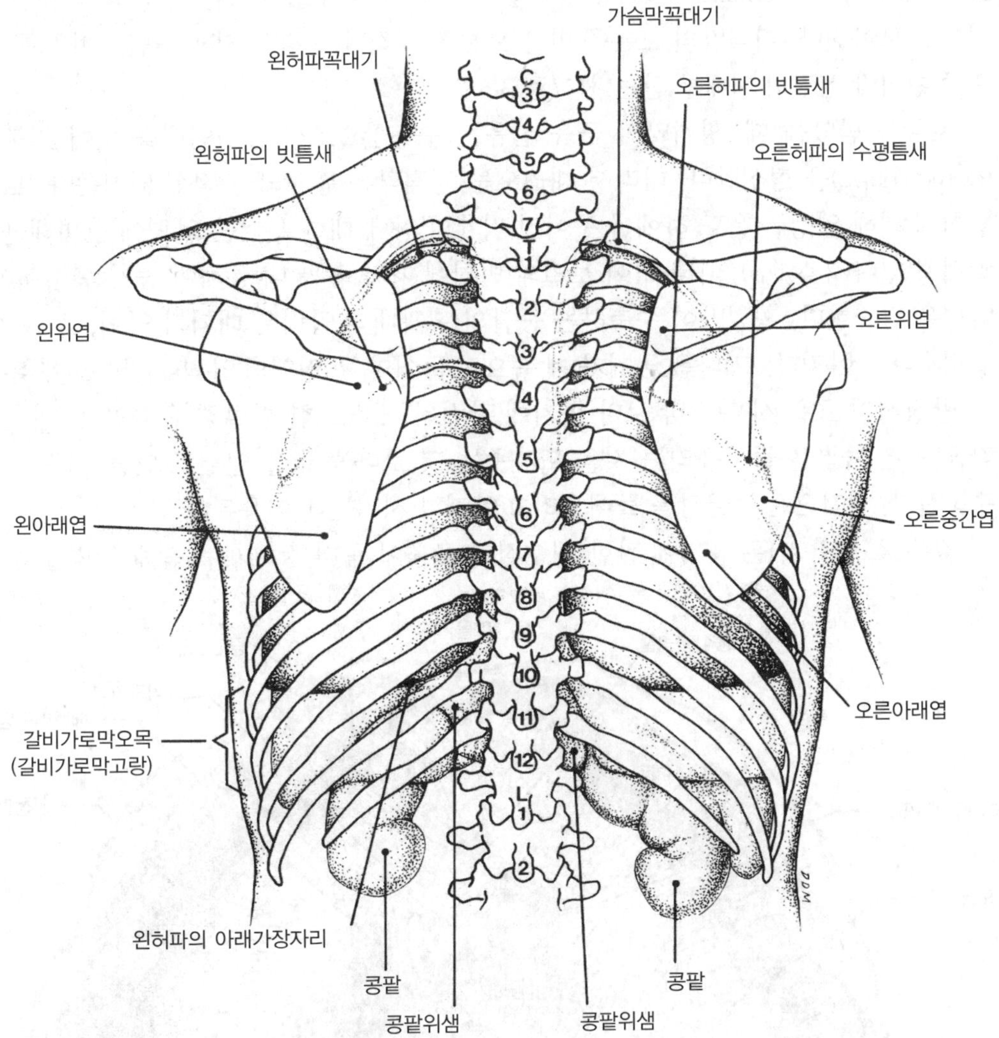

그림 3-2. 흉곽, 뒤

근육조직 (Musculature)

흉곽에 관련된 근육은 흉기, 호기에 관한 근육 두 가지로 크게 나뉘어 진다.

흉기(Inspiration)

중요한 흡기에 관여하는 근육은 횡격막이다. 이 둥근 지붕모양의 근육은 흉골, 늑골,

요추, 요추의 궁(arch)으로부터 생기며 흉곽의 아래 경계를 형성한다. 근육 섬유는 중심 인대로 모아진다. 횡격막의 오른쪽 반은 오른쪽 횡격막 신경의 지배를 받으며 왼쪽 반은 왼쪽 횡격막 신경의 지배를 받는다(그림 3-3).

자극을 받았을 때, 횡격막의 근육 섬유는 수축함으로서 중심인대를 밀어 지붕모양(dome shape)을 형성한다. 따라서 내려오는 횡격막은 흉곽의 용적을 넓혀준다. 보일의 법칙에 의해 일정한 온도 하에서 주어진 기체의 양에 대한 부피는 압력에 반비례한다고 알려져 있다(V ∝1/p). 따라서 이 보일의 법칙에 따라 흉곽 내 용적이 증가하면, 흉곽 내 압력은 감소한다. 횡격막이 수축하는 동안의 흉곽내의 압력은 대기의 압력, 즉, 흉강 밖 압력보다 작아진다. 그 다음 공기가 폐 속으로 들어와 두 영역의 압력이 같아지게 된다.

안정적인 호흡 시 횡격막 보다 환기에 관련된 근육 또한 활발히 움직인다. 내・외늑간 근육은 늑골을 들어올리는 것을 도와주는 것 보다 늑골을 일렬로 만들어 주기 위해 수축한다. 사각근은 늑골강을 들어올리고 안정화 시키는데 이용된다.

깊은 호흡(흡기)은 흉기에 관한 필수적인 근육이 좀더 강하게 수축해 압력을 감소시

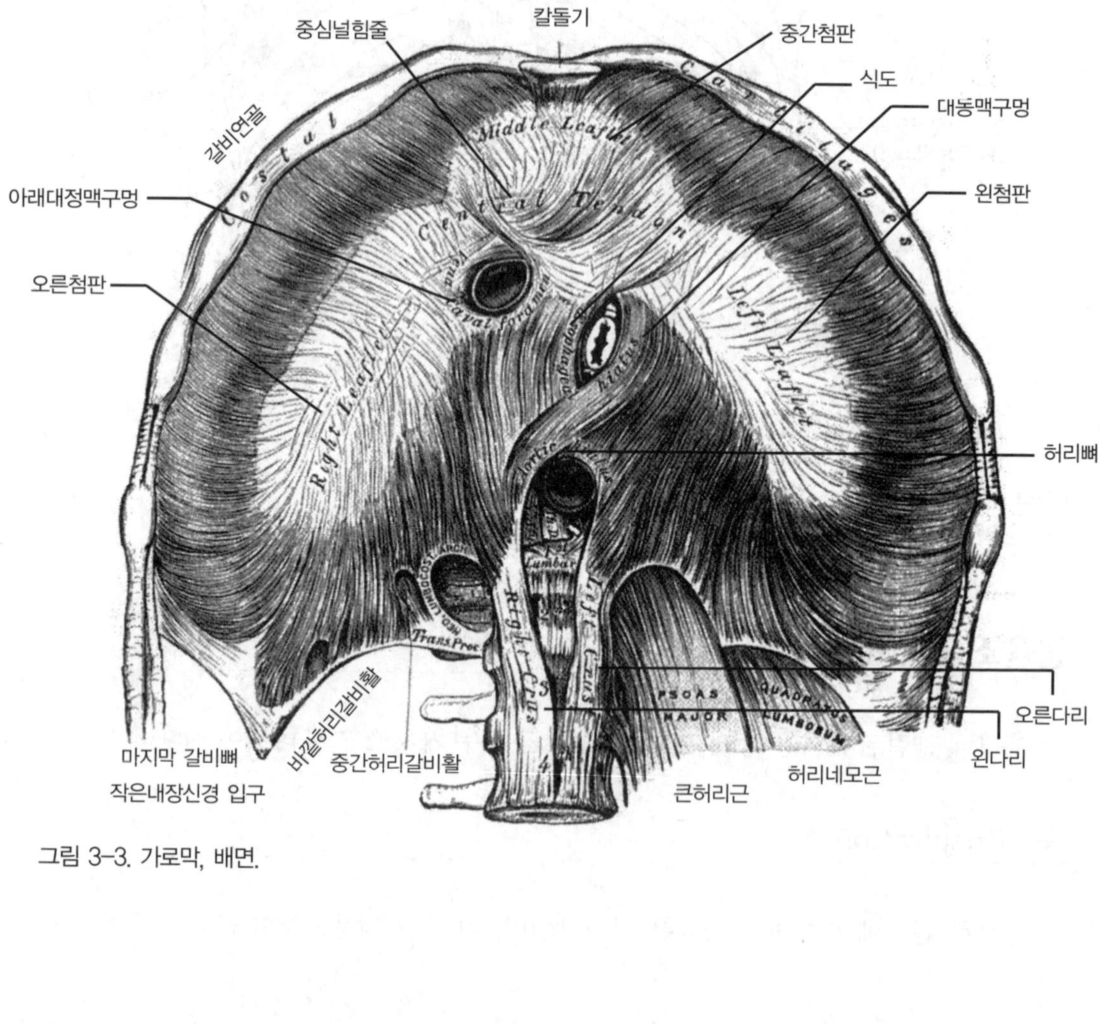

그림 3-3. 가로막, 배면.

킴으로서 더 많이 흉곽 내 용적을 증강시키는 것이 필요하다. 이때 외늑간 근육이 늑골을 들어올리기 위해 쓰이며, 흉쇄유돌기근은 흉골을 들어올릴 때 쓰이고 후상 거치상근육과 늑골거근은 늑골을 들어올릴 때 쓰인다. 승모근과 대능형근, 소능형근, 견갑거근 머리와 목이 고정되어 있을 때 견갑골을 들어올린다. 견갑대가 안정되어 있으면 소흉근, 대흉근, 전거근도 늑골을 들어올린다. 천골 척추근은 늑골을 들어올리는데 더 많은 영향을 미치며 척추대를 신전시킴으로서 흉곽 내 용적을 증가시킨다.

호기(Expiration)

안정적인호기는 주로 흡기 근육의 이완을 포함한 수동적과정이 주된 과정이다. 흡기근육이 이완되면서 폐조직의 탄성반동이 작용해 가슴 벽은 앞으로 밀게 되어 흉곽을 안정상태로 다시 되돌려 놓는다. 보일의 법칙에 의해, 흉곽내의 용적이 감소함에 따라 흉강내압은 증가하게 된다. 이때 공기가 흉강내압과 대기의 압력과 평형 상태를 유지하기 위해 수동적으로 내 뱉어지게 된다. 서 있는 자세에서는 복근이 안정 호흡동안 활발하게 장력을 만들어내는 것이 보여 졌다.

폐 실질의 안쪽 방향으로의 탄성력은 흉곽 내에서 밖으로 또는 위로 커져나가는 힘에 반대되는 것이다. 이 두 힘은 안정한 호기의 마지막 시기에 평형을 이루고 있다. 이 상태를 resting-end-expiratory-pressure(REEP) 안정 시 호기 말 압력이라 부른다.

강력한 호기는 능동적인 과정이다. 복부근육(배 곧은 근, 배속 빗근, 배 바깥 빗근, 배 가로근)은 복부 장기를 누르기 위해 수축한다. 내장 장기는 척주에 의해 뒤로 또한 골반에 의해 끝으로 못 움직이게 되어 있으므로 복부장기들은 두부로 힘이 가해지게 되어 횡격막을 위로 올라가게 한다. 늑골은 요방형근, 내늑간근, 톱니모양근의 활동에 의해 아래로 내려지게 된다. 척주를 고정시키고 팔로 가슴에 압력을 가함으로서 강제 호기를 강행할 수 있다. 흉곽의 용적이 감소하면 흉강 내 압력은 증가하고, 공기는 폐 밖으로 나가게 된다.

폐(Lungs)

폐는 외호흡의 주된 장기이다. 각 폐에는 첨부, 기저부, 늑골면, 종격면으로 이루어진다. 첨부는 쇄골위로 1.5에서 2.5 cm 더 높은 곳까지 이른다. 폐의 기저부는 오목하며 횡격막에 얹혀있다. 오른쪽 발쪽 횡격막은 아래에 놓여있는 단의 크기 때문에 왼쪽보다 더 높이 존재한다. 늑골절은 크고 볼록하다. 이것은 늑골강의 안쪽 윤곽을 형성한다. 종격강은 오목한데 이것은 폐가 심장과 잘 협력할 수 있게 해준다. 심장은 조금 왼쪽 흉곽에 자리

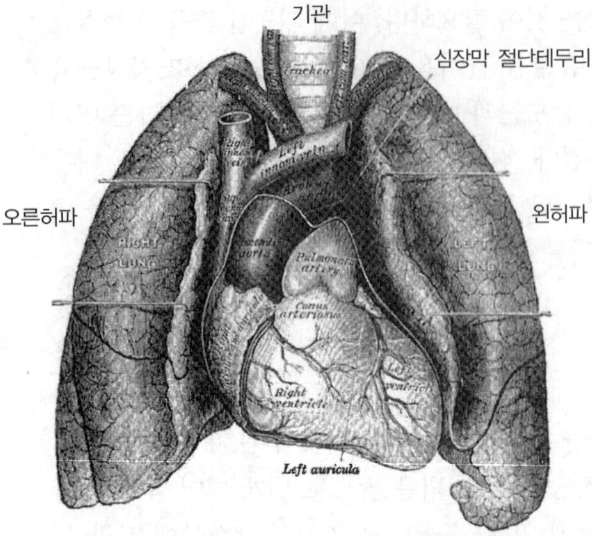

그림 3-4. 허파.

잡고 있기 때문에 폐에 남은 심장의 흔적은 오른쪽보다 왼쪽에서 더 깊고 크다(그림 3-4, 3-5). 결과적으로 왼쪽 폐가 더 좁고 길며 오른쪽 폐가 더 크고 짧고 넓다.

흉곽, 흉골, 늑골, 척주, 횡격막의 안쪽면은 벽측 흉막이라 불리는 얇은 장액성막에 의해 싸여있다. 각 폐는 장측흉막이라 불리는 얇은 막에 의해 싸여 있다. 벽측흉막, 장측흉막은 모두 실제로 폐의 기시부 주위로 연결되어 있어 건강한 사람에서 그 들은 실제로 서로 만나있다. 흉막 내 공간이라 불리는 이두 막 사이의 공간은 약간의 음압을 형성한다. 이 공간 내에서 마찰은 감소시키고 폐환기시 잘 미끄러질 수 있게 만들어 주는 적은 양의 장액성 용액이 존재한다. 좌측, 우측, 흉막낭은 종격에 의해 안전히 분리되어 있으며 이것

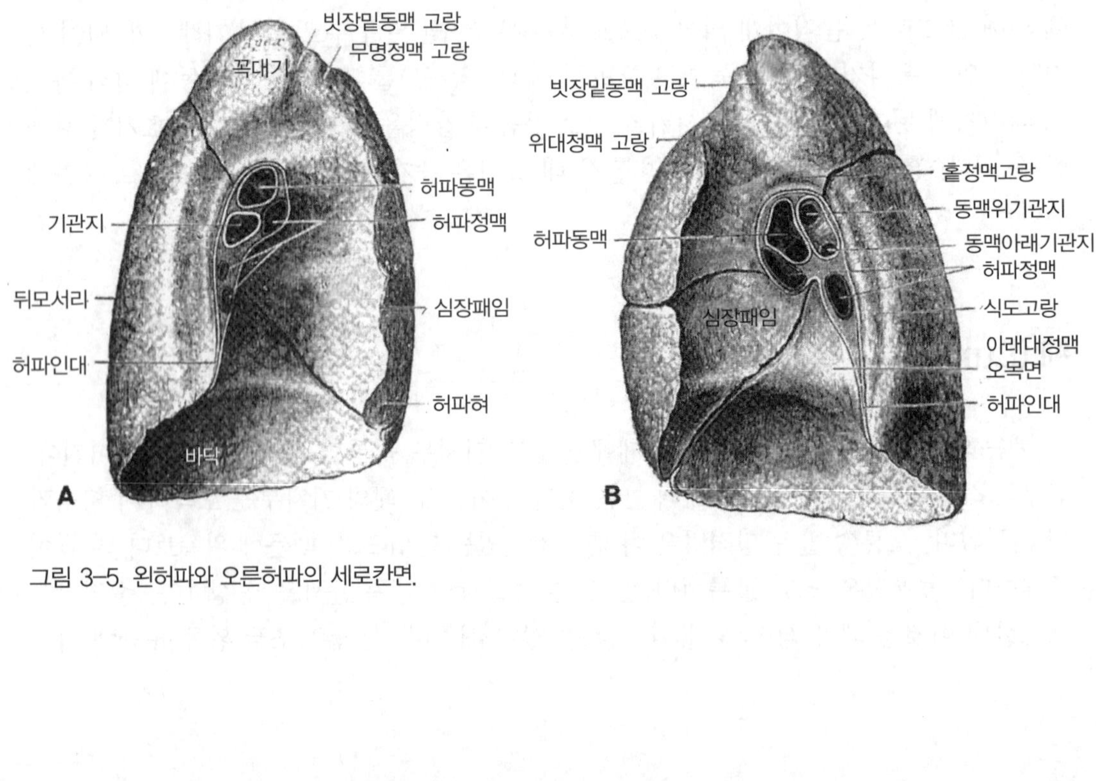

그림 3-5. 왼허파와 오른허파의 세로칸면.

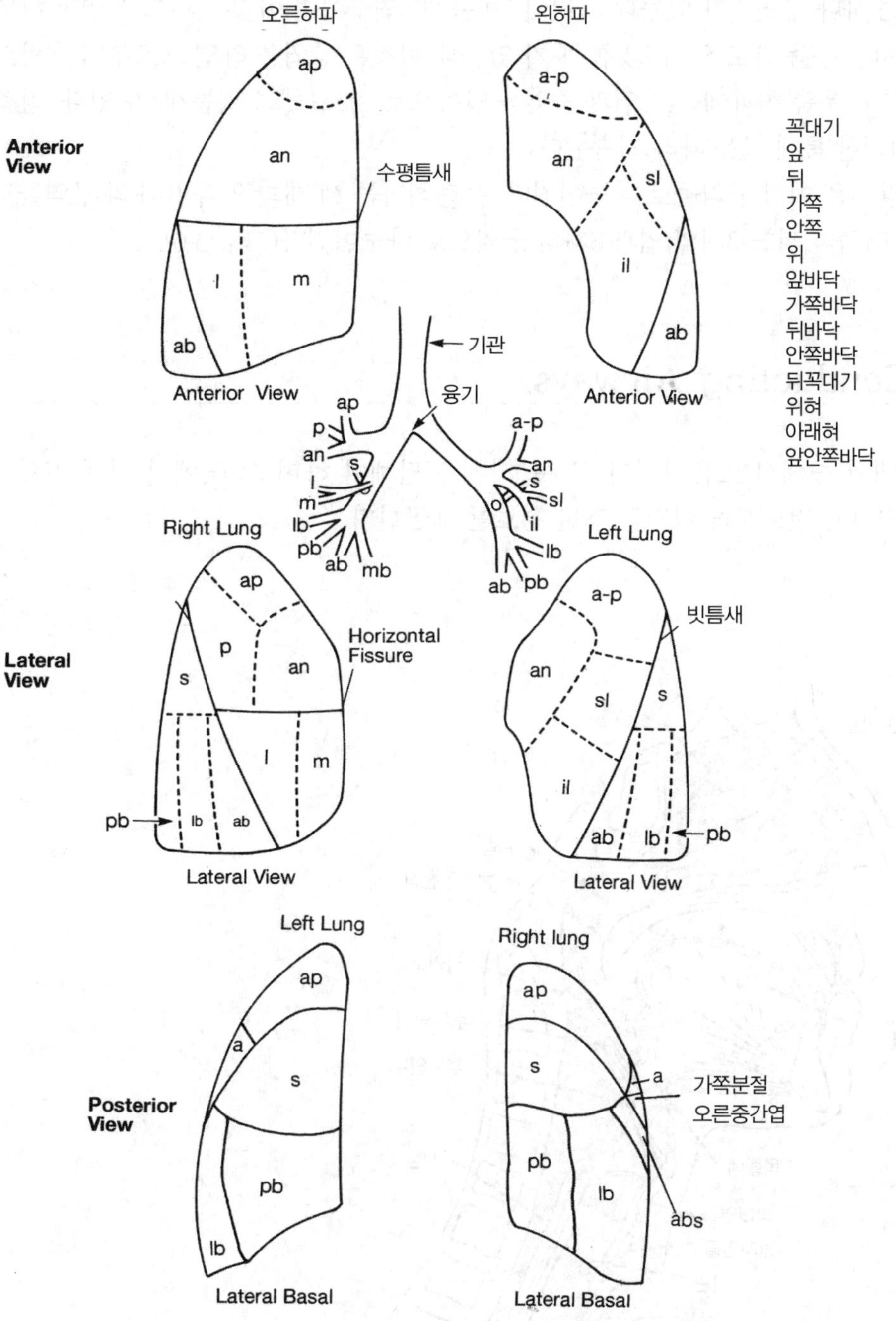
오른허파
왼허파
Anterior View
ap
an
수평틈새
l
m
ab
Anterior View
a-p
an
sl
il
ab
Anterior View
꼭대기
앞
뒤
가쪽
안쪽
위
앞바닥
가쪽바닥
뒤바닥
안쪽바닥
뒤꼭대기
위혀
아래혀
앞안쪽바닥
기관
융기
ap
p
an
s
l
m
lb
pb
ab
mb
a-p
an
s
sl
o
il
lb
ab
pb
Right Lung
Left Lung
Lateral View
ap
p
s
an
Horizontal Fissure
l
m
pb
lb
ab
Lateral View
a-p
빗틈새
an
sl
s
il
ab
lb
pb
Lateral View
Left Lung
Posterior View
ap
a
s
pb
lb
Lateral Basal
Right lung
ap
s
a
가쪽분절
오른중간엽
pb
lb
abs
Lateral Basal

그림 3-6, 허파엽의 분절

은 흉곽 내 장기를 포함한다(장기의 덩어리와 폐에서 분리된 조직).

좌측 폐는 하나의 연구가 있는데 그것이 "빗틈새" 연구이며 이것은 폐의 상엽과 하엽의 경계가 된다. 우측 폐도 역시 "빗틈새"가 있는데 이것은 상엽을 하엽 으로부터 후방으로 가로지른다. 우측 허파에는 상엽과 중엽을 앞쪽으로 가르는 '수평틈새'가 있다. 장측 가슴막은 이러한 틈새 선을 따라 지속된다.

허파의 각엽은 여러 구역들로 나누어진다. 우측허파는 세 개의 엽과 10개의 구역들로 이루어지고 좌측 허파는 2개의 엽과 8개의 구역으로 나누어진다(그림 3-6).

전도계 (Conducting Airways)

공기는 대기 중에서 호흡기계의 끝부분까지 도달해야 하며 그 곳에서 실제 기체의 교환이 일어난다. 전도계는 이러한 전달 경로를 제공한다.

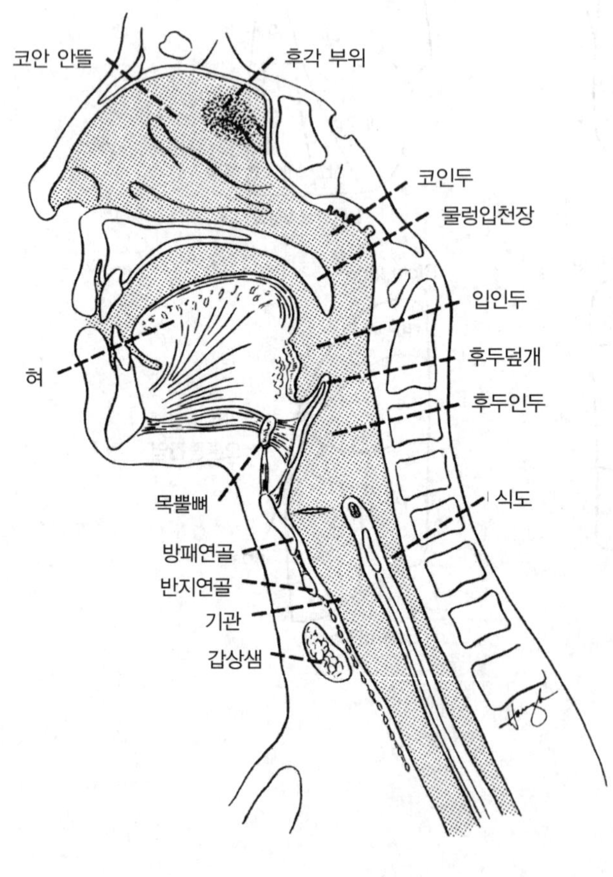

그림 3-7. 위기도.

상부 전도계(Upper Conducting Airways)

호흡기도의 상부기관은 코, 입, 후두, 인두를 포함한다. 코의 기능은 이물질 저게, 가습기능, 후두까지 닿기 전의 공기를 따뜻하게 하는 기능이 있다. 코는 호흡기계의 점막층으로 덮여진 넓은 면을 제공해 준다. 이 층은 섬모상피, 술잔세포, 점액, 장액샘으로 이루어져 있다. 점막층 에서는 점막에 있는 외부물질을 포획함으로서 흡인된 공기를 걸러낸다. 섬모는 점막층을 쓸어 코인두로 보내고 그곳에서 삼키든지 뱉든지 한다. 코는 감각수용체를 가지고 있어 후각을 처음으로 느낄 수 있고 따라서 강력한 청소 기능을 가진다.

인두는 편도와 아데노이드를 포함한다. 이것은 세 구획으로 나누어지는데 코 인두, 입 인두, 후두인두가 그것들이다. 코 인두는 섬모로 이루어진 점막층을 포함하며 흡인된 공기를 걸러내고 가습화 하는 작용을 한다. 입 인두와 후두인두는 섬모와 점막층을 가리지 않는다. 그곳에서 흡인된 공기를 구강에서 기관으로 전도시키기는 하나 공기를 걸러내고 가습화 시키지는 못한다. 입 인두와 후두인두는 또한 구강에서 식도로의 통로를 제공하며 따라서 소화기관의 일부가 되기도 한다.

후두는 인두와 기관을 연결시킨다. 후두로 들어가는 입구는 성문이라 불린다. 후두덮개는 나뭇잎 모양으로 생긴 탄력연골이며 음식물을 삼키는 동안 성문을 덮어 보호한다. 후두는 또한 기침을 자극하는 감각섬유도 가지며, 하부기도의 강력한 청소기전이다. 후두는 공기는 기관으로만, 고체와 액체는 식도로만 들어갈 수 있게 해 준다. 후두의 일부분만이 점막층을 포함한다. 결국 후두는 성대를 가지고 있어 목소리를 내는 기전을 제공한다. 후두는 상부기도 중 가장 좁은 구조물이다.

하부 전도계(Lower Conductiong Airways)

하부전도계는 항상 기관으로부터 시작되며 이것을 좌, 우 주 기관지로 나뉘어진다. 주기관지는 나아가 엽기관지와 구역기관지로 나뉘어져 세기관지에서 끝난다. 가장 마지막에 있는 전도기계를 종말세기관지라 한다(그림 3-8).

기관은 환기통로의 처음과정으로 생각된다. 그것은 우두 아래쪽 기도의 연속이다. 그것은 6번째 경추부위의 방지연골부위에서 시작해 흉골각 부근에서 끝이 난다. 기도는 12 cm의 길이에 2 cm의 내강을 가진다. 연골이 앞쪽과 양옆으로 C모양으로 생겼기 때문에 지지하고 보호해 줄 수 있게 되어있다. 기도의 뒷벽은 식도의 앞 벽과 맞닿아있어 섬유조직과 기도근의 평활근으로 이루어져 있다.

기도의 점막층은 술잔세포(기도를 덮는 점액을 분비)와 섬모상피(점액층을 인두쪽 위로 쓸어 올려 주는 역할)를 포함한다. 점액층이 인두까지 도달하게 되면 그것은 밖으로 배출되어지거나 삼켜진다. 술잔세포와 성모상피 아래의 수많은 나머지 세포들이 필

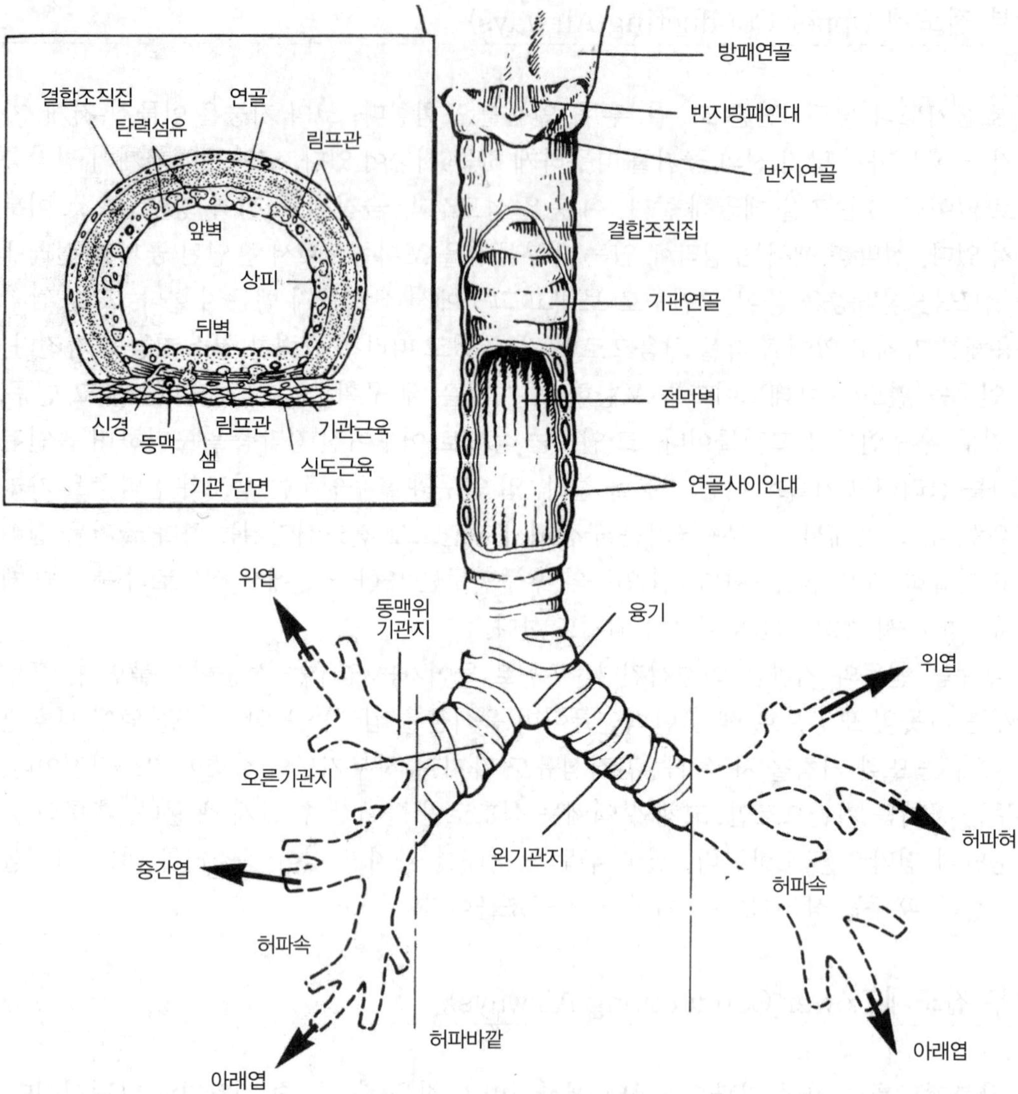

그림 3-8. 아래 기도. 기관과 일차 기관지의 전면. 기관의 단면은 C자 모양 연골의 앞쪽과 가쪽 지지부를 보여준다.

요할 때마다 술잔세포나 성모상피로 바뀐다. 잔여세포의 아래쪽은 또한 점액을 생산하는 것을 돕는 점액세포의 층이 있다.

흉골각 부위에서 기도는 둘로 나눠고 좌 · 우의 주 기관지를 형성해 환기 통로의 두 번째 과정을 만든다. 두 부분으로 갈라지는 이 지점을 '기관분기부' 라 한다.

연골은 평활근과 기도벽의 다른 조직들을 지지해주며 이 지점에서는 고리모양보다 편평한 판 모양을 하고 있다. 오른쪽 주기관지는 더 짧고 각이 졌으며 왼쪽 주기관지보다 더 넓다. 그것은 우측 허파의 허파밑쪽으로 들어간다. 좌측 주기관지는 기관지분기점에서 더 밖으로 꺾여 있으며 이것은 심장의 위치 때문이다. 이것은 좌측폐의 허파문 쪽으로

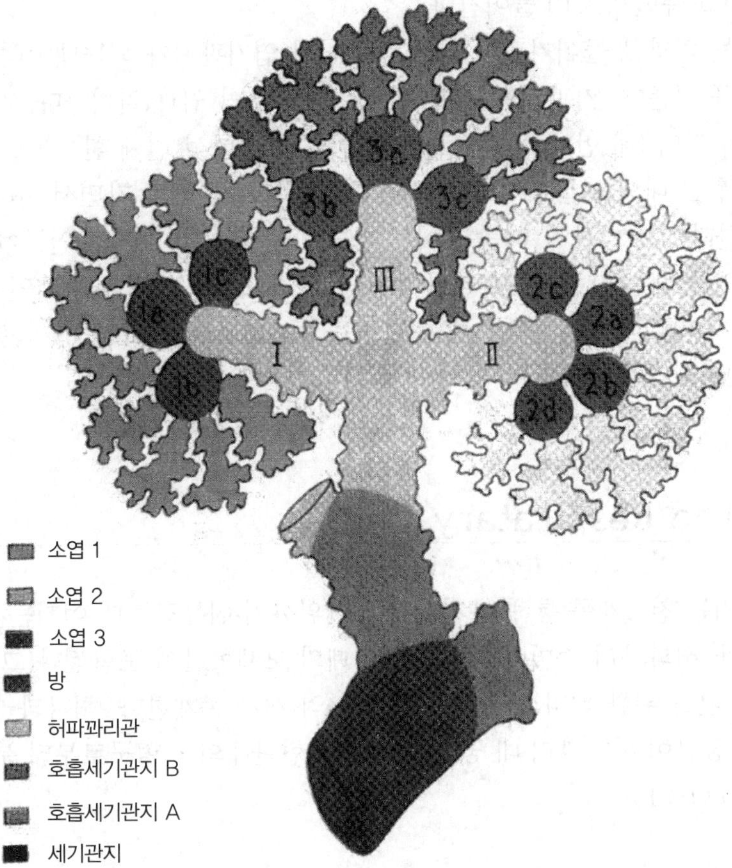

그림 3-9. 호흡단위, 샘꽈리.

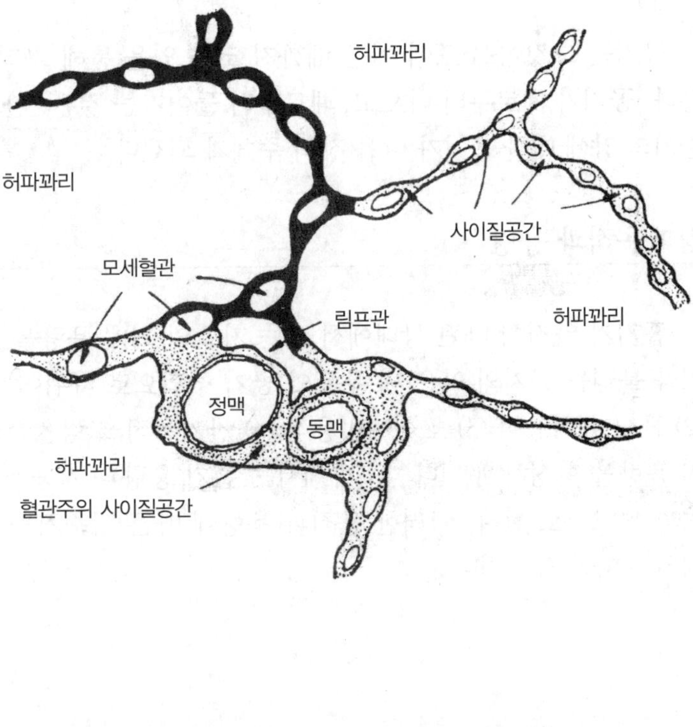

그림 3-10. 허파꽈리 모세혈관망

후방으로 그리고 측면으로 더 들어간다.

주 기관지는 허파로 들어가면서 다시 나뉘어져 엽기관지가 되는데 이는 환기통로의 세 번째 구역을 이룬다. 기관지의 각각의 분지는 허파의 엽과 일치한다. 가지는 구역기관지로 나뉘어 지며 (네 번째 환기통로) 구역하기관지(다섯 번째 환기통로)로 나뉘어진다. 기도의 평활근 내의 연골조직의 지탱은 각 환기통로를 거쳐 가면서 사라지며 성모의 수 역시 감소한다. '세 기관지' 라는 용어는 기도의 평활근 내에 어떤 연골이나 섬모도 더 이상 없게 되었을 때를 말한다. 세 기관지는 공기 전도계의 마지막 분지인 종만 세 기관지를 만들 때지 나뉘어진다. 종만 세 기관지는 0.5-10 mm의 직경을 가진다. 전체에서 20~25개의 전도 통로가 있다.

호흡단위 (The Respiratary Unit)

흡기된 공기는 전도계를 통해 마지막 호흡단위까지 이동하는데 여기는 호흡 세 기관지, 허파꽈리관, 허파꽈리 주머니, 허파 꽈리, 폐의 모세혈관이 포함된다(그림 3-9). 성인에서는 가스교환을 위한 허파꽈리(폐포)가 약 3억 개가 존재한다. 허파꽈리 막, 폐 모세혈관 막, 간질 공간이 허파꽈리 내 공기를 폐 모세혈관내의 적혈구로부터 분리시키는 전체 장벽이다(그림 3-10).

환기 (Ventilation)

공기는 그것이 소포에 이를 때까지 코와 입을 통해 그리고 전체 전도계를 통해 들어온다. 공기가 폐로부터 나오고, 폐로부터 들어가는 것은 "환기"라 한다. 환기에 관여하는 공기의 양에 대한 용어가 다음 장의 주제가 되겠다.

상폐용적과 용량

흡기가 완전히 다된 상태에서 폐는 가스의 최대 용량을 포함하고 있다. 이 총 폐용량이라 불리는 공기의 양은 네 부분의 공기 구획으로 나뉘어 질수 있다: (1) 일회 호흡용적 (2) 흡식 예비용적 (3) 호식예비용적 (4) 잔기용적(그림 3-11). 이 중 두 가지 용적의 조합이 용량을 형성하게 된다. 이 과에서는 흡기 용량과 기능적 잔기 용량, 폐활량에 대해서 논의해 보기로 한다. 이러한 용적과 용량에 따른 기준치는 나이, 키, 인종, 성별, 그리고 체위에 따라 달라진다.

호흡용적(Tidal volume)

정상적인 휴식 시 환기에서 흡기되고 호기되는 공기의 총 량은 호흡용적이라 한다. 젊고 건강한 사람에 있어 호흡용적은 최대 500 *ml*까지 된다(그림 3-11 참조). 호흡성 동일 압력 점, 즉 환기 중 흉곽 내 모든 힘이 같아지게 되는 시기는 전체 호기 후에 나타난다.

일회 호흡용적(500 *ml*)이 호흡기계로 들어오게 되면서 이것은 전도계를 통해 폐로까지 이르게 된다. 실제 폐포까지 도달해서 가스교환에 관여하는 공기량은 350 *ml* 가량이다. 남아있는 150 *ml*는 전도계에 그대로 남아 있다. 이 150 *ml*는 가스교환에 참여하지 않으므로 폐의 해부학적 무효 공간 안에 있다고 생각된다. 해부학적 무효공간내의 공기 양과 총 흡기한 호흡용적 간에는 수적인 연관성이 있다. 23세 건강한 남자의 예에서 정상적인 사강/호흡용적 비는 500 *ml*당 150 *ml*, 즉 30%가 되어야 한다.

흡식 예비 용적(Inspiratory reserve volume)

호흡용적만이 폐를 채우고 있을 때, 폐에는 공기가 더 들어올 수 있는 공간이 생긴다. 호흡용적을 넘어 흡기 할 수 있는 이 용적이 흡식 예비 용적이다. 이름대로, 이 공기는 평소에는 잔기 용량으로 남아 있다가 필요시에 흡기되는 공기 용량이다. 그림 3-11에서 다

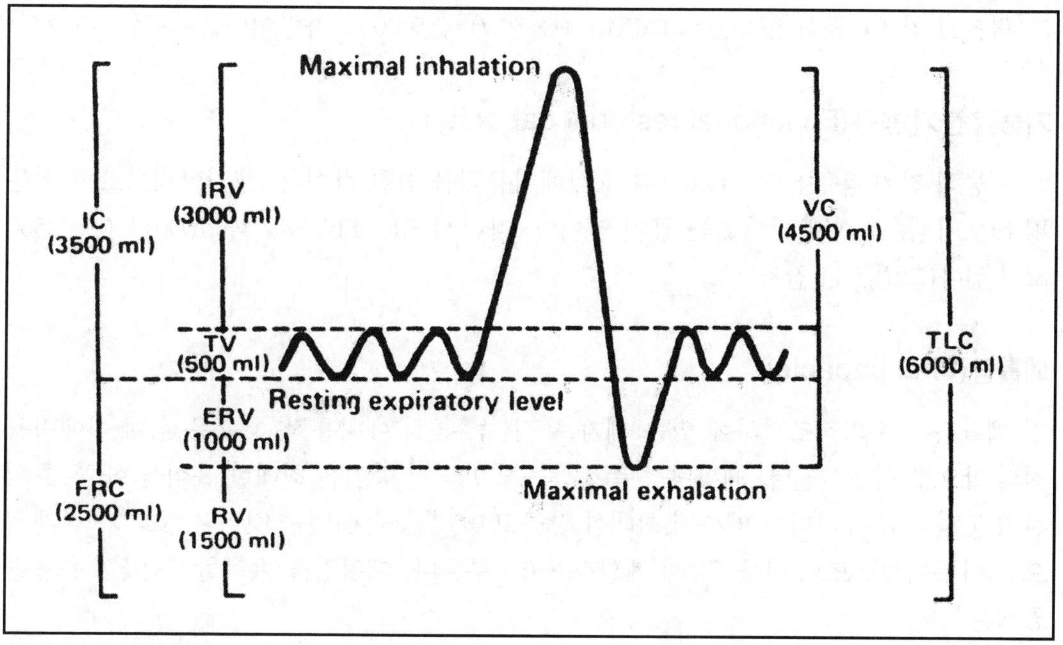

그림 3-11. 23살, 166cm 건강한 남성의 허파 용적과 용량. ERV=날숨보전용적, FRC=기능적 잔기량, IC=들숨량, IRV=들숨예비용적, TLC=총폐활량, RV=잔기량, TV=1회 환기량, VC=폐활량.

시 언급하겠지만 흡식 예비 용적은 최대 3000*ml*가 된다.

호식 예비 용적(Expiratoy reserve volume)

호식 후, 또는 동일 압력 점 이후에도 더 호식할 수 있는 공기의 양이 있다. 보통 때는 잔기 용량으로 남아있는 이 호식예비 용적이라 불리는 공기의 양은 젊은 남자의 경우 1000 *ml* 가량이 된다(그림 3-11 참조).

잔기량(Residual volume)

폐는 호식예비 용적은 최대로 내 뱉은 후에도 완전히 비어지지 않는다. 흉곽의 외부 힘이 폐를 완전히 위축시키지는 않는다. 호식예비용적이 다 호기된 후에도 폐 속에 남아 있는 공기량을 잔기 용적이라 한다. 젊고 건강한 남자의 경우 이 잔기 용적의 기준치는 최대 1500 *ml*가 된다. 앞에서도 기술되었듯이 이 네 가지 폐 용적의 합이 총 폐 용량이다. TLC = IRV = VT + ERV + RV 두 가지 이상의 폐용적의 합은 "용량"이라 부른다.

흡식용량(Inspiratory capacity)

일회 호흡용적과 흡식 예비용적을 합한 값을 흡식 용량이라 한다. 젊은 남성의 경우 (그림 3-11 참조), 흡식 용량은 (VT+IRV) 500+3000 = 35000 *ml* 가량이다.

기능적 잔기 용량(Functional residual capacity)

기능적 잔기 용량은 잔기 용량과 호식예비용적을 합한 값이다. 생리학적으로 이것은 평소 호기 후 폐 속에 남아있는 공기 양이다. 따라서 FRC=ERV+RV 즉, 1000+1500= 2500 *ml*가 된다(그림 3-11 참조).

폐활량(Vital capacity)

폐활량은 수의적조절하에 있는 세가 용적 즉, 흡식 예비용적, 호흡용적, 호식예비용적의 합으로 이루어진다. 폐활량을 측정하는 일반적인 방법은 최대한 흡식을 한 후 호식 잔기 용적이 끝에 다다를 때까지 최대한 강하고 빨리 숨을 내뱉는 것이다. 호기가 강제적으로 이루어졌으므로 이를 "강제 폐활량"이라 부른다. 폐활량을 예측할 수 있는 유용한 공식은:

$$VC = 0.0481 \times H - 0.020 \times A - 2.81$$

여성의 경우 공식은:

$$VC = 0.0404 \times H - 0.022 \times A - 2.35$$

어디

$$H = 키\ in\ cm$$

$$A = 나이$$

계속 예를 들어, 최대 흡식 후 최대로 내뱉을 수 있는 양은 VC = IRV + TV+ERV = 3000+1500+1000 *ml* = 4500이 된다.

그림 3-12와 3-13은 건강한 비 흡연군의 남자, 여자에서 폐용적과 용량을 계산할 수 있는 계산 도표이다.

용적과 용량은 나이, 키, 인종, 성별, 체위에 따라 달라진다. 나이가 들수록 폐는 점점 탄성력을 잃게 되고 흉곽이 점점 뻣뻣해진다. 폐 용적은 이러한 변화를 기능적 잔기 용량의 증가로 반영된다. 기능적 잔기 용량의 증가는 일차적으로 잔기 용적의 증가에 의해 일어난다. 나이가 들면서 점차 흡식 예비 용적과 폐활량은 감소한다. 호기 속도도 나이가 들면서 감소하는 것으로 밝혀졌다.

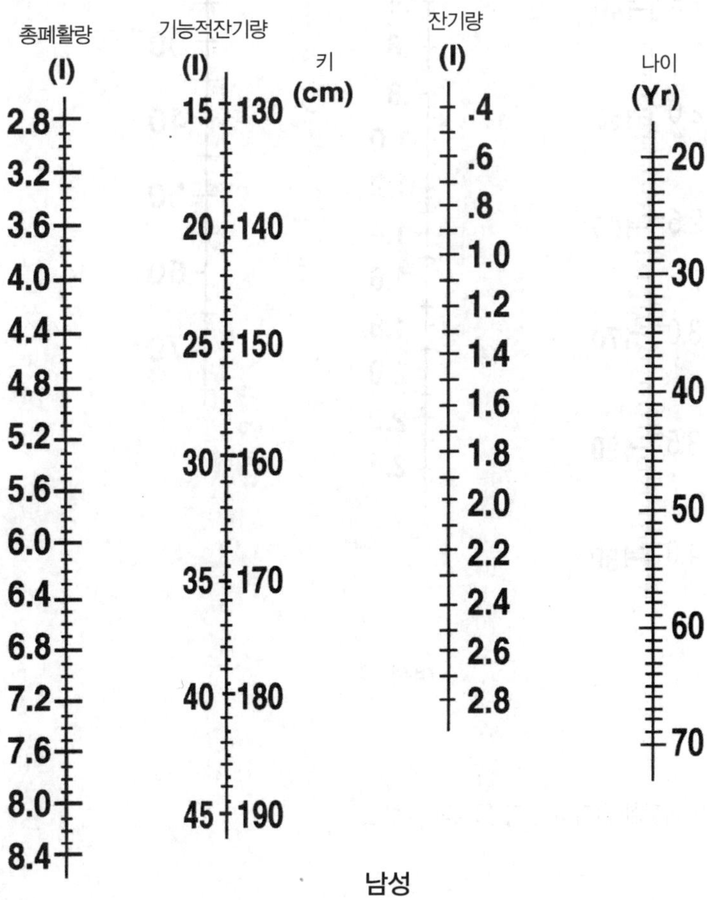

그림 3-12. 건강한 비흡연 남성의 허파 용적과 용량을 예측하기 위한 계산도표.

개인의 키와 개인의 측정된 폐 용적. 용량사이에도 직접적인 관계가 있다. 팔 길이는 키에 변화를 줄 수 있는 척추장애가 있는 환자에서의 폐 용적을 예측하는데 쓰인다.

민족성과 성별도 역시 폐 기능 검사의 예측에 도움이 된다. 흑인은 같은 키와 나이의 백인보다 작은 폐 용적을 가진다. 여성에서도 같은 키와 나이의 여성보다 작은 폐 용적이 발견된다. 흉곽 크기의 양적인 측정이 키나 인종, 성별보다 폐 용적, 용량을 측정하는데 있어 더 좋은 표지자가 된다.

체위도 역시 폐용적과 용량을 변화시킬 수 있다. 기능적 잔기 용량과 폐활량은 직립 자세에서 앉은 상태로 변하거나 서 있는 상태에서 누워있는 자세로 변할 때 감소한다. 지지하는 면의 방해뿐만 아니라 흉곽, 횡격막, 복부장기에 중력이 미치는 영향이 적어도 일

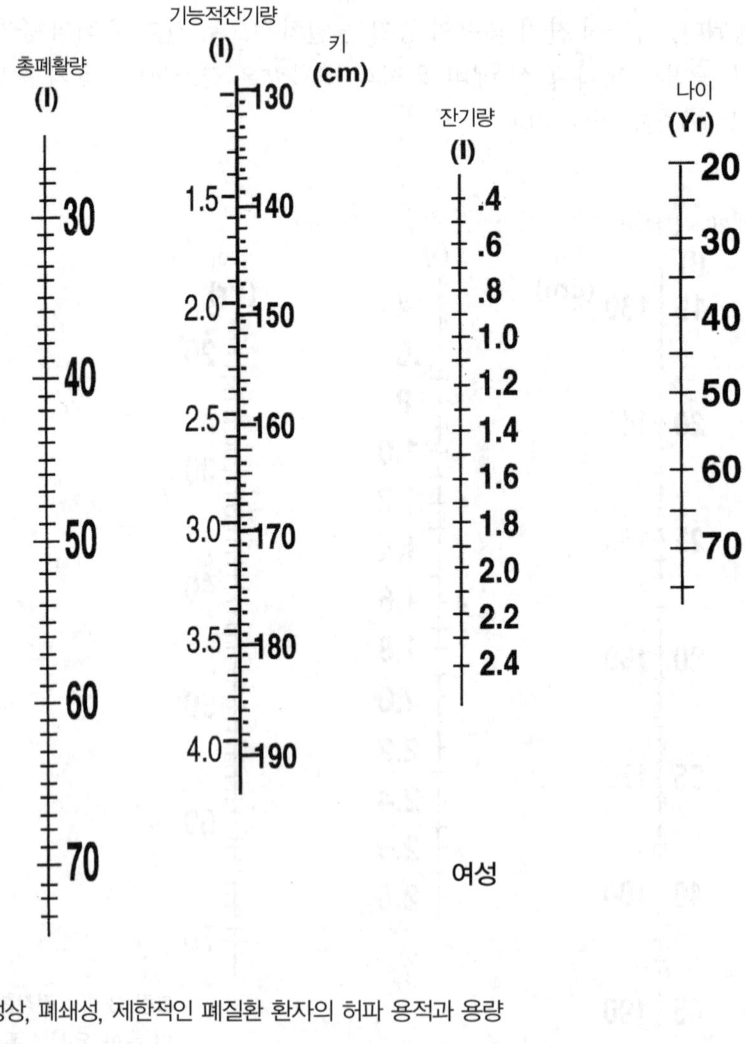

그림 3-14. 정상, 폐쇄성, 제한적인 폐질환 환자의 허파 용적과 용량

부분은 이 변화에 영향을 미친다. 고정적인 폐 용적이나 유속을 측정 시에는 체위가 직립 자세이며 보통 앉은 자세에서 한다. 폐의 특성이나 흉곽의 어떤 변화도 폐 용적이나 용량을 변화시킬 수 있다.

폐 실질의 탄성력의 소실은 흉곽의 억제되지 않은 증가를 일으킨다. 그 결과로 장기 용적, 기능적 잔기용량, 총 폐 용량의 증가와 폐 활량의 감소가 나타난다. 이것은 폐 기종과 같은 폐쇄성 질환의 상태에서 나타난다.

폐 실질의 섬유와는 폐의 탄성력의 증가를 가져와 제한적 폐 질환에서 관찰되는 특징을 나타낸다; 폐활량과 총 폐용적의 감소 질병이나 기형의 결과로 나타난 늑막, 섬유와와 흉곽의 한정도 역시 폐를 팽창시킬 수 있는 능력이 장기와 폐활량, 총 폐용적의 감소를 일으킨다. 그림 3-14는 정상적인 폐 용적. 용량뿐만 아니라 폐쇄성. 제한성. 폐질환에서의 변화를 나타내었다.

유속과 기계학

유속은 일정시간동안 이동한 기체의 부피를 측정한 것이다. 호기 유속은 그러므로 호기 시 내뱉은 공기의 양을 호기 시간으로 나눈 것이다. 유속은 폐가 환기를 얼마나 쉽게 할 수 있는가를 반영하며 공기흐름의 저항 또는 폐 실질의 탄성도와 관계가 있다.

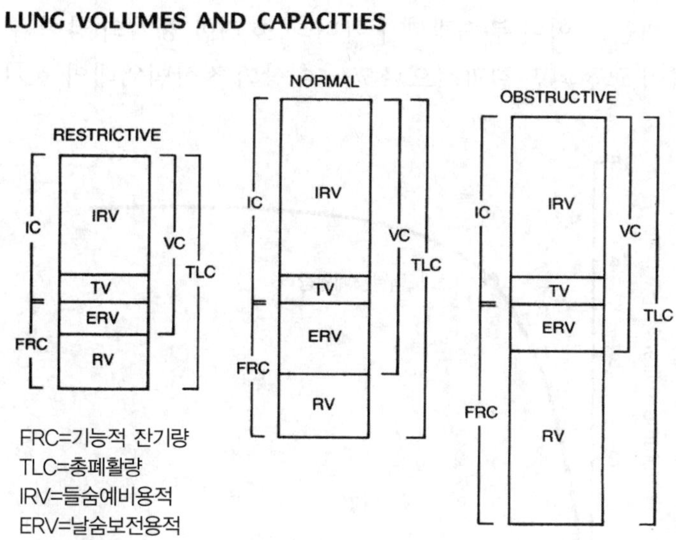

그림 3-14. 정상, 폐쇄성, 제한적인 폐질환 환자의 허파 용적과 용량

초당 강제 호기량

중요한 공기흐름의 측정치는 강제 폐활량 측정 시 첫 1초 동안 강하게 호기해 내뱉은 공기의 양이다. 이는 초당 강제호식용적, 즉 FEV1이라 불린다. 건강한 사람에게서 초당 강제 호기량은 강제 폐활량의 75%이다 70kg남자를 예로, 초당 강제 호식 용적의 정상치는 초당 3.4 *l* 또는 그 이상이 되어야 한다(4500 *l* × 0.75). 그림 3-15에 나와 있는 호기 유속은 초당 3.8 *l* 의 강제 호기량을 나타내며 정상치이다. 강제호식유속에 대한 계산 도표가 그림 3-16과 3-17에 나와 있다. 흡기 시 유속은 흡식 된 공기 양과 흡기 시 소요된 시간을 측정함으로서 알 수 있다.

폐활량의 25~75%까지부터 노력성 호기 유량(노력성 호기 중간 유량)

노력성 중간 호기 유량($FEF_{25\%\sim75\%}$) 또는 중간 최대 호기유속은 강제 호기 유량 곡선의 (그림 3-18) 중각지점에서의 유속이다. 이 유속은 폐의 소기도에서의 유속을 반영한다. 이 기도는 병의 존재를 알려줄 수 있는 첫 단서가 되며 그러므로 생활습관의 개선(금연)이나 적절한 의학적 조치로부터 폐를 보호할 수 있다는데 중요성이 있다.

폐의 특징이나 흉곽의 어떤 변화도 역시 유속을 변화시킬 수 있다. 폐쇄성 폐질환을 가진 환자는 폐의 탄성 소실로 인해 호기 시 더욱 시간이 많이 소요되는 활량을 가진다; 초당 강제 호기량과 노력성 중간 호기량은 감소하고 일정 시간 내에 호기되는 공기량이 적다. 제한성 폐질환이 있는 환자에 있어서는 호기의 첫 1초 동안 내뱉는 공기의 양이 그들의 키, 연령, 성별, 인종에 비해 작다. 그러나 제한성 폐질환 환자의 경우 초당 강제 호기량이 감소하는 것은 그것을 내뱉는 힘이 부족해서가 아니라, 호기한 공기의 양이 부족하기 때문이다. 따라서 폐활량이 교정되면 결과적으로 75% 이상의 정상범위내의 호기량

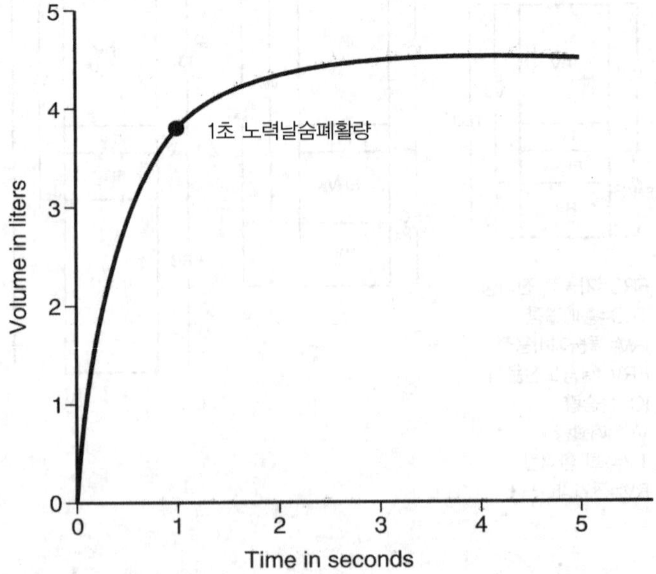

그림 3-15. 강제폐활량에서 사정한 1초 노력날숨폐활량

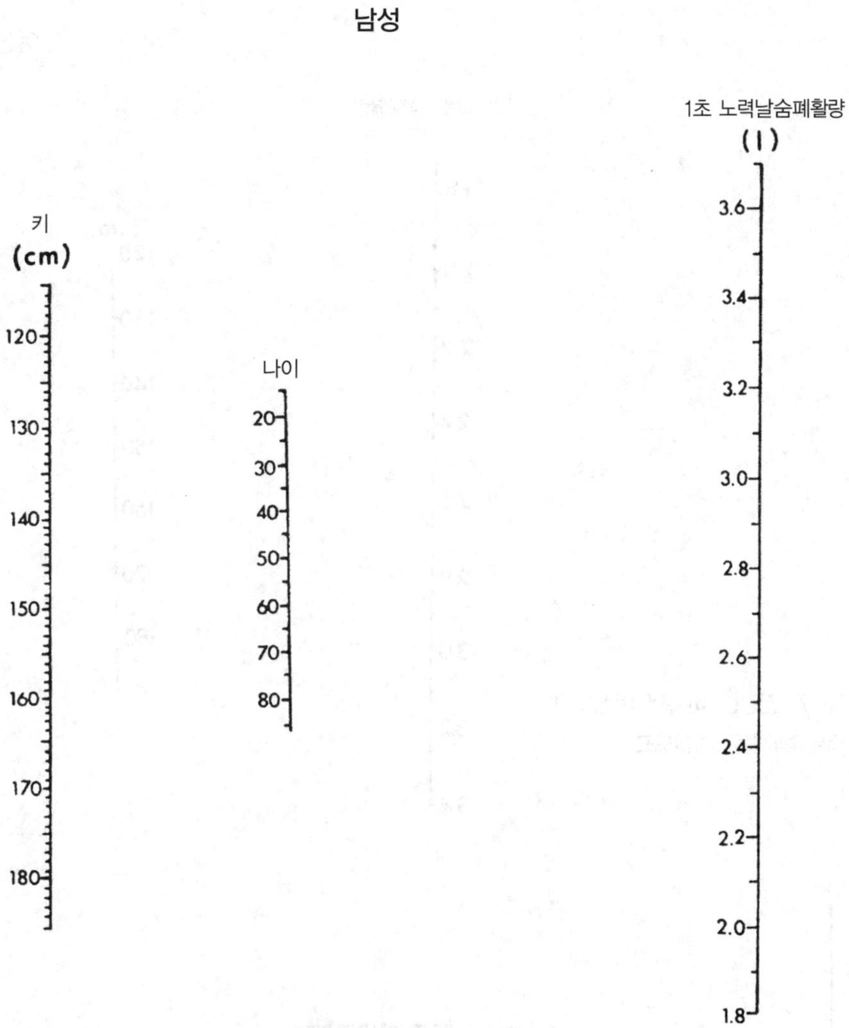

그림 3-16. 건강한 비흡연 남성의 1초 노력날숨폐활량 계산도표.

을 갖게 된다.

폐활량에 대한 값들의 측정과 해석은 Ch.6과 10에서 더 자세하게 다루도록 하겠다.

호흡 Respiration

"호흡"은 대기 중의 공기와 폐 모세혈관사이의 또는 조직과 주위 모세혈관사이의 가스 교환을 일컫는 용어이다. 이는 단지 공기의 흐름을 나타내는 "환기"라는 용어와 혼동되면 안 된다. 이 호흡은 폐포/모세혈관막에서 일어나는 가스교환이며 내호흡을 조직해

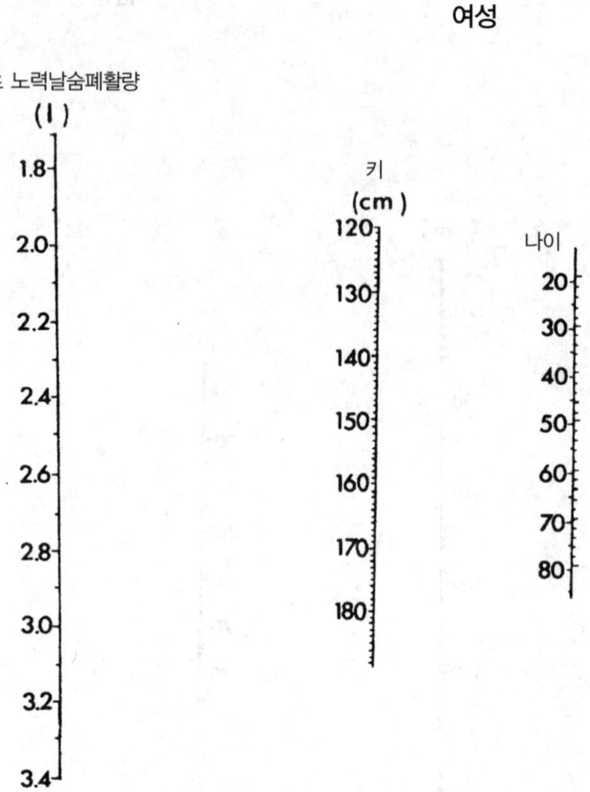

그림 3-17. 건강한 비흡연 여성의 1초 노력날숨폐활량 계산도표.

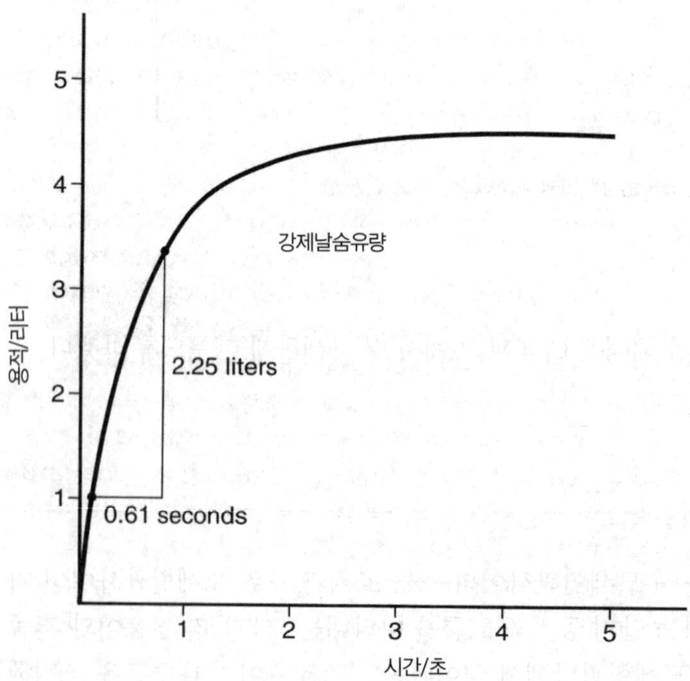

그림 3-18. 강제날숨유량 비율(25~75%)은 강제폐활량 곡선에서 사정한다. 총폐활량은 4분위로 나누어진다. 중간 2/4(2.25 리터)는 용적만큼 숨을 내쉬는 시간에 의해 나누어진다.

모세혈관 차원에서 일어나는 가스 교환이다.

이어지는 논의에서는 가스교환, 그중에서도 산소와 이산화탄소의 외호흡, 내호흡 과정에서의 가스교환에 대해서 언급할 것이다. 외호흡이 일어나기 위해서는 주위환경으로부터 공기가 흡입되어 전도계로 통해 폐포모세혈관까지 가는 과정이 필요하다. 산소는 폐포벽을 통해, 간질공간으로, 또 폐 모세혈관으로 확산되어 들어간다. 대부분의 산소는(98.5%) 다음 혈장을 통해 적혈구로 가서 헤모글로빈의 가스 운반 장소로 이동한다. 흡입된 산소의 일부분(1.5%)는 혈장에 녹은 상태로 이동한다.

폐포에서 모세혈관까지의 산소확산 속도는 폐의 병태 생리에 따라 달라지는 세 가지 요건의 의해 결정된다: ① 가스교환에 이용되는 폐포 면적(A), ② 폐포모세혈관막의 두께(T), ③ 폐포 내의 산소분압과 모세혈관내의 산소분압 사이에 생기는 압력차(P_1-P_2)

$$15_{VGAS} \propto A / TD\ (P_1 - P_2)$$

D는 기체에 특이적인, 이 경우 산소의 확산계수이다.

호흡중의 확산을 좀더 잘 이해하기 위해 Fick식의 변형에 대한 논의도 유용할 것이다. 폐의 3억 개의 폐포는 가스 확산에 이용되는 160 m^2의 폐포 면적을 가진다. 폐포모세혈관막은 산소의 확산이 용이하게 특과성이 있어야 하며 여러 층으로 구성되어있다. 이는 폐포의 내부를 싸는 표면완성물질이 있는 층, 폐포상피, 폐포 상피의 기저막, 간질공간, 폐 모세혈관의 기저막 혈관 내피세포로 이루어져 있다. 이것이 비록 많은 층으로 이루어져 있는 것처럼 보여도 모든 층의 합이 최대한 0.63 ㎛ 밖에 되지 않는다.

주위 환경의 산소분압은 결정하는 것이 확산을 위한 산소의 압력차를 이해하는데 첫 단계가 된다. 대기 중의 가스로 인해 만들어진 총 압력은 대기압상 760 ㎜Hg이다. 산소는 전체 공기 중의 대략 21%를 구성하는데 이것이 흡인된 산소분율 이라 부르며 F_{IO_2} = 0.21이다. 흡식 공기 중 질소의 비율은 약 79%이며 따라서 F_{IN_2} = 0.79이다: 나머지 다른 모든 기체들은 대기의 1% 이하를 구성한다. 전체 공기가 760 ㎜Hg의 대기압을 만들기 때문에 산소에 의해 만들어지는 분압은 760 ㎜Hg의 21%인 159 ㎜Hg이다. 대기 중의 공기가 폐로 들어오면서 일부의 산소는 상부호흡기도에서 가습화되면서 수증기(PH_2O)로 매치되어 이산화탄소에 의해 희석되고, 이것은 계속적으로 폐포로 확산된다. 따라서 산소분압은 감소하게 된다. 폐포에서의 산소부압(Fick식)에서의 P_1은 104 ㎜Hg이다(표 3-1).

폐모세혈관내에 혈류는 조직에서 오는데 조직실질의 산소분압은 40 ㎜Hg이다.: Fick식에서 P_2는 40 ㎜Hg이다. 그러므로 폐포모세혈관막에서의 산소 환산을 위한 압력차는 동맥 쪽의 104 ㎜Hg와 정맥 쪽의 40 ㎜Hg이다.

완전히 기능을 하는 폐포 모세혈관을 떠나는 혈액은 동맥혈속에 104 ㎜Hg의 산소분압을 가지고 있다. 압력차를 통해 확산이 일어나고, 심장의 좌측으로 들어가는 대부분(98%)의 혈류가 104 ㎜Hg의 산소분압을 가진다. 좌심방으로 들어가는 나머지 2%의 피

표 3-1 해수면과 위치에 따른 환기와 흡기 동안 천식환자의 대략적인 부분적 압력

The approximate partial pressures of atmospheric air at sea level and at different points during ventilation and respiration

	건조한 대기	습한 대기	기관	폐포	동맥	정맥	호기
PO_2	159	159	149	104	95	40	120
PCO_2	0.3	0.3	0.3	40	40	45	27
PH_2O	0.0	47	47	47	47	47	47
PN_2	600	597	563	569	569	569	566

* Although single numbers are given for clarity, ranges providing some variability would be more accurate.

는 기도의 순환시스템을 통해 들어오며 이것이 전도계를 지지해주는 혈류이다. 이 혈류는 외호흡 과정에 참여 하지 않은 정맥혈이며 따라서 산소분압은 40 ㎜Hg이다. 폐정맥에서 나오는 새로 산화된 혈류와 기관지 정맥으로부터 나온 정맥혈류가 합해지면 좌심장의 산소분압이 약간 낮아지게 된다. 좌심방속의 혈류의 산소분압은 95-100 ㎜Hg이다(가스의 폐포 내 분압은 "A" 로 표시되고 동맥혈내의 분압은 "a" 로 표기한다).

산화된 혈액은 좌심방을 따라 대동맥을 타고 동맥, 세동맥, 모세혈관을 통해 목적지인 조직까지 이동한다. 내호흡은 동맥혈이 조직에 도달하는 곳에서 일어난다. 산소는 이제 헤모글로빈의 가스운반 장소에서 확산되어 나와 적혈구 밖으로 나온 다음, 모세혈관막을 통해 혈관 밖으로 나온 후 작용하는 세포의 미트콘드리아로 이동한다. 다시 이 확산과정은 압력 차이에 의해 생겨난다. 모세혈관은 산소가 전혀 나가지 않았기 때문에 산소분압이 95-100 ㎜Hg이다. 간질액은 5-40 ㎜Hg 사이의 산소분압을 가진다. 그러므로 분압차는 모세혈관에서 조직으로 즉 높은 압력 쪽에서 낮은 압력을 가진 곳으로 이동한다. 조직을 따라 정맥 시스템으로 들어가는 혈액은 40 ㎜Hg의 정맥 산소분압을 가지게 된다.

조직에서 대사결과로 생겨난 이산화탄소는 세포에서 확산되어 나와 다시 모세혈관으로 들어간다. 이것은 정맥 시스템을 통해 우심장으로 들어가게 된다. 이산화탄소가 폐모세혈관으로 빠져나가면, 모세혈관막을 통해 방출되어 간질공간을 통해 폐포 내로 들어가며 결국 대기 중으로 나가게 된다. 세포에서 나온 이산화탄소의 모세혈관으로의 확산속도와 모세혈관에서 폐포까지의 확산속도는 Fick식에 따라 달라진다.

$$V_{GAS} \propto A / T D (P_1 - P_2)$$

이산화탄소의 확산에 관여하는 표면적(A)은 산소에 대해 언급했던 것과 같다. 확산이 일어나는 막의 두께 T도 산소에서와 같다. 그러나 이산화탄소에 의한 압력차(P_1 - P_2)는 같지 않다. 혈액은 조직을 떠나 46 ㎜Hg의 CO_2 분압을 가지고 폐동맥이나 폐 모세혈관

으로 돌아온다.

혈액이 기능적인 폐포 - 모세 혈관 단위를 떠나면서 이산화탄소 분압은 35~45 ㎜Hg로 변하게 된다. 이산화탄소의 분압에 의해 만들어지는 압력차는 산소분압에 의해 만들어지는 압력차보다 훨씬 작다. CO_2의 확산들은 확산 계수가 매우 크지 않다면 완전하지가 않을 것이다. 사실 CO_2의 확산 계수는 산소의 확산계수의 20배나 된다. 낮은 압력차에 의한 이산화탄소의 확산은 빠르고 완전하게 일어난다.

외호흡과 내호흡의 과정이 일어나면 산소는 공급되고 이산화탄소는 제거된다. 물론 이 시스템은 심혈관계가 폐로 혈액을 제대로 보내주는지, 그 혈액이 목표세포에 도달하는지, 그것이 다시 폐로 제대로 돌아오는지에 따라 달려있다.

관류 (Perfusion)

"관류"는 폐순환을 나타내기 위해 쓰는 용어이다. 혈액은 우심실에서 나와 폐동맥을 통해 폐로 들어간다. 혈액은 폐정맥을 통해 좌심실로 들어간다. 폐순환은 체순환과 비교했을 때 낮은 압력으로 순환하는 시스템이다. 정상적인 폐동맥 압은 25/10 ㎜Hg이며 이와 비교해 대동맥압은 120/80 ㎜Hg이다. 중력은 높은 압력의 체순환계 보다 낮은 압력의 폐순환계의 더 많은 영향을 미친다. 즉 사람이 서 있는 자세에 있을 때 폐의 중력에 영향을 받는 부위(기저부)는 가장 많은 혈류량을 받는다. 이 자세에서 폐 청부는 가장 중력의 영향을 안받는 곳이므로 관류된 혈류가 가장 적다. 사람이 앙와위의 자세도 있을 때는 폐의 후면이 가장 중력의 영향을 많이 받는 반면, 중력의 영향을 가장 적게 받는 폐의 전면에는 관류량의 적은 부분만을 받게 된다. 그림 3-19는 체위에 따라 중력에 영향을 받는 부위 즉 가장 관류량이 많은 곳을 보여준다.

폐 순환계에 부분자극을 주었을 때의 영향은 보통 체 순환계와 반대로 나타난다. 예를 들어, 폐 순환계는 저산소증이 있을 때 혈관 수축을 일으키는 반면, 체순환계는 혈관 확장으로 대응한다. 폐에서 이 혈관 수축은 환기되지 않은 폐포(저산소증에 빠진 부위)에서 환기된 세포로 폐 혈루를 보내줌으로써 가스 교환을 최대로 유지시키기 위함이다. 체순환계에서는 저산소증이 조직의 산소부족을 없애기 위해 혈관 확장을 자극한다. 고탄소혈증(이산화탄소의 증가)등 폐혈관 수축과 체 순환계의 확장을 야기 시킨다. 이와 같은 바대작용을 일으키는 다른 자극으로는 노르에피네프린, 세로토닌, 히스타민과 산혈증이 있다.

환기-관류 관계

폐 모세혈관 단위에서 가장 최상의 가스 교환이 이루어지기 위해서는 환기(v)와 관류

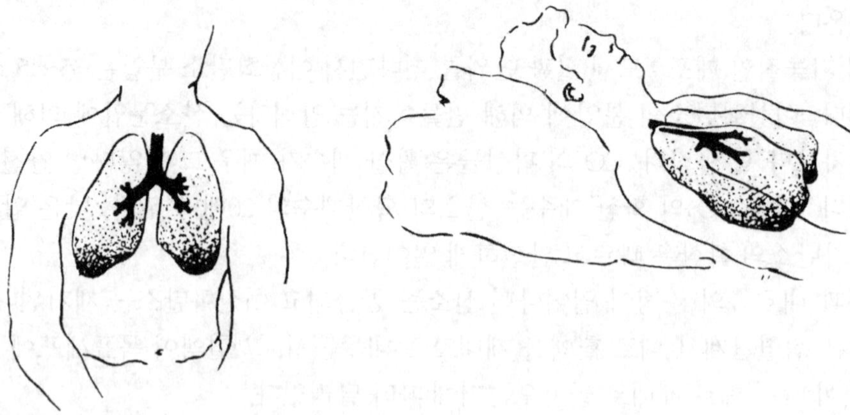

그림 3-19. 허파 관류를 위한 효율적인 신체자세.

(Q)의 비가 적절하게 맞아야 한다. 정수압의 영향으로 인한 폐 혈류의 부위별 차이는 '폐 관류' 파트에서 논의된다. 비슷한 차이점이 폐의 환기 측면에서도 고려된다. 부위에 따른 환기의 차이는 폐의 흉막 사이의 높은 압력의 상부와 그 보다 낮은 압력의 하부에서의 압력차에 의해 생기게 된다. 사람이 서있는 자세에서는 이 압력차이는 첨부 쪽에서 기저부위보다 더 커지게 된다. 공기가 흡입되었을 때 폐 첨부는 흡기 초기에 거의 다 찬 상태에 있으므로 새로 들어온 공기의 매우 일부만을 받아들인다. 반면 기저부는 거의 비어있으므로 흡입된 공기의 대부분을 받아들인다. 부피의 가장 큰 변화, 즉, 가장 많은 환기가 일어나는 부위는 폐의 기저부이며 반면 부피가 가장 작게 변해 가장 작은 환기가 일어나는 곳은 폐 첨부이다. 자세가 변하게 되면 환기가 가장 많이 일어나는 부위도 변하게 된다. 예를 들어, 어떤 사람이 앙와위에 있다면 가장 많은 부피 변화가 있는 곳은 폐의 후면인 것이며 가장 적은 부피변화가 있는 곳은 폐의 앞면인 것이다.

환기와 관류의 관계는 그것들의 비 V/Q로 나타내어진다. 건강한 사람의 정상상태에서 환기와 관류는 균형을 이루고 있다. 알려진 대로 분당 환기량 4 *l* (평균)와 분당 관류량 5 *l* (평균) 이므로 환기/관류비는 V/Q = 4/5 = 0.8로 계산되어 진다.

환기/ 관류 불균형을 병적인 상태에서 나타난다. 가능한 관계의 세 가지 예가 그림 3-20에 나타나 있다. 첫 이상은 정상적으로 환기된 폐포에 관류가 안 되는 경우이며 이것은 생리학적 무효공간이라 부른다(V/Q = 4/ 0 = ∞), 두 번째 경우는 관류는 되나 환기가 안 되는 경우이며 이경우를 "생리학적션트"라고 일컫는다(V/Q = 015). 마지막 이상은 폐포의 환기도, 모세혈관의 관류도 안되는 경우이며 이 경우를 잠재성 단위(V/Q = 0/0 = 0)라 부른다. 병적인 상태에서 폐 모세혈관 단위는 미세한 것에서 심각한 폐 모세혈관 이상을 가질 수 있다. 이 이상의 결과는 다음 장에서 논의될 동맥혈 가스검사를 통해 검사될 수 있다.

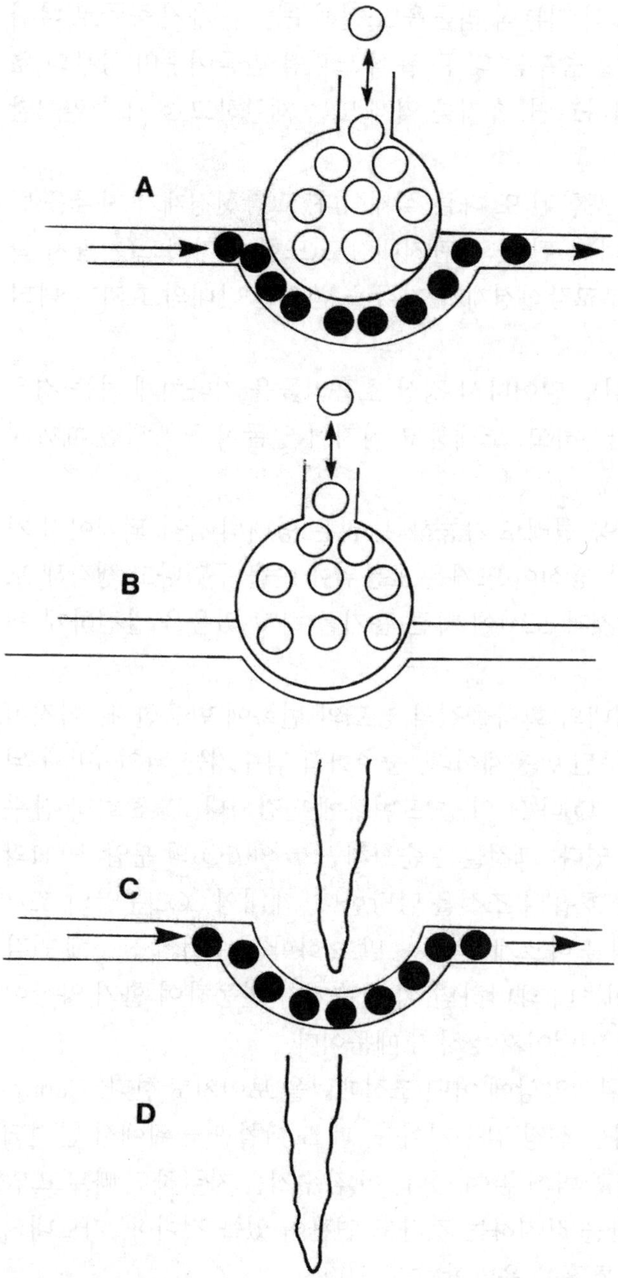

그림 3-20. 환기-관류 관계는 건강한 사람과 허파질환 환자에게 나타난다. A 건강한 허파꽈리 모세혈관 단위. B, 정상적으로 모세혈관 관류가 없는 생리학적 죽은 공간의 산소공급에 의한 허파꽈리. C, 정상적으로 허파꽈리 산소공급-생리적 단락 없이 관류된 모세혈관. D, 관류되지 않는 모세혈관 주위의 산송공급이 되지 않는 허파꽈리.

호흡의 조절

환기와 호흡의 신경적인 조절은 다요인적이다. 호흡은 일차적으로 불수의적이며 인식해서 숨을 쉴 필요가 없다. 자율 신경계는 호흡을 조절하며 환기를 통한 수의적 조절이 있다. 화학감수기, 압감수기, 고유수용체가 호흡조절을 지지하는 필요한 정보를 제공한다.

호흡중추는 뇌교와 연수 내에 위치하고 있다. 연수는 흡기와 호기의기본적인 리듬을 조절하는 것으로 보인다. 뇌교는 연수의 기본적 리듬을 조절해주는 두 가지 중추로 나뉘어 진다. 뇌교의 하부에 있는 지속 호흡 중추는 더 큰 흡식 노력을 만들어주며 상부의 호흡조절중추는 어느 정도의 레벨에 다다르면, 흡기를 억제 또는 제한하고 호기가 일어날 수 있게 해 준다.

자율신경계는 환기의 신경조절에 포함된 또 다른 실체이다. 교감신경계가 자극을 받으면 환기의 깊이와 빈도 모두 증가하게 된다. 기관지내강도 또한 증가하고(기관지 확장), 폐의 분비물 생산이 감소한다. 부교감신경계가 자극을 받으면 반대의 효과가 나타날 것이다.

대뇌의 피질에 의한 수의적인 조절도 일어나서 정상 호흡리듬을 지나치게 하는 경우도 있다. 이 작용으로 인해 우리가 반성하고, 노래하고 심지어 얼굴이 창백해질 때까지 숨을 참을 수도 있게 한다.

호흡에 있어 불수의적인 자극 - 반응 형태도 가능하다. 많은 형태의 감각 되먹이기 기전이 호흡반응을 유발한다. 예를 들어, 당신이 뜨거운 오븐위에 손을 두었다고 생각해 보아라. 당신이 재빠르게 손을 치우는 것과 도시에 빠른 흡기를 하고 있음을 발견하게 될 것이다.

화학감수기는 뇌척수액이나 혈액내의 화학물질의 농도의 변화에 반응한다. 이것이 호흡의 신경학적 조절에 있어 가장 주된 반응계이다. 중추화학 감수기는 뇌의 4번째 뇌실에 넓게 퍼져있으며 뇌척수액내의 CO_2나 H^+의 농도 변화에 민감하다. 말초 화학 감수기는 대동맥궁과 경동맥궁에 위치해 있다: 그것들은 순환하는 O_2와 CO_2의 분압과 PH의 변화를 감지한다. 중추화학 감수기는 호흡의 조절을 담당한다. 체내의 CO2 분압의 조그만 변화도 감수기를 자극해 환기 양상을 다르게 만든다. 말초 화학 감수기의 산소에 민감한 면은 예비나 보완시스템처럼 보이는데 왜냐하면 이 감수기가 반응하여 환기 양상이 바뀌려면 산소 분압이 정상의 절반이상 떨어져야 하기 때문이다.

폐 내부에 위치한 감수기도 또한 환기양상에 어떤 조절패턴을 보이기도 한다. Hering-Breuer 팽창 감수기는 흡기를 제한하는 신장 감수기이다. 폐 모세혈관 근위에서 발견되는 J 감수기는 폐 순환계에 가까운 폐포 벽에 놓여 있다. 이 감수기를 자극하면 빠르고 얕은 호흡과 서맥을 유발하고 호흡곤란을 감지하는 것과도 연관이 있을 것이다. 기도내의 자극받은 감수기는 기관지 수축과 무호흡을 유발할 수도 있다.

폐의 바깥부분에도 환기에 대한 조절기능을 나타낼 수 있는 감수기가 있다. 대동맥이나 경동맥체 내의 압수용기는 반사적 환기나 무호흡증을 동맥압이 증가된 가운데 나타내거나 또는 동맥이 감소된 가운데 과다호흡을 나타낼 수도 있다. 호흡근내의 감수기나 흉곽의 연결부위의 고유수용체 또는 운동중인 사지가 환기양상의 변화를 야기 시킬 수도 있다. 환기의 조절은 감수기로부터의 다양한 자극의 복잡한 조정이다. 그림 3-21은 이러한 복잡한 관계를 매우 간단한 표로 해석해 놓았다.

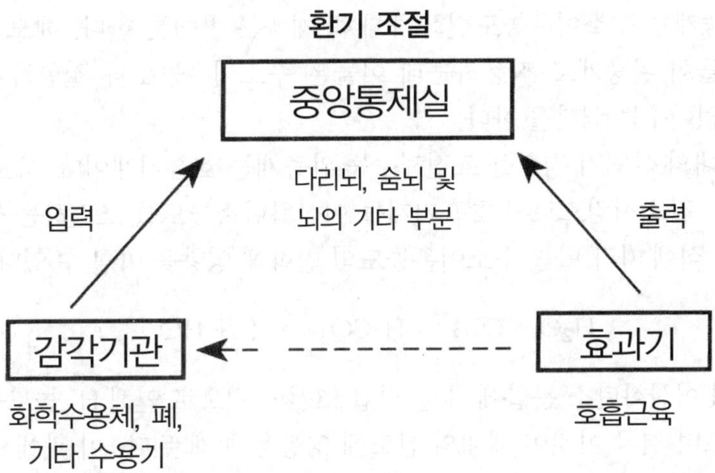

그림 3-21. 환기와 호흡의 조절을 보여주는 도표. 여러 감각기관으로부터의 정보는 중앙통제실로 전달되어, 환기 근육으로 출력된다. 환기가 변화함으로써, 환기 근육은 감각기관의 동요를 감소시킨다(음성 피드백). 출처: West, J: Respiratory physiology: The Essential, ed 2. Williams & Wilkins, Baltimore, p. 115

그림 3-21에 있는 삼각형의 세 꼭지 점은 감수기, 중추조절계, 효과기로 이루어졌다. 감수기는 호환정수기, 신장감수기, 압수용기, 고유수용체이다. 이들은 중추조절계로(연수, 뇌교, 피질) 정보를 전달한다. 중추 조절계승이 자극의 증가 또는 감소에 의해 반응하여 효과가 즉, 환기에 관여하는 근육에 영향을 미친다. 호흡의 척도는 변하며 감수기는 지금도 새 호흡 양상의 적절성을 평가하고 있다.

각 호흡은 시작되고, 평가되고 산소나 이산화탄소의 적절한 농도를 유지하는 호흡양상을 맞춰나갈 필요가 있을 때 조절되어 전 신체의 혈류역학적인 안정성을 유지한다.

산-염기 평형

산-염기 평형은 체내의 항상성유지에 극도로 중요한 것이다. 신체의 산염기 평형을 혈액내의 수소이온농도에 달려있다. 신체의 PH는 체액에 있는 수소이온 농도의 음성대수이다. 동맥혈의 정상적 PH는 7.35에서 7.45이다. PH가 7.35 이하로 떨어진 경우를 산증이라 하며 이는 혈액이 정상보다 더 산성이라는 것이다. PH가 7.45 이상으로 증가한 경우를 알칼리혈증이라 하며 이때 혈액은 정상보다 염기성이다. 어느 쪽으로든 PH의 작은 변화는 신경계를 억제시키거나 과흥분시킬 수가 있다. PH의 큰 변화는 혼수나 환각상태에 빠질 수도 있게 한다.

체내에는 혈액내의 PH를 항상 일정하게 유지할 수 있게 하는 완충계가 세 가지 존재한다. 혈액완충계는 수소이온농도변화에 대해 재빠른 방어를 한다. 헤모글로빈이나 다른 혈장 단백들이 완충계로 작용하는데 이들은 수소이온농도와 결합하여 효과적으로 PH의 변화를 없애주는 역할을 한다.

두 번째 체내의 산염기 평형을 조절해주는 완충계는 호흡기계이다. 폐포의 분당 환기량을 증가 또는 감소시킴으로서 호흡기계는 이산화탄소농도를 조절하는 능력을 가지며 따라서 다음의 식에 따라 혈중 수소이온농도의 변화에 영향을 미칠 수 있다.

$$H_2O + CO_2 \Leftrightarrow H_2CO_3 \Leftrightarrow H^+ + HCO_3^-$$

호흡기계의 이산화탄소 분압에 대한 직접 조절 능력으로 인해 H^+ 농도를 간접적으로 조절할 수 있으며 결국 이것이 체내의 산도에 영향을 주게 된다. 이 과에서 전에 서술되었듯이 동맥혈내의 이산화 탄소분양은 35~45 ㎜Hg이다. 과환기는 $PaCO_2$가 감소하여 유용한 H^+의 감소로 정의되어 있다. 혈액은 산성이며, 산도가 7.45보다 높다. 저환기는 $PaCO_2$의 증가이며 유요한 H^+의 증가가 일어나며 산증이 발생하는데 이는 PH가 7.35이하로 떨어지는 것으로 보아 알 수 있다. 그러므로 $PaCO_2$와 혈액 내 PH 사이에도 이어서 관계가 있다.

마지막 체내 산염기 평형에 관여하는 완충계는 신장순환계이다. 혈장의 HCO_3^-는 신장에 의해 만들어지고 얻어지며 완충제도로서 작용한다. 동맥혈 내 정상적인 HCO_3^- 수치는 24 mEq/ *l* 이다. 중탄산염은 H^+와 결합해 H_2CO_3를 만들 수 있으며 이를 통해 효과적으로 PH에 미치는 영향을 없앨 수 있다. 만약 신장이 정상보다 많은 양의 중탄산염을 만들어낸다면, (24mEq/ *l* 이상) 혈액은 더 완충될 것이다. 그 결과는 알칼리혈증이다. 대사적 완충제 양의 감소는 신체의 Ph의 감소를 가져오며 산증을 일으킨다. 중탄산염과 혈액의 PH 사이에는 직접적인 관계가 있다.

호흡기계와 신장계 모두 일차적 산증이나 알칼리혈증을 유발할 수 있다. 각 시스템의 PH에 대한 영향은 산 염기 평형의 변화를 고정하는데 쓰이며 그러므로 75시스템은 보상기전이 될 수 있다. 1~15분 내에 호흡기계는 수소이온 농도의 변화에 대해 보상작용을 하고 다시 7.35~7.45의 정상범위내로 PH를 돌려놓는다. 반면 혈장의 중탄산염 기전의 조절을 위해서는 수분에서 많게는 수일이 걸린다.

동맥혈가스 분석

동맥혈내의 가스 분답의 분석은 폐포 환기의 효과와 산염기 평형에 있어서의 환기의 기능을 알려준다. 동맥혈가스분석에서 세 가지 요소가 산 염기 상태의 평가에 요구된다. ① 혈액의 PH, ② 이산화탄소 분압, ③ 혈장 중탄산염의 농도 Ph가 가장 처음 측정되어야 한다. 7.35-7.45 이외의 어떤 범위로의 변화든지 기록되어야 한다. Ph를 측정 하에 있어 산증, 알칼리혈증, 정상 Ph가 측정되어야 한다.

다음과정은 $PaCO_2$를 측정하는 것이다. 역시 35-45 ㎜Hg의 정상 범위가 아닌 어느 범위로의 변화든지 기록되어야 한다. 변화의 방향은 Ph 변화의 방향과 비교 되어야 한다. $PaCO_2$와 Ph 사이에는 반비례관계가 있다는 것을 기억해 두어야 한다. 예를 들어, 전체 모의 시스템이 안정상태이고 $PaCO_2$가 35 ㎜Hg 이하가 되었다면 Ph는 상승할 것이다. 호흡성 알칼리혈증이 일어난다. $PaCO_2$의 상승은 PH를 떨어뜨릴 것이며 호흡성 상증을 야기 시킨다. $PaCO_2$와 PH 사이에는 수직인 관계도 존재한다. $PaCO_2$의 값이 10 ㎜Hg씩 변할 때마다. 대략 PH는 이 염정도가(반대 방향으로) 변화한다. 예를 들어,($PaCO_2$의 증가치인 40 ㎜Hg와 PH의 중간치인 7.4) $PaCO_2$가 50 ㎜Hg로 증가하면 Ph는 7.32로 감소할 것이다. 또한 $PaCO_2$가 30으로 감소하면 Ph는 7.48로 증가할 것이다. 만약 $PaCO_2$와 Ph 사이에 이러한 역비례관계가 명확하다면 PH 변화는 호흡기계의 원인이다. 역비례 관계가 성립하지 않는다면 다른 산염이 평형에 대한 조사가 더 필요하다.

산, 염기 평형을 조사함에 있어 세 번째 고려해 보아야할 것은 중탄산이온의 농도이다. 리터당 24 mEq가 아닌 어느 변화든지 변화의 방향과 함께 기록되어야 한다. 중탄산

표 3-2 산염기 평형의 비정상 상태

Abnormalities of acid-base balance

형태	pH	$PaCO_2$	HCO_3^-	원인	증상
보상되지 않은 호흡성 알칼리혈증	↑	↓	-	폐포 과호흡	어지러움증, 따끔거림, 실신, 의식장애, 경련
보상되지 않은 호흡성 산증	↓	↑	-	폐포 저호흡	초기 : 불안함, 호흡곤란, 두통 말기 : 혼란, 기면증, 혼수상태
보상되지 않은 대사성 알칼리혈증	↑	-	↑	중탄산 섭취, 구토, 이뇨, 스테로이드, 부신 질환	막연한 증상 : 약증, 정신적 지둔, 경련
보상되지 않은 대사성 산증	↓	-	↓	당뇨, 유산 요독 산증, 지속적인 설사	구역질, 구토, 심부전증, 혼수상태, 무감각

source : Adapted from Rothstein, JM, Roy, SH, and Wolf, SL: The rehabilitation Specialist' s Handbook, ed. 2. FA Davis, 1998, p529, with permission

표 3-3 저유량 기기를 사용한 흡기 산소 추정 농도

Estimated fractions of inspird oxygen F_{IO_2}, with low-flow devices

비루삽입관' L/min	추정 흡기산소 농도	산소 마스크, L/min	추정 흡기산소 농도	호흡주머니가 있는 마스크, L/min	추정 흡기산소 농도
1	0.24	5-6	0.40	7	0.70
2	0.28	6-7	0.50	8	0.80
3	0.32	7-8	0.60	9	0.90
4	0.36			10	0.99+

source : Adapted from Rothstein, JM, Roy, SH, and Wolf, SL: The rehabilitation Specialist' s Handbook, ed. 2. FA Davis, 1998, p532, with permission

염과 Ph사이에는 직접적인 연관이 있다. 중탄산이온의 농도 증가는 Ph의 증가를 일으키고 그 반대도 마찬가지이다. 이 직접적인 관계가 존재한다면, Ph변화의 일차적인 원인은 대사적 원인이 되는 것이다.

환자는 호흡성 원인인지 대사성원인인지에 관계없이 산증이나 알칼리혈증의 징후와 증상을 나타낸다. 표 3-2는 변화의 원인, 증상뿐만 아니라 Ph의 보상되지 않은 변화와 첫 요소의 변화까지 요약해 두었다.

산, 염기 평형에 대해 고려되어야 할 보상기전이 있다. 예를 들어, 대사체계가 Ph의 변화를 일으켰다면 호흡성 보상기전은 이것을 보상할 능력을 가지고 있다. 그 반대도 마찬가지이다. 호흡기계는 PH 이상의 원인이 될 수 있으며 이에 대해 피사체계가 보상기전을 작동시킬 수도 있다. 이런 방법으로 호흡기계와 신장계는 원래의 이상을 정상화시키는 보상성 산화 과정과 알칼리화 과정을 만드는 능력을 가지고 있다. 고체는 결코 산, 염기 이상은 과보상하는 기전을 작동시키지 않는다는 것도 알아 둘 필요가 있다.

동맥혈가스 분석은 동맥의 산화도를 간파하게 해 준다. 개체의 숨쉬는 공간 내에서 들어 마신 동맥체계 내에 있는 산소 분압(F_{IO_2} = 0.21)은 이전에 대략 95-100 ㎜Hg이라고 기술되었다. "저산소혈증" 은 혈액 내 산소량이 80㎜Hg이하로 내려갔을 때를 말한다.

중증환자의 저산소혈증은 80 ㎜Hg 보다 적으나 진행된 저산소혈증에서는 70 ㎜Hg이하가되고, 중증의 경우 60 ㎜Hg 이하까지 내려간다.

혈액 내 산소와 이산화탄소 분압 사이에는 명백한 관계는 없다. 비록 개체가 분당 환기량을 적게 한다면 $PaCO_2$가 상승하고, $PaCO_2$가 떨어진다는 것은 사실이나 그 반대는 사실이 아니다. 분당 환기량이 상승하면 $PaCO_2$는 감소하나 동맥경내의 산소분압은 대략 비슷하게 유지될 것이다.

표 3-4. 흡입 산소 농도(FIO_2)의 분획과 일치하는 산소 폐포분압(PAO_2)

흡입산소 농도(FiO_2)	사용가능한 산소 폐포 분압(PaO_2), mmHg
0.21	104
0.30	167
0.40	239
0.50	311
0.60	384
0.70	456
0.80	528
0.90	601
1.00	673

이것은 대기 중의 고정된 산소량과 조직에서 어느 정도이상으로 산소분압을 높이는 능력의 결손에 의한다.

$PaCO_2$를 정상범위 이상으로 올리기 위해서는 흡입되는 산소의 분율을 높이는 것이 필요하다. 표 3-3은 다양한 종류의 산소 전달체계를 통한 흡입산소 분율의 측정치를 나열해 놓았다. 폐포에서 유용한 산소의 양은 FIO_2(흡입산소분율)을 통해 측정되어질 수 있다:

$$PAO_2 = FIO_2(PB - 47) - PACO_2(FIO_2 + 1 - FIO_2R)$$

PB는 대기압으로 바다표면에서 측정되어지며 760 mmHg이고, R은 호흡지수로 대부분에서 0.8로 측정된다. 표 3-4는 흡입산소분율에 따른 폐포 내의 산소분압을 나타낸다.

사례연구

환자 진단에서 동맥혈 가스분석의 중요성을 결정하기 위해 3 사례를 들어 연구해 보자.

사례 1

천식 환자인 45세 남성은 짧은 호흡과 쌕쌕거림을 갖기 전까지는 평소의 건강한 상태를 가졌다. 동맥혈 가스 수치는 다음과 같다:

	동맥혈가스 평가	
	정상	사례 연구 #1
흡입산소 농도(FiO_2)	0.21	0.21
산소 폐포 분압(PaO_2, mmHg)	95	70
이산화탄소 폐포 분압(PaO_2, mmHg)	40	25
산도(pH)	7.40	7.50
중탄산(HCO^-_3, mEq/L)	24	24

산-염기 균형을 알아보기 위해, 먼저 pH를 측정한 결과, 7.50이었고, 이것은 정상범위의 상한값인 7.45보다 높은 값이기 때문에, 알카리혈증(alkalemia)이다. 다음 검사 수치는 $Paco_2$이고, 25 mmHg였고, 정상범위의 하한값보다 10 mmHg가 감소되었다. pH와 $Paco_2$는 서로 반대 방향으로 변화를 했고, 그 결과로 호흡계는 산-염기 문제가 있는 것으로 결정된다(임상 정보도 이런 결론을 내리는데 중요한 역할을 한다). $Paco_2$가 10 mmHg 변할 때마다, pH는 약 0.08의 변화를 보여, pH가 7.50이 된다(중간점은 7.40이다). 그 다음, HCO^-_3 농도를 평가했고, 그것은 리터당 24 mEq로 밝혀졌다. 그러나 대사시스템에 의한 보상은 아직 발생하지 않았다. 그러므로 이 사람은 대사시스템에 의한 보상이 없는 호흡성 알카리증에 의한 알카리혈증을 가진 것으로 진단되었고, 중등도의 저산소혈증이다.

사례 2

당뇨병 환자인 25세의 여성은 2년 전 까지는 정상적인 건강상태를 가졌고, 그녀가 당뇨병을 앓고 있음을 알았을 때는 이미 당뇨병을 조절할 수 없는 상태였다. 그녀는 당뇨성 케토산증으로 입원을 했고, 동맥혈 가스 수치는 다음과 같다:

	동맥혈가스 평가	
	정상	사례 연구 #1
흡입산소 농도(FiO_2)	0.21	0.21
산소 폐포 분압(PaO_2, mmHg)	95	95
이산화탄소 폐포 분압(PaO_2, mmHg)	40	25
산도(pH)	7.40	7.32
중탄산(HCO^-_3, mEq/L)	24	18

먼저, pH를 측정했고, 그 수치는 7.32로써 경한 산혈증이다. 그녀의 $Paco_2$ 값은 25 mmHg까지 감소되었다. $Paco_2$와 pH 둘 다 감소되었다. pH의 변화는 호흡 기능장애로부터 발생되지 않았다. 만약 호흡계가 비정상의 원인이었다면, 25의 $Paco_2$가 알카리혈증을 초래했을 것이다. HCO_3는 리터당 18mEq이고, 정상 수치인 24 mEq보다 떨어졌다. HCO3와 pH의 감소는 산-염기 교란에 대한 대사성 원인이라는 의미이다. 이런 ABG는 당뇨성 케토산증에 의한 대사성 산증임을 보여준다. $Paco_2$ 값을 다시 한 번 생각해 보자. 호흡계가 왜 $Paco_2$을 감소시키는가? 그것은 당뇨성 케토산증에 의해 생성된 대사성 산증을 보상하기 위해 호흡성 알카리증을 효율적으로 생성시켰다. 만약 호흡계가 $Paco_2$ 값을 변화시키지 않았다면, 전반적인 산혈증은 더욱 나빠질 것이다. 사례를 요약해 볼 때, 환자는 정상적인 Pao_2과 대사성 산증에 의한 약간의 산혈증(부분적 보상성 호흡 알카리증)을 가지고 있다.

사례 3

만성 폐쇄성 폐질환 환자인 65세 남성은 신체 검진을 받았고, 동맥혈 가스 수치는 다음과 같다:

	동맥혈가스 평가	
	정상	사례 연구 #3
흡입산소 농도(FiO2)	0.21	0.21
산소 폐포 분압(PaO2, mmHg)	95	55
이산화탄소 폐포 분압(PaO2, mmHg)	40	60
산도(pH)	7.40	7.40
중탄산(HCO-3, mEq/L)	24	29

먼저 pH 검사를 한 결과, 7.40이었고, 이는 정상 범위에 해당한다. 그의 $Paco_2$는 60 mmHg까지 올라갔다. 이런 $Paco_2$의 증가가 호흡 산증의 원인이고, pH에 반영되지 않는다. HCO_3는 리터당 29 mEq였고, 정상 수치인 24 mEq보다 높았다. HCO_3의 증가는 대사성 알카리증의 원인이고, 이것은 pH에 반영되지 않는다. 임상 정보로부터, 호흡계가 산-염기 교란의 주요 원인임을 추정할 수 있다. 그리고 대사성 알카리증이 pH가 정상으로 회복되도록 노력하는 보상 기전임을 추정할 수 있다. 사례를 요약해 볼 때, 환자는 완전 보상성 대사 알카리증과 함께 심한 저산소혈증과 정상의 pH, 호흡성 알카리증을 가지고 있다.

요약

본 장은 호흡계의 해부학과 생리학을 간단하게 복습하였다. 호흡계의 해부학은 가슴우리(복장뼈, 빗장뼈, 위팔뼈, 어깨뼈, 갈비뼈 및 척추 등을 포함한), 폐, 상기도(코, 입, 인두 및 후두), 하기도(기관, 기관지 및 세기관지), 그리고 호흡단위(호흡세기관지, 허파꽈리관, 꽈리주머니, 허파꽈리) 등을 다루었다. 환기 근육은 흡기근과 호기근으로 구성된다.

생리학은 환기와 호흡을 모두 다루었다. 환기는 허파로 들어가고 나오는 공기의 흐름이다. 환기의 주요 토픽은 폐용적, 폐용량, 속도 및 환기의 역학이었다. 호흡은 가스를 확산할 수 있는 허파의 능력이다. 호흡의 토픽은 확산, 환기-관류 관계, 산-염기 균형, 동맥혈 가스분석 등이었다.

호흡의 신경조절은 복잡한 신체계통에 의해 제공된다: 대뇌겉질, 다리뇌, 숨뇌, 자유신경계, 기계적 수용기 및 화학수용기. 호흡 조절에 대한 이들의 기여를 제공했다.

폐질환은 호흡계의 해부학적 구조와 생리학을 급성 혹은 만성적으로 변화시킬 수 있다. 6장은 호흡계에서 일어날 수 있는 변화와 그들의 효과를 다룰 것이다.

참고문헌

1. Harper, R: A Guide to Respiratory Care: Physiology and Clinical Applications. JB Lippincott, Philadelphia, 1981.
2. Loring, S and Mead, J: Action of the diaphragm and rib cage inferred from force-balance analysis. J Appl Physiol 53:756–760, 1982.
3. Guyton, A: Textbook of Medical Physiology, ed 9. Saunders, Philadelphia, 1996.
4. Williams, P (ed): Gray's Anatomy, the Anatomical Basis of Medicine and Surgery, ed 38. Churchill Livingstone, New York, 1995.
5. Roussos, C: Function and fatigue of the respiratory muscles. Chest (suppl) 88:1245–1335, 1985.
6. Roussos, C and Macklem, P: The respiratory muscles. N Engl J Med 307:786–796, 1982.
7. DeTroyer, A, Kelly, S, and Zin, W: Mechanical action of the intercostal muscles on the ribs. Science 220:82–88, 1983.
8. Luce, J and Culver, B: Respiratory muscle function in health and disease. Chest 81:82–89, 1982.
9. Kigin, C: Breathing exercises for the medical patient: The art and science. Phys Ther 70:700–706, 1990.
10. Raper, A, et al: Scalene and sternomastoid muscle function. J Appl Physiol 21:497–502, 1966.
11. Woodburne, R: Essentials of Human Anatomy, ed 9. Oxford University Press, New York, 1994.
12. Loring, S and Mead, J: Abdominal muscle use during quiet breathing and hyperpnea in uniformed subjects. J Appl Physiol 52:700–704, 1982.
13. DeTroyer, A: Mechanical action of the abdominal muscles. Bulletin of European Physiopathology of Respiration 19:575–581, 1983.
14. Downie, P (ed): Cash's Textbook of Chest, Heart and Vascular Disorders for Physiotherapists, ed 4. JB Lippincott, Philadelphia, 1987.
15. Green, J: Fundamental Cardiovascular and Pulmonary Physiology, ed 2. Lea & Febiger, Philadelphia, 1987.
16. Hobson, L and Dean, E: Review of respiratory anatomy. In Frownfelter, D: Chest Physical Therapy and Pulmonary Rehabilitation: An Interdisciplinary Approach, ed 3. Year Book Medical Publishers, Chicago, 1996.
17. Moore, K: Clinically Oriented Anatomy, ed 3. Williams & Wilkins, Baltimore, 1992.
18. Youtsey, J: Basic pulmonary function measurements. In C Spearman (ed): Egan's Fundamentals of Respiratory Therapy, ed 4. Mosby, St Louis, 1982.
19. Cherniak, R: Pulmonary Function Testing, ed 2. Saunders, Philadelphia, 1992.
20. Martin, D and Youtsey, J: Respiratory Anatomy and Physiology. Mosby, St Louis, 1988.
21. Zadai, C: Pulmonary physiology of aging: The role of rehabilitation. Topics in Geriatric Rehabilitation

1:49–56, 1985.
22. Berry, R, Pai, U, and Fairshter, R: Effect of age of changes in flow rates and airway conductance after a deep breath. J Appl Physiol 68:635–643, 1990.
23. Rahman, M, Ullah, M, and Beguin, A: Lung function in teenage Bangladeshi boys and girls. Respir Med 84:47–55, 1990.
24. Hepper, N, Black, L, and Fowler, W: Relationship of lung volume to height and arm span in normal subjects and in patients with spinal deformities. Am Rev Respir Dis 91:356–362, 1965.
25. Sharp D, et al: Reference values for pulmonary function tests of Japanese-American men aged 71–90 years. Am J Respir Crit Care Med 153 (2):805–811, 1996.
26. Oscherwits, M, et al: Differences in pulmonary functions in various racial groups. Am J Epidemiol 96:319–327, 1972.
27. Dufetel, P, et al: Characteristics of lung volume and expiratory flow seen in black African adults. Rev Mal Respir 7:215–222, 1990.
28. Morris, J, Koski, A, and Johnson, L: Prediction nomograms (BTPS) spirometric values in normal males and females. Am Rev Respir Dis 163:57–67, 1971.
29. Craig, D, et al: Closing volume and its relationship to gas exchange in seated and supine positions. J Appl Physiol 31:717–721, 1971.
30. ATS Statement: Snowbird Workshop on Standardization of Spirometry. Am Rev Respir Dis 119:831–838, 1979.
31. Hodgkin, J and Petty, T: Chronic Obstructive Pulmonary Disease: Current Concepts. Saunders, Philadelphia, 1987.
32. Farzan, S: A Concise Handbook of Respiratory Diseases, ed 2. Reston Publishing, Reston, Va, 1985.
33. Kilburn, K and Warchaw, R: Pulmonary function impairment associated with pleural asbestos disease. Chest 98:965–972, 1990.
34. West, J: Pulmonary Pathophysiology: The Essentials, ed 4. Williams & Wilkins, Baltimore, 1992.
35. Attinger, E, Monroe, R, and Seagal, M: The mechanics of breathing in different body positions. I. In normal subjects. J Clin Invest 35:904–911, 1956.
36. West, J: Respiratory Physiology: The Essentials, ed 5. Williams & Wilkins, Baltimore, 1995.
37. McLaughlin, A: Essentials of Physiology for Advanced Respiratory Therapy. Mosby, St. Louis, 1977.
38. Cheeseman, M and Revelette, W: Phrenic afferent contribution to reflexes elicited by changes in diaphragm length. J Appl Physiol 69:640–647, 1990.
39. Tallarida, G, Pervzsi, G, and Raimondi, G: The role of chemosensitive muscle receptors in cardiorespiratory regulation during exercise. J Auton Nerv Syst (suppl) 30:155–161, 1990.
40. Flenley, D: Blood gas and acid-base interpretation. Respir Care 27:311–317, 1982.
41. Milhorn, H: Understanding arterial blood gases. Am Fam Physician 21:112–120, 1980.
42. Rothstein, J, Roy, S, and Wolf, S: The Rehabilitation Specialist's Handbook, ed. 2, FA Davis, Philadelphia, 1997.

제 4 장

유산소운동에 대한 우리 몸의 생리적 적응

심폐질환의 사회 복귀 프로그램은 치유하기 어려운 병의 신체적, 정신적인 영향을 줄일 뿐만 아니라 개개인의 기능적인 능력을 증가시키도록 짜여진다. 그러나 운동하는 동안 증가된 에너지 요구량을 신체가 만족시키기 위해서는 얼마의 생리적인 순응이 있어야만 한다. 등척성 형태의 팔 운동과 근육 수축은 발살바법 호흡을 일으키고 동맥압과 혈압을 증가시킬지도 모른다. 그리고 그것은 심혈관계에 아무런 이득이 없다. 등척성 수축이 소동맥들을 수축시킬 때, 말초 저항은 증가하고 그것은 심장박동수의 증가와 혈압의 증가, rate -pressure product(RPP)의 극적인 증가를 야기한다. 이러한 이유에서 지속적인 수축을 포함한 운동과 동적인 머리 위 팔 운동은 일반적으로 심폐 질환의 환자 또는 나이 드신 어른들에게 권장되지 않는다. 비록 최근의 조사에서 유산소 운동과 결합된 낮은 강도의 저항력이 있는 운동이 관상동맥 질환의 위험 요소에 효과적인 영향을 준다고 얘기되고 있지만, 이번 장에서는 똑바로 선 자세에서 실행하는 역동적이고 율동적이고 꾸준한 유산소 운동을 하는 동안 일어날 변화에 대해서만 얘기하겠다.

유산소 운동에 대한 급성 반응

운동에 대한 급성 반응은 한번의 운동을 했을 때 정상적으로 일어나는 생리적 적응을 포함한다. 주요 적응이란 심장 적응, 관상 순환과 전신 순환 적응, 혈압과 혈액량의 변화, 물질대사의 적응을 말한다.

심장의 적응

심장의 수축은 운동을 시작하기 전부터 증가하기 시작한다(예기된 증가). 운동을 할 수록 심박수는 운동의 강도에 비례하여 증가한다. 운동의 강도가 너무 세다면 최대 심박수에 이르고 지치기 시작하여 운동은 무산소 운동으로 된다. 유산소적인 범위에서 심박수와 산소 소비량 사이에는 비례 관계가 성립된다(물질대사 적응 부분을 보라).

심장 근육은 수축 비를 증가시킬 뿐만 아니라 수축력까지 증가시켜 운동에 적응한다. 증가된 수축력은 일회박출량을 증가시키고, 한 박동 당 내보내는 피의 양을 증가시킨다. 정상적인 박출률은 0.6~0.75(60~75%)이고 그것은 운동 시 증가한다. 일회박출량은 말기 이완기압과 말기 수축기압 사이의 차이와 같다. 말기 이완기압은 ① 충만압 ② 심실 유순도에 의해 결정되어진다. 정맥압은 충만압을 결정하는 가장 중요한 요소이고 정맥 환류양의 직접적인 결과이다. 심실 유순도는 심실이 주어진 혈류량(전부하)에 대해 늘어나는 능력으로 결정된다. 말기 수축기압은 수축성과 후부하의 능력이다. 수축성은 심장이 수축할 수 있는 힘을 말하고 후부하는 심장에 의해 박출하는 피에 대한 저항력을 말한다. 동맥압(또는 저항력)에 의해 야기된 후부하의 증가는 박출 분률을 감소시킨다. 운동하는 동안 심박출량의 증가는 말기 이완기압과 말기 수축기압 때 심실의 가득한 충만을 야기한다(2장 참조).

곧바로 자세에서 한 역동적인 운동에 부합하는 심박수와 1회박출량의 증가의 결과로서 심박출량을 증가한다. 심박출량은 1분당 심장에서 내뿜는 피의 양과 같다. 그것은 1회 박출량과 심박수의 생산물이다. 2장에서 언급했듯이 심장 수축력과 수축비는 자율신경계, 화학 감수기, 압수용체, 체온계에 의해 조절된다.[15-17]

심박수와 심박출량에는 2가지 중요한 점이 있다. 첫째 심박수는 나이가 적을수록 최대 값을 얻을 수 있다. 즉, 나이와 최대 심박수 사이에는 반대 관계가 성립된다. 둘째는, 심박수와 1회 박출량은 개인이 자기 최대 능력의 40~50%의 운동을 할 때 증가한다. 그러나 운동이 더 심해지면 심박수만 단지 올라가 심박출량이 증가하도록 한다. 즉, 1회 박출량은 증가하지 않는다. 관상순환(심근 자체로의 순환)은 1차적으로 이완기동안 일어나는 것이라고 기억하라. 그리고 심박수를 올리는데 제한된 능력을 가진 사람들은 운동을 할 때 비교적 낮은 심박수를 유지하려고 하라.

관상동맥의 혈류 조절

운동에 부합하여 심장 근육은 일을 많이 해야만 한다. 그러므로 그것은 수축을 유지할 에너지를 생산하기 위해서 더 많은 산소를 필요로 한다. 휴식 시, 관상 순환을 통해 도달한 산소의 약 70~75%를 사용한다. 그들은 이러한 기전에 의해 심근으로 산소 공급을 증가시키기 위해 조금의 여분을 남겨둔다. 운동으로 증가된 관상 동맥의 요구는 관상 동맥을 통해 혈류를 증가시키고, 동맥 혈압을 높여서 관상동맥으로 보내는 피의 양을 증가시켜 만족시킨다. 관상 동맥에 있는 내피 세포의 EDRF(내피세포에서 유리된 요인)인 산화질소의 유리는 운동 중 관상 동맥 혈류량을 증가시켜 관상 동맥의 확장을 야기하는 중요한 요소로 나타난다. 관상 동맥의 폐쇄로 혈류량의 감소는 심근 조직으로의 산소 공급량을 줄이고 허혈 상태를 야기할 수 있다. 저서에서 심폐질환 환자와 노인 환자들에게서 심한 운동으로 인한 심박수 증가는 심근으로 적절한 산소의 양을 지속적으로 받는 것이 어려울 것이라는 것을 건의한다. 그러므로 심전도 모니터링과 함께 운동을 등급별로 나누고 과학적으로 운동 테스트에 기초를 둔 운동 처방과 운동 시 주의 깊은 모니터링은 심근으로 부적절한 혈류 공급으로 인한 상황을 피할 수 있을 것이다.

체순환의 조절

유산소 운동하는 동안 활동적으로 일하는 근육은 지속적인 근육 수축을 위해 필요한 에너지를 생산하기 위해 더 많은 산소 공급이 필요하다. 일하고 있는 근육에 의해 증가된 산소의 요구는 심박출량을 증가시키고, 활동적인 근육으로의 혈류량을 증가시킴에 의해 만족시킨다. 제한된 피의 양으로 모든 조직에 피를 공급해야 하기 때문에 어떤 특정한 조직에 혈류량은 해당 조직의 산소 필요에 의해 결정된다. 그러므로 운동 시에는 덜 활동해도 되는 (소화관, 콩팥, 비장 같은) 조직에 있는 피를 많이 움직여서 물질대사 운동을 증가 시켜야 하는 근육 쪽으로 돌린다. 이러한 재분배 또는 전환은 화학적(CO_2 증가 PH 증가), 반사적(교감 신경 활성화) 적응에 의해서 일련의 과정으로 나타나는데 그것은 활성화된 근육의 혈관은 확장시키고, 비활성화 된 부분의 혈관의 수축을 야기한다. 최근의 연구는 평활근의 내피세포에서 나오는 아산화질소(또는 다른 유리 인자들)의 유리가 근육 조직에서 맥관 구조의 혈관 확장에 중요한 요소라고 지목하고 있다.

운동 시 활성화된 근육으로의 증가된 혈류는 활성화된 조직으로의 산소 공급을 개선한다. 게다가 근육세포의 산소 소비가 증가할수록 그들 세포에 의해 산소 추출도 증가되었다. 휴식시보다 운동 시에 거의 2배의 모세혈관이 열린다.

운동하는 동안 활동성이 증가된 지역으로 피가 돌아갔기 때문에 폐포의 혈류 또한 증가하였다. 신체의 대사 요구를 충족시켜 주기 위해서 폐포로부터 폐모세혈관으로의 산소의 환기와 확산의 비와 깊이는 증가되었다.

운동 시 생산되는 열을 발산하기 위해 피부로 가는 혈류는 증가한다. 시상하부는 피의 온도 변화에 반응한다. 피의 온도가 증가할 때 시상하부는 피부의 혈류를 공급하는 혈관으로 신호를 보내어 확장하도록 한다. 그 때 땀이 증발할 수 있도록 더 많은 피가 피부 표면 쪽으로 흐를 수 있다. 증발은 피부를 시원하게 하고 차례로 피를 차갑게 한다. 높은 습도의 환경에서 운동을 하면 땀이 증발할 수 있는 환경의 능력이 감소하기 때문에 쿨링 과정에 문제를 겪게 된다. 심폐 질환 환자는 높은 습도의 환경에서 운동하면 위험하다. 특히, 높은 습도와 함께 높은 온도일 때 더욱 위험하다.

호흡기의 조절

운동하는 동안 적절한 산소량을 공급하기 위해서 호흡의 모든 과정에서 증가가 있다. 그러므로 외부, 내부, 그리고 세포 호흡(3장)은 증가된 산소 요구에 부합하여 증가한다. 1회 호흡량과 호흡 빈도수, 분당 호흡량(VE)이 증가하기 때문에 VE를 증가시키는 1차적인 자극은 동맥혈 이산화탄소 분압이다($PaCO_2$). 폐 환기와 활동성 정도의 증가 사이에는 비례 관계가 성립한다. 운동하는 동안 증가된 환기는 증가된 심박출량과 결합하고 적절한 CO_2의 제거, 젖산의 완충, PH의 유지가 얻어진다. 폐질환을 가진 환자에서 운동하는 동안 호흡수는 정상인보다 더 빠르게 증가한다. 왜냐면 정상인보다 1회 호흡량의 증가량이 더 작기 때문이다. 약 40리터의 분환기에서 폐 질환을 가진 개인의 호흡수는 정상적인 사람의 호흡수보다 2배가 되고 최대 수의 환기량(maximum voluntary ventilation)에 도달할지 모른다. 폐질환 환자에서의 운동은 대개 환기 제한때문에 비교적 낮은 심박수에서만 이루어져야 한다.

혈류와 혈압의 조절

유산소 운동을 하는 동안 활동성 근육의 혈관은 확장된다. 확장은 혈류의 저항성을 감소시키고, 혈압을 감소시키기도 한다. 그러나 운동 시 혈압이 낮아지려는 경향은 심박출량의 증가로 인해 무효로 된다. 최종적인 결과는 정상 혈압의 사람에게서 수축기 혈압이 증가하는 것이다. 수축기 혈압의 증가는 정상적으로 운동의 강도와 산소 요구량에 비례하여 증가한다. 정상혈압의 개인에서는 운동량이 증가하여도 이완기 혈압은 조금 증가하거나 증가하지 않는다. 유산소 운동을 하는 동안 혈압은 운동하기 전 수준으로 떨어지고 몇 시간 동안 유지되기도 한다. 운동 후 혈압의 이러한 감소는 전신적이고 국소적인 혈관 저항성의 감소와 심박출량의 감소에 따른 것일지도 모른다.

수축기 혈압에서 극적인 감소는 사람이 강하게 운동하다가 갑자기 멈출 때 관찰할 수 있다. 그 결과로 하지에 고인 피로 정맥 환류량과 심박출량이 감소한다. 그것은 뇌로 가는 관류량이 줄어들어 실신을 일으킬 수도 있다. 이러한 결과를 피하기 위해서는 특히 심폐질환 환자들은 모든 유산소 운동이 부분에 cool-down 시기를 포함시켜야 한다.

양 팔을 포함한 운동은 양다리를 포함한 운동보다 혈압이 더 오르기 쉽다. 분명히 그 차이는 운동하는데 사용된 근육의 양이 더 작은 원인도 있을 것이다. 팔에 있는 혈관은 확장되는 반면, 다리와 같은 활동하지 않는 근육의 혈관은 수축하게 된다. 심폐질환자나 노인에게 있어 상체를 이용한 운동(삽질, 땅파기, 고무래질, 물건 들어올리기, 운반하기 등)은 조심스럽게 행해져야 한다. 하지만 많은 여가활동 중의 일들이 팔을 이용한 것이 많기 때문에 팔로 하는 운동 또한 재활 프로그램의 일환이 되어야 한다. 하지만 재활훈련의 초점은 큰 다리 근육을 이용한 유산소 운동(걷기, 뛰기, 자전거 타기)이 되어야 할 것이다.

혈액과 체액의 적응

우리 몸은 숨을 내쉴 때 공기를 증발시킴으로써 스스로 냉각시킨다. 지속적인 유산소 운동은 상당한 체액의 손실을 가져온다. 결과적으로 혈장량(대략 90퍼센트가 물이다)은 감소하는 반면, 단백질이나 세포구성물에는 거의 변화가 없다. 이 상태를 혈액농축(hemoconcentration)이라하는데, 혈액 성분 중에서 고형입자들이 차지하는 비율이 더 높기 때문이다. 혈액농축이 되면 피는 끈적끈적한(thicker)상태가 되는데 이는 혈액이 흐르는데 저항이 커지고 따라서 혈압을 높이는 원인이 된다. 혈액량이 줄어들면 심장으로 돌아오는 정맥환류(venous return)의 양이 줄어들고 심박출량(cardiac output)도 감소하게 된다. 고온 다습한 환경에서 운동을 하게 되면 탈수와 체액의 손실을 가중시키므로 피해야 한다.

대사 적응(metabolic adaptation)

운동으로 증가된 신진대사를 충족시키려면 심박출량을 증가시키고 근육으로의 혈류를 늘임으로써 조직으로의 산소 공급을 증가해야 한다(이것은 혈액의 헤모글로빈 농도는 일정하고 산소운반 능력도 정상이라고 가정했을 때이다). 각 조직의 세포로 운반된 산소는 근육을 수축하는데 에너지원으로 사용된다. 산소이용도(조직이 갖게 되는 산소의 양)는 혈액의 양 뿐만 아니라 세포의 미토콘드리아의 수, 마이오글로빈의 양, 효소, 대사의 산물 등 여러 요소들에 영향을 받는다. 개개인이 소비하는 최대산소의 양(VO_2max)은 가장 정확하고 흔히 사용하는 심폐운동의 지표이다. VO_2max는 분당, 체중 Kg당, 소모하는 산소의 양(*ml*)으로 표기한다. 이를 측정하기 위해서는 흡기 시와 호기시의 동맥과 정맥의 산소 농도차이(a-$\bar{v}$ O_2 difference)를 측정할수 있어야 한다. a-$\bar{v}$ O_2를 측정하기 위한 비용과 시설 때문에 VO_2max의 예측 값이 사용되는데, 이 예측 값은 심박동수가 표준적인 운동량과 운동 강도에 일차비례(linear manner)하기 때문이다.

운동 실험을 함에 있어 조직이 산소를 이용하는 능력이 제한 요소가 된다. 휴식상태와 비교해서 운동 시 a-$\bar{v}$ O_2 difference는 3배 정도 증가한다. 운동 시 더 많은 산소를 사용하는 근육의 이 능력은 심장이 연속적인 근 수축에 필요한 혈류량을 제한하게 된다. 운동 시에 조직으로의 산소해리가 증가하는 것은 혈액의 화학성분이나 온도 그리고 호르몬에 의해 강화된다.

유산소 운동에 대한 만성 반응

최근에는, 역동적이고 리드미컬하고 지속적인 운동을 함에 있어 돌아오는 생리적 이득이 대한 관심이 증가하고 있다. 아직은 의견이 분분하지만, 금연과 유산소 운동을 함으로써 그리고 지방과 염분, 카페인 등의 섭취를 조절함으로써 순환기계통의 질환을 예방할 수 있다는데 많은 사람들이 동의하고 있다. 정보가 부족하기 때문에 좋은 훈련 프로그램의 구성에 여러 가지 견해를 보이는 것이다.

유산소 운동에 대한 심장의 적응

각각의 심근섬유들은 비대해지거나 강해짐으로써 유산소운동에 적응한다. 이 비대(hypertrophy)는 심근세섬유(myofibril)의 두께가 증가하면서 일어난다. 골격근과는 달리 심근섬유는 훈련을 함으로써 미토콘드리아가 증가하거나 호흡효소의 산화능력이 증가하지는 않는다.

유산소운동의 결과로 심근이 비대해지면 일회 심박출량은 증가하나 최대 심박수는 크게 변하지 않는다. 유산소운동을 하게 되면 심박출량이 증가하게 되는데 이는 일회 박출량의 증가 때문이지 심박수의 증가 때문은 아니니다. 따라서 심장에 부하가 주어지면 충분한 양의 혈액을 공급할 정도로 자주 뛰지는 않는다. 꾸준한 운동은 어떠한 정도의 일로부터 심박수를 회복을 증가시키게 된다.

하지만, 유산소운동으로 인해 심장이 천천히 뛰는 것(서맥)에 대한 어떤 명확한 답은 없다. 서맥은 휴식상태나 일을 할 때 관찰되는데 심근섬유의 강도가 증가함으로써 일어난다고 보인다. 그 결과, 같은 양의 혈액을 공급하는데 있어 심장이 더 자주 뛸 필요는 없고, 한 번의 박동으로 더 많은 양의 혈액을 공급할 수가 있다. 최근 연구결과에 의하면 유산소운동을 하면 미주신경의 긴장도가 증가한다고 한다. 이 연구에 의하면, 미주신경을 조절해 서맥을 일으키는 것이 부교감신경보다는 카테콜아민과 같은 교감신경의 역할이 중요하다고 한다. 심장병 환자들에 있어 운동으로 인한 서맥이 협심증에 대한 역치를 높이는 주요한 인자이다.

관상동맥 혈류의 반응

유산소 운동이 심근에 산소를 공급하는 능력을 높여주는 것은 아니기 때문에, 운동 시 산소요구량이 증가하면 관상동맥의 혈류가 증가되어야 한다. 이는 일회 박출량과 심박동수, 혈관의 확장 등으로 일어난다. 운동을 하면 서맥으로 인해 상대적으로 심장박동 사이의 확장기가 더 길어진다. 그 결과 관상동맥으로의 혈류가 증가한다.

이러한 생리적 조절 때문에 관상동맥질환을 가진 환자의 심전도가 개선되는 주요 요인이다. 운동을 함으로써 수반되는 관상동맥 혈관의 확장과 우회 혈류에 대해서도 아직은 논의 중이다. 이러한 변화는 동물실험으로는 입증된바 있으나 인체실험에서는 성공적인 결과를 얻지 못하고 있다. 속도-압력 산물(rate-pressure product, RPP)은 협심증이 발생하기전의 환자들이 운동을 함으로써 심근으로의 혈관과 혈류가 증가된다는 이 이론을 뒷받침해준다. 운동방법의 변화(빈도와 강도)와 현재의 방법론들은 아직 개선의 여지가 남아있다.

호흡기의 반응

규칙적인 운동을 하면 호흡 횟수는 감소하고 호흡량은 증가한다. 이는 호흡근의 효율이 증가함으로써 이루어진다. 폐 확산은 최대 운동 시 증가한다. 이는 폐관류가 증가함으로써 생긴다. 젖산의 농도가 감소하고 기능적 잔기량과 함께 무산소 역치가 증가하는 것도 규칙적인 운동의 이득이다.

유산소활동이 폐 기능을 향상시키지만, 이것도 또한 논쟁의 여지가 있다. 몇몇 연구에서는 폐 용적이 증가한다는 보고도 있다. 하지만 다른 연구에서는 그렇지 않다고 나왔다. 이는 폐질환자들의 재활이후 데이터의 부정확성일 수도 있다.

체순환의 변화

골격근으로의 혈류량은 근섬유로 가는 모세혈관이 증가함으로써 늘어나게 된다. 또한 미토콘드리아의 수와 크기도 증가하며 골격근에서 근 수축을 일으키는데 필요한 에너지를 공급하는 효소계도 증가하게 된다. 유산소운동은 말초저항(후부하)을 감소시키며 혈관의 확장을 가져온다. 훈련을 함에 있어 대동맥-정맥 산소농도 차이는 이러한 골격근의 변화로 설명할 수 있다. 하지만, 최고조의 운동이 아닌 경우에는 이러한 차이는 크게 중요하게 작용하지 않는다. 최고조의 운동 시에는 유산소 훈련의 결과로 혈류와 대사는 상당히 증가한다. 이러한 생리적 적응은 조직의 산소의 운반 능력과 이용율을 높인다. 따라서 심장은 활동 중인 근육에 충분한 혈액을 보다 쉽게 운반할 수 있다.

혈류-압력 변화

유산소 운동이 혈압에 미치는 장기적인 예후는 논쟁의 여지가 있지만, 최근의 연구에 의하면 일관된 훈련을 하는 동안에는 수축기 및 확장기 혈압을 감소시킨다고 밝혀졌다. 이러한 사실은 고혈압을 약을 복용하는 사람들에게도 마찬가지로 나타났다. 유산소 운동은 직접적으로 순환계 평활근의 향상을 가져오며, 순환계의 혈관확장에 관여하는 물질을 증가시킴으로써 혈관전체 말초저항을 감소시킨다. 교감신경계와 혈장 노르에피네프린 수치도 규칙적인 운동을 하면 변하게 되며, 이러한 혈압의 감소는 알려진 순환계 위험인자의 감소를 가져온다. - 금연, 고밀도 지단백 수치의 증가 등.

혈액과 체액의 반응

지구력 훈련은 우리 몸의 총 혈액량을 증가시킨다. 이러한 증가는 주로 총혈액중에서 혈장부분의 증가로 기인한다. 결과적으로, 유산소 운동은 신체의 땀의 대사를 증가시켜 고온다습한 환경에 적응력을 높여준다.

유산소 운동은 우리 몸의 적혈구 수치도 약간 증가시킨다. 결과적으로 헤모글로빈수치도 증가한다. 하지만 헤마토크릿 수치는 거의 변하지 않는다. 또한 혈소판 응집 현상도 줄어들게 되며 섬유소용해의 활성도도 높아진다. 이러한 변화들은 혈관 내 혈전의 형성을 억제한다. 섬유소용해의 활성도는 운동의 강도(기간보다는)와 하루 중의 시간(아침 운동 보다는 저녁운동이 더 효과가 있다)에 영향을 받는다는 것이 예비조사에서 밝혀졌다.

대사 적응

유산소 운동으로 인한 VO_2max의 증가는 심박출량과 동 · 정맥 산소농도차이로 생긴다. 동-정맥 산소 농도 차이의 증가는 혈액량의 증가와 모세혈관의 밀도, 골격근의 수축시에 산소의 공급에 의해 일어난다. VO_2max 심혈관계 질환의 진단에 있어 널리 사용되며, 심혈관질환자의 운동 프로그램 처방에도 사용된다. VO_2max 실험에 대해서는 9장에서 다루겠다.

운동은 미토콘드리아의 수와 크기를 증가시킬 뿐 아니라 운동 시 사용하는 근육의 유산소계 효소도 증가시킨다. 이는 산소의 사용을 증가시키는 결과를 가져온다. 지질과 탄화수소 대사 또한 증가된다. 운동이 최고조에 도달하지 않았을 때는 산소공급이 충분하며 미토콘드리아의 산소이용 때문에 젖산의 농도는 증가하지 않는다. 따라서 심혈관계 환자의 운동처방은 최고조에 도달하지 않는 정도의 운동 처방이라는 결론이 나온다. 이때의 대사 에너지는 무산소 자원으로부터 라기 보다 유산소 대사(크렙스 싸이클)로부터 생긴다.

신체 구성물질의 변화

규칙적인 운동은 체지방을 감소시키는 중요한 요인이 된다. 운동을 통한 체중 조절은 체지방의 감소와 마른체중 증가를 가져온다. 좋은 결과를 위해서는 체지방의 감소가 필요한 심혈관계 질환자는 유산소 운동 처방과 식이조절이 필수이다.

혈액 내 지질의 변화

유산소 운동이 혈중 총콜레스테롤, 트리글리세라이드, 고밀도 지단백에 미치는 영향은 실험변수들의 조절에 실패한 결과 아직 결론이 나지 않고 있다. 몇몇 자료에서 운동이 혈중 총콜레스테롤과 중성지방을 낮추고 고밀도지단백을 증가시킨다는 보고가 있다. 이것은 운동의 효과라기보다는 포화지방의 섭취제한 등의 식이조절의 결과라 할 수 있다. 최근에는 적절한 영양 섭취와 운동이 혈중 지질 농도를 감소시키고 심혈관 질환으로 가는 죽상동맥경화를 예방할 수 있다고 생각된다. 이 분야에서 더 많은 연구가 이루어져야 하겠지만, 최근 연구에서 운동의 거리나 시간보다 운동의 강도가 혈중 지질 대사에 미치는 영향이 더 크다는 것이 밝혀지고 있다.

운동과 스트레스

개인적 성향과 허혈성 심질환의 발병 율에 확실한 상관관계가 있다. 하지만 개인적 성향과 행동이 심혈관질환 위험 율을 증가한다고 말하기에는 설득력이 부족하다. 동일한 조건에서 A형 성격을 가진 사람들은 B형 성격의 사람들보다 혈중 카테콜아민 농도와 심박동수, 혈압이 높게 나타난다. 최근에 분노, 적의, 근심, 우울감 등이 심혈관계에 부정적인 영향을 미친다는 것이 밝혀졌다. 이러한 감정적 스트레스가 혈소판 응집을 일으키고 허혈상태를 유도하며, 급성 심장발작을 조장한다는 것도 이론화 되고 있다. 지속적으로 부정적인 감정상태에 빠져있는 사람은 그렇지 않은 사람보다도 허혈성 심질환에 걸릴 위험이 높아진다.

역시 이 분야에서도 더 연구되어야 겠지만, 운동은 카테콜아민 농도를 줄임으로써 특정 성격과 감정의 긴장을 덜어주는데도 효과가 있다. "runner' s high" 에 대해 숙고해보면 운동은 혈중 엔돌핀 농도 증가를 가져온다는 것을 알 수 있다. 다른 이유가 없다면 규칙적으로 시행된 유산소 운동은 개인에게 건강하다는 생각을 갖게 해 주며 스트레스 상황에 있거나 감정적으로 어려움이 있는 이들에게 운동을 권유할 때 도움을 주기도 한다. 심폐소생술의 최근 경향은 환자들에게 성격이나 감정이 영향을 미친다는 것을 알게 해주는 것과 동시에 적절한 치료와 스트레스 해소를 시켜주는 것이다.

운동과 허혈성 심질환

허혈상태는 심근의 산소 요구량이 공급보다 많아질 때 발생하며, 근육세포는 무산소 상태의 대사과정(당 분해)에서 에너지를 얻게 된다. 몇몇 개인에 있어 관상동맥의 경련이 허혈성 질환을 일으키기도 하지만, 허혈상태는 관상동맥의 죽상경화로 인해 발생한다고 생각된다.

협심증은 한 사람이 개인의 허혈 역치 – 수축기 혈압과 심박동수, 그리고 RPP에 좌우되는 – 에 도달했을 때 발생한다. 수축기 혈압과 심박동수를 증가시키는 어떤 상황도 협심증을 유발할 수 있다. 육체활동이 이 두 가지 변수를 증가시켜서 협심증을 유발할 수 있다. 규칙적인 운동은 심박동수를 낮추며 수축기 혈압도 떨어뜨리는 생리적 변화를 일으켜서 허혈 역치를 상승시킨다.

규칙적인 운동의 다른 긍정적인 면들도 있다. 카테콜아민 생산을 감소시키며 관상동맥 혈류를 증가시키며 functional work capacity를 증가시키고, 말초저항을 낮추며 우회혈류를 증가시키고 섬유소용해를 증가시키며, 심전도상 ST 파의 변화를 가져온다. 보고 된 바에 의하면 규칙적인 운동과 지방섭취를 엄격히 제한한 사람들의 경우 허혈성 심질환의 진행정도와 명백한 부정적인 증상들을 감소시킨다고 한다. 다양하고 많은 연구가 행해져야 하겠지만 위험인자 수정과 함께 유산소 운동을 하게 되면 전통적인 치료법보다도 생존율의 향상을 가져오게 된다.

요 약

4장에서는 유산소 운동을 단기간이든 장기간이든 지속하게 되면 우리 신체가 어떻게 반응하고 적응하는지에 대해 살펴보았다. 단기간 운동을 하게 되면 심박동수는 운동의 강도에 비례해서 증가하고 심박출량이 증가하고 관상동맥이 확장되며, 혈압이 상승하게 되며 따라서 관상동맥의 혈류가 증가하게 된다. 관상동맥 순환이 심주기의 확장기에 일어나므로 심폐질환자나 노인에 있어 적절한 관동맥 혈류를 유지하기위한 심박동수에 덜 무리가 되는 운동을 시행하는 것이 좋다.

운동중의 혈류는 혈관의 확장과 더불어 더 활동적인 조직으로 재 분포되며, 환기의 속도와 깊이가 증가하고 세포대사도 증가된다. 시상하부는 땀샘을 자극해서 땀 분비를 증가하고 열 생산을 증가시킨다. 그리고 이 땀이 증발함으로써 체온을 낮추게 된다.

양팔을 사용하는 등척성 운동은 혈압을 아주 갑작스럽게 증가시킬 수 있으므로 심폐질환자들에게는 조심스럽게 시행되어야 한다. 재활프로그램은 유산소 운동(걷기, 뛰기, 자전거타기)을 하되 보다 큰 다리 근육을 사용해야 한다.

지속적으로 운동을 하게 되면 심근섬유가 비대해지고 강해진다. 이는 심장의 일회 박출량을 증가시키며 심박동수의 회복을 빨라지게 한다. 운동으로 인해 얻어지는 서맥의 효과는 협심증의 역치를 증가시키는데 있다. 우회순환을 증가시키는가 하는 것은 아직 확실하지는 않다.

또한 운동은 골격근의 모세혈관생성을 조장하며 골격근의 미토콘드리아의 수와 크기를 증가시킨다. 그 결과, 운동중의 근육에 보다 적은 젖산이 생성되고 산소의 운반, 이용이 증가해서 심장의 부담을 줄여준다. 또한 수축기, 확장기 혈압과 고온 환경에서의 신체의 적응도 유익한 면으로 보고 되고 있다.

체중을 줄이고 혈중 고밀도 지단백 농도를 증가시키는 데도 유산소 운동은 효과가 있다. 또 스트레스나 감정적으로 힘든 상황의 사람에게도 도움이 된다. 지속적인 운동은 허혈 역치를 높여주며 카테콜아민생산을 억제하고 관동맥 혈류를 증가시킨다. 또한 work capacity를 증가시키고 말초저항을 감소시키며 심전도상의 ST파의 감소를 가져온다. 식이요법과 위험인자 수정, 생활양식의 변화와 함께 운동을 하게 되면 죽상동맥경화증의 예방 뿐 아니라, 병의 진행을 늦출 수도 있다.

참고문헌

1. Brooks, GA, Fahey, TD, and White, TP: Exercise Physiology: Human Bioenergics and Its Applications, ed 2. Mayfield Publishing, Mountain View, Calif, 1996, pp 243–259.
2. Buttrick, PM and Scheuer, J: Exercise and the heart. In: Schlant, RC and Alexander, RW (eds): Hurst's The Heart, ed 8. McGraw-Hill, New York, 1995, pp 359–361.
3. deVries, HA and Housh, TJ: Physiology of Exercise, ed 5. Brown & Benchmark, Madison, Wis, 1994, pp 287–307.
4. Fletcher, GF, et al: Exercise standards: A statement for health professionals from the American Heart Association. Circulation 82(6):2286–2322, 1990.
5. Froelicher, VF, et al: Exercise and the Heart, ed 3. Mosby, St. Louis, 1993, pp 347–383.
6. Kass, JE and Castriotta, RJ: The effect of circuit weight training on cardiovascular function in healthy sedentary males. J Cardpulm Rehabil 14(6):378–383, 1994.
7. McArdle, WE, Katch, FI, and Katch, VL: Exercise Physiology, ed 4. Williams & Wilkins, Baltimore, 1996, pp 217–232.
8. Pollock, ML, Welsch, MA, and Graves, JE: Exercise prescription for cardiac rehabilitation. In: Pollock ML and Schmidt, DH (eds). Heart Disease and Rehabilitation, ed 3. Human Kinetics, Champaign, 1995, pp 243–276.
9. Sharkey, BJ and Graetzer, DG: Specificity of exercise, training and testing. In: ACSM's Resource Manual for Guidelines for Exercise Testing and Prescription, ed 2. Lea & Febiger, Philadelphia, 1993, pp 82–92.
10. Smith, JJ and Kampine, JP: Circulatory Physiology, ed 3. Williams & Wilkins, Baltimore, 1990, pp 236–276.
11. Goldberg, AP: Aerobic and resistive exercise modify risk factors for coronary heart disease. Med Sci Sports Exerc 21(6):669–674, 1989.
12. Brooks, GA, Fahey, TD, and White, TP: op cit, pp 281–299.
13. McArdle, WD, Katch, FI, and Katch, VL: op cit, pp 296–312.
14. Froehlicher, VF, et al: op cit, pp 1–10.
15. McArdle, WD, Katch, FI, and Katch, VL: op cit, pp 343–369.
16. Guyton, AC. Textbook of Medical Physiology, ed 8. Saunders, Philadelphia, 1992, pp 194–220.
17. West, JR (ed). Best and Taylor's Physiological Basis of Medical Practice, ed 12. Williams & Wilkins, Baltimore, 1991, pp 276–330.
18. Miller, HS and Fletcher, GF: Community-based cardiac rehabilitation outpatient programs. In: Pollock, ML and Schmidt, DH (eds): Heart Disease and Rehabilitation, ed 3. Human Kinetics, Champaign, 1995, pp 229–242.
19. Wasserman, K, et al: Principles of Exercise Testing and Interpretation, ed 2. Lea & Febiger, Philadelphia, 1994, pp 1–49.
20. Brooks, GA, Fahey, TD, and White, TP: op cit, pp 260–280.
21. McAllister, RM: Endothelial-mediated control of coronary and skeletal muscle blood flow during exercise: introduction. Med Sci Sports Exerc 27(8):1122–1124, 1995.
22. Shen, W, et al: Nitric oxide production and NO synthase gene expression contribute to vascular regula-

tion during exercise. Med Sci Sports Exerc 27(8):1125–1133, 1995.
23. McAllister, RM, Hirai, T, and Musch, TI: Contribution of endothelium-derived nitric oxide (EDNO) to the skeletal muscle blood flow response to exercise. Med Sci Sports Exerc 27(8):1145–1151, 1995.
24. Segal, SS and Kurjiaka, DT: Coordination of blood flow control in the resistance vasculature of skeletal muscle. Med Sci Sports Exerc 27(8):1158–1164, 1995.
25. deVries, HA and Housh, TJ: op cit, pp 124–135.
26. Wyka, KA: Cardiopulmonary rehabilitation. In: Scanlan, CL, et al (eds): Egan's Fundamentals of Respiratory Care, ed 5. Mosby, St. Louis, 1990, pp 899–907.
27. McArdle, WD, Katch, FI, and Katch, VL: op cit, pp 267–283.
28. Rueckert, PA, et al: Hemodynamic patterns and duration of post-dynamic exercise hypotension in hypertensive humans. Med Sci Sports Exerc 28(1):24–32, 1996.
29. American College of Sports Medicine: ACSM's Guidelines for Exercise Testing and Prescription, ed. 5. Williams & Wilkins, Baltimore, 1995, pp 206–219.
30. Folinsbee, LJ: Heat and air pollution. In: Pollock, ML and Schmidt, DH (eds): Heart Disease and Rehabilitation, ed 3. Human Kinetics, Champaign, 1995, pp 327–342.
31. McArdle, WD, Katch, FI, and Katch, VL: op cit, pp 35–79.
32. Rosenson, RS: Reversing coronary artery disease. The Physician and Sportsmedicine 22(11):59–64, 1994.
33. Balady, GJ, et al: Cardiac rehabilitation programs: A statement for healthcare professionals from the American Heart Association. Circulation 90(3):1602–1610, 1994.
34. Hambrecht, R, et al: Various intensities of leisure time physical activity in patients with coronary artery disease: Effects of cardiorespiratory fitness and progression of coronary atherosclerotic lesions. J Am Coll Cardiol 22:468–477, 1993.
35. Ornish, D, et al: Can lifestyle changes reverse coronary heart disease? Lancet 336(8708):129–133, 1990.
36. Paffenberger, RS and Blair, SN: Exercise in the primary prevention of coronary artery disease. In: Pollock, ML and Schmidt, DH (eds): Heart Disease and Rehabilitation, ed 3. Human Kinetics, Champaign, 1995, pp 169–176.
37. Sherman, C: Reversing heart disease: Are lifestyle changes enough? The Physician and Sportsmedicine 22(1):91–95, 1994.
38. Schuler, G, et al: Regular physical exercise and low-fat diet: Effects on progression of coronary artery disease. Circulation 86:1–11, 1992.
39. Smith, ML and Mitchell, JH: Cardiorespiratory adaptations to exercise. In: ACSM's Resource Manual for Guidelines for Exercise Testing and Prescription, ed 2. Lea & Febiger, Philadelphia, 1993, pp 75–81.
40. Babcock, MA, Paterson, DH, and Cunningham, DA: Effects of aerobic endurance training gas exchange kinetics of older men. Med Sci Sports Exerc 26(4):447–452, 1994.
41. Balady, GJ and Weiner, DA: Physiology of exercise in normal individuals and patients with coronary heart disease. In: Wenger, NK and Hellerstein, HK (eds): Rehabilitation of the Coronary Patient, ed 3. Churchill Livingstone, New York, 1992, pp 103–122.
42. Kavanagh, T: Cardiac rehabilitation. In: Goldberg, L and Elliot, DL (eds): Exercise for Prevention and Treatment of Illness. FA Davis, Philadelphia, 1994, pp 48–74.
43. Seals, DR, et al. Exercise and aging: Autonomic control of circulation. Med Sci Sports Exerc 26(5):568–576, 1994.
44. American College of Sports Medicine: Position stand: exercise for patients with coronary artery disease. Med Sci Sports Exerc 26(3):i–iii, 1994.
45. Squires, RW: Mechanisms by which exercise training may improve the clinical status of cardiac patients. In: Pollock, ML and Schmidt, DH (eds): Heart Disease and Rehabilitation, ed 3. Human Kinetics, Champaign, 1995, pp 147–160.
46. Caspersen, CJ and Heath, GW: The risk factor concept of coronary heart disease. In: ACSM's Resource Manual for Exercise Training and Prescription, ed 2. Lea & Febiger, Philadelphia, 1993, pp 151–167.
47. Foster, C, Schrager, M, and Cohen, J: The value of cardiac rehabilitation: Secondary prevention. In: Pollock, ML and Schmidt, DH (eds): Heart Disease and Rehabilitation, ed 3. Human Kinetics, Champaign, 1995, pp 177–183.
48. Froelicher, et al: op cit, pp 347–383.
49. Hamm, LF and Leon, AS: Exercise training for the coronary patient. In: Wenger, NK and Hellerstein, HK (eds): Rehabilitation of the Coronary Patient, ed 3. Churchill Livingstone, New York, 1992, pp 367–402.
50. Laughlin, HM: Effects of exercise training on coronary circulation: introduction. Med Sci Sports Exerc 26(10):1226–1229, 1994.
51. McKirnan, MD and Bloor, CM: Clinical significance of coronary vascular adaptations to exercise training. Med Sci Sports Exerc 26(10):1262–1268, 1994.
52. Overholser, KA, Laughlin, HM, and Bhatte, MJ: Exercise training-induced increase in coronary transport capacity. Med Sci Sports Exerc 26(10):1239–1244, 1994.
53. Parker, JL, et al: Effects of exercise training on regulation of tone in coronary arteries and arterioles. Med Sci Sports Exerc 26(10):1252–1261, 1994.
54. Squires, RW, et al: Cardiovascular rehabilitation: status, 1990. May Clin Proc 65:731–765, 1990.
55. Tomanek, RJ: Exercise-induced coronary angiogenesis: A review. Med Sci Sports Exerc 26(10):

1245–1251, 1994.
56. Badenhop, D, et al: Improvement in peak ventilatory parameters and 12:00 walk time after 36 pulmonary therapy sessions (pts). J Cardpulm Rehabil 14(5):323, 1994.
57. Badenhop, D, et al: Changes in conditioning and sub-maximal ventilatory parameters subsequent to participation in an outpatient pulmonary rehabilitation program. J Cardpulm Rehabil 14(5):324, 1994.
58. Joughin, HM, Digenio, AG, Daly, L, and Kgare, E: Physiological benefits of a prolonged moderate intensity endurance training programme in patients with coronary artery disease. J Cardpulm Rehabil 14(5):327, 1994.
59. McArdle, WD, Katch, FI, and Katch, VL: op cit, pp 390–413.
60. Perk, J, Boden, C, and Perk, L: Physical training of patients with chronic obstructive lung disease: On land or in water? J Cardpulm Rehabil 14(5):324, 1994.
61. Swerts, PMJ, et al: Exercise training as a mediator of increased exercise performance in patients with chronic obstructive pulmonary disease. J Cardpulm Rehabil 12(3):188–193, 1992.
62. Westerman, JH, et al: Improved exercise capacity following pulmonary rehabilitation in patients with severe obstructive lung disease. J Cardpulm Rehabil 14(5):325, 1994.
63. Babcock, MA, Paterson, DH, and Cunningham, DA: op cit, pp 447–452.
64. Essig, DA: Contractile activity-induced mitochondrial biogenesis in skeletal muscle. In: Holloszy, JO (ed): Exercise and Sport Sciences Reviews, Vol 24. Williams & Wilkins, Baltimore, 1996, pp 289–319.
65. Bittner, V and Oberman, A: Efficacy studies in coronary rehabilitation. Cardiol Clin 11:333–347, 1993.
66. Kelemen, MH, et al: Exercise training combined with antihypertensive drug therapy. Effects on lipids, blood pressure, and left ventricular mass. JAMA 263:2766–2771, 1990.
67. Martin, JE, Dubbert, PM, and Cushman, WC: Controlled trial of aerobic exercise in hypertension. Circulation 81:1560–1567, 1990.
68. Physical exericse in the management of hypertension: A consensus statement by the World Hypertension League. J Hypertens 9:283–287, 1993.
69. American College of Sports Medicine: Position stand: physical activity, physical fitness, and hypertension. Med Sci Sports Exerc 25(10):i–x, 1993.
70. Gordon, NF and Scott, CB. Exercise guidelines for patients with high blood pressure: An update. J Cardpulm Rehabil 14(2):93–96, 1994.
71. Hanson, P, and Rueckert, P: Hypertension. In: Pollock, ML and Schmidt, DH (eds): Heart Disease and Rehabilitation, ed 3. Human Kinetics, Champaign, 1995, pp 343–356.
72. Eaton, CB, et al: Physical activity, physical fitness, and coronary heart disease risk factors. Med Sci Sports Exerc 27(3):340–346, 1995.
73. Carroll, JF, et al: Effect of training on blood volume and plasma hormone concentrations in the elderly. Med Sci Sports Exerc 27(6):79–84, 1995.
74. Morris, JN: Exercise in the prevention of coronary heart disease: today's best buy in public health. Med Sci Sports Exerc 26(7):807–814, 1994.
75. Szymanski, LA and Pate, RR: Fibrinolytic responses to moderate intensity exercise: Comparison of physically active and inactive men. Arterioscler Thromb Vasc Biol 14:1746–1750, 1994.
76. Szymanski, LA and Pate, RR: Effects of exercise intensity, duration, and time of day on fibrinolytic activity in physically active men. Med Sci Sports Exerc 26(9):1102–1108, 1994.
77. Szymanski, LA and Pate, RR: Fibrinolytic responses to moderate intensity exercise: a comparison of physically active and inactive men. J Cardpulm Rehabil 14(5):333, 1994.
78. Ballor, DL, Harvey-Berino, J, and Ades, PA: A healthy lifestyle is the treatment of choice for obesity in coronary patients. J Cardpulm Rehabil 15(1):14–18, 1995.
79. Brooks, GA, Fahey, TD, and White, TP: op cit, pp 512–535.
80. Kannel, WB: Epidemiologic insights into atherosclerotic cardiovascular disease—from the Framingham study. In: Pollock, ML and Schmidt, DH (eds): Heart Disease and Rehabilitation, ed 3. Human Kinetics, Champaign, 1995, pp 3–16.
81. McArdle, WD, Katch, FI, and Katch, VL: op cit, pp 602–633.
82. Wood, PD: Physical activity, diet, and health: independent and interactive effects. Med Sci Sports Exerc 26(7):838–843, 1994.
83. Gordon, PM, et al: The acute effects of exercise intensity on HDL-C metabolism. Med Sci Sports Exerc 26(6):671–677, 1994.
84. Haskell, WL, et al: Effects of intensive multiple risk factor reduction on coronary atherosclerosis and clinical events in men and women with coronary artery disease: The Stanford Coronary Risk Intervention Project (SCRIP). Circulation 89:975–990, 1994.
85. Lawson, GJ and Hilgenberg, HA: Blood lipid profile changes with and without participation in outpatient cardiac rehab. J Cardpulm Rehabil 13(5):340, 1993.
86. Niebauer, J, et al: Five years of physical exercise and low fat diet: Effects on progression of coronary artery disease. J Cardpulm Rehabil 15(1):47–64, 1995.
87. Rauramaa, R, et al: Inverse relation of physical activity and apolipoprotein A1 to blood pressure in elderly women. Med Sci Sports Exerc 27(2):164–169, 1995.
88. Rifkind, BM and Rossouw, JE: Lowering cholesterol: The secondary prevention of coronary heart disease. J Cardpulm Rehabil 12(2):87–91, 1992.

89. Whaley, MH, et al: Change in total cholesterol after endurance training: a function of pretraining concentration. J Cardpulm Rehabil 12(1):42–50, 1992.
90. Wood, PD, et al: The effects on plasma lipoproteins of a prudent weight reducing diet, with or without exercise, in overweight men and women. N Engl J Med 325:461–466, 1991.
91. Andersen, LB and Haraldsdottir, J: Coronary heart disease risk factors, physical activity, and fitness in young Danes. Med Sci Sports Exerc 27(2):158–163, 1995.
92. DiPietro, L: The epidemiology of physical activity and physical function in older people. Med Sci Sports Exerc 28(5):596–600, 1996.
93. Gordon, NF, Kohl, HW, and Blair, SN: Life style exercise: A new strategy to promote physical activity for adults. J Cardpulm Rehabil 13(3):161–163, 1993.
94. Jackson, AS, et al: Changes in aerobic power of men, ages 25–70 yr. Med Sci Sports Exerc 27(1):113–120, 1995.
95. Kokkinos, PF, et al: Cardiorespiratory fitness and coronary heart disease risk factor association in women. J Am Coll Cardiol 26:358–364, 1995.
96. Benight, CC and Taylor, CB: Exercise, emotions, and type A behavior. In: Goldberg, L and Elliot, DL (eds): Exercise for Prevention and Treatment of Illness. FA Davis, Philadelphia, 1994, pp 319–331.
97. Kop, WJ and Krantz, DS: Hostility and anger in coronary artery disease: Identification and management. J Cardpulm Rehabil 14(3):153–156, 1994.
98. Lavie, CJ, Milani, RV, and Boykin, C: Effects of cardiac rehabilitation and exercise training on functional capacity, coronary risk factors and quality of life. J Cardpulm Rehabil 14(5):325, 1994.
99. Milani, RV, Littman, AB, and Lavie, CJ: Depressive symptoms predict functional improvement following cardiac rehabilitation and exercise program. J Cardpulm Rehabil 13(6):406–411, 1993.
100. Miller, NH, et al: Position paper of the American Association of cardiovascular and pulmonary rehabilitation: The efficacy of risk factor intervention and psychosocial aspects of cardiac rehabilitation. J Cardpulm Rehabil 10(6):198–209, 1990.
101. Siegler, IC: Hostility and risk: demographic and lifestyle variables. In: Siegman, AW and Smith, TW (eds): Anger, Hostility, and the Heart. Lawrence Erlbaum Associates, Hillsdale, NJ, 1994, pp 199–214.
102. Siegman, AW: From type A to hostility to anger: Reflections on the history of coronary-prone behavior. In: Siegman, AW and Smith, TW (eds): Anger, Hostility, and the Heart. Lawrence Erlbaum Associates, Hillsdale, NJ, 1994, pp 1–12.
103. Sime, WE, McGahan, M, and Eliot, RS: Stress management and coronary heart disease: risk assessment and intervention. In: ACSM's Resource Manual for Guidelines for Exercise, Testing and Prescription, ed 2. Lea & Febiger, Philadelphia, 1993, pp 489–506.
104. Frasure-Smith, N: The Montreal Heart Attack Readjustment Trial. J Cardpulm Rehabil 15(2):103–106, 1995.
105. Nicoloff, G and Schwenk, TL: Using exercise to ward off depression. The Physician and Sportsmedicine 23(9):44–58, 1995.
106. Galleske, SA, et al: Learning stress management in cardiac rehabilitation. J Cardpulm Rehabil 15(5):378, 1995.
107. Nelson, DV, et al: Six-month follow-up of stress management training versus cardiac education during hospitalization for acute myocardial infarction. J Cardpulm Rehabil 14(6):384–390, 1994.
108. Saini, NK, Cooper, P, Eichenauer, K, and Daggy, D: Correlation between low high-density lipoprotein (HDL-C) levels and stress in patients with known coronary heart disease. J Cardpulm Rehabil 13(5):339, 1993.
109. Franklin, BA: Exercise and angina: Relieving the pain. The Physician and Sportsmedicine 23(7):79–80, 1995.
110. LaFontaine, T and Roitman, J: Life style changes can prevent or reverse the progression of atherosclerosis: support for comprehensive cardiovascular rehabilitation. J Cardpulm Rehabil 12(3):159–162, 1992.
111. Lakka, TA, et al: Relation of leisure-time physical activity and cardiorespiratory fitness to the risk of acute myocardial infarction in men. N Engl J Med 330(22):1549–1554, 1994.

제 5 장

관상동맥질환의 병리학

미국 심장 협회에서 1994년 발표에 따르면 미국에서 사망자가 4,889,970명으로 4.6명당 1명이 관상동맥질환(coronary artery disease, CAD)으로 사망하였다. 그리고 대략 13,500,000명의 사람들이 심혈관질환의 병력을 가지고 있다고 발표하였다. 해마다 150만명의 미국인들은 심부전을 가지고 있고 이들 중 500,000명은 사망하게 될 것으로 평가되었으며 사망자의 1/5는 65세 이하가 될 것이다. 비록 관상동맥질환의 결과로 인한 사망률이 1983년에서 1993년까지 29.7%만큼 감소하였지만, 관상동맥질환은 성인들의 돌연사의 가장 많은 원인이다.[1,2] 미국 심장 협회에 의하면 1997년에 심장혈관질환에 할당된 비용은 대략 보호, 직업상 서비스, 약물 치료법들과 생산성 손실을 포함해서 약 2,591억 달러가 소모되는 것으로 평가되었다.[1]

관상동맥질환은 국소적인 지질의 축적에 의해 혈관 벽의 내막의 층을 두껍게 하는 특성을 나타내는 죽상경화심장병의 과정이다. 이 질환은 발병과 병의 진행과정이 우리도 모르는 사이에 나타난다. 축적물(plaque)이 축적됨에 따라 동맥혈관의 협소와 혈류(량)는 감소된다. 20세 초기에 동맥 경화증은 대동맥인 가장 일반적인 부위들, 관상동맥, 뇌혈관, 대퇴동맥, 중간정도의 혈관부터 큰 혈관에 이르기까지 대부분 대동맥에 위치하고 있는 신체의 동맥계(artery system)에 영향을 줄 수 있다.[3-6] 관상동맥질환은 가장 커다란 직경을 가진 혈관에 근접한 것으로 분류하고 있다. 심장의 왼쪽의 전-하행부(anterior descending)에 근접한 부분은 그 위치가 관상동맥부에서 가장 크게 분지하고 있기 때문에 일반적으로 가장 심하게 영향을 받게 된다.[7] 관상동맥질환의 심각성은 개인적 병력(개인차가 많다)에 많이 좌우된다.[8]

그러나 몇몇 80세의 사람들에게서는 관상동맥질환을 가지고 있지 않거나 있다하더라도 미약한 정도의 증상을 가지고 있는 것으로 발견되는 예를 보더라도 관상동맥질환이 모두사람들이 항상 겪는 질병은 아니다. 동맥경화증의 주된 원인은 아직 알려지지 않았다. 동맥경화증은 수개월에서 몇 년 정도 지나야 증상이 나타나는 특성 때문에 원인과 그것에 대한 영향을 파악하는 것은 어렵다. 과거와 현재의 연구에 따르면 통용하고 있는 연구는 관상동맥질환위험인자를 가진 그룹에 있어서 관산동맥의 축적물(plaque)이 더욱 가중 되는 것으로 나타났다. 13장에서 소개한 바와 같이 이러한 위험인자는 독특한 특징이 있다. 체계적인 관찰과 임상연구를 통해서 관상동맥질환(coronary artery disease, CAD)과 그 합병증 사이에는 특별한 연관성이 있다는 것을 밝혀냈다.[3,7] 고혈압, 과다 지방혈증과 흡연이 중요한 위험인자로 작용한다. 뿐만 아니라 최근에는 비만과 당뇨병, 그리고 라이프스타일도 이차적인 중요한 위험인자로 파악하고 있다.[7] 중요한 위험인자들은 흡연, 고혈압, 과다 지방혈증, 비만과 당뇨병과 같은 조절 가능한 문제들과 나이, 성별, 과거병력, 관상동맥질환의 과거가족력과 같은 조절 불가능한 문제들로 분류된다.[5]

관상동맥질환은 협심증, 심근경색, 급성 심장사(cardiac death), 심부전의 4가지 임상적 증상 중 한개 혹은 여러 개가 나타날 수 있다. 이러한 발현은 진행성 허혈로부터 왼쪽 심실의 기능부전으로 인한 심근 괴사에 이르기까지의 증상을 나타내는 질병의 다양한 스펙트럼을 보여준다. 개별적 증상과 환자들의 병리적 문제 사이의 상호관계는 너무 부정확하기 때문에 다른 어떤 기준으로 판단하기가 어렵다.[8]

이 장에서는 정상적인 동맥 벽 구조의 기초인 관상동맥질환의 병태생리학과 동맥경화증발생에 따른 변화에 관해 설명하고 있다. 이장의 특징은 동맥경화증 병인의 가설을 간략하게 설명하고 관상동맥질환의 임상증상 증상들에 초점이 맞추어져 있다.

동맥벽 (The arterial wall)

정상적인 동맥 혈관벽은 3개(내막, 중막, 외막층)의 명백한 조직으로 구성된 매끄러운 근육 벽으로 되어 있다. 혈관벽과 각각의 층의 견고함은 혈관이 직경과 관련(내부 직경이 더 클수록 동맥벽은 더 굵다)이 있다. 각 층은 혈관이 소동맥에 연결되어 있는 것처럼 명확하게는 연속되어 있지는 않다(그림 5-1)[9,10]

내막은 혈관 벽의 안쪽에 부착된 단층의 내피세포이다. 내탄력막으로 알려진 탄력섬유로 구성된 중막(두 번째 층)으로부터 분리되어져 있는 내막은 혈액 내에서 내막으로 단백질이 스며들지 않도록 되어 있다. 중막은 혈관벽면의 두께를 결정하고 콜라겐, 탄력섬유, 프로테오글리칸(proteoglycan)이 산재해 있는 편평 근섬유로 구성되어 있다. 또한 중막은 혈관 벽을 팽창하고 수축이 가능하도록 해 주는 기능을 한다. 가장 바깥쪽 층인 외막은 외탄력막이라는 탄력섬유와 비연속적으로 연결된 중막과 분리 되어 있다. 외막은 주로 고혈압으로 인한 혈관의 파열을 방지하는 능력과 혈관 벽의 강도를 유지시켜주는 역할을 하는 섬유조직으로 구성되어 있다.[6,10]

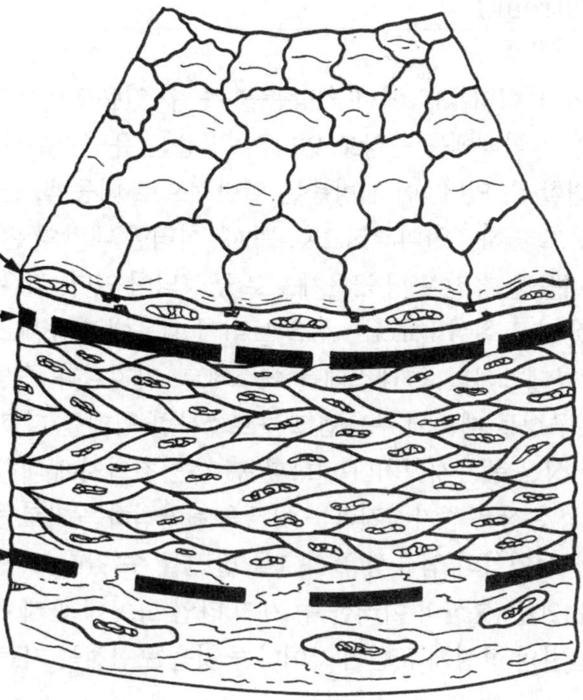

그림 5-1. 근육형 동맥의 구조(From Ross, R and Glomset, JA. N 뚜히 J Med 295:370, 1976, with permissin)

동맥경화증 (Atherosclerotic lesions)

동맥경화증은 희랍어 athero(gruel or paste, 죽 또는 풀)와 sclerosis(hardness, 경도)로부터 유래하였다. 동맥경화증은 주로 혈관 벽의 내막과 중막 층에 영향을 미치는 질병 진행에 여러 가지로 관여하고 있다. 동맥경화증은 내막에 있는 지방물질, 콜레스테롤, 세포부산물, 칼슘, 피브린의 침전물과 동맥 혈관벽의 편평 근육조직의 급격한 증식의 결과로 나타난다.[11] 그 부산물의 결과로 만들어진 것을 플라그(plaque) 혹은 손상(lesion)이라고 한다. 플라그(plaque)는 동맥의 구조와 기능적 능력을 변화시키는 일련의 과정을 일으키게 된다.[10,12-14] 혈관 벽의 내막 층은 동맥경화성 퇴행에 의해 가장 영향을 받는다. 중막은 혈관벽을 약하게 하고 국소적인 팽창이나 동맥류를 형성시킬 수 있으며 죽상의 플라그를 혈관벽에 침착시키는 이차적인 변화를 가져온다.[3] 관상동맥질환(coronary artery disease, CAD)의 이러한 질병 진행은 지방층, 섬유성 플라그, 그리고 복잡한 플라그나 손상이 세 가지의 형태학적으로 분류된다. 임상적인 발현들은 급성 통증기부터 증상 없이 완전한 활동을 할 수 있을 때까지 개별적인 임상적 과정들의 변화들을 예측할 수 없는 손상들을 동반한다.[8]

지방층 (Fatty streak)

동맥경화는 혈관 벽의 내막에서 지방층을 볼 수 있음으로서 진행된다. 손상은 동맥 혈관층에 있지 않고 이때에는 증상도 없다. 지방층은 유년기부터 성인기에 동맥혈관 가지를 통해서 발견할 수 있다. 이 지방층은 일반적으로 대동맥, 관상동맥, 뇌혈관과 하지의 혈관에 분포하고 있다.[3] 현미경적으로 볼 때, 이러한 내막의 손상은 작은 지방 덩어리와 지질의 변화 비율을 가진 편평 근육세포로 구성되어 있다. 작은 지방 덩어리와 지질은 풍선이 터지는 것 같은 현상(ballon-out)을 보이기 때문에 거품세포(foam cell)라고 한다.

지질은 주로 콜레스테롤, 콜레스테롤 에스테르, 인지질과 중성지방들로 구성되어 있다. 지방의 주된 구성물 때문에 부드럽고 누르스름한 형태를 띠고 있다.[15] 이러한 손상의 진행이 섬유성 손상을 증가시키거나 변화할 수 있는 것인지에 대한 논쟁의 여지는 아직도 남아있다.[9] 섬유성 손상을 증가시킨다는 이론을 뒷받침하는 자료는 유년기의 지방층은 해부학적 측면에서 성인기의 섬유성 플라그를 발견할 수 있다고 연구한 Stay12a에 의해서 밝혀졌다. McGill12b은 손상의 이러한 두 가지 타입 사이에 관계 선행산물을 제공하고 지방층이 진행된 질병의 형성에 표면이 늘어나는 것을 포함하는 자료를 제시하고 있다.

섬유성 플라그의 증가 (Raised fibrous plaque)

섬유성 플라그의 증가는 아테로성 동맥경화증(atherosclerosis)의 특이한 병변이다. 이 병변은 누르스름하면서도 회색을 띄는 덩어리인데 이 덩어리는 걸쭉하고 혈관의 내강과 충돌하여 드물게 혈관내강을 막기도 한다.[8] 플라그가 발달함에 따라 근육세포의 내막과 중막에서 증식하고 지방질이 병변의 혈장으로부터 침전된다. 플라그는 콜라겐, 엘라스틴, 결합조직의 기질로 둘러싸이며 섬유질로 덮여있다.[3,10,12] 플라그의 중심은 주로 혈액세포인 알부민, 피브린, 피브리노겐, 세포잔해들을 포함하는 다양한 혈장구조와 함께 지방질의 물질로 남는다. 그 중심의 세포인 부드러운 근육세포의 증식은 섬유성 플라그가 얼마나 광범위하게 퍼지는가와 어떤 병리적 후유증이 나타나는가[16]를 결정하는 중요한 요인이 된다(그림 5-2). 그럼에도 불구하고 대부분의 병리학자들은 플라그는 변경할 수 없다고 믿고 있으며 일부는 아마도 플라그의 적합한 생활방식의 일시적인 변화에 의해 느리게 발전하는 것이라고 생각하고 있다.[3,13,17] 최근 혈관 조영법 연구에서는 플라그 연속의 느린 비율과 사람들이 콜레스테롤 수치를 신경 써서 낮추려고 할 때 아테로성 동맥경화증 병변의 퇴화증거를 보여주고 있다.[18] 순환하는 콜레스테롤의 수치를 낮추는 것이 플라그의 지방저장현상을 감소시킬 수 있다. 이와 함께 플라그의 지방저장감소는 병변의 위축을 가져오고 그 결과 혈관의 점유공간이 감소하여 혈관의 개방성이 증가한다. 그러나 혈관구조 자체의 손상이 반대로 성립된다는 증거는 없다.[7,11,17]

복잡하게 뒤얽힌 플라그 (Complicated Plaques)

뒤얽힌 플라그는 다음과 같은 병리적인 변화 중 하나 또는 그 이상의 변화를 겪게 된다. 그 병적 변화는 석회화, 괴사, 내적출혈, 플라그의 파열, 플라그를 정도를 넘어선 혈전 형성 등이 있다. 플라그들은 혈관의 내벽에서 충돌한다. 그러나 협착증이 혈관내강의 70%를 넘어설 때까지는 흐름이 악화되지 않는다.[8] 흐름의 악화의 정점에서는 개별적인 증상을 드러내거나 영향을 받은 동맥이 여러 기관에 불충분한 혈류를 공급하기도 한다.

내막의 구조적 변화는 아마도 혈관 벽의 중막에 영향을 미치며 진행될 것이다. 더욱이 중간 근육 층의 변질은 동맥의 확장 능력과 세포의 산소요구 충족능력에 영향을 미친다.[11,16] 동맥의 벽이 약화되면 국풍선이 떠지는 듯한 모양이나 지적인 동맥확장, 즉 파열과 출혈의 원인이 되는 동맥류를 유발하게 된다. 다른 합병증이 발생하기도 하는데 가령, 플라그가 내박을 관통하여 찢어지고 혈류와 만나게 될 수도 있다. 뒤얽힌 플라그의 거친 표면은 혈소판 집합체, 피브린 침착, 응괴 형성 등을 일으킨다. 더욱이 응괴는 혈관내강과 충돌하여 동맥을 완전히 막거나 작은 혈관과 허혈이 발생한 부위에서도 색전을 일으키기도 한다. 허혈은 심근에 산소가 공급될 때 신진대사의 요구량에 미치기에 불충분한 경우 발생한다. 이것은 기능적인 협착이나 실질적인 관상동맥의 폐색을 기인하기도 한다. 만약 허혈이 계속되면 경색이나 근접한 근육의 괴사를 일으킬 수도 있다.[8]

동맥혈관의 가지들의 다양한 부분에서 이 세 가지 병변이 모두 같은 시간에 발생할 수도 있다(그림 5-3). 35세 이하의 젊은 층을 제외하면 국한된 아테로성 동맥경화증이 나타나는 것은 드물다. 대부분의 심한 아테로성 동맥경화증은 중증의 복합적인 손상을 동

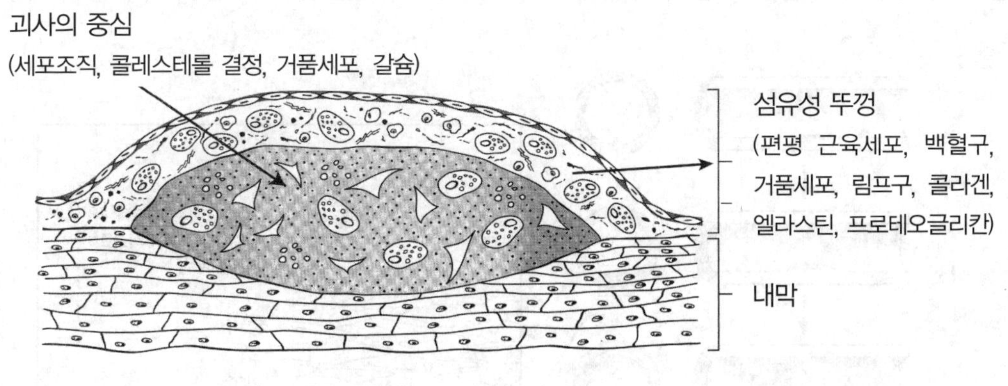

그림 5-2. 잘 발달된 무색 플라그의 중요한 구성: 섬유성 뚜껑은 증식된 편평근육세포, 백혈구, 림프구, 거품세포, 콜라겐, 엘라스틴, 프로테오글리칸 그리고 세포외 물질로 구성된다. 괴저의 중심은 거품성 백혈구, 콜레스테롤 결정이 있는 세포외 지질, 괴저 조직으로 구성되어 있다.(from cotran, RS, et al: Pathologic Basis of Disease, ed 5. WB Saunders, Philadelphia, 1994, p.477, with permissin)

반하는 경우가 흔하다.[7,10] 영향을 받지 않은 부분들은 아마도 병적인 부분들과 함께 산재할 것이고 플라그는 혈관 주위의 일부분과 타협하기도 한다.[10] 부검연구에서 관상동맥에 가까운 중요한 세 개의 지점에 영향을 받을 때 관상동맥에서 대부분의 손상이 발생한다고 널리 알려져 있다.[1,20] 그러나 이 가까운 지점의 병변들은 대부분 좀더 심각하고 널리 퍼져 있다. 그러나 이 병변들은 동맥류에 더욱 쉽게 도달하거나 혹은 우회하기도 한다.[1] 35세 이하의 젊은 사람들에게서는 대부분 단 하나의 혈관 병변만이 발생하는데 대부분 좌측전부의 하행혈관에서 발생한다. 반면, 중년층과 노년층에서는 다양한 혈관 질환의 발병율이 매우 높게 나타난다.[21]

관상동맥질환(coronary artery disease, CAD)의 진행은 직접적이지도 않고 예견할 수도 없다. 새로운 높은 단계의 병변은 종종 한달 전 만해도 비교적 정상이었던 동맥의 어느 한 부분에서 발생한다. 플라그가 갑작스럽게 진행된 경우는 대부분 열상에 의한 원인이거나 플라그의 모양이 바뀔 때 발생하는 틈에 의한 경우이다. 병리학 연구에서는 혈전으로 인해 완전히 폐색된 플라그의 열상은 급성의 국소빈혈증후군으로의 근본적인 구조가 된다는 것을 보여주고 있다.[22]

아테로성 동맥경화증의 병인 (Pathogenesis of athogenesis of athrosclerosis)

비록 아테로성 동맥경화증의 병인이 밝혀지진 않았지만 많은 이론적 가설들이 제시되어오고 있다. 그러나 그 이론적 보편적인 가설들은 상해에 의한 반응, 모노클로널항체, 지질벽 내 삼출물과 같은 이론적 가설들의 세 가지로 제시된다. 이 이론적 가설들의 사실

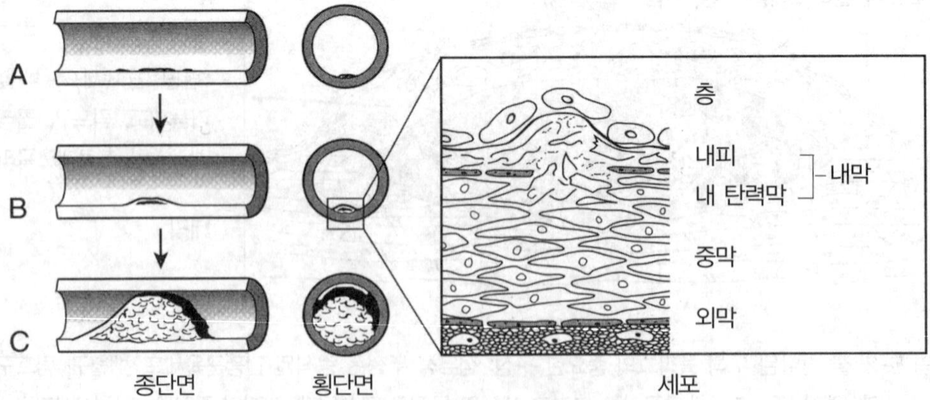

그림 5-3. 동맥경화의 진행의 손상. A, 내막 층의 손상. B, 섬유성 플라그. c, 복합손상.
(From Huang, SH, et al: Coronary Care Nursing, ed 2. WB Saunders, Philadelphia, 1989, p.133, with permission)

들은 바뀔 수도 있고 몇 년간의 고찰과 조사를 통해 다른 이론과 결합될 수도 있다. 이 이론적 가설들은 다음에서 제시된 부분에 의해 간단히 검토될 수 있다. 그리고 독자들은 이 이론들 뿐만 아니라 다른 이론들도 심도 있게 설명해 줄 수 있는 다른 여러 출처를 참고해야 한다.[4,5,8,10,11,13-15,23]

손상에 의한 반응 이론적 가설 (Response to Injury Hypothesis)

손상에 의한 반응 이론적 가설은 아테로성 동맥경화증의 병인에 대한 설명을 대부분 넓게 수용한다.[8] 이 이론에 따르면 혈관 벽의 내피 안쪽에 입은 여러 가지 외상에 따라 플라그 현상이 시작된다고 보고 있다. 이 손상은 역학적이거나 화학적이나 호르몬적으로 또는 면역상의 스트레스요인 중 하나로부터 기인한다. 고혈압을 동반하는 각각의 동맥 혈류의 흐름교류는 흡연, Type 1, 2의 당뇨병, 순환하는 콜레스테롤의 증가, 트리글리세이드가 원인이 되는 매개체로 설정되어 왔다.[1,10,12,15] 흡연은 관상동맥과 대동맥, 하지의 동맥에서의 아테로성 동맥경화증 발전을 악화시키고 가속시킨다.[1] 혈관내의 물질에 침투할 수도 있고 혈소판 집합체를 공급할 수도 있다. 혈소판이 모이면 혈장의 구성요소로 작용하거나 부드러운 근육세포 내막에의 증식을 야기 시키거나 새로운 결합조직을 형성하게 된다. 또한 상해에 의한 반응 이론적 가설에서는 손상을 회복하기 위해 내피세포가 증식하기도 한다는 것도 알 수 있다. 국소적인 상해의 경우 내피 층의 재생은 아마도 자가 제한적일 것이고 한번 내피 층의 기능이 회복되면 관계가 균형을 벗어나게 될 것이다.[10] 그러나 아테로성 동맥경화증의 플라그가 발달하므로 인해 부드러운 근육세포의 계속적인 증식과 결합조직과 내막에서의 부가적인 지방 침착이 발생 할 것이다.[4,10,12] 결국 이 이론은 내피세포의 만성적인 손상은 과도하게 오랜 시간 지속되거나 병적과정 자체의 증식이 계속 이루어져 나타나는 염증반응으로 이르게 된다는 것을 제시하고 있다.[10]

모로클로널항체의 이론적 가설 (Monoclonal Hypothehesis)

모로클로널항체의 이론적 가설은 각각의 병변은 같은 양성의 모노클로널항체 신생물 성장과 선택적 이득을 얻은 부드러운 근육세포 들 중 하나가 증식하여 나타나게 된다고 제시하고 있다. Benditt[15]는 이것을 흡연이나 바이러스와 같은 돌연변이를 일으키는 요인들의 결과로 발생한다고 제안했다. 그러나 현미경학적으로는 섬유성 플라그와 지방선은 세포기질의 종류도 아니고 이 이론의 타당성만큼 큰 문제를 일으키지도 않는다.[10,15]

지질벽 내 삼출물의 이론적 가설 (Lipid-Insudation Hypothesus)

지질벽 내 삼출물의 이론적 가설은 상해에 의한 반응이론과 흡사하게 관련되며 종종 상해에 대한 반응이론의 일부분으로 고찰되기도 한다. 지질벽 내 삼출물의 학설은 동맥벽의 맥관 내 막내 지단백질의 관통에 있는 결과로 프라스마 저밀도의 저단백질(low-density lipoproteins, LDL)을 높여주는데 제안하고 있다. 그리고 심근세포와 대식세포(거품 세포)에 있는 지질 축적을 가져온다. 심근세포를 증식을 늘릴 때 프라스마 저밀도의 지단백질(low-density lipoproteins, LDL)은 그 성장 요인에 답하여 발생한다. 심근세포을 증식하는 것은 지질을 축적하고, 혈전을 형성을 위한 장소가 되고, 더 큰 증식과 작은 판의 침착 사이클을 설정한다.[1,10]

동맥경화와 관상동맥 질병 (Atherosclerosis and coronary artery disease)

동맥경화는 중년층의 사람들에게 나타나는 질병이다. 초기 질병은 초기에 치료해야 하지만 증상은 대개 남자의 경우 40~50세에 나타나고 여성의 경우는 10년이 늦게 나타난다.[8,24] 에스트로겐이라 불리는 여성 호르몬은 고미도의 지방단백질의 레벨을 증가시키는데 기여한다. 그리고 이것은 심장질병으로부터 폐경기 이전의 여성들을 보호한다.[1,25,26] 특히 이 책에서는 관상동맥에서의 동맥경화의 변이에 대한 영향과 관상동맥질환(coronary artery disease, CAD)에서 동맥경화의 의학적 발현에 대해 다룬다.

동맥경화 병변들은 관상동맥의 맥관 내막에서 발생한다. 비록 극히 드물게 복잡하지 않은 플라크들이 동맥들을 협착하지만, 이 병변들은 동맥벽을 두껍거나 혹은 딱딱하게 자라게 하고, 동맥벽의 탄력성을 줄이고 혈관 층과 충돌한다. 플라그와 벽의 구조적인 변이는 관상동맥 혈류와 근육의 산소공급의 감소의 결과를 가져온다. 동맥경화는 내부적 원인에 대한 혈관확장의 정상적인 기능을 방해하던 관상동맥시스템은 혈관의 긴장도에 영향을 준다. 정확한 메커니즘은 알려지지는 않았지만 저밀도 지방단백질이 관계있다고 생각된다.[17]

관상동맥순환이 원활하지 않고, 동맥이 탄력성을 잃었을 때, 산소요구치의 증가를 요구하는 응답에 관한 관상동맥의 혈류흐름은 정상적인 메커니즘(관상동맥의 국소적인 팽창)이 떨어진다. 신체에 만성적으로 변해진 메커니즘은 부수적인 순환으로 발전한다. 정상적인 관상동맥과 협착 된 동맥의 원위에 부수적으로 만들어진 혈관은 심각한 협착을 보인다.[8,22] 진행성 병변은 혈관 층을 협착시킬 때 만약 부수적인 순환이 다른 혈관의 영역에 혈류의 공급을 부적절하게 방해한다면, 심장의 요구는 더 이상 받아들일 수 없을 것이다. 이것은 허혈로 야기된다.

동맥경화 병변이 진행될 때 관상동맥질환(coronary artery disease, CAD)에 대한 개개인은 대부분 초기 자각증세를 느끼지 못하지만, 증상은 진행된다. 비록 개개인들 중 몇몇은 변화를 알아차리더라도 관상동맥질환(coronary artery disease, CAD)의 의학적 발현은 대개 혈관이 70% 정도 협착되었을 때 나타나기 시작한다. 혈관조영술과 사후 부검 평가에서 개개인이 너무 다양하기 때문에 관상동맥질환(coronary artery disease, CAD)의 크기는 의학적 발현에 의해 결코 판단될 수 없다. 최근 연구에서는 협착이 없는 혈류와 비교해 보았을 때 병변을 지나는 혈류의 측정치가 협착의 심각성과 혈전 발병률에 대한 관계의 정확한 예견이 가능하다는 것을 제안하고 있다.[27] 증후군과 진행성 동맥경화증은 개개인에게 매우 무섭지만, 산소공급에 대한 동맥의 기능성 능력저하도 매우 두렵다. 심근의 산소 요구와 공급에 대한 불균형의 결과는 허혈처럼 나타난다.

허혈과 경색 (Ischemia and Infarction)

허혈은 세포가 세포질의 요구에 불충분한 혈류일 때 나타난다. 그것은 아마도 심장이 제 기능을 하지 못할 때, 신진대사의 요구가 증가할 때, 피내의 부적당한 헤모글로빈 함유량, 또는 폐병 등 혈류에 약간의 방해결과이다. 지속과 국소 허혈의 불균형은 복잡한 조직의 병리학적 손상을 결정한다. 일시적인 허혈은 완전히 거꾸로 할 수 있다. 허혈조직은 영구한 손상을 입지 않는다. 허혈이 연장될 때 조직은 일련의 변화를 견디고, 혐기성 신진대사에서 호기성 신진대사의 변화까지 포함한다. 연장된 허혈은 결국 치료할 수 없는 손상이나 경색을 초래할 것이다.[10]

허혈과 경색의 발현은 통증, 높은 혈청효소(효소는 순환에서 손상된 세포에 빌려준다), 징후는 영향을 받은 기관이나 조직의 기능과 관계있다. 만성허혈은 둔통을 발생하며 날카로운 폐색은 종종 마비 또는 감각마비를 동반한 강한 통증을 일으킨다. 한다. 허혈 통증의 메커니즘은 충분히 이해할 수는 없지만 하나 또는 두 가지 이상의 증상을 결과이다. 허혈에 의해 세포의 부종이 있을 때 말초신경을 신장하거나 자극하거나 통증감각의 결과 키닌 또는 다른 화학적 중재인을 빌려두고 분배할 때 신경 끝을 자극한다.[3,4,28]

경색에 의한 허혈로부터의 변이는 필연적이지는 않다. 몇몇 요소들은 경색이 발생하지 않더라도 허혈이 발생할 수 있다. 혈류가 감소되어 있는 허혈성 조직, 특별한 조직의 산소 요구량, 혈액 속에 산소 공급량과 같은 요소들이 초기 허혈 발생률을 결정하는데 포함된다.[25] 점차적으로 발전된 허혈은 부수적인 순환(혈류의 또 다른 통로가 만들어진다)이 만들어 지고, 또 다른 허혈 영역이 제공되기 때문에 더 내성이 생긴다. 조직들은 또한 혈류에서의 산소공급량이 감소함에 따라 산고공급의 감소를 가져온다. 이완된 심근은 65~70% 산소를 배출하기 때문에 이런 방법을 유지할 수 없기 때문에, 심장은 산소요구의 증가와 혈류의 감소라는 응답에 대응하기 위해 약간의 여유를 준다.[28] 조직의 영향에 의해 전반적인 산소의 요구량은 경색의 취약성에 의해 결정된다. 뇌와 같은 몇몇 조직들은 산소공급의 감소에 매우 민감하다. 심장세포는 괴사가 발생되기 전 20분 정도는 허혈을 견딜 수 있지만 심장조직의 저산소증은 1분 내로 눈에 띄게 심전도(electrocardiogram, ECG) 변화를 야기한다. 그러나 골격의 근육들은 산소감소의 상태에서 더 오래 생존하다. 마지막으로 개개인의 피의 질은 허혈과 경색의 진행에 영향을 미친다. 산소공급능력의 감소를 말하는 빈혈과 피에서 산소방출의 감소는 조직의 잠재적인 산소공급능력을 감소시키고 경색을 전반적으로 증가시킨다.[29]

경색 또는 세포의 죽음은 전기적, 기능적으로 멈춰진 상태인 괴사된 세포의 중앙 핵에서 발현된다. 이 핵의 주변 환경은 주변 영역의 허혈의 정도에 의존한다.[11,28,30]

치료는 허혈에 대비하고, 이 부분의 산소 공급에 의한 경색을 예방하는데 그 목적을 두고 있다. 이것은 혈류에서 물리적인 임피던스를 제거하고, 조직에서 요구하는 신진대사를 활발하게 하는데 목적을 둔다. 적당한 산소와 약리학 제품들은 허혈을 감소시키는데 사용된다. 개인이 빈혈이 있다면 적당한 산소의 수송을 위해 충분한 헤모글로빈의 공급이 필요하므로 적혈구를 주입해야 한다.

모든 중재에도 불구하고 세포의 괴사는 여전히 발생한다. 세포가 죽을 때 염증성 반응에 대한 진행과 세포파괴의 진행으로 효소로 변한다. 세포 찌꺼기는 식균작용을 통해 제거되고, 조직은 섬유성 반흔조직의 형태로 최종적으로 변환되면서 치료된다.

심근의 허혈과 경색 (Myocardial Ischemia and Infarction)

허혈은 조직이 산소요구량이 과다할 때 발생한다. 심근의 허혈은 심장에 공급하는 산소의 양에 부적당할 때의 나타나는 결과이다.

심근 산소요구량(Myocardial Oxygen Demend: MVO_2)은 심박률(heart rate), 심근의 수축성, 심실 벽의 긴장에 의해서 결정된다.[4,24,31] 심박률은 심장박동의 빈도를 나타낸다. 심장의 빠른 박동률은 많은 산소를 요구하게 된다. 심장의 실질적인 활동은 심근의 수축성이다. 심장의 활동량은 조직의 산소요구량에 의해 결정된다. 심장의 활동량이 과도하면 심장이 심하게 뛰고 더 많은 산소를 요구하게 된다. 심실 벽의 긴장은 이완기(preload: 심실의 크기와 압력이 증가할 때)와 수축기(afterload: 저항, 혈압, 심실에서 피를 펌프질할 때)에 의해 영향을 받는다. 심장의 활동량이 증가할 때 심실 벽의 긴장 또한 증가하고 심근의 산소요구량(MVO_2)이 증가한다.

심근으로 산소를 공급하는 것은 폐 기능의 상태, 혈액 내 헤모글로빈 함유량, 관상동맥의 상태, 심박동수, 혈압, 관상동맥의 저항성 등을 포함한 많은 요소에 의존한다.[4,23,30]

정상적인 폐 기능은 폐로부터 혈액 속으로 산소를 공급하여 헤모글로빈에 결합시키고 조직으로 공급한다. 만약에 폐 기능에 이상이 생기면 산소 가용량이 줄어든다. 만일 헤모글로빈의 수치가 낮으면(빈혈) 혈액으로 보내는 산소 공급능력이 줄어든다.

관상동맥의 정상적인 상태는 산소를 요구될 때 동맥의 팽창능력에 의해 결정된다. 휴식기에는 심장이 피로부터 65~70%의 산소를 추출하지만, 심장근육 활동의 증가를 요구할 때 관상동맥 내 혈류는 산소공급을 증가시켜야한다. 운동 시 관상동맥은 정상용량의 4~5배의 전달능력을 필요로 한다. 관상동맥경화가 혈관의 개방성과 팽창력을 저하시키는 것 뿐 만아니라 심장으로 혈액과 산소를 재분배시키는 것에도 영향을 미친다.

심근은 심장이완 기간동안 관류하기 때문에 심박동수는 심근의 산소 수요와 공급에 영향을 주는 요소이다. 심장 박동률이 빠를 때 심근의 산소요구량이 커지고 심근의 심장이완기에 짧은 관류 시간이 요구된다. 빈맥이 동반된 심근은 심근에 허혈을 야기시킨다.

저혈압(혈액 압력이 낮은)은 관상동맥 관류를 적절히 억제한다. 고혈압(혈액 압력이 높은)은 심장수축(산소요구량이 많은)에 대항하여 심실 벽의 압력 증가에 영향을 미친다.

관상동맥의 순환장애는 심실 벽 압력에 의존한다. 수축기 동안은 심실 압력이 약해지고 관상동맥 혈관과 심근으로 가는 혈류를 차단한다. 가장 큰 외벽의 압력은 허혈에 특히 취약한 심 내막 하부에서 생긴 심 내막 혈관들에 있다.[23,28]

심근의 산소요구량을 결정하는 6가지 요소들과 공급하는 요소들 사이의 내적관계의 중요성에 대해서는 이미 언급하였고, 산소요구량(심박수의 증가)이 증가된 심장의 초기 반응은 산소 요구량 증가보다 더 많은 산소 공급량을 필요로 한다. 산소요구량이 산소공급량 보다 많으면, 적절한 순환이 어렵게 된다.

산소요구량이 6배~8배로 증가 되었을 때 건강한 심장은 정상수준의 4~5배 이상의 관상동맥 혈류량 증가와 산소적출 증가로 상대적 결핍 반응이 나타난다.[23] 관상동맥질환(coronary artery disease, CAD)이 있는 혈관은 증가된 혈액이 흐를 때 팽창될 수 없으므로 근육에 공급하는 혈관협착으로 허혈이 된다.

측부순환은 심근허혈을 예방하는 역할을 할 수 있다. 몇몇 사람에게서 만성심근허혈은 근육으로 가는 혈액 흐름의 다른 수단으로서 측부 혈관의 성숙을 자극 한다. 측부순환의 발달은 예측할 수 없다. 징후와 질병의 심각도 사이의 관계 또한 예측불가하다.[1,5]

관상동맥질환 : 임상적 징후 (Coronary artery disease: clinical manifestation)

관상동맥질환은 협심증, 심근경색, 갑작스런 심장죽음, 그리고 울혈성 심부전증과 같은 4가지 임상적 증후에 의해 나타난다.[5,6] 특히 아테로성 동맥경화증에서 흔히 볼 수 있듯이 심근은 산소공급 감소에 매우 민감하여 변화하는 정도에 따라, 징후가 허혈에서 경색으로의 진행하는 결과를 보여준다. 흥미롭게도 많은 변수들이 개인부터 그 이외까지 심한 아테로성 동맥경화증의 위험정도와 질병의 비슷한 증상을 가진 종합적 증상학 사이에 존재한다.

협심증 (Angina Pectoris)

협심증(말 그대로 "가슴 조르기")은 심근으로 가는 혈액 충분한 산소공급이 관상동맥 공급의 일시적 불능으로 인해 허혈진행이 야기되는 가역반응이다. 협심증은 4개의 기본적 종류가 있다: 만성 또는 고질적인 심한 협심증, 고질적이지 않은 협심증, 변형 혹은 Prinzmetal's 협심증 그리고 무증후성의 "조용한" 협심증. 이 모든 것은 변형 협심증을 제외한 심근 허혈과 관상동맥질환으로 인해 동맥변화가 2차적으로 발생한 결과이다.[5,28,32] 무증후성의 협심증을 제외하고 모든 것은 갑작스럽게 발병하는 앞쪽 가슴에서 퍼지는 통증으로 본다. 그 통증은 보통 "짜는 듯한 느낌" 또는 압박 감각으로 나타난다. 그것은 또한 목 또는 턱 부분이 타는듯함, 견갑골 또는 호흡단축 또는 다른 연합된 증후들 사이에서의 불편함 그것자체로 명시할 수 있다. 협심증사이의 타입은 기간, 강도, 발생패턴 그리고 촉진요소가 다르다.

3~4백만 수의 미국인들은 침묵 또는 무증후군 협심증이다.[1,33] 그들은 그들이 눈치 못 채는 허혈을 경험한다. 그들 개인은 또한 통증성 협심증 침범을 경험할지도 모른다.

만성 협심증(Stable angina)

안정된 혹은 만성의 협심증은 대개가 스트레스 혹은 운동으로서 무증상성 협심증 노력으로 알려져 있다. 빠르게 안정된 협심증을 경험한 개인은 명확한 통증의 활동을 알아차리고 있다. 대개의 공통된 무증후성 경험은 운동(두드러지게 많은 식사 후), 감정적 스트레스, 담배를 피우는 것 그리고 추운온도가 나타날 때 나타난다.[5,11,18,30] 그 협착증" 공격" 은 흉골 아래 가슴 통증 혹은 압박(퍼지는 것 혹은 퍼지지 않는 압박)으로 나타나진다. 통증의 기간은 5~10분이다. 통증의 휴식은 그 통증을 경감하는데 충분하다: 그렇지 않으면 휴식과 설하의 질산은 협심증을 완벽하게 경감시킨다.[6] 만성협심증 고통은 이유, 특징 그리고 경감방법이 매우 유사하다. 협심증은 오래된 감정적 스트레스와는 다르다.[3,29] 그 이유는 스트레스 요인 자체는 제거하기가 어렵기 때문이다.[18,30]

불안정성 협심증 (Unstable angina)

불안정성 협심증은 또한 노력과 관련이 있다. 그러나 통증은 빈도, 강도 그리고 기간에 사이에 일어난다. 처음 휴식 시 협심증이 일어나면 적어도 60일 동안 존재한다. 그리고 협심증 발병의 가속화가 불안정성 협심증으로 분류되면 또한 패턴이 바뀌게 된다. 그것은 또한 점점 더 강해지거나 혹은 전 경색 협심증으로 알려져 있다.[34] 점점 강해지는 협심증은 점진적인 관상동맥 질환을 나타내며 급작스런 심근 경색 위험이 증가할 것이다.[4,6,10]

개인적인 이런 형태의 협심증은 고착된 관상동맥 질환 그리고 관상동맥 경련과 위험하게 믹스 혼합될 것 같다. 그 증후들은 질산과 휴식에 적게 반응한다. 개인들은 아마 병원 적 휴식과 점진 적에서 심근 경색까지 심근 허혈을 예방하는 정맥내의 질산 치료를 요구할 것이다. 만성적 협심증은 점진 적에서 심근경색이거나 환자가 안정상태이거나 혹은 개인적인 측부순환[20,23]발전 혹은 충분한 의학적 중재를 받는 것 때문에 순간적인 현상이다.[30]

이형협심증 (Prinzmetal/ariant/angina)

공통적으로 휴식 협심증으로 알려진 이형협심증은 관상동맥 경련으로 야기된다.[5,10,29,30] 통증은 종종 개인이 휴식을 취하거나 그리고 매우 이른 아침에 빈번히 일어난다. 협심증은 주기적이고 종종 같은 날 같은 시간에 일어난다. 이형협심증은 노력에 영향을 받지 않지만 휴식과 질산으로서 경감될 수 있다. 통증은 대개 강력하고 만성협심증보다 기간이 길다. 잦은 빈도 이형협심증은 심근경색으로 이끈다.[8,24,31,34] 이형협심증환자는 대개 통증과 심계항진과 기절에 관계된 불평을 가지고 있다. 심장 부정맥은 협심증효과보다 이형협심증 증상동안 빈번하게 발생한다.[24]

비록 이형협심증이 관상동맥질환 없이 개인에게 나타나더라도, 대개 중요한 관상동맥질환 존재를 나타낸다.[8,9] 이형협심증은 또한 남자보다 여자에게서 흔하다.[25] 관상동맥촬영법의 출현과 함께 현재의 관상동맥경련은 시각화 되어졌고 자료화가 가능해졌다. 심장카테터를 하는 동안 관상동맥경련은 에르고노빈의 사용을 야기 시켰다. 에르고알카노이드는 관상동맥체계에 강한 맥관 수축에 효과를 미친다. 이형협심증의 경련은 니페디핀 사용으로 칼슘채널 방해하는 것을 성공적으로 경감시켰다.

무증후의 "침묵의" 협심증(Asymptomatic "silent" angina)

협심증 사이의 70% 정도는 임상적으로 조용하다.[16,33] 그 협심증은 24시간 Holter 모니터 검사를 통해서 대개 처음으로 발견되는데 그 이유는 개별적으로는 그 발병을 알기 어렵기 때문이다. 침묵의 협심증은 통증수용기와 신경전달을 방해하는 당뇨병을 가진 환자들에게서 흔하다.[7,8] 비록 환자는 발병을 알고 있지 못하더라도 세포허혈 등급은 심전도(ECG) 변화를 통하여 조사된다.

침묵의 협심증 진단은 베타 방해요소와 질산과 함께 효과적으로 관리된다.

진단과 치료 (Diagnosis and treatment)

협심증의 빈도와 특징은 다양하게 침범한다. 침범은 관상동맥 기능부전의 정도, 측부 순환, 치료반응, 그리고 물리적이고 감정적인 개인의 특징에 달려있다.[10,20,34] 협심증은 물리적 활동에서 오는 것 보다 감정적 스트레스에 의해 발생한다.

관상동맥질환에서 협착 정도는(구조적 변화) 언제나 병의 기능적 효과와 관련되어 있다. 왜냐하면 산소요구량의과 작업부하 허용량이 개인마다 다양하기 때문이다. 관상동맥질병의 넓이는 협심증 징후들의 단독으로 다른 점에 기초하여 짐작할 수 있다.[8,10,33]

협심증의 진단은 협심증은 대개 물리적 검사 중에 나타나지 않기 때문에 대개 개인적인 병력에 달려있다.[6,30] 만약 개인이 검사 중에 통증이 있다면 심계항진과 고혈압을 발견할 수 있을 것이다. 심장 천진법 동안 S3 혹은 S4 분마조율 또는 역설적으로 S2를 분할하면 심장소리는 두드러질 것이다. 허혈의 2차 징후인 꼭지모양의 승모판 폐쇄부전증이 있을 것이다.[29,30] ECG 결과 통증이 일어나는 동안 이형협심증에서 ST부분 상승과 만성적이지 않은 협심증에서 하강이 나타난다.[5,34] 인내력 테스트 운동과 심장의 핵종은 침묵형 협심증의 감소된 관류지역과 침묵 협심증의 증거로 나타난다. 24시간(24시간 Holter Monitor) 관찰은 매일 정상적인 협심증의 자료를 제공한다. 이것은 부분적으로 침묵형 협심증일거라 추측하는 경우 혹은 협심증의 최초증거를 나타낸다. 심장카테터법은 최종적인 식별과 치료를 제공해준다. 불규칙적인 가슴 통증을 간접적으로 관상동맥을 해부학적으로 시각화하고 왼쪽 심실의 기능으로서 평가한다. 심장카테터법은 또한 심근손상의 증거와 심근 경색 후의 LV기능을 제공해왔다.

협싱증의 치료에는 두 가지 기초적인 목표가 있다. 첫 번째는 바로 증상을 경감시키는 것과 점점 관상동맥질병을 억제하는 것이다. 두 번째는 질병의 진행을 잡아버리거나 반전시키는 것과 악화될 것을 대비한 약물치료, 외과적 수술절차 그리고 적절한 삶의 방식의 변화가 있다. 만성적으로 작용하는 협심증은 베타수용체차단약, 질산, 그리고 칼슘채널차단 약, 특히 nifedipine과 함께 약학적으로 다뤄진다. 베타수용체차단약은 낮아지고 있는 심근의 산소요구에 의한 협심증을 경감한다. 그러나 관상의 경련을 더 악화할지 모르기 때문에 휴식하고 다른 협심증을 피해야한다. 질산과 칼슘채널차단 약은 여러 협심증에 이용되고 있다.[5,30,34] 질산과 베타수용체차단약의 약학적인 시행은 협심증의 치료에 효과적임이 밝혀진 바 있다. 게다가, 지질저하약물(13장 참조)은 콜레스테롤의 순환을 저하함으로써 관상동맥질환의 진행을 늦춰준다. 관상동맥 질환의 비용 효과가 좋은 치료법인 것이라는 명백한 결과를 만들어냈다.[35]

심근경색 (Myocardial Infarction)

관상동맥질환 중 두 번째로 표명된 심근경색(MI)은 미국의 여성과 남성의 최다사인이다.[1] 심근경색에서 심근의 죽음이나 부분적 괴사는 심근의 허혈을 일으킨다. 허혈은 관상동맥 순환량을 감소시키는 두 번째 이유인데 허혈은 종종 관상동맥의 급성 폐색을 일으킨다. 급성폐색은 보통 혈전성 병변의 복잡한 아테로성 경화증이 존재한 결과인 것을 말해준다.[5,17,29,32] 관상동맥혈전과 광상동맥경련은 아테로성 경화증 플라그가 상당한 양의 혈류속도를 낮추고 있는 관상동맥에서 폐색을 일으킨다.[8,23,36] 혈류량의 감소는 출혈과 심층쇼크(hypovolemia), 그리고 관상동맥 방출량과 심근경색과도 관련이 있다.

왜냐하면 협심증과 심근경색은 병리학적 배경이 비슷하고 초기 임상적 증상도 비슷하기 때문이다. 심근경색에 전형적으로 나타나는 증상은 꽉 조이는 듯한' 느낌이 흉부에 나타나는 것이다. 타이트함은 점점 더 격렬해지고 몇 시간에서 며칠 동안 참을 수 없는 고통이 지속된다. 통증은 전형적으로 여러 영역으로 방사되는데, 공통적인 부위로는 턱과 상부 등 부분, 양팔의 내측 하부 면을 꼽을 수 있다. 심근경색의 통증은 대개 휴식의 시작과 질산으로 통증이 경감되지 않을 때는 휴식과 다른 여러 방법으로 협심증 통증을 경감시킬 수 있다.[30] 종종 수많은 증상을 동반하는데 호흡곤란, 메스꺼움, 구토, 발한, 무력감 등이 있다.

심근경색의 약 30%는 무징후이다. 이때는 심근의 산소요구량에 비해 관상동맥혈류량이 감소한 결과로 심근경색이 유발된다. 또 이것은 심근이나 각각 개인이 가지고 있는 심근경색을 인지하지 못했을 때나 심근의 손상으로 간주되는 심근경색의 결과와 비슷하다. 몇몇 개개의 증상과 관계된 치료법을 스스로 경험하여 찾게 된다.[30,37] 심근경색은 허혈로 인해 나타나는 통증은 조용하게 무증상으로 오는 경색보다 통증강도도 크고 지속시간도 길다.[30,37]

평가와 진단(Assessment and diagnosis)

심근경색의 의학적 진단은 개개의 병력, 최근의 증상, 효소의 림프액, 그리고 심전도(ECG)의 변화에 근거를 둔다. 이런 세 개의 진단 척도 중에 두 개가 발견되면 명백한 심근경색의 증거가 된다.[30,37,38] 심근은 손상당하기 쉽기 때문에, 심근경색으로 의심되는 환자일 지라도 정확한 진단이 나오기 전까지 심근경색과 동일하게 대해져야 한다.

병력과 최근 증상(History and current symptoms)

심근경색으로 의심되는 환자는 보통 협심증의 병력을 가지고 있다. 그러나 상당한 수의 환자들이 심혈관계 문제의 첫 번째 징후인 갑작스런 경색을 경험한다.[1,20,29,39] 또 다른 경우는, 심근경색의 약 30%가 전혀 불편함을 느끼지 못할 수도 있다(무증상심근경색).[20,21,37,41] 무증상심근경색은 심전도로 발견된다. 무증상 심근경색의 약 50%는 실제로 무증상인데 환자들이 통증을 느꼈던 적을 전혀 기억할 수 없다고 한다.[21]

나머지 50%는 경색과 비슷한 증상이 있었다고 말한다. 환자가 호소하는 주증상은 흉부내의 심한압력과 통증이다. 그들은 최근의 고민이 발한, 창백, 오한, 끈적끈적한 피부, 메스꺼움이나 두통이라고 말한다. 그리고 극도의 무력감과 저항할 수 없는 느낌, 금방이라도 죽을 것 같은 두려움이 든다고 말하기도 한다.

바이탈싸인은 거의 항상 체온이 올라가고 호흡이 느려진다. 호흡이 느려지는 것은 통증과 걱정을 증가시키고 심장의 기능부전을 나타내기도 한다. 혈압은 올라가는데(부분적으로 통증과 걱정에 대한 반응으로 나타날 수도 있다), 혈압이 정상인 사람이라 할지라도 심근경색이 오기 전에 혈압이 상승하는 것을 느낀다고 한다. 심계항진은, 수축기의 감소나 이완기압의 증가이다. 만약 좌심방기능이 제대로 수행되지 않으면, 환자에게 저혈압이나 심장산출의 감소가 발생한다.

실험에 따르면, 좌심방(LV)의 기능부전이나 잠재된 리듬에 의해 눈에 띄는 빈맥에서 빈맥으로 또 정상에서 비정상으로 심박수가 변한다. 보통 맥박이 규칙적이고 빠르면 동성빈맥이다(8장 참조). 시기상조의 심실수축(PVCs)이 공통적이고, 심실에 염증이 있을 경우도 해당된다. 95%의 심근경색 초기 환자에서 PVC가 나타난다. 복합적인 부정맥도 관찰된다.[39]

부정맥은 또한 심방빈맥을 포함한다. 심방세동이나 심방조동이나 발작성 심방 빈맥증, 심실상부의 빈맥, 전도의 차단, 심실 빈맥, 심실세동도 포함한다.

생명을 위협하는 부정맥은 심실빈맥(VT), 심실세동(VF)이고 심근경색 후 대부분의 사망원인이다. 부분적으로 손상받기 쉬울 때가 심실빈맥과 심실세동이 일어날 때: 처음 10분을 포함한 경색이 일어나는 몇 분간 심장 염증은 경색이 일어난 3시간에서 5시간 후에 또 몇 일간 지속된다.[39]

청진에서는, S4심장소리가 전 세계적으로 이용된다. S3 갤럽이 들릴 경우 심근의 유연성 감소나 심각한 좌심방의 기능부전을 의미한다. 승모판에서 웅알웅알 소리가 들리면 구조의 결함을 의미한다. 허혈이나 유두근의 열상, 심실중격의 결함이 심근경색의 결과로 나타날 수 있다.

심전도상의 변화(Electrocardiographic changes)

전형적인 심전도의 변화는 심근경색 환자의 88%에게서 나타난다.[8,30,32] 심근세포는 허혈로 인한 괴사가 일어나기 전에 20분 동안 견딜 수 있다. 저산소증은 1분 내로 세포내 전기 자극전도를 변화시킨다. 심전도는 심근의 전기적 자극에서의 변화를 심근손상부위에서 감지한다. 허혈은 T 파동을 확장시키고 대칭적으로 바꾼다. 재 분극이 느리기 때문이다. 손상이 있을시, ST분절의 증가로 세포 탈분극은 정상이지만 재 분극은 훨씬 빠르다. 경색된 세포의 혈류의 부재는 심장직경에서 흐름이 드러난다. 심장 직경방향의 반대

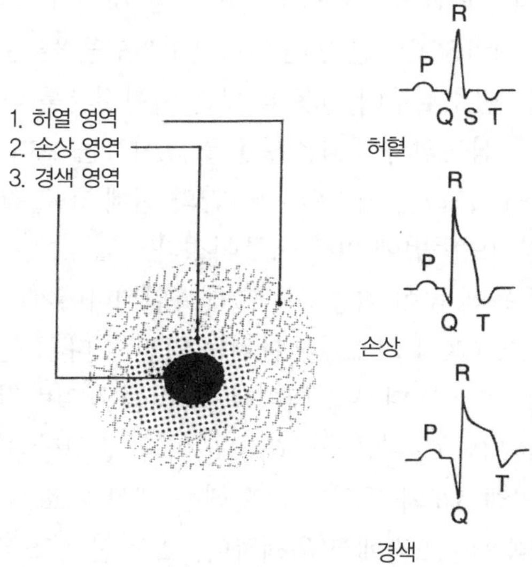

그림 5-4. 경색이나 손상, 허혈로 인한 심전도의 변화는 경색부위와 일치한다.
(1)허혈은 T파동의 역위를 초래. (2)손상은 ST분절의 상승을 야기. (3)경색은 영구적인 Q파동 야기.
(From Underhill, SL, Philadelphia, 1983, p. 206, with permission.)

방향 경색된 부분은 영구적인 Q파동을 야기한다(그림 5-4). 병적인 Q파동의 출현은 최근 경색이 있었다는 것을 심전도에서 파악할 수 있게 한다.[42] 그러나 Q파동은 항상 심근경색을 동반하지는 않는다. Q파동이 없는 경색은 작은 경향이 있고 보통 총 관상동맥의 폐색과 연관되어있지 않다. 흥미로운 것은, Q파동은 사망률과 관계가 작지만, 경색 후 기간에 사망률이 높고, 재 경색 후에 사망률이 높다.[43] 만일 경색이 작으면, 비정상적인 Q파동은 나타나지 않는다. 30%에 근접한 비정상적인 Q파동은 사라지거나 경색발생 후 18개월 내로 경계선으로 되돌아간다.[29]

심근경색에서 경색부위는 손상구역으로 둘러싸여 있는데, 이것은 허혈구역으로 바뀌어 둘러싸이게 된다. 허혈이나 손상된 부위가 치유된(경색 후 보통 1~2주 내로)자리는 심전도를 정상으로 바꾸는데 연관이 있다. 경색부위는 영구적이고 Q파동 역시 영구적이다.[42]

효소장액과 동질효소 (Serum enzymes and isoenzymes)

효소는 모든 세포내에서 발견되는 단백질 덩어리이다. 주요 심장 효소는 크레아틴키나아제(CK), 락테이트 디하이드로제나아제(LDH), 글루타믹 옥살로아세틱 트랜스아미나제(SGOT)이다. 이 특유의 효소는 모든 세포에서 발견되지만 이들 동질효소는 각각 특수한 형태로 바뀌어 오직 심장세포에서만 관찰된다. 세포의 허혈과 죽음은 효소와 동질효소가 심근경색 후 몇 시간에서 며칠에 걸쳐 특수한 형태의 장액으로 바뀌게 된다. 각각의 효소는 증가와 감소의 개별적인 패턴을 가진다. 일련의 혈액샘플은 급성 심근경색의 진단상의 패턴을 보여준다(그림 5-5).[6,8,30,39]

효소 상승의 패턴은 또한 심근 경색일 때 나타나는 예후의 지표가 될 것이다. 실험실의 연구는 이러한 특이한 효소들(LDH, CK, and SGOT)은 민감하지만 15%만큼 높은 허위양성 (어느 개체를 진단으로부터 또는 다른 범주로부터 잘못 배제한 시험결과를 나타내는 표시)비율을 가졌을 것이라는 것이다.[8,39] 심근괴사의 효소활동을 표시하는 보다 정밀한 동일화는 동위효소 또는 효소 분획이라고 불리는 기본단위 미만의 전체 효소 활동의 분리로부터 만들어질 것이다. 이 분리는 전기영동법에 의해 이루어졌다.

골격근, 뇌, 심근과 이러한 조직의 외상 등에 높이 집중하는 크레아틴키나아제(CK)는 전체 CK의 상승을 야기할 것이다. 동위효소, CK의 최소기본단위는 약간의 다른 분자이지만 동일한 대사반응에 영향을 미치는 CK 효소의 다른 형태이다. 그것들은 일반적으로 CK 동위효소의 3가지 형태로 인식된다: CK-MM, CK-BB, and CK-MB이다. 손상당한 조직의 특이한 동일화로 인한 전기영동법에 의해 3개의 동위효소 형태는 색깔 띠로 구별된다. CK-MM은 골격근에서 우세하고 CK-BB는 뇌 조직에서 우세하다. 오직 심근 조직만이 인체 조직 중에 많은 양의 CK-MB를 포함한다. 심근 괴사를 위해 CK-MB는 몹시 높게 상승한다. 단계는 2~4시간 경색 후에 5%보다 큰 증가와 함께 올라가기 시작한다. CK-MB 단계는 경색의 크기, 율동적이지 않은 합병증, 예후와 연속적으로 상호관계를 맺고 있다. CK-MB는 심장 수술 또는 심폐소생술과 퇴행위축 된 근육 개체로 인해 상승되어 질 수

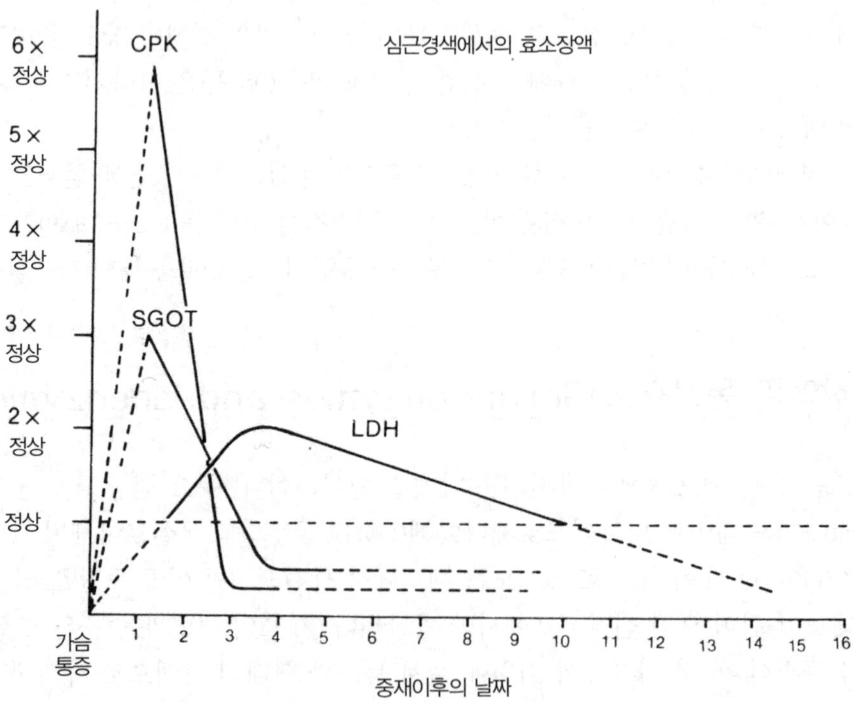

그림 5-5 심근 경색의 혈청 효소

(From Vinsant, MO and Spence, MI,6 p. 185, with permission.)

있다.[6,37,44]

LDH는 전기영동법에 의해 동위효소로부터 추출되어 5개로 분리되어 질 수 있다. 심장 조직은 LDH_1과 LDH_2가 풍부하다. 보통 LDH_2는 LDH_1의 활동을 능가한다. 심근 경색은 LDH 패턴 상태로 된것과 관련하여 LDH_1활성화가 LDH_2활성화보다 능가될 때 일어난다. LDH_1의 활성화 상승은 24시간 이내에 볼 수 있고 7~10사이에 정상으로 되돌아간다. LDH_1의 활성화는 용혈성 빈혈, 혈액 표본의 용혈 현상, 신장 경색, 갑상선 기능항진증과, 위암과 함께 볼 수 있다.

LDH 패턴이 되면 적어도 5% 상승은 결합된다. CK-MB는 심근 괴사의 객관적인 증거를 제공한다.[6,39]

경색위치와 근육의 침범 (Infarction sites and muscular incolvement)

심근 경색은 해부학적 위치와 심근을 포함한 층과 관련 있다. 그 위치는 표면 또는 심실표면의 결합과 관계있다: 외측, 아래 측, 앞 뒤쪽, 중격 혹은 전중격, 후 하방, 등등. 경색의 위치는 폐색된 관상동맥과 동맥줄기 안에 폐색된 위치에 의해 의존한다. 큰 관상동맥 가지에서 일어난 폐색은 작은 동맥에서 일어난 것보다 광대한 피해가 나타난다. 표 5-1은 왼쪽과 오른쪽 심장 동맥에 의해 제공되어지는 심장의 영역을 요약하였다. 이것은 심근의 혈류 흐름이 줄기 전에 70~80%의 혈관은 폐색되어진다는 사실이 중요하다.[5,8] 그러므로 상당한 병은 보통 증상이 발현되기 시작할 때 나타난다.[6,8,30,39] 심근 혈류 제공과 MI 위치에 대한 추가적인 정보는 이 장 마지막 문헌에 기초되어진다.

심근 경색은 심근을 포함한 층과 관련 있다. 최대한 두꺼워진 심근의 벽을 통해 뻗어나가는 괴사인 전층의 경색은 40% 빈도와 심외막 동맥의 폐색 연합으로 일어난다. 전층의 경색은 보통 경색으로 진단한다.[6,18] 비 전층의 경색은 경색의 60%에 대해 일어난다.

표. 5-1 좌우 관상동맥의 분포 비교

우관상동맥 공급	우관상동맥 공급
1. SA 결절(55%)	1. SA 결절(45%)
2. AV 결절	2. 좌측 전상방분지
3. Bundle of His(a portion)	3. 우측가지
4. 중격의 뒤쪽 1/3	4. 중격의 앞쪽 2/3
5. 좌측 후 하방 가지	5. 좌측 후 하방 가지
6. 좌심실의 하후방 표면	6. 좌심실의 전측방 표면

출처: From Vinsant, MO and Spence, MI,6 p. 25, with permission.

그것들은 심외막 아래쪽 층(subepicardial), 심근의 중간(intracardial), 심장 내의 아래 근육(subendocardial) 에 한정되어 나타날 것이다. 왜냐하면 빈약한 혈류 제공, 큰 심실의 내벽 압력, 높은 혈관내의 제한, 심장내하 층은 허혈에 의한 취약성이 있기 때문이다.[6,23,28,39]

심근의 위치, 크기, 정도는 ECG가 12-lead ECG로 다양하게 이끄는 변화를 드러내는 패턴에 의해 어쩔 수 없이 결정되어 진다. 심장카테터법은 심장 동맥 시스템과 심근 손상의 평가를 간접 가시영상으로 보여준다. 심장 카테터법은 또한 직접적인 심장내의 항트롬빈식 치료(스트렙토키나아제, 유로키나아제, tPA)와 급성 MI의 치료를 피부를 통한 전층의 혈관 형성술로 시작하는 것을 의미한다. 이러한 양쪽의 치료 목표는 심근의 손상을 최소화하기 위해 시도하는 허혈 지역의 재 관류이다. 위치와 손상된 근육 양에 대한 지식은 임상코스, 합병증, 경색 후의 예후에 대한 건강관리를 제공 할 수 있다.[39]

치료 목표 (Treatment goals)

심근 경색 경험이 있는 환자 개개인을 위한 단기적인 치료 목표

1. 심근 경색의 신속한 관리/ 경색의 크기를 최소화하고 진행을 편안하게 하기 위해서 경색과 그와 관련된 증상(통증, 호흡곤란, 메스꺼움, 구토)을 최소화하기 위해서
2. 허혈의 신속한 재관류/ 경색된 구역의 항트롬빈의 사용을 위해/ 피부를 통한 전층의 심장 혈관형성술(PTCA)
3. 예방/ 조기 발견과 부정맥의 치료
4. MI의 합병증의 예방

임상 코스 (Clinical Course)

합병증을 수반하지 않은 심근경색

합병증을 수반하지 않은 심근경색(MI)은 경색이 작고 회복기 동안 합병증이 일어나지 않는다.

혈전 용해 약물로 인한 재 관류는 경색 크기를 줄이고, 심근의 기능을 향상시키고, 지난 10년간 첫 번째 사망률로 확고하게 확립된 사망률을 아마도 즉시 줄일 것이다. 성공적인 치료는 높은 비율의 재 관류, 낮은 비율의 재 폐색, 낮은 비율의 출혈에 대한 합병증을 제공한다.

모든 노력들은 심장 동맥의 관류를 회복시키고, 심근의 작업부하를 감소하고, 심근의

산소요구를 감소하기 위해 곧바로 시행한다. 트롬본 치료(스트렙토카이네이스, tPA)는 악화된 증상이 나타났을 때 6~12시간 이내에 시작되고 성공적인 결과로 재 관류가 나타난다(7장 참조).[20] 만약 트롬빈 치료가 성공적이지 못하고 금기증 이라면, PTCA나 죽상제거술이 심근의 재 관류를 위한 시도로써 시작될 수 있다. non-Q wave의 개개의 경색은 트롬빈으로부터 시종일관 이득이 보여 지지 않는다. 트롬빈은 방치된 고혈압, 임신, 출혈 체질, 최근에 목과 머리에 외상을 입은 경우, 대뇌 혈관증에는 금기증이다.[38]

환자의 증상에 따라 치료한다. 산소, 니트로글리세린, 몰핀 황산염은 허혈 통증을 줄이고 혈관확장을 거쳐 심근의 관류를 향상시키기 위해 주어진다. 비록 많은 사람들은 심근경색(MI)[20]이후에 저혈압이거나 정상혈압이지만 고혈압을 치료하기 위해 항고혈압성의 약물을 투여한다. beta 차단제나 칼슘 채널 차단제처럼 다른 약은 필수적으로 주어진다(7장 참조). Beta 차단제는 심박동율과 수축성을 줄여서 심근의 산소 요구를 줄인다. 칼슘 채널 차단제는 심박동율과 심장의 전신 혈관확장의 작업부하를 감소시킨다.

심박동은 부정맥이 관찰된다. 심근경색을 경험하는 모든 사람들, 90%는 어떤 종류의 부정맥을 가진다. 적당한 약리학적 병인이 있는 조기 발견과 처리는 병원 사망률을 현저하게 줄였다. 심실세동을 막는 첫 번째 24~48 시간 동안의 리도카인의 예방적 사용은 현재 옹호되고 있다.

개인은 전형적으로 포스트경색증에서 관상 동맥치료 또는 집중 치료실 2~3일에 남아있고, 1 주까지 병원에 남아 있다. 이 기간 동안, 활동은 점차 늘리며 환자는 반복적인 국소 빈혈의 징후와 증상을 위해 관찰된다. 재활 과정 집중 치료는 저 강도 운동으로 침상 안정의 합병증을 막기 위해 시작되어 계속된다. 식이요법으로는 보통 나트륨, 지방과 카페인의 섭취를 제한한다. 개인과 그들의 가족의 관상동맥질환(coronary artery disease, CAD)과정의 교육은, 식이요법, 생활양식과 위험 인자 조정을 이해하는 것에 집중된다.

심근경색의 합병증

심근경색증의 4가지 주요한 합병증: 부정맥, 심부전, 혈전을 용해하는 합병증과 심장구조 손상.

부정맥

부정맥은 비정상적인 심장박동과 유도 또는 양쪽 모두가 원인이 되어 MI를 가진 개인의 90%에서 발생한다. 부정맥은 건강한 개인, 심실빈맥(VT), 심실세동(VF), 상심실의 빈맥(super-ventricular tachycardia, SVT)에서 종종 관찰되고, 위험하거나 생명을 위협하고, 즉각적인 처치를 필요로 한다(7,8장 참조). 심실의 빈맥(super-ventricular tachycardia, SVT)과 심실 섬유화는 자주 발생하고, 갑작스러운 심장사(sudden cardiac death, SCD)와 심근경색(MI)후의 치사율의 원인이라고 생각된다. 심근경색(MI)의 결과로 보게 되는 부정맥의 타입은 심근경색의 표면과 그 경로에 따라 조직의 허혈과 경색이 있기 때문에 더욱 다양하다.

심근의 세포의 국소 빈혈은 그 면적 전체에 충격의 개시와 전도에서 변질 작용을 초래한다. 경색된 세포는 전기적으로 반응이 없기도 하고, 움직이지도 않는다. 전도의 이상 상태는 전도 경로 제2기의 연장부터 경색된 심실의 확대를 초래하게 될지도 모른다. 부정맥은 심근경색(MI) 후 다수 사망에 대해 원인이 될 수 있다. 그러나 다수 경우에, 병원에서 재빠른 확인과 처치는 잠재적으로 나타날 수 있는 치명적인 부정맥을 제어하는데 효과적이다.

심부전

심부전은 심장근의 기계적인 기능이 근본적인 이상 상태를 반영하게 되는 많은 다른 병인이 있는 증후군이다. 심부전은 산소를 공급하는데 충분한 심박출량을 유지하는 심장과 조직 영양의 필요량을 공급하는데 문제가 있는 것이 특징이다. 심부전은 조직이 산소와 영양분을 공급하는데 충분한 심박출량을 유지하지 못하는 것이 특징이다. 심부전은 다음과 같은 두 가지가 명백하다. 첫째는 급성기의 허혈성은 심근이 정상적이지 못하고 심근막 경색도 마찬가지이다. 심근경색(MI) 후 심근막이 회복할 때 반흔 조직은 다른 것들과 함께 수축성이 회복되지 못한다. 이 비정상적인 심근의 기능은 비동시적인 심장의 수축과 낮은 박출량을 나타낸다. 심부전의 두 번째는 울혈성 심부전(congestive heart failure, CHF)이다. 울혈성 심부전은 저혈압, 저혈류, 신장에서의 물과 나트륨 감소, 폐나 정맥의 울혈이 특징이다. 이것은 급성이거나 만성 조건일 수 있고, 이뇨제, 디옥신과 다른 약물처방을 보통 필요로 한다.

실제로, 경색 후에 심박출량은 급격히 감소한다. 교감신경의 자극은 심박출량을 유지하기 위해서 경색 부위에서 단 기간 내에 심박수와 수축성을 늘리게 된다(심박출량은 심박동 시간량과 동일: CO = SV X HR). 이 대상성 메카니즘은 보통의 심박출량을 되찾는데 충분할 수도 있다. 만일 그렇지 않으면, 심장은 혈류량의 감소를 감지하여 물과 나트륨의 증가로 심장으로 돌아가는 순환의 양을 조절한다. 만일 심장이 심하게 손상되지 않으면, 이러한 변화가 감소된 양의 기능을 보상하는 데 충분하지 않을 수도 있고(심박출량이 정상치의 30~50%가 될지라도), 심박출량이 평상시처럼 공급될 수도 있다.[46,47] 그러나 만약 심장이 심하게 손상되든지 대상성 메카니즘에 의한 조절이 평상시처럼 심박출량을 공급될 수 없으면, 환자는 악화됩니다. 좌심실의 40% 이상에서 경색이 일어나면 쇼크 상태(저 박출량 활동 정지)가 된다. 이 때 70%는 사망에 이르게 된다.

심근이 회복됨에 따라, 반흔은 줄어들고 작아진다. 이것은 반흔이 점차적으로 적게 부풀게 되게 만든다. 심실의 압력이 증가할 때 심근의 경색된 부위는 풍선처럼 부풀어 오르게 되며, 시간이 지나 건강한 심장의 면적은 반흔성 근조직을 보상하기 위해 비대해지고 휴식기의 심장은 보통의 심박출량을 인식하지 못한다.[32,48] 심부전의 증상이 계속되는 환자는 이뇨제, 디기탈리스와 다른 심장의 약에 의해 관리해야 한다.

혈전용해 합병증

두 종류의 혈전 형성, 정맥과 벽의 혈전은 심근경색(MI) 후 발생할 수도 있다. 양쪽 모두는 주로 정맥 정체에 의해 유발된다(혈류 흐름 정지).

체내 쪽 정맥 혈전은 활동 한정에 의해 강요된 상대 정체에서는 보통 형태를 이른다. 벽의 혈전은 경색증 이후 심실 벽에 존재하는 상대 정체의 면적에서 형태를 이루게 된다. 양쪽 모두는 잠재적인 색전증을 가진다.

정맥 혈전때문에 색전이 폐동맥 색전증을 초래할 수도 있다. 폐동맥 색전증은 중요한 합병증과 심근경색증 후의 사망의 원인이었으나, 지금 총 사망의 1% 미만이다.[39] 정맥내의 헤파린과 더불어 예방적 반 혈전용해 치료요법은 합병증을 수반하지 않은 심근경색(MI)을 가진 환자의 초기 보행을 위해 침대에서의 운동은 침대에 요양 중인 환자의 재발성 관상동맥 혈전증과 심부 정맥 혈전 발생을 감소시킬 수 있었다.

벽의 혈전으로부터의 색전은 두뇌, 신장, 비장 또는 창자의 경색증으로 인해 내장의 동맥에 혈전이 있을 수 있다. 색전은 사지에 저류될 수도 있다. 갑작스런 통증의 발생, 무감각과 사지에서의 차가움(coldness)이 동맥 응혈을 암시하는 것이고, 사지의 경색을 막기 위해서는 즉각적인 치료적 중재가 필요하다. 색전 제거술은 사지에 혈류흐름을 용이하게 하고 응혈을 제거하는데 필요하다.

심장의 구조적 손상

허혈 또는 경색의 결과로 심장의 구조적 손상은 심근경색의 네 번째 중요한 합병증이다. 구조적인 손상은 유두근 파열, 심실의 자유벽 파열, 심실 내 중격의 파열과 심실 동맥류 층을 의미한다. 동맥류 형성을 제외하고, 이러한 합병증은 심근경색(MI) 발생 직후 언제나 발생할 수 있다. 그러나 이러한 합병증들은 경색 발생 직후 4~7일 사이에 발생하게 되고 때때로 비극적 결말을 가져오기도 한다.

유두근 기능부전 또는 파열은 유두근 허혈 또는 경색증으로 발생하고, 승모판 폐쇄부전증을 초래하게 된다. 식 작용이 콜라겐 흉터조직 생성보다 더 일찍 발생하기 때문에 심근이 약하게 되는 부위에서 계속하여 급성 심낭 압전과 함께 심실의 자유벽 파열이 일어나게 된다. 비록 드문 심실 내 중격의 파열은 또한 경색된 영역의 괴사와 무능의 결과로서 수축기 동안 좌심실에 의해 생성된 반복된 압력에 저항하기 위해 발생하게 된다.[29,32] "파열"은 터널처럼 중격을 관통하는 질병이다. 심실 동맥류는 수축기 동안 반대로 부풀어 오르는 후기 합병증이며, 보통 반흔 조직의 얇은 층으로 치료한 결과 만일 전층심근경색증이다. 동맥류는 심근의 작용과 심박출량에 많은 영향을 미친다. 이 구조적 문제에서의 어떤 하나라도 치명적이거나, 경한 심부전을 일으킬 수 있다. 즉각적인 수술적 중재는 구조적 손상을 회복하고, 적절한 심실 기능을 회복시킬 수 있다. 심막염이나 심낭막염 또한 심근경색(MI) 후에 발생할 수 있다.

전흉부의 통증이 심막염의 특징인 심막염은 심근경색(MI) 발생 후 2~3일이 지나면서 숨쉬는 것이 힘들고 앉아 있는 것 보다 일어서 있는 것이 더 편하게 된다. 심낭의 혈류흐름 정체에 의해 수반되는 심막염은 심막삼출액으로 알려져 있다. 혈류흐름 정체는 심막이 신장되고 심장의 움직임의 문제없이 적응하게 된다. 그러나, 만약 발병이 돌연하거나 액체가 심낭에 빠르게 축적되면, 심장은 압박을 받고 탐폰삽입(tamponade)을 하게 된다. 심장의 탐폰삽입(tamponade)은 심막염의 생명을 위협하는 합병증입니다. 신장시키는 외부 압력은 이완기 충만을 제한하고, 환원된 심실 부피, 높은 심실 확장기압과 환원된 심실 이완성 순응도를 초래한다. 심박출량과 동맥 혈압은 줄여지게 된다. 심박출량의 감소는 기계적 펌프장애의 결과뿐만 아니라 부적절한 심실의 하중과 심장이 박피되는 외부적인 억제의 결과이다. 이것은 심각한 심장의 응급상태를 일으킬 수 있다. 심낭으로부터 액체를 제거하고, 제한을 경감하는 심막의 흡인은 즉시 시행되어야 한다. 축적된 액체가 제거되거나 탐폰삽입(tamponade)으로 안정되면, 증상도 즉시 안정되고 심장 기능도 "정상" 으로 돌아오게 된다. 진통제, 스테로이드와 항생제는 더 좋은 치료제로 알려져 있다.

심근경색증 후의 예후 (Prognosis after myocardial infarction)

심근경색 발병 한 시간 이내에 사망한 사람이 60%이고 대부분 병원에 도착하기 전에 사망한다. 이 사망률은 심실 세동에 기인한다고 한다. 급성 심근경색(MI) 후 병원에서의 사망은 심부전과 심장성 쇼크가 주요 요인이다(심부전의 결과로서 발생하고 있는 쇼크). 심장성 쇼크는 심근의 40% 혹은 그 이상이 괴사나 손상이 있고 높은 사망률이 발생하는 심근 수축력의 심각한 장애가 원인이다.[6]

경색 크기와 심근 벽의 파급은 아마도 심근경색(MI) 후 예후에 큰 결정 요소가 될 수 있다. 예후는 조기 중재 또는 치료에 의해 수정될 수 있다; 그러므로, 치료를 미루는 환자들은 자신들의 최종적인 결과를 결정하는데 가장 중요한 요소를 관리하게 된다. 종종 심근경색(MI)후, 심장은 전체적 기능이 정상적으로 돌아온다. 그러나 때때로 기능적인 수용 능력은 줄여든다.[46] 운동검사법과 진단 검사를 통해서 심근 층의 국소 빈혈이나 심근경색 후의 부 정맥에 대한 기능적 능력, 혈압반응과 잠재력에 대한 정보를 알 수 있다. 이 시험결과는 의학적 관리 또는 혈관재생의 필요성을 포함한 치료법에 대한 정보를 제공해 준다(7장 참조).[44] 비록 환자들의 3분의 2가 완치되지는 않지만, 65세 이하 환자의 88%가 원래 하던 일을 다시 할 수 있을 정도로 회복된다.[1]

여성들은 남성보다 더 심근경색과 관련된 사망률이 높으며 합병증과 경색을 더 많이 겪을 가능성이 높다. 여성은 또한 회복기간이 더 많이 필요하고 심리적 고통과 성 기능의 저하를 더 겪을 가능성 이 남성보다 높다.[24,25,43,50]

장기간에 걸친 발병요인은 여러 가지가 있는데 가장 큰 요인은 심실 손상의 면적, 잔여 심장보유 능력과 관상동맥질환(coronary artery disease, CAD)의 중대성과 악성 부 정맥에 대한 가능성과 당뇨병 등의 공존하는 병적인 요인 등이 있다.[44] 개인적으로 경색후의 의학적 관리는 남아있는 심장기능을 최대화시키고 잔존하는 경색 상태를 최소화시키는 것이다. 혈관성형과 드롬볼틱(thrombolytic) 치료법의 도입은 심근경색(MI) 후의 치료를 상당히 변화시켰다. 혹시 경색이 될 수 있을 지도 모르는 심근을 구제할 수 있고, 위험수준이 낮은 환자들도 더 안전하게 더 빨리 활동을 재개할 수 있다. 운동 시험법은 위험정도가 낮은 환자들이 심근경색(MI) 후에 3-4주씩이나 더 빨리 활동을 재개할 수 있게 도와준다.[5] 운동을 통한 심장재활 프로그램들, 직업적인 상담, 위험요소 감소에 대한 교육과 콜레스테롤을 정상화시키는 식이요법 등은 미래에 경색이 발병할 수 있는 위험을 감소시켜주는 생활방식으로 만들어 준다. 병의 진전이 늦어지고 아테로성 동맥경화증의 반점이 퇴행하도록 심근경색(MI) 후에 적절한 생활양식의 변화가 있어야 한다.

급성 심장병 사망 (Sudden cardiac death)

관상동맥질환(coronary artery disease, CAD)의 3분의 1 정도의 증상이 급성 심장병 사망(sudden cardiac death, SCD)이다. 급성 심장병 사망(sudden cardiac death, SCD)은 흔히 예기치 못한 것으로 정의되고 심장기능저하로 인한 심장병이 자주 일어나며 사전의 징조도 없으며 6시간 이하의 지속시간이 일반적이다.[26] 1996년 미국심장협회에서는 심근경색환자 3명 중 한명이 사망했다고 추정 발표했다. 이 중 50%의 환자들이 증세 발병 1시간 이내에 사망했으며 병원 도착 전에 사망했다.[1,23,39] 급성 심장병 사망(sudden cardiac death, SCD)이 발병한 5명중 1명은 갑작스런 심장병사망 증세가 처음으로 나타난 유일한 증세였다.[41] 그러나 모든 급성 심장병 사망(sudden cardiac death, SCD) 환자 중 약 절반은 관상동맥질환(coronary artery disease, CAD)으로 알려진 환자들 중에서 발병한다.

주도적인 급성 심장병 사망(sudden cardiac death, SCD)의 원인은 부 정맥이고 심실의 심박 급속증 또는 심실의 근육성 진통, 종종 심각하지만 느끼지 못하는 관상동맥질환(coronary artery disease, CAD)과 급성심근경색과 무관한 것들로 인한 경우도 있다.[1,19,26,39,41,52] 환자 중 약 3분의 1이 그 전 2주 이내에 내과의의 진찰을 받은 경우이고 종종 오진이거나 잘못 판단을 받은 경우도 있다.[34] 급성 심장병 사망(sudden cardiac death, SCD)의 주된 희생자들은 60세 가량의 남성들이다.[26,53] 종종 심근의 저산소혈증의 결과로 오는 심실의 심박급속증은 심실의 근육성 진통을 악화시킨다. 심실의 근육성 진통은 심실이 위축되기보다는 빠르고 무질서한 떨리는 심장박동을 말한다. 적절한 심장의 활동이 없으며 근육성 진통이 지속된다면 4분 이내에 사망하게 된다.[23,44,54] 이때 급성 심장병 사망(sudden cardiac death, SCD)를 예방하는 유일한 방법은 즉각적으로 심폐소생술을 실시하는 것이다.

급성 심장병 사망(sudden cardiac death, SCD)을 증가시키는 요인은 4가지로 특징 지워진다. 심실의 전기 불안정, 광범위한 관상동맥의 협소화, 비정상적인 심실의 기능과 충동전도와 재 분극의 비정상 등이다.

심장이 근육성 진통을 겪게 만드는 4가지 조건이 있다. 근육세포의 국소 빈혈 때문에 칼륨을 세포 밖의 액체로 방출하게 만들며 이 때문에 심근의 불안정을 초래하게 된다. 빈혈성 근육은 음극화되고 비정상적인 충동을 유발하고 결국 근육성 진통이 일어난다. 팽창된 심실로 인해 그 이전의 심근경색이 확장되거나 경색이 일어난 부분의 비정상적인 과정이 발생하게 된다. 이 비정상적인 전도과정은 주기적인 심근 세포의 흥분 상태를 불러일으킨다. 이 상황에서 충격이 다시 근육세포로 다시 흘러들어가고 자기의 복극작용과 재 분극을 방해하는 흥분상태가 되어 결국 심장은 근육성 진통을 겪게 된다.[23,26,31] 이것이 재돌입 메카니즘이다.

자주 일어나는 심실의 부정맥을 치료하는 첫째가 부정맥 치료 약물요법(7장 참조)이다. 모든 약물 치료에 효과가 없는 부정맥환자들에게는 전기생리학과 이식할 수 있는 심장의 반 근육성진통기(implantable cardioverter defribrillator, ICD)의 사용이 적절하다. 이 생명을 위협하는 부정맥을 찾아내고 없애주는 체내에 삽입할 수 있는 이 장치는 복부에 넣을 수 있으며 심외박의 심장박동률을 감시하는 역할을 할 수 있다. 만약 반 근육성진통기(implantable cardioverter defribrillator, ICD) 장치가 심실빈맥(VT)나, 심실세동(VF)를 감지할 수 있다면 부정맥을 바꾸어 줄 수 있도록 즉시 심근으로 전달해 준다. 반 근육성진통기(implantable cardioverter defribrillator, ICD) 사용을 통해 반복적으로 치명적인 부정맥이 일어나 급작스런 돌연사 가능성이 높은 환자들의 발병률이 극적으로 줄어들었다.[52,55] 조사에 의하면 반 근육성진통기(implantable cardioverter defribrillator, ICD) 환자의 1년 생존률은 97%라고 한다.[56] 반 근육성진통기(implantable cardioverter defribrillator, ICD) 장치가 심장박동을 조정하고 저장하며 감지하며 심장의 근섬유의 진통을 멈추게 할 수도 있다(8장 참조).

울혈성 심부전 (Congestive heart failure)

울혈성 심부전(congestive heart failure, CHF)는 관상동맥질환(coronary artery disease, CAD)의 4분의 1 정도가 나타나는 증세이다. 이 증세는 심장근육의 기능이 비정상적이기 때문에 생기는 세포조직의 요구를 만족시키기 위해 적절한 심장활동을 유지하기 위한 심장의 무력함 때문이다. 울혈성 심부전은 조직에 흘러 들어가는 혈액량을 감소시키게 만들고 나트륨과 수분의 이상정체도 초래하며 폐와 조직의 순환에 울혈을 가져오게 만든다. 가장 흔한 병인학은 관상동맥질환(coronary artery disease, CAD) 다음으로 국소빈혈

심장 질병이다. 울혈성 심부전은 고혈압, 심장 판막증, 선천적인 심장병과도 관계가 있다.[23]

적절한 심장활동을 유지하기 위한 심장의 능력은 심장박동률과 심장의 타격 부피에 달려있다. 타격 부피는 좌심실의 심장이완에 의한 부피, 조직적인 관다발의 저항 또는 심장이 펌프질해야 하는 힘과 심근에 의한 수축성 등의 기능을 말한다. 심근수축성의 변화는 심부전의 가장 빈번한 원인이다.[23,31]

관상동맥질환(coronary artery disease, CAD) 환자에게 있어 관상의 혈액흐름이 감소되는 것은 저산소혈증과 심근 세포의 산성 증을 유발한다. 수축성은 세포의 환경에 따라 급속도로 빨리 변화한다. 비록 혈액의 흐름이 좋아지더라도, 수축성 활동은 몇 시간 며칠 동안도 정상으로 돌아오지 않는 경우도 있다.[31] 이것은 심근의 충격이라 불리며 심실의 기능저하를 가져오며 심부전 증세도 올 수 있다. 심근경색은 막힌 혈관에 의한 부분적인 기능저하, 손실을 초래한다. 심근 경색의 상처손상은 동맥류를 유발하며 심실의 기능 저하를 가져올 수 있다. 심근의 팽창과 영양과다는 심장수축의 손상을 가져온다.[31,57]

심장 활동이 감소할 때 신체는 즉시 균형을 유지하기 위한 보상 메카니즘을 시작한다. 보상 메카니즘은 심장 활동을 정상화하고자 하는 즉, 항상성을 유지시키는 신체의 생리적인 변경 기능이다. 이 메카니즘은 신경 조직의 자극의 증가, 신장의 나트륨과 수분 보유량의 증가, 확장된 부피와 심실의 이상비대 발달을 수용하기 위한 심장 근육 섬유의 증가 등 이다. 증가된 활동은 즉시 발생하며 심장 박동률과 수축의 원인이 된다. 또한 관다발의 상태를 증가시키며 정맥혈의 복귀와 조직적인 관다발의 저항을 감소시킨다. 2차 보상메카니즘은 물과 나트륨의 보유인데 신장 흩뿌리기(灌流)에 의해 발생한다. 처음에 증가된 순환 부피는 부하이전과 부하 이후 그리고 수축을 증대시킨다.[41,46] 심장은 또한 팽창되거나 증가된 부하량에 반응하여 이상 비대발달을 초래할 수도 있다. 이 반응은 한동안은 정상적인 심장활동을 유지시킬 수 있지만 그것은 심근의 산소 요구량을 증가시킨다. 장시간에 걸쳐서는 심장활동을 정상 유지하기에는 적절하지 못하다. 손상 된 심장기능은 심한 스트레스를 받는 동안 처음으로 나타날 수 있고 증세가 진행됨에 따라 심장의 수축활동은 악화되고 울혈성 심부전(congestive heart failure, CHF)의 증세와 징후까지 발생할 수도 있다.[31,46] 예후는 왼쪽 심실의 기능과 심실의 부정맥과 잠재된 질병의 발병 등에 토대를 두고 짐작 가능하다.

심부전의 유형(Type of heart failure)

심부전은 여러 가지 유형이 있으며 아래에 각각의 유형을 간략하게 설명하였다.

급/만성 심부전의 비교 (Acute versus chronic failure)

급성심부전은 심장병의 최초 발병 증세상태이거나 또는 만성심부전의 급성 악화상태일 수도 있다. 급성심부전의 증세가 나타나는 경우는 급속히 빨리 상황이 일어난다. 급작스런 심장의 펌프질의 실패는 보상 메카니즘이 효과적으로 발효하기 전에 조직적인 순환에서 폐와 관련된 순환으로 혈액이 급속도로 빨리 이동하게 만든다. 환자는 심장활동의 증세가 줄어들 수도 있고 호흡곤란, 기좌 호흡, 폐와 관련된 울혈, 부종을 포함한 관련 증세가 급속히 빨리 나타날 수 있다.[6,31,57]

만성심부전은 점차적으로 진행되며 만성적으로 신장의 분비액과 염분의 보유량과 관계가 있다. 폐와 관련된 울혈 또는 주변의 부종은 개인이 관심을 가져야 할 주된 이유이다. 만성심장병은 65세 이상의 환자들이 병원을 찾는 주된 원인이다.[24] 장시간에 걸쳐 보상 메카니즘을 만성적으로 자극하게 되면 신경의 말단기관의 실패를 초래한다.

보완적 부전 VS 비보완적 부전 (Compensated versus unompensated failure)

보완적 쇠약에서, 심장은 몇 개의 중재와 이전에 설명된 보완기전의 방법으로 적절한 심박출량을 유지할 수 있다. 적당하게 높아진 정상 동맥압(+4 mm Hg to +6 mm Hg)을 제외하고 교감적 자극 그리고 신장 보습력 그리고 나트륨은 정상 상태 수준에서 심박출량을 유지해온다. 최후이완기의 볼륨과 최후 심장 이완기 압력에 높아진 상태로 유지된다. 그리고 방출 일부는 감소된다. 다른 보상 메커니즘들은 증가된 혈관수축, 심장확장, 그리고 비대를 포함한다.[31] 휴식에서 심장 기능은 정상 상태처럼 보이고[23,57] 증상들은 심근 산소 수요가 증가할 때 다시 나타난다. 빠른 심장 박동수, 창백, 그리고 발한은 심박출량이 증가된 요구를 만족시킬 수 없는 것을 나타낸다.

심하게 손상된 심장이 정상 심박출량을 되찾을 수 없을 때 비보상적 쇠약은 발생한다. 비록 보상 기전들이 일하더라도, 정상 심박출량은 회득되지 않는다. 부적당한 신장 관류가 지속하기 때문에 유동체 보유는 악화된다. 심지어 적절한 양의 혈액을 펌프 할 수 없을 때까지 점차 심장은 신장된다. 심장은 완전히 쇠약 될 지도 모른다. 증상들은 환자의 활동을 심하게 제한하게 되고 환자는 심장쇠약을 위해 의학적 중재를 요구하게 된다. 악화된 실패의 이 순환한 진행은 적합한 제약 치료에 의해 정지될 수 있거나 느리게 된다. 심장 배당체(예를 들어, 강심제)가 수축성을 개선하기 위하여 주어질 동안에 이뇨제들 그리고 유동체 그리고 소금 제한들은 순환 양을 조절할지도 모른다. 이렇게 하여, 충분한 심박출량은 회복되고 그리고 유지된다. 비록 강심제가 정상 상태 심근의 수축성에 작은 영향을 미칠지라도, 약해진 심장에 그것은 단축의 강도를 두 배로 할지도 모른다.[23]

고치기 어려운 심부전(Intractable heart failure)

심장이 모든 치료의 적용에도 불구하고 실패할 때 심장쇠약은 일어난다. 폐질환 그리고 체계적 충혈과 낮은 심방출량 (방출 일부 20% 이하)은 휴식에서 조차 존재한다.[31,58] 펌프 실패의 원인은 대체로 관상동맥질환(coronary artery disease, CAD)과 특발성 팽창 심근증으로부터 오는 허혈성 심근증이 있다. 선택의 현재 치료는 생존, 증상들, 그리고 운동 능력을 향상시키는 것의 목표와 특정한 의학 규정들을 만난 환자들을 위해, 심장 이식 수술이다.[57-59]

좌심실 부전 VS 우심실 부전 (Left ventricular failure versus right ventricular failure)

심장의 왼쪽과 오른쪽은 따로따로 또는 함께 약해질 수 있다. 왼쪽 편 부전은 오른쪽 부전보다 더 일반적이고 자주 오른쪽 부전을 이끈다.[23,46,48] 둘 다 순회의 부분이기 때문에, 한쪽편이 반대편에 중요한 충격 없이 어떠한 시간의 길이동안 크게 더 많은 혈액을

표 5-2 심부전의 징후와 증상

좌심실 부전증	우심실 부전증
주관적인 증상	
호흡곤란	복부 통증
좌위호흡	식욕 부진 / 구역질
발작야간호흡곤란	부종
기침	피로
피로	발목 부종
객관적인 증상	
수포음	확대된 경부 정맥
S3 발말굽음	감소된 뇨 배출
흉막삼출	간경정맥반사
말초청색증	간 비대 / 비장 비대
증가된 호흡 빈도	복수
체인-스트록(Cheyne-Stokes) 호흡	증가된 중심정맥압과 우정맥압
감소된 뇨 배출	S4 발말굽음
붉은 가래(Pink frothy sputum)	말초 부종

출처: From Patrick, ML, et al (eds): Medical-Surgical Nursing: Pathophysiological Concepts. JB Lippincott, Philadelphia, 1986, p. 548, with permission.

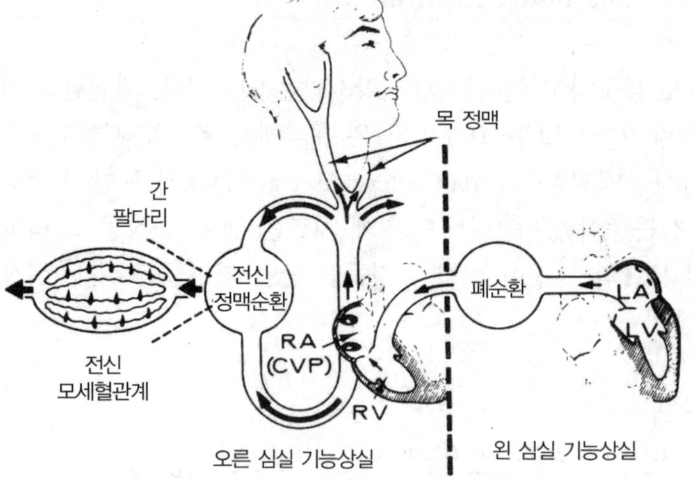

그림 5-6. 왼 심실에서 오른 심실로 역방향 기능상실.

펌프로 뿜어 올릴 수 없는 것은 명백하다.

왼쪽 편 부전은 심근경색(MI)후에 종종 더 나타난다. 심장이 크게 손상 되었을 때, 그것은 효과적으로 펌프작용이 안될 수도 있다. 그리고 혈액은 좌심실로 돌아간다. 양이 증가되어 나타나는 압력으로 폐 유두 층을 통과하고 좌심방으로 역행하는 형태가 나타난다. 모세관 압력은 올라가고 액은 폐포 속의 모세관들로부터 강요받는다. 폐포와 간질에서의 액체의 존재는 가스의 산포를 방해한 부종을 일으킨다. 임상적으로, 개인은 곧은 상태로 앉을 때 심지어 휴식에서 호흡 곤란은 시간동안 진보하며 증가된다. 폐에 관한 충혈이 증가하기 때문에, 허파들은 뻣뻣하고 덜 고분고분하게 되고 호흡 곤란은 악화된다. 기침은 거품과 같은 분홍색(blood-tinged) 침을 만든다. 그리고 수포음들(폐포의 액을 통하여 공기의 움직임으로부터 이상한 숨소리)는 허파들로 들린다. 좌심실 쇠약의 증상과 징후들은 표.5-2에 포함한다. 만약 이 조건이 처리가 되어 있지 않은 상태로 남겨 두어지면, 급성 폐 부종은 계속하여 일어난다. 이것은 의학 비상사태, 산소와 기관지 확장제, 혈관 확장제들, 그리고 이뇨제들과 함께 즉시 처리를 요구한다.

좌심실 쇠약은 갑자기 발생할지 모른다. 그것은 타고난 심장 문제 또는 장기간에 걸친 만성폐색성 폐질환(chronic obstructive pulmonary disease, COPD)에서 기인할 수 있다. 후에, 허파의 유연성은 크게 감소한다. 그리고 폐 혈관저항은 대단히 증가한다. 그러나 우심실 쇠약의 가장 일반적인 원인은 좌심실 쇠약이다. 폐순환을 통한 압력의 증가가 우심실을 과부하 할 때 우심실 쇠약은 좌심실 쇠약을 낳는다(그림 5-6). 우심실 쇠약의 첫 번째 조짐은 높아진 중심적인 맥이 있는 압력(central venous press, CVP)와 목 정맥 팽창이다. 신체(발과 발목들)의 의존한 부분의 부수적 부종, 복수증, 또한 증상 과정으로써 관찰된다.

심부전을 가진 모든 환자들은 활동 시 지구력과 피로를 호소한다. 급성 일화의 치료는 순환 과중한 부하를 줄이고, 심근 작업 부담량과 산소 요구를 줄이고, 심근 수축성을 증진시키는 것을 관리 받게 된다. 이 목표들은 이뇨제들의 현명한 사용, 물과 나트륨 제한들, 강심 배당체(심근 수축성을 증진시키기 위하여) 그리고 필수품으로서 산소 치료와 달성수 있다.

울혈성 심부전(congestive heart failure, CHF)는 대체로 심근 근육이 점차 더 약하게 되고 넓혔을 때 빈도수와 엄격에 증가하는 증상들의 되풀이된 격분에 의하여 특성이 나타나는 되풀이 되는 현상이 나타난다.[3,5,31,60] 장기간에 걸친 관리는 증상들에 의하여 부과된 빈도수 그리고 증상들의 심각성 그리고 규제를 줄이는 것을 시도한다. 환자는 동맥경화증의 진척을 느리게 하는 소금 제한의 이익, 체중감량, 그리고 위험인자 감소에 대해서 교육받는다. 비록 역사상 울혈성 심부전(congestive heart failure, CHF)를 가진 환자들은 앉은 채 있는 생활양식을 권고 받았지만 현재는 운동을 하도록 재 추천되고 있다.[23,31,61]

유산소운동에 반응한 관상동맥증을 가진 환자들의 생리적인 변화 Physiologic changes in individuals with coronary artery disease in response to physical conditioning

신체 훈련은 관상 동맥경화 손상, 관상동맥 혈액 흐름을 증가시키거나 흐름의 방향을 바꾼다. 저기 관상 외측순환의 성작을 자극하는 것을 바꾼다는 증거는 없다. 그러나 규칙적인 절제한 강렬 운동은 관상동맥질환(coronary artery disease, CAD)을 가진 환자들에게 활동이 관련된 증상들의 감소와 기능 능력을 향상시킨다.[60,62] 세계 건강 조직은 규칙적인 원기 왕성한 운동이 치료에 접근을 향상시킬 수 있고 관상동맥질환(coronary artery disease, CAD)을 가진 환자에게 위험요소를 수정할 수 있다고 결론을 내렸다.[63] 가장 유리한 생리적인 변화는 운동의 주어진 수준에 대한 심근 산소 수요와 관상동맥 혈액 흐름 요구사항에 감소를 일으키며 단련된 골격 근육에 의해 증가된 산소 혈통과 이용을 포함한 주변적인 각색들에 돌릴 수 있는 기능 능력에 향상이다. 이것은 환자가 그 또는 그녀의 국소 빈혈 한계에 도달하지 않고 시간의 더 오랜 기간동안 더 높은 작업 부담량을 수행하도록 허락한다. 또한 운동 후에 휴식하고 있는 심장 박동수에 더욱 신속한 반환이 있다. 작업 부하량은 심장 박동수(HR)와 심장 수축 동맥 혈압(SBP)의 곱으로 표현될 수 있다:이것은 압력률 또는 두개의 곱으로써 알려져 있다.(HR*SBP=RPP 예, 70*100=7000 or 70*10(2) 9장 참조) 심장 박동수와 동맥 BP 양쪽 모두는 운동동안에 심근 산소 소비의 주요한 결정자들이다. 관상동맥질환(coronary artery disease, CAD)환자 개개인의 신체적 상태는 휴식시화 최대 하 운동 시 심박수 혈압은 감소한다. 따라서 압력생산비율(rate-pressure product, RPP)은 심혈관계의 산소 요구량과 산소 소비량 모두 낮아졌다. 오늘날, 신체상태는 뇌측부 순환의 증진의 촉진이 보여 지지 않고 있다.[64]

그러나 최근에 Shephard의 자료[67]에 누적되는 분석에 의하면, 신체가 심근경색의 반복을 거의 경험하고 있지 않으며 위험인자의 발생률도 줄어드는 변화가 있다.[60,61,67] 다른 연구에서는 고강도, 장기간 훈련이 선택된 심장환자 그룹에서 심혈관계의 기능향상을 나타내었다. 합병증의 문제는 한계를 일으키거나 영향을 끼치거나 금기증일 수 있다. 몇몇 개개인을 위한 심혈관계 재활 프로그램에서 심장이식을 한 환자들은 운동치료로 인해 그들의 일용량이 증가했다. 그러나 운동동안 그들의 심박수는 좀더 점진적으로 증가했고, 그들의 최고 강도 운동에 대한 반응은 낮았다. 만성심부전증 환자는 대개 빈혈증상이 있으며, 그들의 소변능력을 향상시킬 수 없다. 만성 호흡계 질환자는 저산소증으로 인해 기능적 능력의 향상 훈련 시, 아주 천천히 그리고 최소한으로 해야 한다. 의미 있는 재활은 개개인의 운동성 한계에 맞게 가장 최적으로 해야 한다.[64]

게다가 운동에 대한 신체의 반응은 신체학적인 만족이며, 건강에 대한 의미의 향상이고, 심장계 질환의 위험인자도 감소시켜서 결과적으로 아주 좋은 신체상태가 된다.

요약

관상동맥질환의 병리학적인 보고에 의하면, 아테롬성 동맥경화증에서 특별한 주의를 받고 허혈-경색의 진행은 관상동맥질환(coronary artery disease, CAD)의 임상적 징후와 모두 관련이 있다.

협심증, 심근경색, 급작스런 심장사망, 심부전증을 포함하는 관상동맥질환(coronary artery disease, CAD)의 임상적 징후는 관상동맥질환의 진행과 병리학적과 관계되어 논의된다.

관상동맥질환환자의 신체상태와 트레이닝과 관련해 가장 큰 변화는 기능적 역량의 향상과 말초근육의 산소소비량을 효율적으로 증가 시킨 것이다.

참고문헌

1. 1997 Heart and Stroke: Statistical Update. American Heart Association, Dallas, 1996.
2. Years of Life Lost From Cardiovascular Disease. Morbidity and Mortality Weekly Report, Massachusetts Medical Society 35:42, 1986.
3. Generalized cardiovascular disease. In Berkow, R (ed): Merck Manual, ed 16. Merck, Sharp and Dohme, Rahway, NJ, 1992, p 409.
4. Zierler, BK and Cowan, MJ: Pathogenesis of atherosclerosis. In: Woods, SL, et al (eds): Cardiac Nursing, ed 2. JB Lippincott, Philadelphia, 1995, p 187.
5. Braun, LT, Murphy, MP, and Carlson, EV: Coronary artery disease. In: Kinney, MR, et al (eds): Comprehensive Cardiac Care, ed 7. Mosby, St. Louis, 1991, p 253.

6. Vinsant, MO and Spence, MI: Commonsense Approach to Coronary Care: A Program, ed 5. CV Mosby, St Louis, 1988, pp 178–210, 449, 498–500.
7. Stehbens, WE: Atherosclerosis and degenerative diseases of the blood vessels. In: Stehbens, WE and Lie, JT (eds): Vascular Pathology. Chapman and Hall Medical, London, 1995, p 175.
8. Cheitlin, MD, Sokolow, M, and McIlroy, MB: Clinical Cardiology. Lange Medical Publications, Los Altos, Calif, 1993, p 147.
9. Chaffee, EE and Greisheimer, EM: Basic Physiology and Anatomy, ed 2. JB Lippincott, Philadelphia, 1969, pp 343–391.
10. Davis, MJ: The pathology of coronary atherosclerosis. In: Schlant, RC and Alexander, RW (eds): Hurst's The Heart, Arteries and Veins, vol 2, ed 8. McGraw-Hill, New York, 1994.
11. Ross, R: Pathogenesis of atherosclerosis. In Braumwald, E: Heart Disease, ed 4. WB Saunders, Philadelphia, 1992, p 1106.
12. Ross, R: The pathogenesis of atherosclerosis–An update. N Engl J Med 314(8):488, 1986.
12a. Stary, HC: Evolution of atherosclerotic plaques in the coronary arteries of young adults. Arteriosclerosis (abstract) 3:471, 1983.
12b. McGill, HC: Persistent problems in the pathogenesis of atherosclerosis. Arteriosclerosis 4:443–451, 1984.
13. Ross, R and Glosmet, JA: The pathogenesis of atherosclerosis, Part I. N Engl J Med 295:369, 1976.
14. Ross, R and Glosmet, JA: Ibid, Part II. N Engl J Med 295:426, 1976.
15. Benditt, E: The origin of atherosclerosis. Sci Am 236:74, 1977.
16. Roberts, WC: Preventing and arresting coronary atherosclerosis. Am Heart J 130(3), pt 1:580, 1995.
17. Brown, BG, et al: Coronary angiographic changes, lipid-lowering therapy and their relationship to clinical cardiac events. In: Fuster, V (ed): Syndromes of Atherosclerosis: Correlation of Clinical Imaging to Pathology. Futura Publishing Company, Inc, Armonk, NY, 1996.
18. Froehlicher, ES, et al: Risk profile screening. J Cardiovasc Nurs; 10(1):30, 1995.
19. Schoen, F: Blood vessels. In: Cotran, RS, et al (eds): Pathologic Basis of Disease, ed 5. WB Saunders, Philadelphia, 1994, p 517.
20. Diseases of the heart and pericardium. In: Berkow, R (ed): Merck Manual, ed 16. Merck Research Laboratories, Rahway, NJ, 1992.
21. Corrado, D, et al: Sudden death in the young. Circulation 90(5):2315, 1994.
22. Wilson, RF: Assessing the severity of coronary artery stenosis. N Engl J Med 334(26):1735, 1996.
23. Guyton, AC and Hall, JE: Textbook of Medical Physiology, ed 9. WB Saunders, Philadelphia, 1996.
24. Wingate, S: Woman and coronary heart disease: Implications for the critical care setting. Focus on Critical Care 18:212, 1991.
25. Wenger, NK, Speroff, L, and Packard, B: Cardiovascular health and disease in women. N Engl J Med 329(4):247, 1993.
26. Fleury, J and Murdaugh, C: Patients with coronary artery disease. In: Clochesy, JM, et al: Critical Care Nursing. WB Saunders, Philadelphia, 1993.
27. Pijls, NH, et al: Measurement of fractional flow reserve to assess the functional severity of coronary-artery stenosis. N Engl J Med 334(26):1703, 1996.
28. Jensen, SK: Pathophysiology of myocardial ischemia and infarction. In: Woods, SL, et al (eds): Cardiac Nursing, ed 3. JB Lippincott, Philadelphia, 1995, p 212.
29. Factor, SM: Pathophysiology of myocardial ischemia. In Schlant, RC and Alexander, RW (eds): Hurst's The Heart, Arteries, and Veins, ed 8. McGraw-Hill, New York, 1994.
30. Osguthorpe, SG and Woods, SL: Myocardial ischemia and infarction. In: Woods, SL et al (eds): Cardiac Nursing, ed 3. JB Lippincott, Philadelphia, 1995, p 212.
31. Schlant, RC and Sonnenblick, EH: Pathophysiology of heart failure. In: Schlant, RC and Alexander, RW (eds): Hurst's The Heart, Arteries, and Veins, ed 8. McGraw-Hill, New York, 1994.
32. Woods, SL and Underhill, SL: Coronary heart disease: Myocardial ischemia and infarction. In Patrick, ML, et al (eds): Medical Surgical Nursing: Pathophysiological Concepts. JB Lippincott, Philadelphia, 1986.
33. Cutler, BC: Perioperative evaluation and management of cardiac disease. In: Dean, RH, et al (eds): Current Diagnosis and Treatment in Vascular Surgery. Appleton and Lange, Norwalk, Conn, 1995, p 45.
34. Matrisciano, L: Unstable angina. An overview. Critical Care Nursing 12:30, 1992.
35. Amsterdam, E, Hyson, D, and Kappagoda, CT: Non-pharmacologic therapy for coronary artery atherosclerosis: Results of primary and secondary prevention trials. Am Heart J (suppl)128(6) pt 2:1344, 1994.
36. Flugelman, MY, et al: Smooth muscle cell abundance and fibroblast growth factors in coronary lesions of patients with nonfatal unstable angina. Circulation 88(5-6):2493, 1993.
37. Tsunoda, D: Acute myocardial infarction. Am J Nurs 96(5):38, 1996.
38. Massie, BM: The heart. In Tierney, LM, McPhee, S, and Papadakis, MA (eds): Current Medical Diagnosis and Treatment, ed 35. Appleton and Lange, Stamford, Conn, p 295.
39. Pasternak, RC, Sobel, BE, and Braunwald, E: Acute myocardial infarction. In: Braumwald, E (ed): Heart Disease, ed 4. WB Saunders, Philadelphia, 1992, p 1200.
40. Waller, BF, et al: Cardiac pathology in 2007 consecutive forensic autopsies. Clin Cardiol 15:760, 1992.
41. Manolino, TA and Furbero, CD: Epidemiology of sudden cardiac death. In: Khtar, MA, Myerburg, RJ, and Ruskin, JN: Sudden Cardiac Death. Williams & Wilkins, Philadelphia, 1994, p 3.

42. Gilmore, SB and Woods, SL: Electrocardiography and vectorcardiography. In Woods, SL et al (eds): Cardiac Nursing, ed 3. JB Lippincott, Philadelphia, 1995, p 290.
43. Young, R and Kahana, E: Gender recovery from late-life heart attack and medical care. Women Health 20(1):11, 1993.
44. Ayers, SM: Cardiovascular. In: Ayers, SM: Textbook of Critical Care, ed 3. WB Saunders, Philadelphia, 1995, p 448.
45. Fuster, V, et al: The pathogenesis of coronary artery disease and the acute coronary syndrome. N Engl J Med 326 pt 1:242, pt 2:310, 1992.
46. Vinsant, MO and Spence, MI: Mechanical complications in coronary artery heart disease: Heart failure and shock. In: Vansant, MO and Spence MI: Commonsense Approach to Coronary Care: A Program, ed 5. Mosby, St. Louis, 1988, p 345.
47. Bopp, DL: Heart failure. In: Patrick, ML, et al (eds): Medical Surgical Nursing: Pathophysiological Concepts. Lippincott, Philadelphia, 1986.
48. Cochrane, BB: Complications of Acute Myocardial Infarction. In: Woods, SL, et al (eds): Cardiac Nursing, ed 3. Lippincott, Philadelphia, 1995, p 496.
49. Schoen, F: The heart. In: Cotran, RC, et al (eds): Pathologic Basis of Disease, ed 5. Saunders, Philadelphia, 1994, p 476.
50. Rankin, S: Differences in recovery from cardiac surgery: A profile of male and female patients. Heart Lung 19:481, 1990.
51. Miller, NH: Cardiac rehabilitation: Management of the patient after a myocardial infarction. In: Kinney, MR and Packa, DR: Andreoli's Comprehensive Cardiac Care, ed 8. Mosby, St Louis, 1996, p 402.
52. Lehmen, MH and Steinman, RT: Preventing sudden cardiac death. Postgrad Med 82:7, 1987.
53. Ehsani, AA, et al: Improvement of left ventricular function in patients with coronary artery disease. Circulation 74:350, 1986.
54. Davies, MJ: Anatomical features in victims of sudden cardiac death; coronary artery pathology. In: Khtar, MA, Myerburg, RJ, and Ruskin, JN: Sudden Cardiac Death. Williams & Wilkins, Philadelphia, 1994, p 21.
55. Cooper, DK, Valladares, BK, and Futterman, LG: Care of the patient with the automatic implantable cardioverter defibrillator: A guide for nurses. Heart Lung 16(6) pt 1:640, 1987.
56. Kelly, PA, Cannom, DS, and Garan, H: The automatic implantable cardioverter-defibrillator: Efficacy, complications and survival in patients with malignant ventricular arrhythmias. J Am Coll Cardiol 11:1278, 1988.
57. Cohn, JN and Sonnenblick, EH: Diagnosis and therapy of heart failure. In: Schlant, RC and Alexander, RW: Hurst's The Heart, Arteries and Veins, ed 8, Vol 1. McGraw-Hill, New York, 1994.
58. Squires, RW: Cardiac rehabilitation issues for heart transplant patients. J Cardpulm Rehabil 10:159, 1990.
59. Schroeder, JS and Hunt, S: Cardiac transplantation: Update 1987. JAMA 258:3142, 1987.
60. Hung, J, et al: Changes in rest and exercise and myocardial perfusion and left ventricular function 3 to 26 weeks after clinically uncomplicated acute myocardial infarction: Effects of exercise training. Am J Cardiol 54:943, 1984.
61. Hartley, LH: Exercise for the cardiac patient. Long term maintenance phase. Cardiol Clin 11(2):277, 1993.
62. Wenger, NK: Rehabilitation of the patient with coronary heart disease. In: Schlant, RC and Alexander, RW (eds): Hurst's The Heart, Arteries and Veins, ed 8, Vol 2. McGraw-Hill, New York, 1995.
63. Ritchie, DE: Exercise and activity. In: Woods, SL, et al (eds): Cardiac Nursing, ed 3. Lippincott, Philadelphia, 1995, p 708.
64. Oberman, A: Exercise and the primary prevention of cardiovascular disease. Am J Cardiol 55:100, 1985.
65. Hartley, LH: Exercise for the cardiac patient. Long term management. Cardiol Clin 11(2):270, 1993.
66. Wenger, NK: Rehabilitation of the patient with symptomatic coronary atherosclerotic heart disease: Part II. In: McIntosh, HD (ed): Cardiology Series, 3(3). Parke-Davis, Morris Plains, NJ, 1980.
67. Shephard, RJ: The value of exercise in ischemic heart disease: A cumulative analysis. J Cardiac Rehab 3:294, 1983.
68. Leon, AS, Casal, D, and Jacobs, D: Effects of 2,000Kcal per week of walking and stair climbing on physical fitness and risk factors for coronary heart disease. J Cardpulm Rehabil 16(3):183, 1996.
69. Oldridge, NB, et al: Cardiac rehabilitation after myocardial infarction: Combined experience of randomized clinical trials. JAMA 260:945, 1988.

제 6 장

만성 폐질환
(Chronic lung diseases)

이 장에서는, 만성 폐색성 폐 질환(COPD) (만성 기관지염과 폐기종 포함)천식, 기관지 확장증, 남성 섬유증, 제한성 폐질환에 대해 논하겠다. COPD와 천식은 호흡기 재활요법이 필요한 가장 흔한 만성 폐 질환이다. 남성 섬유증(cystic fibrosis)환자들은 폐기능 부전이 점차 심화되므로 호흡기 재활 요법을 하게 된다. 제한성 폐질환이나 기관지 확장증 환자들은 전체 만성 폐질환 환자의 비교적 적은비율을 차지한다.(이런 환자 집단이 호흡기 재활 요법을 이용하는 데에 원조가 있음에도 불구하고 말이다.)

만성 폐색성 폐 질환 (Chronic obstructive pulmonary disease)

정의

1962년, 미국 흉부질환학회(ATS)는 COPD의 임상적 상태를 "폐포벽의 손상과 기도의 염증" 이라고 정의하였다. 이 정의의 수많은 수정판이 발표 되어왔고, 현재까지 가장 최근의 것도 "ATS의 1995 상태 정명" 에서 따온 것이다. 이 성명은 "COPD는 일반적으로 진행성이며, 부분적 가역성 기도 반응성 항진증에 동반 할 수 있는 기류의 폐색의 유무에 의해 특징지어지는 질병이다." 는 결론을 지었다. 최근에 COPD의 범주에 들어온 각각의 폐질환은 만성 기관지염과 폐기종이다.

천식, 기관지 확장증, 남성 섬유증은 COPD라는 이름의 질병에서 제의되어 있다. 말단 기도의 변화가 40대 이전의 증상 없는 흡연자들에게서 발견되었다. ATS의 성명의 1987년 판에서는, 말초기도 질환(COPD의 전구체)은 COPD의 구성요소로서 설명되어졌다. 그것은(말단기도질환) 염증, 섬유증과 종말 세 기관지와 호흡 세 기관지의 협착을 포함한 상태를 일컫는다. 기도 질환의 증상은 기침과 객담이다.

Murray & Petty의 최근의 논문에서 천식성 기관지염은 "습성 기침, 운동성 호흡곤란, 기류 폐색(of significantly reversible nature)을 포함하는 상태"라고 묘사 되어진다. 말단기도 질환과 천식성 기관지염 두 가지 모두에서 조기발견은 적시에 환자의 일신상의 환경을 바꿀 수 있고 그러므로 이런 상태의 진행을 정지시키거나 발전시킬 수 있고, COPD에 걸기는 것을 예방 할 수 있다.

정의와 용어에 대한 논쟁이 많다. 이런 폐질환의 조합을 묘사 할 때에 논점이 된다. 심지어 두문자어(頭文字語)까지도 논점이 된다. COAD(chronic obstructive airways disease), COLD(chronic obstructive lung disease), CAO(chronic airflow or airways obstructive), CAL(chronic airflow limitation) 모두 다 같은 폐질환 조합을 가리킨다.

병인학 (Etiology)

COPD는 가장 흔하게 접하는 만성 폐질환이고, 그것의 발병률은 증가하고 있다. 1400~1600만의 미국인이 증상을 나타내는 COPD에 걸려 있을 것이라 예상되어져 왔다.

그것은 미국에서 사망원인 4위에 속하고, COPD로 인한 신체적 결함온 심장 질환으로 인한 결함 다음으로 2위이다. 비록 COPD의 일차적 원인이 담배연기에의 노출 이지만 다른 환경적요인(공기오염과 직업상의 노출)과 숙주요인(유전, 성(性), 민족) 또한 발병에 영향을 준다.

병태생리학 (Pathophysiology)

COPD의 병태 생리학은 개개의 구성요소들의 합성물이다. 병의 진행에 영향을 주는 기관지에서는 점액선의 확대가 있었다. 배상세포(goblet cell)가 과도한 분비액을 생산하면서 기도를 둘러싸고 있던 평활근이 비대해지고 결합조직이 증가하는 것이 관찰되며, 세기관지는 염증을 보인다. 직경이 2 mm 이하인 기도에서는 염증, 점액이 꽉 차있는 것, 섬유증을 보인다. 이런 폐쇄성 변화는 기관지벽을 약하게 하고, 공기의 통행을 막고 폐포의 극심한 팽창과 파괴를 야기한다. 구조적 변화에 의한 기류 폐쇄는 비가역적이다. 염증으로 인한 기관지수축은 많은 가역적 기류폐쇄 때문이다.

COPD의 임상증상(Clinical presentation of COPD)

COPD가 있는 환자는 다양한 증상을 나타낸다. 만성기침, 객담, 활동성 호흡곤란이 정도의 차이를 두고 모두 나타날 수 있다. 증상들은 만성 기관지염, 폐기종, 그리고 말초기도 질환의 독특한 조합과 관계있다. 예를 들어, 환자가 많은 부분의 만성 기관지염을 갖고 있다면 나타나는 주요한 증상은 호흡이 가쁜 것 보다는 만성 기침일 것이다.

COPD의 hallmark로는 폐 기능 검사에 의해 측정된 호기 시 유속의 주목할 만한 점진적인 감소로 그 중 가장 중요한 것은 1초당 강제호기량(FEV)이다. 폐 기능에 대한 연구는 또한 이러한 기도 폐쇄가 약제에 대한 주요 가역성을 보여주지는 않는다는 것을 나타낸다. 전폐용량(TLC) 기능적 잔기량(FRC) 그리고 잔기량(RV)의 증기에 의해 과팽창이 증명된다. 일산화탄소에 대한 확산용량(DLCO)은 질병의 심한정도에 비례하여 감소된다(DLCO와 관련된 더 많은 정보는 10장 참조).

COPD에는 동맥혈 가스의 변화가 일어난다. 질병의 patch areas에 따른 환기 관류 불균형이 저산소혈증으로 연결된다. 질병이 진행하고 폐의 더 많은 구역이 침범됨에 따라 저산소혈증이 심해지고 고탄산증이 발생한다. 진행된 질병에서 이런 변화들의 만성화는 이산화탄소 이온의 증가에 의한 호흡성 산증을 발생시키면서 보상하는데 동맥혈 가스 분석에서는 상대적으로 정상 ph를 보인다.

흉부 방사선에서는 전후 직경으로 측정 되었을 때 국소적 고음영과 과팽창을 보인다. COPD가 있는 어떤 환자에서는 흉부 방사선이나 고음영 CT scan에서 수포성 병변이 발견될 수 있다.

경과와 예후 (Course and prognosis)

대부분의 흡연자들은 어떤 장애나 부작용의 발생 없이 수년 동안 만성 기침과 객담의 증상을 갖는다. 일부에서는 그러나 모든 흡연자들에서는 아닌, 증상의 진행이 생겨 COPD가 진단된다.

COPD의 임상 경과는 30년 혹은 그 이상이 되고 질병의 진행은 폐 기능 검사로 모니터 할 수 있다. 비흡연자의 FEV 감소율은 1년에 대략 25~30*ml* 이다. 흡연자들의 감소율은 매년 대략 54*ml* 이다. 흡연의 중단이 이 기능의 감소를 늦춘다는 것을 보였고, 한 연구에서는 환자들은 얼마간의 폐 기능을 다시 얻을 수 있었다. FEV, 이 1초당 0.75 *l* 보다 낮은 환자에서 대략적인 사망률이 1년 말 에는 30% 그리고 5년에는 95%였다. 흉부 방사선은 대개 질병의 심한 정도를 나타낼 수 없고, COPD의 예후를 가리킬 수도 없다.

COPD의 두 가지 요소 - 만성 기관지염과 폐기종 - 가 다음 장에서 각각 다루어진다. COPD를 그것의 기본적 요소들로 나누는 것이 더 체계적 논의를 할 수 있겠지만, 호흡기 재활 프로그램에서 이 요소들은 전체적으로 COPD로써 불리 우는 조합으로 가장자주 나타난다는 것을 기억해야 한다.

만성 기관지염(Chronic bronchitis)

정의

만성 기관지염은 American Thoracic Society에 의해 기침의 특별한 원인이 배재되었을 때의 만성적인 기침과 객담으로써 임상용어로 정의된다. "만성"이라는 말은 기침과 객담이 적어도 3개월 동안 그리고 이러한 패턴이 적어도 2년 동안 연속되었음을 의미한다.

원인

만성 기관지염의 남성에서의 발생빈도는 여자에서와 매우 다르다. 만성 기침과 객담의 증상이 모든 남성의 25~35%에서 그리고 모든 여성의 15%에서 발견된다.

만성기관지염의 발생에 있어서 가장 중요한 원인적 요소는 흡연이다. 흡연의 양 기간과 질병의 심한 정도가 직접적인 연관이 있다. 또한 폐에서의 흡연에 대한 수용력과 효과에서도 중요한 개인차가 있다. 흡연의 효과 없이 직업적 노출로 흡인된 물질 같은 다른 원인적 요소들은 상대적으로 중요하지 않다고 나타났다. 만성기관지염은 비흡연자에서는 드물다.

병태생리학

만성 기관지염에서의 병태 생리적 변화는 기도의 좁아짐과 관련이 있다. 자극의 만성적인 노출은 기도 점막의 만성염증으로 이어지는데, 이것이 기도의 좁아짐의 주요 원인이다. 기도는 기도 점막샘의 과형성과 기도벽의 평활근의 비후 그리고 배상세포 수의 증가에 의해 더욱 좁아진다. 이 분비선을 세포들은 만성 자극 노출에 대한 반응으로 증가된 양의 점액을 분비하고 더 좁은 기도의 덩어리로 이어진다. 섬모기능의 감소와 기도 분비의 생리 화학적 특징의 변화가 기도 청소율을 악화시키고 기도 크기에도 영향을 미친다. 고여 있는 기도 분비물은 환자에게 반복적 호흡기 감염을 가져오는 소인이 된다. 손상 받고 팽창된 점막은 기도벽의 자극 수용체의 증가된 감수성의 원인이 되고, 차례로 기도의 과활동의 원인이 된다. 흡기동안 기도는 주위 공기 주머니에 의해 당겨져서 열리고 공기가 폐포로 들어가게 한다.

호기동안 기도는 정상적으로 좁아져 있다. 분비에 의해 야기된 불완전한 폐쇄가 있을 때 호기는 비정상이 된다. 기도는 비우는데 더 많은 시간이 들고 때때로 완전한 호기가 이루어지기 전에 허탈이 일어난다. 이런 종류의 불완전한 폐쇄는 ball valve와 같다. 그것은 공기를 폐로 들어가게는 하지만 공기를 밖으로 나오게 하지는 않는다. 이러한 병리의 결과로 감소된 호기유량 흉부의 과팽창 환기 관류 비율의 변화가 나타나고 이들은 동맥혈의 산소와 이산화탄소의 부분 압력의 비정상의 원인이 된다. 만성 기관지염의 진행된 상태에서는 폐포 모세혈관 막의 파괴도 있을 수 있다. 저산소혈증, 고탄산증이 있을 때의 모세혈관의 파괴와 반사적 혈관수축에 의한 증가된 폐혈관 저항은 우심실 비대 폐성심으로 이어진다. 순환하는 적혈구세포의 양이 증가하는 적혈구 증가증은 만성기관지염의 또 다른 진행된 부작용이다.

임상 양상

만성 기관지염에서 나타나는 주요 증상은 서서히 그리고 잠행성으로 나타나는 기침과 객담이다. 만성기관지염의 또 다른 증상인 호흡곤란도 서서히 시작한다. 이것은 운동 중에 먼저 나타난다. 심한 환자에서는 휴식 중에도 호흡곤란이 나타날 수 있다. 만성 기관지염의 결과로 연장된 호기성 천명이 나타난다. 수포음도 나타날 수 있고 기침에 의해 변할 수도 있다. 초기에는 흉부상사선은 정상일 수도 있지만 질병의 진행으로 과팽창이나 lung marking의 증가 등의 비정상이 발견될 수도 있다.

폐 기능 검사에서는 기관지 확장제의 흡입에도 의미 있게 증가하지 않는 FEV의 감소를 나타낸다. 만성 기관지염에서 흡기 시 유속 또한 감소되어 있다. 기도의 좁아짐이 공기 정체의 원인이 된다. TLC는 보통 정상이거나 거의 정상임에도 불구하고, RV의 증가를 알 수 있다. 질병의 진행과 기도 폐쇄의 증가에 따라 환기-관류 관계가 바뀌고 고탄산증과 저산소혈증의 동맥혈 가스 척도의 변화가 있다. 이것은 만성적인 변화이기 때문에 대사계에서 이산화탄소 이온을 증가시킴으로써 보상하고 그로 인해 동맥혈을 상대적으로 정상 ph로 돌려진다. 진행된 만성기관지염의 환자는 만성적인 보상된 호흡성 산증의 상태에 있다.

경과와 예후

환자들은 기도 폐쇄의 증상과 증후를 보이기 전에 수년 동안 만성 기침과 객담의 증후를 갖는다. 만성 기관지염의 진행은 증가된 기도폐쇄, 폐 기능의 악화, 그리고 더 빈번해지는 호흡기계 감염에 의해지는 증후의 심하기의 증가에 근거를 둔다. 일단 환자가 폐 기능 장애의 근거를 보이면 예후는 훨씬 안 좋게 되고, 그들은 심각한 호흡기계 기능 부전으로 진행할 수도 있다. 폐기종이 종종 발생한다. 이것은 만성 기관지염에 합병하고 예후에 안 좋은 영향을 준다. 적절한 치료와 금연에 대한 환자의 순응도가 만성 기관지염의 예후에 긍정적으로 영향을 미칠 수 있다.

폐기종 (Emphysema)

정의

폐기종은 폐포벽의 파괴성 변화를 동반한 소포의 비정상적인 확대로써 해부학적 혹은 병리학적 용어로 정의된다. 폐포벽의 파괴 없는 공기 공간의 과확장은 노화 과정에서 정상적으로 볼 수 있는 것으로 폐기종의 정의에 포함되지 않는다.

폐기종은 원위부의 호흡기계 단위나 소포에서 침범하는 장소에 따라 세 가지 형태로 분류되어 왔다. centriacinar, panacinar, distal acinar, centriacinar 폐기종은 종종 상부 폐를 침범하고 거의 언제나 만성 기관지염을 동반한다. Panacinar 폐기종은 덜 흔하고 전체 소포에 영향을 미친다. 이것은 폐의 하부 전부에서 많이 발견되고 종종 폐기종의 α1 antitrypsin 결함 형태와 관련이 있다. 마지막으로 distal acinar 폐기종은 소포의 원위부 폐포관과 폐포낭에서 우세하게 영향을 미친다.

원인

폐기종의 발달은 환경 오염물질과 연관이 있어왔다. 흡연과 만성기관지염의 명확한 연과 그리고 만성 기관지염과 폐기종의 관계에서 흡연이 폐기종의 발달의 주요 원인적 요소로 추론되어왔다. 그러나 오랫동안 만성 기관지염을 앓고 있는 많은 환자들이 폐기종으로 발전하지는 않는다. 또한 전혀 흡연을 하지 않는 사람이 폐기종에 걸리는 것도 사실이다. 그러므로 폐기종은 오염물 단독에 의한 것은 아닐 수도 있고, 다른 아직 알려지지 않은 요소가 이 질병의 발달과 관계가 있음이 확실하다.

소수의 폐기종 환자들은 α-1 antitrypsin의 결함이라는 유전적 결정요소가 있다고 알려져 있다. 이 혈청 효소는 정상적으로 trypsin의 효과를 억제하는데 trypsin은 폐 실질의 단백질 다시 말하면 elastin과 collagen을 소화시키는 효소이다. Trypsin은 백혈구 세포와 대식세포에 존재하고 염증반응 과정 동안에 유리된다. 이 이론에 근거하면 폐기종에 의한 폐포의 파괴는 염증 세포로부터 그것의 자연적 억제자인 α-1 antitrypsindp 방해받지 않고 유로되는 trypsin의 결과이다.

α-1 antitrypsin 효소의 결함이 있는 모든 사람에서 같은 방법으로 폐기종이 발생하지는 않는다. 다시 다른 요소가 존재할 것인데, 염증 반응을 야기해 폐기종의 변화의 발달에 영향을 미칠 요소일 것이다. trypsin과 antitrypsin의 불균형은 흡연이나 감염 과정과 같은 호흡기계 자극물질에 대한 만성 염증반응에 의해 악화될 수 있는 것이다. 게다가 흡연이 α-1 antitrypsin 결함이 있는 환자에서 폐기종의 발달과 관계가 있는 것으로 나타났다. α-1 antitrypsin 결함이 있는 비흡연 환자에서 호흡곤란이 시작되는 평균연령은 51세로

보고 되었다. α-1 antitrypsin 결함이 있는 흡연 환자의 호흡곤란의 시작되는 평균 연령은 32세였다. 폐 기능 장애는 흡연자나 효소 결함이 있는 비 흡연자에서 더욱 강조된다.

병태생리학

폐기종에서의 기류 폐쇄는 폐 탄력조직의 파괴에 의해 야기되는데 이것은 폐의 정상 탄력 반동 능력의 소실의 결과이다. 호기 동안 주위 탄력 실질의 지지 부족으로 기도 허탈이 있다.

미성숙한 기도 허탈은 과팽창이나 공기 정체 그리고 호기유량 감소의 원인이 된다. 동반된 폐쇄성 기관지염이 있지 않으면 흡기유량은 정상이다. 폐포 - 모세혈관 막의 파괴와 환기 · 관류 불균형으로 가스교환이 악화된다. 일산화탄소에 대한 확산용량의 감소도 폐기종에서 일어난다(10장 참조).

진행된 상태의 폐기종에서는 폐포-모세혈관 막의 파괴가 일어난다. 저산소혈증 고탄산증이 있을 때의 모세혈관의 파괴와 반사적 혈관수축에 의한 증가된 폐혈관 저항은 우심실 비대 폐성심으로 이어진다. 순환하는 적혈구 세포의 양이 증가하는 적혈구 증가증은 폐기종의 진행된 또 다른 부작용이다.

임상 양상

폐기종의 주요 임상증상은 호흡곤란이다. 호흡곤란의 시작은 처음에는 운동 중에 나타나지만 점점 진행하면 환자가 휴식 중 일지라도 나타날 수 있다. 만성 기관지염이 없는 환자에서도 기침과 객담의 증상이 없다.

신체검사 상에서 폐 탄력 반동의 소실때문에 흉곽이 확대되어 나타난다. 가슴의 전후 직경이 증가하고 후굴이 보이며 갈비뼈가 상승되어 있으며 갈비뼈 가장자리의 확대와 갈비뼈-연골 각이 넓어진다. 종합해서 이러한 해부학적 변화는 환자를 "술통형 가슴(Barrel chest)" 형태로 만든다. 폐의 과팽창과 일치하며 호흡음이 보통 멀어지거나 듣기가 다소 어려워진다. 호기성 천명이 때때로 들릴 수 있고 심음이 멀게 나타날 수 있다. 진행된 상태의 폐기종에서는 호흡 시 보조 근육의 사용과 보조근육의 비후 입술을 오므린 호흡, 청색증 곤봉지가 나타날 수 있다.

몇몇 방사선학적 변화가 폐기종에서 나타난다. 내려가고 편평해진 반 횡격막 폐혈관 marking의 변화 가슴 전후 직경의 증가에 기인한 흉곽의 과팽창 그리고 흉골 뒤쪽 공기 공간의 증가 과음영 심장의 늘어남 그리고 우심실 비후가 있다.

X-ray 상에서의 수포성 병변은 폐기종의 명확한 증상이다. 폐 기능 검사에서는 FEV와 강제 호기유량, 호흡중기(FEF_{25-75})의 비가역적인 감소를 보인다. RV의 증가도 잇는데 때

로는 정상일 수도 있다. 폐기종에 의한 폐활량 감소에는 불구하고 TLC는 일반적으로 증가되어있다. 폐기종에서 확산용량의 감소는 이 질환을 만성 기관지염 말초기도질환과 구분한다.

동맥혈 가스분석에서는 감소된 동맥혈 PO2를 보이고 동맥혈 PaCo2 는 만성적으로 증가되어 있다.

경과와 예후

증후가 증가된 단계는 보통 반복적인 감염과 관련이 있고 자주 폐기종을 악화시킨다. 안정 상태에서 측정된 호기 시 유량이 폐기종의 경과에 좋은 지표이다. FEV에 의해 판단된 기도 폐쇄의 심각성과 폐기종으로 인한 사망률과도 좋은 연관이 된다. FEV, 이 750ml 이하에서 5년 동안 생존하는 환자는 거의 없다.

동맥혈 가스 변화는 질병의 심각성과 관련이 있지만 호흡곤란의 심한 정도가 폐기종에 의해 야기된 병리 생리학적 증거는 질병의 나중에 나타나고 심각성과는 잘 연관되지 않는다. 그러므로 예후를 나타내는 지표로는 유용하지 않다.

천식 (Asthma)

정의

천식은 여러 가지 자극에 의해 기도기관(tracheobrachial tree)의 반응성의 증가를 특징으로 하는 임상 증후군이다. 천식의 가장 주목할 만한 양상은 자연적으로 혹은 약물 치료로 좋아지거나 그리고 증상이 없는 기간이 산재해 있는 천명과 호흡곤란의 삽화이다. 비록 천식이 폐쇄성 질환으로 인식되고 만성이지만 COPD의 정의에 속하지 않는다.

원인

천식은 원인 불명의 흔한 호흡기 질환이다. 종족, 연령, 성별, 그리고 지정학적 차이에 의해 천식의 유병률은 1.1에서 26.9%로 보고 되었다. 지난 10년 동안 천식의 발생 빈도는 어린이에서 많이 증가하였지만 어른들에서는 그렇지 않았다. 비록 기도의 과반응성에 대한 정확한 기전은 알려지지 않았지만 유전적 소인 환경적 영향, 영양, 호흡기계 감염 자율 신경계 불균형, 점막 상피 손상이 천식의 발달에 관계되어왔다.

천식을 가진 환자의 기도는 알레르겐, 호흡기 자극물질, 찬 공기, 운동, 정서적 스트레스, 그리고 화학물질 같은 다양한 요인에 과반응적이다. 이들 중 어떤 것 또는 모두가 모든 종류의 천식을 촉진시키거나 악화시킬 수 있다.

알레르겐에의 노출은 특히 어린이들에서 천식의 가장 중요한 원인적, 혹은 촉진시키는 요소이다. 알러지와 명확한 관련이 있을 때 천식은 외인성 혹은 알레르기성이라고 언급된다. 보통 나이 많은 환자에서 발견되는 외인성 혹은 특발성 천식은 알레르겐과는 관계가 없는 것으로 보인다.

일반적인 대기에서의 호흡기 자극 물질로는 이산화황, 오존, 먼지, 꽃가루, 그리고 심지어 향수가 있다. 일차적 혹은 주위에서의 흡연은 흡연자 그리고 비 흡연자에서도 천식 발작을 야기할 수 있는 호흡기 자극물질이다.

운동과 찬공기도 기도수축을 일으키는 것으로 알려져 있다. 사실, 운동에 의한 기도수축(EIB)이 천식의 첫 번째 증상일 수 있다. EIB를 유발하기 위해 필요한 조건은 다음과 같다.

1. 운동이 활동적이고 강도가 예상되는 최대 심박수의 약 90% 정도 되어야 한다.
2. 운동이 최소 8분 동안 지속되어야 한다.
3. 운동이 차고 건조한 환경에서 행해져야 한다.
4. 달리기가 EIB와 연관된 가장 흔한 운동 상태이다. 이러한 활동 직 후 영향을 받기 쉬운 사람에서는 기도 수축이 일어난다. 폐 기능 검사에서 운동 후 8-15분에 가장 심한 기능 부전이 난다는 것을 보인다.

비록 EIB의 이러한 기술들이 "전통적"이지만 운동 중 그리고/또는 운동 후에 언제든지 일어나는 기도수축은 운동에 의한 것으로 간주 되어야 한다. 운동 중에 분당 환기가 증가하면 코의 습하게 하고 따뜻하게 하는 기전이 불충분하게 되고 더 찬 공기가 기도기관(Tracheobronchial tree)을 따라 옮겨진다. 기도를 차갑게 하는 것이 운동중의 기도 수축을 야기하는 기초 기전으로 나타났다. 기도수축을 막기 위해서 흡인된 공기는 온도가 37°C 이고 폐포에 닿기 전에 수증기에 포화되어야 한다.

Histamine과 methacholine과 같은 화학 물질들이 천식 환자에서 기도 수축을 일으키는 것으로 알려졌다. 진단적 목적으로 methacholine을 포함하는 용액이 분무되거나 흡인될 수 있다. Methacholine challange에 따라 FEV_1이 20% 감소하면 천식 진단의 긍정적 증상이다.

일자리에서 찾을 수 있는 것 같은 다른 화학물질들이 직업성 천식과 폐과운동성에 관련이 있다. 집 먼지(cotton dust), toluene diisocyanate, aspergillus, moldy hay 등의 화학물질이 있다. 직업성 천식과 과운동성은 작업 스케줄과 일치하여 일어나는 기침의호흡기 증상 가슴의 답답함 천명을 특징으로 한다. 증상은 만성적이고 수년 동안 노출된 후에는 다소 지속적일 수 있다. 많은 환자에서 여러 조합의 다른 원인적 요소가 천식 발작에 작용한다.

병태생리학

천식의 가장 중요한 생리적 증상은 기도의 전반적인 좁아짐이다. 이것은 보통 기도 수축, 점가의 염증, 증가된 분비의 조합에 의한다. 기도의 염증은 관해의 관정에서 조차도 발견된다. 좁아진 기도는 공기 저항을 증가시키고 강제 호기 유량을 감소시켜 과팽창을 일으킨다. 이러한 좁아진 기도가 폐포로의 환기의 비정상적 분배를 제공한다.

임상 양상

가장 주요한 천식의 증상은 여러 정도의 호흡곤란과 천명을 동반한 기도 수축이다. 급성 악화동안 가슴은 보통 부푼 상태인데 이것은 폐의 과팽창이 일어났다는 것을 가리킨다. 호흡을 위해 환기의 부속근육이 사용되고 호흡성 천명이 가슴 전체서 들릴 수 있다. 때때로 수포음도 들릴 수 있다. 공기의 움직임이 좋지 못하기 때문에 호흡음이 심하게 감소될 수 있다. 호기 때 뿐 아니라 흡기 시에도 천명이 있을 수 있고, 갈비뼈 사이 빗장뼈 위 흉골 뒤의 후퇴가 흡기 시에 있을 수 있다.

천식의 악화 동안 행해진 흉부 방사선에서 폐의 고음영과 전후 흉부직경의 증가에 근거한 과팽창이 종종 보인다. 덜 흔하게는 흉부 x선이 무기폐의 구역 또는 기도 폐쇄로부터의 원인을 나타낼 수 있다.

기도 협착의 삽화동안 가장 일관된 변화는 기도 저항이 증가하는 감소된 호기유량이다. 감소된 폐활량과 흡기 잔여 용량(inspiratony reserve volume)의 결과인 공기 정체 때문에 RV와 FRC가 증가되어 있다. 악화 동안의 폐 기능 검사의 결과는 폐기종에서 발견되는 결과와 다소 비슷하게 나타난다. 관해동안 천식 환자는 정상 혹은 거의 정상의 FEV 척도를 갖는다.

천식의 악화 동안 가장 흔한 동맥혈 가스에서 알 수 있는 것은 경도에서 중등도의 저산소혈증이다. 종종 과환기로 인한 어느 정도의 저탄산증이 있고 이는 급성 호흡성 알칼리증을 유발한다. 심한 발작 때는 저산소혈증이 더 현저하다. 임상적으로 더 악화되면 동맥혈 $PaCO_2$가 증가하고 이것은 환자가 지치고 호흡 부전이 임박했음을 알린다. 심한 악화에서 조차도 분포 용적은 대개 정상을 유지한다.

임상 경과와 예후

천식이 어렸을 때 시작되면 그 중 33%가 어른이 될 때까지는 증상이 없게 된다. 증상의 시작이 늦게 나타타면 임상 경과는 보통 더욱 진행적이다. 관해기 동안의 폐 기능 검사는 덜 정상이다. 그러나 동반되는 합병증이 없는 천식은 비교적 사망률이 낮다.

기관지 확장증 (Bronchiectasis)

정의

기관지 확장장은 기관지(bronchial tree)의 비정상적인 비가역적 확장을 특징으로 하는 해부학적 비정상이다. 동반된 염증과 기관지벽의 파괴도 있다. 기도 확장의 주요 3가지 형태적 분류가 잇다. 원주상, 방주상, 낭상, 또한 기관지 확장증은 폐쇄성이고 만성이지만, COPD의 정의에는 포함되지 않는다.

원인

비록 정확한 원인은 아직 알려지지 않았지만, 기관지의 확장을 설명하기 위해 많은 기전들이 제안되었다. 만성 염증과 기관지 벽의 파괴로의 궁극적 진행이 가장 비슷한 원인이다. 변화된 섬모의 발달에 세균감염이 관계되어져 왔다. 섬모의 기능이 악화되면 감염된 분비물이 기관지에 정체하고 더 많은 염종을 야기하여 결과적으로 기관지벽을 파괴시킨다. 확실히 모든 세균의 호흡기 감염이 기관지 확장증이 되는 것은 아니다. 호흡기 감염에 대한 향상된 치료로써 가장 새롭게 진단되는 기관지 확장증은 남성 섬유증 섬무 운동이상증후군 면역 결핍 상태가 동반된 결과이다. 결핵 이물질 흡인 알레르기성 bron-chophlmonary aspergillosis 또한 기관지 확장증의 발달과 관련이 있다.

병태생리학

기관지 확장증은 점막의 위축과 기관지 섬모상피의 소실을 야기 시킨다. 염증세포의 침범과 편평세포의 이형성도 있다. 학장 된 기관지 내강은 기관지벽의 궤양이나 농형성을 야기 시키는 화농성 물질들로 종종 가득 차 있다. 병이 진행함에 따라 기관지 순환의 확연한 확대와 침범된 폐의 전신적 호흡기 문합의 증가와 함께 섬유화가 일어난다. 또한 기관지 확장증에서 만성 전신적 염증과 관련된 증상이 있다는 몇몇 증거도 있다.

임상 양상

기관지 확장증의 고전적 증상은 객담을 동반한 기침이다. 환자들은 상대적으로 적은 양의 분비물을 가질 수 있다(dry bronchiectasis). 그러나 더 일반적으로 환자들은 평범하지 않은 양의 점액화 농성의 객담을 생산한다. 객혈도 자주 일어나는데 출혈의 양과 빈도는 다르고 예측할 수 없다. 다른 정도로 호흡곤란이 일어날 수 있다.

기관지 확장증의 증상으로는 감소된 호흡음 이완된 폐에서의 수포음, 청색지, 곤봉지가 있다. 이 증상들은 강도가 다르며 침범된 폐의 양에 달려있다.

흉부 방사선에서는 기관지 주변의 두꺼워짐과 구역의 무기폐 air-fluid level을 동반한 낭성변화에 의한 침범된 반(patchy infiltrate)증가된 폐의 marking을 볼 수 있다. 이러한 변화는 폐 하부에서 더 자주 일어난다. 고해상 전산화 단층촬영(HRCT) 영상이 질병의 확인과 진행의 선택적 진단 양식이다.

외과적 치료를 기다리는 환자에서 질병의 진행 정도를 알아볼 때 기관지 조영술이 도움이 된다. 그러나 HRCT의 등장으로 기관지 조영술은 더 이상 진단적 기구로 자주 사용되지 않는다.

경증과 중증도의 기관지 확장증 에서는 폐 기능 검사에서 비정상을 나타내지 않는다. 질병이 진행된 환자는 폐쇄성 제한성의 변화를 모두 보인다. FEV 같은 호기유량은 감소하고 RV는 증가한다. 분포용적에는 보통 변화가 없지만 시한 경우에는 환기 부전이 저산소혈증을 야기 시킬 수 있다.

경과와 예후

질병의 심하기 정도 약물 치료의 차이가 기관지 확장증의 예후에 영향을 미친다. 조금만 침범된 환자에서 효과는 미미하다. 20-30대의 환자에서는 자연 치료를 보이기도 한다. 그러나 이 질병의 경과는 대개 악화로 특징지어진다. 만성 감염이 흔하고 같은 장소에 폐렴이 재발하는 경향이 있다. 폐기능이 서서히 감소한다. 심한 환자는 몇 년 내에 호흡기 그리고/또는 감염성 합병증으로 대개 사망한다.

낭성 섬유증 (Cystic fibrosis)

정의

낭성 섬유증(CF), 점액성 점착증은 백인 어린이에서 가장 흔한 치명적 유전적 질병이다. 이 질병은 비정상적 점액 분비로 이어지는 외분비선의 기능이상으로 특징지어진다. 모든 기관이 침범될 수 있지만 호흡기와 췌장의 침범이 가장 흔히 나타난다.

원인

CF는 상염색체 열성(Mendelian)특징으로 유전되는 질병이다. 백인 아이들에서의 발생빈도는 대략 1/2500 live birth 이다. 비록 흑인에서는 발생빈도가 덜 하지만 1979년 Cystic Fibrosis Foundation에 의해 확인된 모든 CF환자의 2025%가 흑인이었다. 이 질병은 아시아인에서는 드물다.

병태생리학

CF에서 보이는 만성 호흡기 침범은 기도기관(trochcobronchial tree)에 의한 비정상적인 끈적끈적한 점액 분비와 점액 분비선의 과형성의 결과이다. 점액 섬모 운반의 기능은 분비변화 기도 폐쇄에 의한 악화 반복된 감염 기관지 확장증 과팽창에 의해 악화된다. 섬유성 변화가 폐 실질에서도 발견된다.

기도의 불완전 폐쇄가 폐포 단위로의 환기를 감소시킨다. 산소와 이산화탄소 모두에서 확산 장애로 낮은 환기 - 관류 비율이 나타난다. 기도의 불완전 폐쇄에 의한 " ball ralve" 상황이 이 환자에서 보이는 과팽창에 중요하다.(과팽창에 대한 논의의 언급은 chronic bronchifis section에 있음)기도의 완전폐쇄는 흡수성 무기폐가 된다.

임상 양상

CF는 질병의 양성 가족력이 있거나 *s.aureus* 혹은 *p.aeruginosa*에 의한 반복적 호흡기 감염이 있거나 영양실조 그리고/혹은 잘 자라지 못하는 환자에서 의심될 수 있다.

"sweet" 검사가 CF에서 진단적이다. 남성 섬유종 환자의 땀과 타액은 특이하게 끈적끈적하지 않지만 비정상적으로 높은 양의 염화나트륨을 함유한다. 환자의 땀에서 염화나트륨의 농도가 60 mEq/L이면 CF 진단에 양성이다.

급성 호흡기 감염이 질병의 첫 번째 방사선학적 증상일 수 있다. 미만성 과팽창 폐 marking의 증가 무기폐가 진행된 병에서 흔하다.

폐 기능 검사에서는 폐쇄성 부전, FEV_1 감소, FVC 감소, RV와 FRC의 증가를 보인다. 동맥혈 가스분석도 폐에서의 비정상적인 환기-관류 관계에 의한 변화를 보인다.

만성적으로 보상된 호흡성 산증과 저산소혈증 고탄산증이 나타난다. 질병이 진행함에 따라 폐포 모세혈관 연계의 파괴 저산소혈증 고탄소증이 폐고혈압과 폐성심의 원인이 된다.

CF의 비호흡기성 증상으로 당뇨로 이어질 수 있는 췌장부전, 출생 시 태변에 희한 장 폐색으로 이어지는 위장관 부전 위식도 역류 간담도 질환, 체중 증가와 잘 자라지 못하는 것으로 이어지는 흡수장애가 있다. 생식 문제도 보고 되어있다. CF를 가진 98~99%의 남자환자에서 폐쇄성 무정자증이 있다.

경과와 예후

CF를 가진 환자의 생존율은 진단과 치료의 발달로 인해 계속 증가하고 있다. 비록 몇몇 환자들이 아직도 영아기 또는 어릴 때 죽지만, 많은 환자들이 어른까지 산다. 1993년에 평균 생존율이 남자에서 29.6년 여자에서 27.3년 이었다.

CF로부터 생기는 위장관 부전은 적절한 영양, 비타민 보충, 췌장 효소의 대체로 향상될 수 있다. 호흡기계 부전의 치료는 비정상적 호흡기 분비물의 제거와 호흡기 감염의 적절한 치료를 중심에 둔다. 95%의 증례에서 호흡기계 침범이 사망의 주요 원인이었다.

제한성 폐질환 (Restrictive lung disease)

정의

제한성 폐질환 실제로 다른 원인의 질환군이다. 이 질환들의 일반적인 단계는 폐 확대의 어려움과 폐 용량의 감소이다. 제한은 흉부 화상이나 측굴 같은 흉벽의 변화나 Guillain-Barré증후군 혹은 근육 미 형성증 같은 근육신경계의 변화로부터 올 수 있다. 이 책의 목적에 따라 폐 재활 치료에서 가장 만나기 쉬운 질환 즉 폐 실질 그리고/혹은 흉막의 제한성 질환이 나타나 있다. 흉벽과 근육신경 질환은 거론되지 않는다.

원인

간질성 폐질환 200개 이상의 원인이 있다. 세균, 바이러스, 곰팡이, 혹은 기생충 감염, 방사선 치료, 비유기성 먼지, 유해가스의 흡인, 산소 독성, 석면 노출, 그리고 beryllim이 폐실질과 흉막에 해를 입힐 수 있다. Petty는 4가지로 폐 실질 제한의 원인을 분류하였다.

1. 진폐증(폐 섬유화로 되는 먼지병)
2. 면역학적으로 매개된 잠재성 섬유성 폐포염
3. 교원성 질환
4. 알려지지 않은 원인에 의한 폐 섬유화

흉막이 두꺼워지는 것과 섬유화는 폐와 흉벽의 움직임을 제한할 수 있고 그리하여 다른 종류의 제한성 질환을 야기할 수 있다. 방사선 치료와 석면 노출이 흉막이 두꺼워지는 것의 가장 흔한 원인이다.

병태생리학

제한성 질환의 원인적 요소들에 의해 폐에 특별한 변화가 일어난다. 흉막 질환이 흉막이 두꺼워지는 것과 섬유화를 야기 시키는 반면 실질의 변화는 폐포, 소기도, 폐질환 섬유화가 된다.

실질의 변화는 만성 염증 그리고 폐포와 간질이 두꺼워지는 것으로 종종 시작된다. 질환이 진행함에 따라 원위의 공기공간이 파괴되고 섬유조직으로 대체되면 폐의 탄성 반동 특성의 증가의 결과가 된다. 결과적으로 폐 용량이 감소된다. 감소된 폐혈관의 병상은 결국 저산소혈증과 폐성심의 원인이 된다.

흉막 질환에서 교원섬유의 두꺼워진 반이 여러 지역에서 발견되는 섬유화를 야기한다. 예를 들어, 석면 노출에서는 반이 벽측 흉막에서 발견된다. 반의 발달에 대한 기전은 완전히 명확하지 않다. 흉막 질환에 동반되는 실질의 변화 역시 있을 수 있다. 이러한 변화들은 섬유화로 이어지는 손상이나 염증 반응의 결과가 될 수 있다.

임상 증상

운동 시 호흡곤란에서 시작해 휴식 시 호흡이 짧아지는 것으로 진행되는 호흡곤란이 제한성 폐질환의 고전적 증후이다. 비생산성 기침을 종종 볼 수 있고, 허약과 쉽게 피로함이 흔하다.

제한성 폐질환의 증상으로는 빠르고 얕은 호흡, 흉부 팽창의 제한 끈이 날카로운 호기성 수포음(특히 폐 아래쪽에서), 곤봉지, 청색증이 있다.

실질의 제한성 질환의 초기에는 흉부 x-ray의 변화가 첫 번째 객관적 이상 소견이다. 전통적 흉부 방사선에서는 간유리처럼 보이는 예리한 간질 marking을 나타낸다. 오래 지속되는 섬유화는 미만성 침후의 방사선학적 증거를 갖고 있고 벌집 모양으로 비유되어 왔다. 폐용량의 감소는 흉부 x-ray에서 연속적으로 보여 진다. 흉벽이 두꺼워지는 것에 대한 방사선학적 증거도 볼 수 있는데, 특히 사선 필름(oblique film)에서 볼 수 있다. 폐 실질에서 가역성 그리고 비가역성의 변화를 감별하고, 질병의 정도를 감별하는데 HRCT가 도움이 된다.

폐 기능 검사는 폐활량 FRC TCC의 감속을 나타낸다. RV는 정상이거나 거의 정상이고 폐 섬유화 에서 유지한다. 폐 순응도가 확연히 감소되었고 확산 용적이 감소되었다. 휴식 시 정상 PaO_2를 보이는 환자에서 조차도 운동은 PaO_2를 확연히 감소시킨다. 정상보다 낮은 PaO_2로 이어지는 과환기가 종종 일어난다.

경과와 예후

어떤 제한성 폐질환은 자연치유의 경과를 갖지만 대부분을 원래 진행적이고 치명적이다. 생존은 제한성 질환의 종류 원인적 요소, 치료에 달려있다.

특발성 폐섬유화의 믿을 만한 예후 검사는 개복 폐생검을 통한 조직 검사이다. HRCT도 질병의 정도를 아는데 좋은 예측자이다. 마지막으로 생존율은 FEV/FVC 비율과 관련이 있어왔다. 연속적인 용량과 유속의 폐기능 검사 연속적인 동맥혈 가스 표본, 그리고 연속적인 흉부 x-ray 그러나 고탄산증을 보이는 동맥혈 가스 척도는 폐 섬유화의 마지막 단계의 불길한 증상이다.

요 약

이번 과에서는 여러 가지 폐질환의 원인, 병태생리, 임상양상, 그리고 예후가 보여 졌다.

모든 종류의 폐쇄성 폐질환은 공기 정체, 폐용적과 폐용량 증가, 비정상 환기 관류 비율 비정상적인 방사선, 비정상 동맥혈 가스척도에 의한 흉부의 과팽창과 관련이 있다.

이런 질병에는 COPD, 천식, 남성 섬유증, 그리고 기관지 확장증이 있다. 제한성 폐질환은 여러 이유 — 실질 질환, 흉막질환, 흉벽기형 — 로부터 폐용량과 용적이 줄어들게 된다. 폐용량과 용적, 방사선, 동맥혈 가스 척도의 변화가 보일 수 있다.

기저 폐질환과 그 심각성에 대한 이해가 현실적인 환자의 목표와 적절한 치료계획을 갖게 한다.

참고문헌

1. Foster, S and Thomas, H: Pulmonary rehabilitation in lung disease other than chronic obstructive pulmonary disease. American Review of Respiratory Diseases 141:601–604, 1990.
2. American Thoracic Society: Definitions and classification of chronic bronchitis, asthma, and pulmonary emphysema. American Review of Respiratory Diseases 85:762–768, 1962.
3. Petty, T (ed): Management of Chronic Obstructive Lung Diseases. Conclusion of the Eighth Aspen Emphysema Conference. US Public Health Service Publication No 1457, May 1966.
4. National Heart, Lung and Blood Institute, Division of Lung Diseases Workshop Report: The definition of emphysema. American Review of Respiratory Diseases 132:182–185, 1985.
5. American Thoracic Society: Standards for the diagnosis and care of patients with chronic obstructive pulmonary disease (COPD) and asthma, 1987. American Review of Respiratory Diseases 136:225–244, 1987.
6. ATS Statement: Standards for the diagnosis and care of patients with chronic obstructive pulmonary disease. Am J Respir Crit Care Med 152:S78–S121, 1995.
7. Thurlbeck, ZW: Chronic airflow obstruction in lung disease. In Major Problems in Pathology, Vol V. Saunders, Philadelphia 1978.
8. Niewoehner, D, Kleinerman, J, and Rice, D: Pathologic changes in the peripheral airways of young cigarette smokers. N Engl J Med 291:755–758, 1974.
9. Wright, J, et al: The detection of small airways disease. American Review of Respiratory Diseases 129: 989–994, 1984.

10. Cosio, M, et al: The relationship between structural changes in small airways and pulmonary function tests. N Engl J Med 298:1277–1281, 1977.
11. Petty, T: Pulmonary Rehabilitation: A personal historical perspective. In Casaburi, R and Petty, T (eds): Principles and Practice of Pulmonary Rehabilitation. Saunders, Philadelphia, 1993.
12. Hodgkin, J and Petty, T: Chronic Obstructive Pulmonary Disease. Current Concepts. Saunders, Philadelphia, 1987.
13. Sharma, O and Balchum, O: Key Facts in Pulmonary Disease. Churchill Livingstone, New York, 1983.
14. Petty, T: The worldwide epidemiology of chronic obstructive pulmonary disease. Current Opinion in Pulmonary Medicine 2:84–89, 1996.
15. Farzan, S: A Concise Handbook of Respiratory Diseases, ed 2. Reston Publishing, Reston, Va, 1985.
16. Prince, S and Wilson, L: Pathophysiology: Clinical Concepts of Disease Processes, ed 3. McGraw-Hill, New York, 1986.
17. Buist, A, et al: Effects of cigarette smoking on lung function in four population samples in the People's Republic of China: The PRC-US cardiovascular and cardiopulmonary epidemiology research group. Am J Respir Crit Care Med 151:1393–1400, 1995.
18. Chen Y, Horne S, and Dosman J: Increased susceptibility to lung dysfunction in female smokers. American Review of Respiratory Diseases 143:1224–1230, 1991.
19. Chronic Obstructive Pulmonary Disease: A Manual for Physicians, ed 3. National Tuberculosis and Respiratory Disease Association, 1972.
20. Morris, J (chairman): Chronic Obstructive Pulmonary Disease. American Lung Association Publication, 1981.
21. Teramoto, S and Fukuchi, Y: Bullous emphysema. Current Opinion in Pulmonary Medicine 2:90–96, 1996.
22. Burrows, B: Prognostic factors in chronic obstructive pulmonary disease. Practical Cardiology 6:61–69, 1980.
23. Travers, G, Cline, M, and Burrows, B: Predictors of mortality in chronic obstructive pulmonary disease. American Review of Respiratory Diseases 119:895–902, 1979.
24. Nemeny, B, et al: Changes in lung function after smoking cessation: An assessment from a cross-sectional survey. American Review of Respiratory Diseases 125:122–124, 1982.
25. Anthonisen, N, et al: Effects of smoking intervention and the use of an inhaled anticholinergic bronchodilator on the rate of decline of FEV_1: The lung health study. JAMA 272:1497–1505, 1994.
26. Hodgkin, J: Prognosis in chronic obstructive pulmonary disease. Clin Chest Med 11:555–569, 1990.
27. Sheldon, J: Boyd's Introduction to the Study of Disease, ed 10. Lea & Febiger, Philadelphia, 1988.
28. The fate of the chronic bronchitic: A report of the 10-year follow-up in the Canadian Department of Veterans' Affairs coordinated study of chronic bronchitis. American Review of Respiratory Diseases 108: 1043–1065, 1973.
29. Hutchinson, D, et al: Longitudinal studies in alpha-1 antitrypsin deficiency: A survey by the British Thoracic Society. In Taylor, J and Mittman, C: Pulmonary Emphysema and Proteolysis: 1986. Academic Press, London, 1987.
30. Janis, E, Phillips, N, and Cartell, R: Smoking alpha-1 antitrypsin deficiency and emphysema. In Taylor, J and Mittman, C: Pulmonary Emphysema and Proteolysis: 1986. Academic Press, London, 1987.
31. Pugatch, R: The radiology of emphysema. Clin Chest Med 3:433–442, 1983.
32. Robertson, C, et al: International comparison of asthma prevalence in children: Australia, Switzerland, Chile. Pediatr Pulmonol 16:219–226, 1993.
33. Leung, R and Jenkins, M: Asthma, allergy and atopy in southern Chinese school students. Clin Exp Allergy 24:353–358, 1994.
34. Peat, J: The epidemiology of asthma. Current Opinion in Pulmonary Medicine 2:7–15, 1996.
35. Sibbald, B, et al: Genetic factors in childhood asthma. Thorax 35:671–674, 1980.
36. Donohue, J: Asthma, editorial overview. Current Opinion in Pulmonary Medicine 1:3–8, 1995.
37. Sanford, A, Weir, T, and Pare, P: The genetics of asthma. Am J Respir Crit Care Med 153:1749–1765, 1996.
38. Burney, P: Prevalence and mortality from asthma. In P Vermeeire, M Demedts, and J Vernault (eds): Progress in Asthma and COPD. Elsevier, Amsterdam, 1989.
39. Peat, J: The rising trend in allergic illness: Which environmental factors are important? Clin Exp Allergy 24:797–800, 1994.
40. Stevensen, D, et al: Provoking factors in bronchial asthma. Arch Intern Med 135:777–783, 1975.
41. Fielding, J: Smoking: Health effects and control, Part I. N Engl J Med 313(8), 491–498, 1985.
42. Anderson, S, et al: Exercise-induced asthma: A review. British Journal of Diseases of the Chest 69:1–39, 1975.
43. Tat, A, et al: Response to cold air hyperventilation in normal and asthmatic children. J Pediatr 104:51 6–521, 1984.
44. Gilbert, I, Fouke, J, and McFadden, E: Heat and water flux in the intrathoracic airways and exercise-induced asthma. J Appl Physiol 63:1681–1691, 1987.
45. Berman, B and Ross, R: Exercise induced bronchospasm: Is it a unique clinical entity? Ann Allerg 65(2):81–83, 1990.

46. Anderson, S: Current concepts of exercise induced asthma. Allergy 38:289–302, 1983.
47. Strauss, R, et al: Influence of heat and humidity on the airway obstruction induced by exercise in asthma. J Clin Invest 61:433–440, 1978.
48. Noviski, N, et al: Exercise intensity determines and climatic conditions modify the severity of exercise-induced asthma. American Review of Respiratory Diseases 136:592–594, 1987.
49. Burki, N: Pulmonary Diseases. Medical Examination Publishing, Garden City, NY, 1982.
50. Foresi A, Bertorelli G, Pesci A, et al: Inflammatory markers in bronchioalveolar lavage and in bronchial biopsy in asthma during remission. Chest 98:528–535, 1990.
51. Berte, J: Critical Care: The Lungs, ed 2. Appleton-Century Crofts, Norwalk, Conn, 1986.
52. Moreschi, M and Fiel S: An update on bronchiectasis. Current Opinion in Pulmonary Medicine 1:119–124, 1995.
53. Daves, P, et al: Familial bronchiectasis. J Pediatr 102:177–185, 1983.
54. Corbeel, L, et al: Ultrastructural abnormalities of bronchial cilia in children with recurrent airway infections and bronchiectasis. Arch Dis Child 56:929–933, 1981.
55. Barker, AF and Bardana, EJ: Bronchiectasis, an update of an orphan disease. Am Rev Respir Dis 127:969–978, 1988.
56. Williams, M: Essentials of Pulmonary Medicine. Saunders, Philadelphia, 1982.
57. Ip, M, et al: Systemic effects of inflammation in bronchiectasis. Respir Med 85:521–525, 1991.
58. Wood, R, Boat, T, and Doershuk, C: State of the art: Cystic fibrosis. American Review of Respiratory Diseases 113:833, 1976.
59. Aitken, Moira: Cystic fibrosis, editorial view. Current Opinion in Pulmonary Medicine 1:425–434, 1995.
60. Tecklin, J: Pediatric Physical Therapy. Lippincott, Philadelphia, 1989.
61. Murphy, S: Cystic fibrosis in adults: Diagnosis and management. Clin Chest Med 8:695, 1987.
62. Cystic Fibrosis Foundation: Patient registry 1993 annual data report, Bethesda, Md, 1994.
63. West, J: Pulmonary Pathophysiology: The Essentials. Williams & Wilkins, Baltimore, 1977.
64. Sharma, O: Interstitial lung disease: Commentary. Current Opinion in Pulmonary Medicine 1:345–350, 1995.
65. Petty, T: Chronic Lung Disease: A Practical Office Approach to Early Diagnosis and Management. Breon Laboratories, New York, 1975.
66. Greaves, S and Batra, P: High-resolution computed tomography, magnetic resonance imaging and positron emission tomography in interstitial lung disease. Current Opinion in Pulmonary Medicine 1:351–357, 1995.
67. Winterbauer, R: Current concepts in and modes for measurement of activity in interstitial lung disease. Current Opinion in Pulmonary Medicine 1:358–362, 1995.
68. Schwartz, D, et al: Determinants of survival in ideopathic pulmonary fibrosis. Am J Respir Crit Care Med 149:450–454, 1994.

제 7 장

심혈관 질환에 대한 내과적 외과적 치료

이장에서는 급성 만성 동맥질환에 흔히 사용되는 내과적 치료 약제에 대해 논의해 볼 것이다. 경피적 관동맥 혈관 조영술, 직접 관상동맥 절제술, 레이저 관동맥 성형술, 관동맥 스텐트, 관동맥 측부로 이식술 등을 포함한 심장의 중재적 시술에 대해서도 동의되었다. 심근 혈관재생, 심장 그리고 심폐이식, 심장 조형성도 같은 외과적 중재술도 포함되었고 보조적 치료로 심장 재활의 중요성도 언급되었다. 결과적으로 폐질환에 대한 약물치료와 종양 절제, 수포절제, 폐절제술, 폐이식 같은 외과적 중재술이 언급되었다.

관상동맥 질환

관동맥 질환에 대한 내과적, 외과적 치료는 환자들에게 각자의 질환에 알맞은 치료법을 선택할 수 있게 해준다. 모든 경우에 치료는 증상을 완화시키고 병의 진행 속도를 완화시키는데 목적이 있다. 이러한 중재적 시술과 위험인자 제거로 관상 동맥질환 환자는 삶을 활동적이고 건강하게 유지해나갈 수 있을 것이다.

약물치료

관동맥 질환의 내과적 치료의 주된 것은 관동맥 질환과 그 증상의 단기, 장기 치료에 사용되는 다양한 약물이다. 질산염 β-차단제, 항부정맥약제, 강심배당체, 칼슘통로 차단제, 안지오텐신, 전완효소 억제제, 혈전 용해제, 항혈전제제가 그것이다. 치료는 심근 허혈과 경색을 예방하면서 현존하는 심장 기능은 최대화 하고 개선시키는 목적이 있다.

질산염 제제

작용과 용도

질산염은 심근 허혈에 희한 협심증 치료에 가장 흔히 이용된다(표 7-1). 또한 질산염은 심부전, 급성 심근 경색, 고혈압이 있는 환자들에게 사용된다. 질산염은 관동맥과 말초동맥, 정맥, 세기관지, 담도계, 소화기계, 자극의 평활근을 이완시키는 약물에 속한다. 이 약제들은 경구, 설하, 정맥, 국소적으로 투여된다. 그러므로 말초동맥의 확장은 정맥혈류의 저장으로 인해 심장으로의 정맥 혈류량을 감소시킨다(전부하의 감소). 전부하의 감소는 심신면적과 이완기 압력을 감소시킨다. 질산염제제가 동맥에 미치는 혈관 확장 효과는 말초혈관 저항을 감소시키는 것인데(후부하의 감소), 이것은 특히 심근의 산소 요구량을 감소시키는 역할을 해서 협심증은 가라앉히고 그것의 시작은 늦춘다. 질산염제제는 혈류의 분포를 심외막의 관상동맥 확장으로 심내막 부위로 이동시킴으로서 혈류의 재분포를 일으킨다.

금기와 부작용

질산염 제제의 부작용은 빈맥, 기립성 저혈압, 조홍, 두통같은 혈관확장과 관련된 것들이다. 국소적 작용은 피부염을 일으킬 수도 있다.[1]

관동맥질환 환자의 운동효과

관동맥 질환 환자가 가벼운 운동을 한 후에 종종 경험하는 협심증은 부적절한 심장예비량 때문이다. 심장은 운동으로 증가된 산소 요구량을 충족시키지 못한다. 운동전이나 꾸준히 투여된 질산염 제제는 심장 부하를 감소시키고 운동 수행을 향상시킨다. 이는 협심증 증상이나 허혈성 심전도 변화가 나타나기 이전의 운동에 대한 저항을 증가시킴으로서 효과를 나타냄이 밝혀졌다. 이러한 효과에 대해 가능한 설명은 심근의 산소 소비량 감소와 허혈 부위로의 관상동맥 관류량 증가로 가능하다.

질산염 치료계획

다음에 따라 신중한 고려를 해서 치료해야 한다.

1. 흉통이 시작 될 때 질산염제제를 설하로 투여한다. 주사 전 혈압을 재본다.

표 7-1 질산염 : 급성 · 만성 관리

일반명 (상호)	복용과 용량의 방법	a. 시작 b. 최대 활동	활동 기간	
급성 관리 니트로글리세린 (Nitrostat)	설하 : 아플때 마다 1/100-1/400g (급성 협심증통)	a. 1-3분 b. 3-5분	30-60분	통증이 시작되면 복용하여야 한다. ; 매 5분 마다 3번 반복하여 투여함. 또한 15분 후에 통증이 사라지지 않으면 의학적인 주의를 해야 한다.
	IV 용량 : 통증을 줄이는 적정량	a. 즉시	3-5분	
장시간 작용성 질산염 (Isordil)	설하 : 2.5-10mg 씹어먹기 : 5.0-10mg	a. 3-5분 b. 15-30분	1-2시간	개인적인 현기증에 대해서 보호해야한다. 니트로글리세린은 어두운 병에 담아 보관해야 한다. 내성이 발달한다.
만성 관리 장시간 작용성 질산염 (Isordil, Sorbitrate)	(Extended release) 8-12시간마다 20-40mg 경구 투여	a. 4시간 b. 30-45분	6-8시간	
이소소르비드 모노질산 (Imdur, Ismo)	7시간 이상 자고난 후부터 하루 두 번 경구로 20mg	a.30-60분	정해져 있지 않음	공복에 복용한다.
니트로글리세린(지속적인 알약) (Nitro-Bid, Nitrospan)	8-12시간 마다 2.6-9 mg 경구 투여	a. 30분 b.3-4시간	8-12시간	
니트로글리세린(경피성) (Nitrodisc, Nitro-Dur, Transderm-Nitro)	하루 한번 2.5-15 mg	a. 30-60분	입원하고 24시간 이상 지났을 때	털이 없는 부분에 적용한다.
니트로글리세린(국소성) (Nitro-Bid, Nitrol)	국소 : 하루 2~3번 1-3인치(15-30 mg)에 연고 도포	a. 30분	2-12시간	연고는 털이 없는 부분에 바른다. 연고가 흡수 될 수 있도록 커버를 해준다.

2. 저혈압을 예방하기 위해 주사 전 환자를 눕힌다. 자주 혈압을 체크하고 저혈압에 관계된 증상은 관찰한다(두통, 현기증, 소변량 감소).
3. 기립성 저혈압의 발생을 막기 위해 환자들에게 설 때는 천천히 일어나라고 권고한다.
4. 만약 통증이 세 용량의 질산염을 투여해도 낫지 않으면(매 5분마다 1정), 응급 의료 치료를 하기 위해 적절한 조취를 취한다.

차단제

작용과 용도

β-차단제는 (표 7-2) 휴식이나 운동 시 심박수와 혈압, 심근 수축성을 줄여줌으로써 심근의 산소 요구량을 감소시켜 준다. 모 차단제의 주된 작용 기전은 교감신경계의 β 수용체에 대한 작용 예를 들어, 카테콜라민 분비를 감소시키는 것이다. 정상적으로 에피네프린, 노에피네프린과 같은 카테콜라민은 β 수용체와 결합해서 교감신경계의 아드레날린성 작용을 촉진시킨다. β-차단제는 β 수용체의 작용부위에 에피네프린, 노에피네프린과 경쟁적으로 결합해 수용체가 존재한 심장이나 다른 장기의 정상적인 아드레날린성 자극을 억제시킨다. 수용체에는 β_1과 β_2 수용체가 존재한다. β_1의 작용부위는 주로 심장에 존재하며 β_2는 폐에 주로 존재하면서 신체의 전부위에 존재한다. β_1의 수용체의 억제는 심박수를 감소시키고 방실 결절의 전도 속도를 감소시키며 심장의 수축력과 심장의 자율성 또한 감소시킨다. β_2 수용체의 억제는 기관지 수축, 혈관수축, 당원분해(당원을 포도당으로 전완시키는 것)의 감소를 일으킨다.

β_1 수용체에 특히 작용하는 β-차단제(심장에 존재)는 심장 선택성이라 불려지고 β_1과 β_2 수용체를 모두 억제시키는 β-차단제 비 선택성이라 불린다.

β-차단제는 협심증에서의 흉통치료를 위해 질산염제제와 혼합하여 쓰인다. β-차단제의 가장 첫 효과는 안정 시 심박수와 운동 시 심박수를 감소시키는 것이다. 급성 심근경색에 있어 β-차단제는 심근의 산소 요구량을 줄여줌으로써 허혈성 심금을 구조하는 역할을 한다. 많은 조사결과 급성 심근경색에 있어 β-차단제의 단기, 장기효과를 밝혀낸다. 대부분의 경우에 심근경색 시작 초기 첫 6~8시간동안 보통 정맥주사로 쓰여 지게 된다. 이 첫 정백주사다음으로 나머지 치료기간 동안 경구치료도 계속한다(27시간에서 1년까지 다양). 이러한 시도들은 심근경색의 생존을 위한 국제학회(ISIS)에 의해 이루어졌는데 이들은 통계적으로 급성 심근경색 환자가 정맥주사 또는 경구 atenolo 투여도 14%의 치사율 감소를 발표했다.

모든 실험에서 얻은 자료를 보면 단기 또는 장기적으로 사용하는 β-차단제는 치사율과 재경색을 줄여준다고 밝혀졌다.

β-차단제는 경한 고혈압과 심방, 심실부정맥의 치료에 이용되는데 이는 심금세포의 자율성을 감소시키고 방실 조절의 전도 속도를 늦추어 주기 때문이다. β-차단제의 항 부정맥 효과는 막 안정화 활동이라 불리는 특징에 의하는데 이것은 심근에 대한 직접적인 마취효과로 인해 부정맥에 대한 가능성을 낮추어 주는 능력을 의미한다. 현재 사용되고 있는 유용한 β-차단제들은 표 7-2에 나열해 놓았다. β-차단제의 또 다른 역할은 내인성 교감신경유사 활동인데 이는 몇몇 β-차단제가 부분적으로 β-수용체를 자극시킨다는 것이다. Pindolol(Visken)이 약간의 내인성 교감신경 유사작용을 가지고 있다. 내인성 교감신경 유사작용을 가지는 β-차단제는 어떤 면에서는 교감신경계 활동이 적은 휴식 시에 심박수를 느리게 하고 수축력 저하, 방실 전도 속도를 느리게 하는데 이점이 있다. 교감신경계의 자극과 카테콜라민의 점진적 증가는 심부전의 주된 병태생리학적 반응이다. 만성 심부전 환자에서 교감신경계의 자극은 병의 심각성과 진행양상에 기여하는 주된 자극이다. 앞서서 β-차단제는 그것의 심근 기능에 대한 부작용 때문에 심부전 환자에게 금기라고 했다. 그러나 통제실험에서 심부전 환자에게의 β-차단제 사용은 혈역동학적 향상과 치사율과 사망률의 감소를 가져온다는 것이 밝혀졌다. 이것들은 교감 신경자극에의 영향을 감소시킴으로서 심부전 증상을 향상시킨다. carvedilol 같은 다른 β-차단제들은 α_1 수용체(혈관확장유도)와 β수용체를 모두 차단시킨다.

표 7-2 베타 차단(Beta-Blocking) 약품

일반명 (상호)	용량	치료적 사용	적용
프로프라놀롤 염산수소산염 (Inderal)	하루 2-4번 경구로 10-80 mg 투여(여러가지 방법과 용량)	고혈압, 협심증, 심실상성 빈맥, postinfarction to prevent reinfarction, 편두통	갑작스러운 투약 정지는 협심증의 악화될 수도 있는 것을 주의해야 한다.
메토프롤롤(Lopressor)	하루에 한번 일회량 100-450 mg 투여 또는 하루 세 번 투여(낮은 용량에서 심장 선택적 적용)	고혈압, 협심증, 부정맥	심장 선택적: 개인적인 폐질환에 자가 투약해야 할 것이다.
나놀롤(Corgard)	하루 한번 일회량 40-320 mg 투여	고혈압, 협심증, 부정맥	하루에 한번 오차의 편익
티몰롤(Blocadren)	하루 3-4번 15-45 mg 경구 투여	postinfarction to prevent reinfarction	임상적인 반응을 유지하기 위한 성인 복용량

아테넬롤(Tenormin)	경구로 일일 일회 50-100 mg 투여(낮은 용량에서 심장 선택적 적용)	고혈압, 협심증	심장 선택
핀돌롤(Visken)	하루 3-4번 경구로 10-60 mg 투여	고혈압, 부정맥	이 베타 차단제는 내인성 교감신경 유사작용을 가지고 있고, 이러한 작용은 대부분 휴식시에 나타나고, 서맥을 생성한다.
라베탈롤(Trandate/Normodyne)	혈관주사 : 10분 마다 40-80 mg 투여(최대 용량 300 mg)	고혈압성 발작	내인성 교감신경 유사작용 성격. 알파 차단제는 혈관확장의 원인이 되고 심박동수를 떨어뜨리지 않는다.
소탈롤(Betaplace)	하루 두 번 80-320mg 경구 투여	부정맥(SVT/VT), 고혈압	항부정맥 성질과 베타 차단제, class II와 class III을 모두 포함한다.
에스몰롤(Brevibloc)	오직 혈관 주사로만 투여 : 효과를 위해 필요한 적정량	수술 중 또는 수술 후 심방조동과 세동	심장 선택. 아주 짧은 반감기(〈 10분)
아세부톨롤(Sectral)	하루 두 번 200-600 mg 경구 투여	심실부정맥	내인성 교감신경 유사작용을 가진 심장 선택: 심장박동수를 덜 감소시킨다.

금기와 부작용

β-차단제는 저혈압, 선천성 심부전, 서맥, 방실 전도 차단, 만성 폐쇄성 폐질환 환자에 있어 상대적으로 금기가 된다. 항상 약제데 대한 위험도와 효과의 비율은 따져 보아야 한다. β-차단제는 폐에의 β_2 수용체를 억제시키면서 기관지 수축을 일으키므로 만성 폐질환 환자에 있어서 주의해서 사용해야 한다. 심장선택성, 교감신경계 유사작용 α-차단작용(혈관 수축 억제시키는 역할)이 있는 β-차단제는 천식환자에서 기도 저항을 비교적

더 유발한다. 그러나 기본적 규칙은 기도 수축성 질환이 있는 환자에게서 β-차단제 사용은 금기시 되고 있다. β-차단제는(비선택성) 당뇨병환자와 비당뇨병환자에서 저혈당을 일으킬 수 있는데 이는 혈당 비축에 대한 β수용체의 조절에 영향을 미치기 때문이다. 심장 선택성 β-차단제는 인슐린 의존성 당뇨병 환자에게 선호되는데 빈맥과 같은 저혈당 증상이 나타날 수도 있다. 경한 선천성 신부전 환자는 β-차단제에 의한 심박동수 감소로 인해 효과를 얻지만 심각한 선천성 심부전 환자에게 있어 β-blockers는 금기가 된다. β-차단제 용량은 서서히 증가시켜야 하며, 환자는 신중히 관찰되어야 한다. 왜냐하면 이러한 약제들이 수축력과 심박출량을 더 많이 감소시켜 심부전을 더 악화시킬 수도 있기 때문이다. β-차단제의 부작용은 기관지 수축, 저혈압, 서맥, 방실전도차단 오심, 변비, 일과성 혈소판 감소증, 피로, 말단냉증, 수면 장애, 우울, 발기부전 등이 있다. β-차단제 투여의 갑작스러운 중단은 호흡이나 급성 심근경색의 재발을 가져올 수 있으며 부정맥이나 급사도 유발할 수 있다. 만약 약물을 계속 투여해야 할 대는 환자에게 약물의 적정화의 중요성에 대해 충분히 교육해야한다.

관상동맥 질환 환자의 운동에 대한 효과

β-차단제 치료는 운동에 대한 내성을 증가시키고 유산소 용량도 증가시킨다. β-차단제 치료를 받는 환자는 휴식 시 와 최대 심박수와 혈압이 모두 감소한다는 것을 느낀다. 이결과로 심장의 일부하와 심근 산소 요구량이 감소하게 된다. 개인의 허혈성 역치에 도달하거나 협심증 증상, 심전도 변화가 일어나기 전까지는 더 높은 정도의 운동량이 허용된다.

β-아드레날린성 차단 치료방법

다음에 따른 주의 깊은 고려가 필요하다.

1. 환자는 기관지 수축이 일어나지 않는 한 갑자기 약제 복용을 중단해서는 안 된다.
2. 정상적으로 운동 시 증가하는 심박동수는 β차단제 사용 환자에게서는 낮다.
3. β 차단제 치료의 변화는 운동 등급의 재설정과 운동 규정에 대한 재설립은 필요로 한다.
4. 호흡과 관련된 노력 변화나 호흡곤란에 있어 어떤 변화가 있는지 환자를 잘 관찰한다.

칼슘통로 차단제

칼슘 통로 차단제는 칼슘 이온이 심근이나 혈관 평활근의 세포막을 통해 칼슘이 이동하는 것을 억제한다. 칼슘은 심근수축, 혈관운동 강도, 심장 전기활동에 있어 중요한 역할을 한다(그 결과를 보라).

1. 제1형 제제는 심근 효과와 전기 생리학적 효과를 갖는다.
2. 제2형 제제(dihydropyridines)는 특출한 혈관 효과를 가진다.
3. 제3형 제제는 선택적 혈관 작용을 가지며 현재 미국에서도 사용하지 않는다.
4. 제4형 제제는 복잡한 약리학적 특징을 가진다.

미국에서 현재 임상적으로 사용되고 있는 칼슘통로 차단제는 verapamil과 diltiazem (tape 1), nicardipine, nifedipine, isradipine, amlodipine, felodipine, nimodipine(type 2)와 bepridil(type 4)이다.

Verapamil은 세 가지 기점으로 산소 요구량은 감소시킨다: 말초혈관 확장을 통해 심근의 후 부하를 감소시키고, 심박수를 감소시키며(음성 변시성 효과), 수축력을 감소시킨다(음성 수축 효과). Verapamil은 고혈압, 협심증, 부정맥, 특히 심실상부 빈맥의 치료에 사용된다. nifedipine은 강력한 말초혈관 확장제이다. 이것은 심근의 산소 요구량은 이러한 기전에 의해 감소시며 준다. 그러나 이는 심박동수에 대해서 직접적인 효과나 항부정맥 효과는 없다. 더욱이 nifedipine은 혈관 확장에 대해 반사성 심박동수 증가를 야기시킬 수도 있다.

Nifedipine과 다른 dihydropyridine 제제의 강력한 혈관 확장 효과는 심부전과 다양한 협심증 치료에 유용한다. 비록 nifedipine이 심근에 음성 수축 효과를 가진다 해도 후부하를 감소시키는 혈관 확장 효과는 심장 기능을 향상시킨다. 새로운 세대의 dihydropyridine 제제는 혈관 선택성이라 생각된다. "혈관 선택성" 이라는 단어는 심근에 대해 혈관 평활근에의 선택적 작용을 의미한다. 이러한 약제들의 강한 효과는 칼슘통로 차단제도 일어날 수 있는 음성 수축 효과의 감소이다.

칼슘통로 차단제는 또한 고혈압 치료에도 사용된다. 이들은 협심증을 치료하기 위해 질산염제제와 함께 사용되며 관상동맥 수축으로 인한 협심증에 처방된다. 이들은 협심증의 치료를 위해 β-차단제와 함께 사용되는데 이는 낮은 용량의 β-차단제와 함께 사용이 가능하며 β-차단제의 예기치 못한 부작용을 피할 수 있게 해 주기 때문이다. 칼슘 통로 차단제 단독으로는 급성 심근 경색에 효과가 있는지는 아직 밝혀지지 않았다.

많은 실험에서 nifedipine은 높은 치사율을 가져오는 것으로 나타났으며 이는 반사적 빈맥에 의한 것으로 나타난다. 그러나 diltiazem은 β-차단제나 칼슘통로 차단제 또한 사용한 non-Q파 경색 환자에서 재 경색률을 감소시키는 것으로 밝혀졌다. 칼슘통로 차단제는 심근 수축력, 혈관 수축력, 말초혈관저항, 심박수를 감소시키며 또한 늦은 전도 자극 전달로 인해 심근의 산소 요구량을 감소시켜 준다.

금기와 부작용

칼슘통로 차단제는 중등도나 심한 선천성 심부전 환자에서는 사용이 금기되는데 특히 저혈압이나 대동맥판 협착증, 병든 정맥동 증후군에서는 사용하면 안된다. 중추 신경계에 대한 부작용은 진전, 감정 변화, 피로가 있다. 위장관 이상과 피부 반응도 역시 보고되었다. Nifedipine은 심각한 비심장성 부종과 반사성 빈맥을 일으킨다. Bepridil은 악성 심실부정맥을 일으킬 가능성을 가지고 있다.

관상동맥 질환 환자의 운동에 미치는 영향

칼슘통로 차단제의 심근 산소 요구량 감소와 심근 혈액 공급의 향상은 개인의 운동에 대한 저항을 증가시켜 줄 것이다.

칼슘통로 차단제 치료방법

다음에 따라 신중한 처방이 필요하다.

1. 환자에게 저혈압 증상이 있는지 확인한다(섰을 때의 어지러움, 빈맥, 창백).
2. 환자의 저혈압과 관상동맥 관류 감소에 뒤이어 dihydropyridine 제제를 썼을 때 심근 허혈의 악화가 있는지 관찰한다.
3. 혈압과 심장박동의 변화가 있는지 모니터링 한다.

강심 배당체

디지털리스는 강심 배당체의 전체를 이르는 단어이다. 가장 흔히 사용되는 강심배당체는 digoxin이고 digitoxin은 조금 덜 흔하게 사용된다.

작용과 사용

강심 배당체의 정확한 작용기전은 아직 밝혀지지 않았다. 이들은 칼슘의 심근세포로의 유입을 증가시켜주는 것으로 생각된다. 이들은 또한 나트륨과 포타슘의 능동수송을

표 7-3 칼슘 채널(calcium channel) 차단제

일반명 (상호)	용량	치료적 사용	심혈관계에 미치는 영향
딜티아젬(Cardizem)	급성 치료를 위한 혈관 주사 경구 용량 : 경구로 하루 3-4번 30mg 투여(최고 투여량은 24시간에 240mg)	협심증과 고혈압, 심실상성 부정맥	관상동맥 확대 : 수축성 감소에 따른 항부정맥 동작(수축 억제 효과, negative inotropic effect)
딜티아젬 SR	경구로 12시간마다 60-120mg 투여		
딜티아젬 CD	경구로 매일 180-360mg 투여		
니페디핀(Procardia)	경구 용량 : 초기 하루 세 번 10mg 유지 : 하루 3-4번 10-30mg	협심증, 고혈압	강력한 말초 혈관 확장; 관상동맥 확대. 안정시 심박수의 증가; 수축 억제 효과
베프리딜(Vascor)	경구로 하루 한번 200-400mg	협심증	관상동맥과 말초동맥 확대. 심박수와 수축의 최소 또는 감소하지 않음.
암로디핀(Norvasc)	경구로 하루 한번 2.5-10mg	협심증, 고혈압	관상동맥과 말초동맥 확대. 운동 내성 증가와 심장 기능 상실 증후군의 증가
펠로디핀(Plendil)	경구로 하루 한번 5-20mg	고혈압	말초 혈관 저항 감소
이스라디핀(DynaCirc)	경구로 하루 한번 또는 두 번 5-10 mg	고혈압	말초 혈관 저항 감소
니카르디핀(Cardene)	경구로 하루 세 번 20-40 mg	고혈압, 협심증	

베라파밀(Calan, Isoptin, Verelan)	급성 치료를 위한 혈관 주사 경구 용량 : 초기 6-8시간 마다 80mg ; 320-480 mg 반복분할투여	협심증, 심실상성 빈맥	관상동맥과 말초동맥 확대. 안정시 심박수 증가 느린 방실전도와 부정빈맥에서 심실 반응 감소; 수축 억제 효과
베라파밀 SR	12-24시간 마다 240-480mg 경구 투여		

통해 심근세포의 전기화학적 성질도 변화시킨다. 강심배당체는 두 가지의 주된 적응증이 있다. 첫 번째 선천성 심부전의 치료, 두 번째로 특히 심부전이 있을 때의 심실위 부정맥의 예방.

강심 배당체는 ACE 억제제와 이뇨제 사용에도 불구하고 지속되는 중도에서 중등도의 심부전 환자의 증상이 보일 때 적응증이 된다. 심근 수축력의 증가는 조직으로의 산소 운반을 향상시킨다. 신장 관류량의 증가는 이뇨효과 순환혈류량 감소를 일으킨다. 순환혈류량은 심부전 치료 시 강심배당체와 함께 사용되는 이뇨제 치료를 더욱 감소한다. 강심배당체는 양성 변력성과(수축력증가), 음성 변시성(심박수 감소) 효과를 가진다. 관련된 심박수 감소는 증가된 수축기 혈압이 감지되었을 때 경동맥 압 수용체에 의해 시작된 자극에 의해 생긴다.

비록 이러한 효과는 건강한 심장에서 나타타지만, 심부전이 생긴 심장에서는 더 중대한 작용을 나타낸다. 증가된 수축력으로 인해 심박출량도 증가하고 건부하의 감소, 일부하와 심근산소 요구량의 감소도 나타낸다. 이것은 다시 선천성 심부전의 임상적 증상을 감소시켜준다. 대부분의 임상의들은 심부전의 치료에 강심배당체만 사용하지 않으며 이뇨제, 안지오텐신 전환효소 억제제, 질산염 제제도 함께 사용한다.

강심배당체는 전기 생리학적 효과도 가진다. 방실 결절을 통한 전도 속도를 줄임으로써 강심배당체는 심방세동과 심방조동 같은 심실상부 빈맥에 희한 심실 반응을 감소시킨다. 더욱이 강심배당체는 방실결절에서의 재진입(reentry)에 의한 강심배당체는 전도시간과 불음기사이의 중요한 관계를 변화시키며 이로 인해 발작성 심실위 빈맥이 증견되게 된다.

금기와 부작용

보통 강심배당체는 치료범위와 치사범위의 사이인 안전 범위가 상대적으로 좁다. 치사범위 내 또는 그 근처의 정도는 매우 나쁜 허용력을 갖는다. 독성은 주로 혈류량의 증가와 관계된다. 독성에 연관된 특징적인 심전도 변화는 서맥, PR 간격의 연장(1차심장파괴), QT 간격의 축소로 나타난다. 다른 부정맥은 방실 전도가 증가하면서 전도계의 파괴가 생기면서 관찰된다. 조기 심실수축, 심실빈맥, 심방세동에 대한 매우 늦은 심실의 반응, 심실위 빈맥들을 강심배당체 독성에 의해 야기된 전도의 변화에 의한다. Cigoxin은 거의 모든 경우에 빈맥을 야기시킬 수 있기 때문에 이약을 복용하는 환자가 갑자기 부정맥에 빠지는지 관찰해야 한다. 다른 부작용으로 오심, 구토, 식욕부진, 졸음, 피로, 착란등이 있다. 노란 또는 초록색 점 같은 것이 보이는 시야장애, 복시 같은 것들은 일반적으로 독성 혈액 수준을 나타낸다. 머머 혈액 내 농도를 초과했다는 것을 나타낸다. 특성을 증가시키는 위험인자로는 감소된 신장 청소율과 고령이다. Digoxin은 사용하는 환자에서 나타나는 저칼슘혈증은 부정맥을 일으키는 유발인자이다.

강심배당체 치료는 비후성 심근증, 수축성 심내막염, 불완전 방실전도 차단을 가진 환자에게서 매우 조심스럽게 사용되어야 한다. 급성 심근 경색에서 강심배당체 치료는 금기가 되는데 증가된 심근수축력이 심근의 산소요구량을 증가시켜 경색의 정도를 심화시킬 수 도 있기 때문이다.

관동맥 질환 환자의 운동에의 효과

강심배당체 치료를 받고 있는 선천성 심부전 환자에서는 심실 기능의 증가와 산소 이용도의 증가에 따라 운동에 대한 내성이 증가된다. 강심배당체 사용 시의 ST, T-파의 변화는 허혈 시 심전도 변화를 최소화 시킨다. 개인의 rhythm strip이나 휴식 시 12분극 심전도 검사 또는 운동 시의 검사를 통해 확진을 내릴 수 있을 것이다.

강심대당체 치료방법

다음에 따라 신중한 치료가 필요하다.

1. 강심배당체가 심전도에 미치는 영향에 대한 정통적 지식이 필수적이다. ST분절의 하강은 허혈에서 보이는 ST 하강으로 잘못 오인되기 쉽다.
2. 강심배당체에 의한 부정맥은 운동에 의해 유발될 수 있으며 특히 환자가 저칼슘 혈증이 있을 때는 더 그렇다.
3. 환자에게 날마다 그들의 맥박을 체크하는 것을 가르쳐야 하며 심한 세맥이나 빈맥시 알려줄 것을 교육한다.
4. 독성의 조기 신호는 오심, 구토, 식욕부진, 시야장애이다.

5. 강심배당체 중 가장 흔히 사용되는 digoxin의 유지농도는 매일 0.125 mg에서 0.25 mg이다. 약하거나 체중미달인 노인의 겨우 더 적은 용량을 사용한다.

항부정맥제

항부정맥제는 심근의 전기활동을 교정해주기 우해 전도성과 자율성을 바꾸어 주는 약제이다. 보통 이것들은 이소성 자극(심장의 정상 심박조율기인 동방결절 이외에서 생기는 자극)을 억제시키고 자극생성 속도와 전도를 느리게 하며 심근 흥분성을 감소시킨다.

항부정맥 약제에는 네 가지 알려진 분류가 있다(표 7-4). 이것들은 심근세포의 작용에 대한 작용기전에 따라 분류되었다. 제1분류의 약제는 Na^+ 통로를 차단시켜 전도속도를 느리게 한다. 이 약제들은 국소 마취 효과와 막안정화 활동을 가진다. 1분류의 약제들은 다시 세 개의 단위로 나뉘어진다.

IA : Quinidine 유사약제: 전압 의존성 나트륨의 흐름을 억제시킴으로써 세포막 반응성을

표 7-4 일반적인 항부정맥약

이름(상품명)	용량	등급	심전도 변화	적응증/부작용
퀴니딘설페이트 (Cin-Quin, Quine, Quinidex Extentabs)	알약:매 6시간마다 200㎎ 경구투여	IA	QRS, QT, PR 지연	구토와 설사가 약과민증상으로 나타날 수 있다; 심실성 빈맥이나 다형성 심실빈맥의 원인이될 수 있다.
프로카인아미드 하이드로콜라이드 (Pronestyl)	3~4시간마다 250-500㎎ 경구투여	IA	QRS, QT, PR 지연	저혈압, 루프스성 증상(발진, 발열, 오한, 관절통); 위장 증상
지효성 약제 (Procan SR)	매 6시간마다 250-1250㎎ 경구투여			
디소피라마이드 (Norpace)	매 6시간마다 100-200㎎ 경구투여	IA	QRS, QT, PR 지연	항콜린계 현상, 심블록, 저혈압, 울혈성 심부전

리도카인 (xylocaine)	IV bolus로 1mg/kg; 0.5mg/kg씩 반복	IB	변화없음; 심실기외수축의 감소 또는 억제	졸음, 착란, 협응성손상, 진전, 경련
멕실레틴(Mexitil)	6-8시간마다 200-400 mg 경구투여	IB	변화없음	일정하지 않은 보행. 현기증, 진전. 위장증상을 최소화하기 위해 음식을 줌.
Moricizine(Ethmozine)	8시간마다 600-900mg 경구투여	IC	PR과 QRS간격 지연	심블럭, 서맥, 심실성 부정맥 악화, 현기증, 두통, 구토, 약물에서 유도된 열. 울혈성 심마비의 증상 관찰
propafenone(Rhythmol)	8-12시간마다 150-300 mg 경구투여	IC	PR과 QRS 지연	구토, 저혈압, 증가된 심실 부정맥, 입맛이 씀
플레카이니드 (Tambocor)	하루 두 번 100-200mg 경구투여	IC	PR과 QRS 지연; QT간격 약간 지연	현기증, 흐릿한 시야, 위장증상, 울혈성 심마비의 증상 관찰
프로프라놀롤 (Inderal)	하루 세 번이나 네 번 10-30mg 경구투여	II	PR간격 지연; QT간격 약간 지연	저혈압, 기관지수축, 졸음, 발기부전, 당뇨환자에서의 저혈당, 울혈성 심마비 증상 확인; 부종, 기침, 운동 내성 감소
브레틸륨 (Bretylol)	IV bolus로 5-10mg/kg;	III	없음	위장증상, 기립성 저혈압, 부정맥
소탈롤 (Betapace)	하루에 두 번이나 세 번 80mg 경구투여;두 번 160mg까지 올림	II III	QT 지연	서맥, 저혈압, 피로, 원인불명의 심근위축, 그러나 심

				장기능상실 병력이 있었던 환자는 울혈성심마비 촉진, 지연된 QT가 다형성심실빈맥을 유발할 수 있다.
아미론 (Cordarone)	초기 1-3주 부하용량, 하루 네 번 400-800㎎	III	QRS, QT간격 지연; PR 간격 약간 지연	중추신경계(진전, 두통, 운동실조), 위장증상, 갑상선 기능저하/항진, 폐섬유증, 각막 침착, 청색 피부변색
베라파밀(Calan, Isoptin)	IV bolus로 5-10㎎/kg; 30분안에 10㎎씩 반복 하루 세 번이나 네 번 80㎎ 경구투여;하루 480㎎까지 올림	IV	PR간격 지연, 방실결절을 지나는 전도가 늘림; 심박율 함소	저혈압, 구역질, 변비, 빈맥을 야기할 수 있다. 멍 또는 자반을 확인-혈소판 기능부전이 원인일 수 있다. 울혈성 심마비의 원인이 될 수 있다.
아데노신	IV bolus 1-2초 동안 빠르게 6㎎ 정주; 1-2분 동안 12㎎ 투여	나뉘지 않음	PR 지연	

억제 시키고 재분극을 지연시키며 활동 전위를 연장시킨다.

IB : 빠른 Na^+ 이온 통로를 차단시켜 재분극은 가속화 시키고 활동전압의 기간을 단축시킨다.

IC : 빠른 나트륨 내향 전류를 억제시키고 His-Purkinje 체결의 전도를 차단시킨다. PRrhk QRS 기간의 연장

*제2분류*의 약제는 β-차단제이다. 이것들은 교감신경 수용체를 억제시키며 심박수와 방실 전도를 감소시킨다. 분류의 약제는 재분극과 재진입 회로에 선택적으로 작용하고 심실 세동을 막는데 가장 효과적으로 작동한다. 이것들은 활동 전위 기간을 연장시킨다. 4분류의 약제는 칼슘 통로 차단제이다. 이들은 Ca^{2+}통로와 결절은 억제시키며 방실 전도계의 재진입으로 인한 심실위 빈맥을 종결시키는 효과적이다.

항부정맥제는 정상적 심장리듬을 유지하는데 이용된다. 이는 심장 활동을 효과적으로 하게 함으로써 개인의 현 역학적 활동에 도움을 주며 활동 내성을 향상시켜준다. 무증상 부정맥이나 개인을 생명에 위협을 주는 위험에 빠지게 하지 않는 부정맥은 보통 치료하지 않는다. 항부정맥약제는 심장 억제성약이며 정기적 또는 기계적 억제성 태가 심근에 이미 존재하는 경우 반드시 주의해서 투여해야한다는 것을 기억해야 한다.

다수의 항부정맥 약제들은 현재 재발되고 실험되었으며 많은 것들이 심신 부정맥의 치료제로 개발되었다. 이과에서 다루어지는 약제들은 현재 임상 사용에 허용된 약제들만 언급했다.

제 I 분류

모든 1분류 항부정맥제제들은 나트륨 통로를 차단시키거나, 탈분극이나 재분극에 관해서는 다르다. 그러므로 이들은 IA, IB, IC 분류로 다시 나누어진다.

IA 분류

IA 분류의 약들은 심방세동, 조기심실수축, 심실빈맥을 포함한 심방심실 부정맥의 치료에 효과적이다. 이들은 심방 결절에는 효과가 거의 없으므로 심방결절에는 효과가 거의 없으므로 심방결절의 비기능에 대한 치료로는 효과적이지 못하다. 이들약은 전도를 늦추어주고 재분극을 연장시켜준다.

IA 항부정맥제를 사용 시 심전도상에 두 가지 변화가 나타낸다. (1) QRS 복합체의 연장, (2) QT 간격의 연장. 이들 심전도 변화가 나타났을 때 class IA 항부정맥약제의 사용은 중단되어야 한다. QT 간격의 ldus장은 torsade de pointes라 불리는 심실빈맥을 유발할 수 있다. 일반적인 항부정맥제로 치료되지 않고 심실빈맥과 파상의 QRS축으로 특징지워지는 'torsade de pointes' 는 보통 서맥, QT 간격의 연장, 저칼슘혈증과 관련된다. 심실부정맥으로의 진행도 가능하며 생명에 위협을 줄 수도 있다. Class IA 항부정맥제는 이들의 음성 수축촉진작용 때문에 선천성 심부전 환자에서는 주의해서 투약해야 한다. 표 7-4에서 흔히 사용되는 IA분류 항부정맥 약제를 나열해 놓았다.

Quinidine은 가장 잘 알려진 IA 분류 항부정맥제이다. 이약들은 비록 심실부정맥 제제에도 효과적이지만 심방 부정맥을 치료하는데 사용된다. Quinidine은 이약에 과민성이거나 심실 결절의 전도에 결함이 없거나 digitalis 동성 또는 k+ 불균형이 있는 사람에게는 금기시킨다. 가장 흔한 부작용은 오심, 구토, torsade de pointes를 포함한 부정맥이다. Quinidine은 현재 부작용이 더 적으면서 같은 효과를 지닌 약제들이 많이 나오면서 부정맥 치료에 덜 자주 사용된다.

Procainamide(Pronesty1, Procan SR)은 심방 · 심실부정맥 치료에 이용되는 또다른 IA 부류의 항부정맥제이다. 그러나 이것은 심실부정맥 치료가 더 흔히 이용된다. 그것은 심근의 자율성과 전도속도를 감소시키고 심근세포의 상대적 불음기를 증가시킴으로서 심장부정맥을 조절한다. 결과적으로 Procainamide는 심장의 전도성을 감소시키고 QRS에 기간과 QT 간격을 연장시킨다. 이 약의 QT 간격 연장효과는 1-2 페인트의 환자에서 torsade de pointes를 유발한다.

경구 Procainamide 투여의 흔한 부작용으로 오심, 구토, 설사가 있다. Procainamide는 또한 심근의 저하를 일으킬 수 있다. 장기적인 치료는 항 핵항체 수치 상승, 관절통, 근육통, 발열, 흉막심막염 등을 특징으로 하는 전신홍반루푸스를 일으킬 수도 있다.

다른 IA 부류의 약제는 disopyramide(Norpace)로 작용은 quinidine, procainamide와 유사하나 다른 부작용을 가진다. Disopyramide는 QT 간격을 연장시키고 torsade de pointes에 선행하는 전부정맥 단계를 야기할 수 있다. 이 약제는 중대한 항콜린성 효과인 속내장, 구강건조, 요 재흡수(남자에서 더 흔하다). 변비를 일으킨다. 더욱이 disopyramide는 음성 변력 효과를 가지고 있어 심부전의 전주가 되거나 더 악화시킬 수 있다. 이 약의 금기증으로는 불음성 심부전, 녹내장, 폐쇄성 요도질환이 있다.

IA 분류의 항부정맥약제 치료[3]

다음에 따라 심각한 고려가 필요하다.

1. 심전도 상에서 QRS나 QT 간격의 연장을 확인한다.
2. 심전도 상에서 새로운 또는 재발한 부정맥을 확인한다.
3. 이들 약제들의 음성 변력 효과는 혈압이나 운동수행 능력을 떨어뜨릴 수 있다.
4. Procainamide 사용 시 관절염 같은 증상은 전신성 음반성낭창 증후군의 첫 증상이 될 수 있다.
5. Class IA 항부정맥 약제는 심근저하제이므로 선천성 심질환 환자를 잘 관찰해야 한다.

IB 분류

IB 부류의 약제는 활동 전압기간을 단축시킬 뿐만 아니라 재분극을 가속화 시킨다. 그러므로 QT분절은 길어지지 않는다. 약제는 심실부정맥에 특히 많이 사용된다. Lidocaine, mexiletine(Mexitil), tocainide(Tonocard)가 IB부류 약제이다(표 7-4).

Lidocaine은 급성 심실 조기수축과 심실부정맥 치료에 가장 흔히 사용되는 항부정맥 약제이다. lidocaine은 정맥주사로만 사용한다. 특히 Purkinje 섬유에 작용한다. 동율동과 심방부정맥은 lidocaine에 의한 영향을 받지 않는 것 같아 보인다.

경구로 투여되는 Mexiletine은 lidocaine과 유사하게 작용하여 심실부정맥에 장기 치료제로서 사용된다. Tocainide는 무과립증이라는 부작용 때문에 거의 사용되지 않는다. 비록 IB 부류의 약제들은 심근에 대한 부작용은 거의 일으키지 않으나 다양한 신경증상과 오심, 구토, 진전, 혼란, 발작등의 소화기계 부작용을 일으킬 수 있다.

IB 분류 항부정맥제 치료

다음에 따라 신중한 고려가 필요하다.

1. Mexiletine과 tocainide는 위장관계 부작용은 최소화시키기 위해 식사와 함께 먹게 한다.
2. Tocainide와 mexiletene은 무과립증을 유발할 수 있다(백혈구수 감소). 주기적인 혈액세포 수 검사가 필요하다.
3. Lidocaine을 먹는 환자에게서 혈압을 관찰해야 되는데 이 약이 심각한 저혈압을 유발할 수 있기 때문이다.
4. Lidocaine은 부전수축을 야기할 수 있으므로 심실 고유 율동으로는 투여하지마라
5. 심장 재활에 있어 lidocaine 투여의 지표는 개인의 율동과 미소생의 경향에 따라 개별로 결정되어야 한다.

IC 분류

IC 부류의 약은 HIs-Purkinje 전도를 억제시키고 PR 간격과 QRS 복합체 간격을 연장시킨다. 그러나 재분극에는 거의 영향을 미치지 않는다. 이 부류에 속하는 약제도는 flecainide(Tambocor), encainide(Enkaid), moricizine(Ethmozine), propafenone(Rythmol)이 있다. 이것들은 가장 강력한 I 분류 항부정맥제들이다. 심장부정맥 약제 회의(CAST)는 encainide flecainide와 moricizine은 사망률을 증가시키고 생명에 지장이 없는 부정맥을 가진 급성 심근허혈 환자에서 치명적이지 않을 심정지율을 증가시킨다고 했다. 이 약제들은 전 부정맥 효과 있다는 것이 밝혀졌다.(심실부정맥의 약화) CAST의 결론은 encainide는 더 이상 유용하지 않고 moricizine이나 flecainide가 생명에 치명적인 부정맥 치료에 이용된다고 하는 것이다. 더욱이 flecainide는 또한 가끔 심실위 부정맥이 있는 환자에게서 동율동 유지를 위해 사용된다고 한다.

Propafenone은 생명에 위협주는 심실부정맥 치료에도 승인되었다. 그것의 주된 효과는 전도 속도를 늦추는 것이다. IC 부류약제의 효과에 더해서 propafenone도 전부정맥 효과를 가진다.

IC 약제들의 부작용은 중추신경계 영향(시야장애, 어지러움증과 두통), 위장장애(오심), 음성변력효과, 부정맥이다.

IC 분류 항부정맥제치료

다음에 다라 주의 깊은 처방을 해야 한다.

1. 환자에게 전부정맥의 영향이 있는지 없는지 관찰한다.
2. 울혈성 심부전 환자에게는 주의해서 투여한다.
3. 환자에게 신경학적 증상이 없는지 확인한다.
4. 위장관계 부작용을 줄이기 위해 식사 후 경구 투여한다.

제Ⅱ분류

제II분류의 항 부정맥 약제는 β-차단제이다. 이들은 동발결절의 교감신경 자극을 차단시키고 방실결절의 효과적인 불응기를 연장시키며 purkinje 섬유의 자율성을 감소시킨다. β-차단제는 심실, 심실위 부정맥의 치료에 효과적이다. 그러나 그들은 재발성 심실빈맥에서의 효과는 보이지 않는다. 현재 항부정맥 치료제로서 입증된 β-차단제 propranolol (Inderal), acebutolol(Sectral), esmolol(Brevibloc), sotalol(Betapace)이다.

Propranolol은 심실위 부정맥이 있는 환자에서 효과적으로 심실의 반응 속도를 늦추어 준다. 이 약은 관상동맥질환이나 운동으로 선행된 심실위 부정맥의 치료에 효과적이다. Propranolol의 부작용은 음성변력 효과에 2차적으로 선천성 심부전증의 악화돠 β-차단제에서 언급한 부작용들이 나타난다. 모든 β-차단제들과 같이 propranolol은 당뇨 환자에게서 조심스럽게 사용되어야 하는데 이들의 저혈당에 대한 교감신경계의 반응이 두드러질 수 있기 때문이다.

Acebutolol은 심실부정맥 치료에 사용되며 심장 선택성이 있는 β-차단제이다. 이 II 부류 약제들은 또한 내인성 교감신경유사 작용도 가져 심박수 감소와 심근기는 약화 효과를 감소시킨다. 부작용은 서맥, 저혈압, 선천성 심부전, 현기증, 불안, 복부불쾌, 오심 등이 있다.

심장선택성 IV형 β-차단제인 esmolol은 빠른 심방세동과 심실조동같은 심실위 부정맥의 속도 조절에 β-차단제가 필요할 때 유용하다. 이 약제는 종종 짧은 반감기 때문에 (약 9분) 외과 수술 시나 위험한 경우 사용한다. 부작용은 서맥, 저혈압, 폐부종 등을 포함한다.

Sotalol은 II와 III형 항부정맥제제의 성질을 가지고 있으며 III형 항부정맥제도 언급될 것이다.

Class II 항부정맥제 치료방안

다음에 따라 신중한 적용이 필요하다.

1. β-차단제 사용의 갑작스런 중단은 관상동맥질환이나 심근허혈 환자에게서 협심증을 더 악화시킬 수 있다.
2. β-차단제 사용과 관련된 서맥과 심장 차단에 대해 심전도 변화를 관찰하라.
3. β-차단제를 쓰면 휴식 시나 최대 심박수가 감소되어 있고 혈압도 낮아져 있다.
4. 환자에게 심부전 증상이 있는지 관찰한다.
5. 환자가 자세를 천천히 바꾸게 함으로써 기립성 저혈압을 방지하라.

제Ⅲ분류

현재 이용되고 있는 유일한 Ⅲ형제제는 bretylium tosylate(Bretyolo), amiodarone (Cordarone), sotalol(Betapace), ibutilide(Corvert)이다. Ⅲ형제제는 재분극 속도를 늦추어지고 따라서 효과적 불응기를 연장시키며 활동 진압기간도 연장시킨다. 정맥 주사용 교감신경 차단제인 Bretylium은 다른 항부정맥 약제에 내성이 있는 심실부정맥의 응급치료에 사용된다. Bretylium은 노에피네프린의 계속적 방출효과 때문에 강한 디지텔리스 독성을 가진다. 그러므로 디지텔리스를 복용하는 환자에게는 주의해서 투여해야한다. Bretylium의 부작용은 심각한 저혈압과 관련된 증상인 몽롱함, 어지러움, 현기증이 있다.

Amiodarone은 심실위, 심실 부정맥의 치료에 효과가 있는 항부정맥 약제이다. 그러나 다양한 가관에 대한 독성 때문에 다른 항부정맥 치료에 저항이 있는 생명에 위협적인 부정맥 치료에 상용이 제한되어 있다. 그것은 작용까지 매우 오랜 시간이 걸리고 (4~10일) 따라서 심실부정맥의 급성치료에는 부적절하다. 게다가 이약은 반감기가 14~52일이나 걸리는 작용기간이 긴 약제이다. Amiodarone은 활동진압 기간을 연장시키고 전도계의 불응성을 증가시킨다. Amiodarone에 의한 심전도 변화는 PR과 QT간격 연장이 있으나 QRS 복합제에는 아무런 변화가 없다. 심전도 변화는 보통 치료효과가 명백히 나타나기 전에 드러난다. Amiodarone은 많은 심각하지만 회복가능한 부작용과 관련이 있다. 많은 환자에서 각막의 미세 침전물로인해 시야장애를 일으키고 갑상선 기능장애(갑상선 기능 저하증 또는 갑상선 기능 항진증), 말초 신경병증, 광 과민성, 회색빛의 또는 푸른색의 색소침착 그리고 간효소의 증가가 나타난다. 가장 강력하게 위험한 부작용으로는 폐섬유화인데 고용량의 지속적 약물 복용 환자의 15% 가량에서 나타나며 이 섬유화는 약물 중단 후에 회복되거나 호흡장애도 진행해 사마에 이르기도 한다. 부작용은 회복이 느리며 amiodarone의 연장된 반감기 때문에 약문중단 후 약6개월 이상이 걸린다.

전에 언급했듯이 sotalol은 II형과(β-수용체 차단제), 3형(심장재분극연장)의 특성을 모두 가진 항부정맥 약제이다. II형 약제와는 다르게 sotalol은 심근기능의 저하를 가져오지 않는다. 그것은 심실위 심실부정맥의 치료에 효과적이다. Sotalol에 관련된 심전도 변화는 부정맥을 야기할 수 있는 QT 간격 연장과 저칼슘혈증과 저마그네슘혈증하의 Torsade de pointe 이다. 이약은 PR간격과 QT기간에는 영향을 미치지 않는다. Sotalol의 부작용은 다른 β-차단제들과 유사하다; 서맥, 저혈압, 현기증, 피로, 호흡곤란이다.

최근 더 생긴 III형 항부정맥 약제로는 ibutilide(corvert)가 있다. 이 약제는 빠른 심실세동과 심실조동의 간격을 위해 정맥주사로 투여한다; 이것은 장기간의 심방 부정맥에는 비효과적이다(90일 이상). Ibutilide는 활동 전압 기간을 연장시키고 심방, 심실 조직에서 불응기 기간을 연장시킨다. 이것은 근육과 방실전도의 약한 감소화를 보이며 그러므로 QRS 기간의 연장없이 QT간격의 연장만 야기한다. 60 kg 이상의 환자에게 보통용량은 10분에 걸쳐 1 mg을 주는 것이다; 60 kg 이하의 환자에는 0.1 mg/kg이 적당하다. 다른 항부정맥 약제처럼 ibutilide는 전부정맥적이며 다형성의 심실빈맥과 torsade de pointe처럼 심실부정맥을 일으킬 수 있다. 울혈성 심부전의 병력이 있는 환자는 전부정맥 효과의 더 큰 위험도를 가진다. 다른 부작용으로는 오심, 저혈압, 방사차단, 속지차단 등이 있다.

제III분류. 항부정맥 약제 치료방안

다음에 따라 신중한 주의가 필요하다.

A. Amiodarone.

1. 환자에게 폐 관련 증상이 있는지 관찰하라. 환자가 발연, 기침, 숨 가쁨 등의 증상이 나타났을 때 의사에게 알리도록 권고하라. 많은 환자들에게 3개월 마다 한번씩 반드시 흉부 x-선 사진을 찍도록 하라
2. 각막의 미세 침전물로 인한 시야장애를 주의하라
3. 햇빛 차단제 사용을 권고하라; Amiodarone은 피복의 빛 과민성을 증가시키고 피부에 회색-푸른 색소 침착을 만든다.
4. 갑상선 기능저하증, 항진증에 대한 증상 즉 한냉, 열 불내성, 피로등의 증상이 주의깊게 관찰된다.

B. Sotalol

1. 서맥이나 TDP같은 부정맥의 심장증상을 관찰하라.
2. 혈장 전해질농도 특히 저칼륨혈증과 저마그네슘혈증에 대해 관찰하라.
3. 환자에서 호흡곤란, 피로, 선천성 심부전 같은 증상이 있는지 관찰하라.

제IV분류

IV형 항부정맥 약제는 칼슘통로 차단제이며 그 중 verapamil(Calan, Isoptin, Verelan)

과 diltiazem(Cardizem)만 심실위 부정맥 치료제로 인정되었다. 이 두 가지 약제는 심방세동이나 심방 조동에서 심실의 율동을 감소시키고 결절의 재진입 빈맥을 방지하기 위해 사용된다. 4형 약제는 심근세포로의 칼슘유입을 방지해서 방실결절로의 전도 속도를 늦추고 PR 간격을 연장시킨다. verapamil은 방실결절에 강력한 억제효과를 가진다. 따라서 그것은 전도를 느리게 하고 방실결절에서의 효율적 불응기의 기간을 연장시킨다. 정맥주사용으로 사용했을 때 verapamil은 종종 PSVT 같은 심실위 부정맥을 종결시키고 정상 동율동으로 변화시킬 수도 있다. 심방세동 또는 심방조동은 동율동으로 바꾸는데 있어 그것은 효율적이지는 않지만 심방세동이나 심방조동 시 심실의 반응속도를 느리게 하는데 단독으로 또는 digoxin은 심실위 부정맥 치료에 사용되는 또 다른 칼슘통로차단제이다. 이약은 심방세동과 조동에 대해 심실의 반응을 느리게 하는 것과 발작성 심실위 부정맥은 정상 동율동으로 전완시킨다는 작용에 있어 비슷하다. 정맥 주사용 verapamil 과 diltiazem의 가장 주된 부작용은 저혈압이며 특히 이약이 정맥의 환으로 투여되었을 때 더 심하다.

Verapamil과 diltiazem 모두 결절 기능이상을 악화시키고 방실결절 전도에 장애를 야기할 수 있다. Verapamil은 변비를 유발하고 β-차단제와 함께 사용 시 울혈성 심부전을 더 악화시킬 수도 있다. 부정맥과 전도이상에 있어 diltiazem은 역시 두통과 위장관계 이상을 야기할 수 있다.

ClassⅣ 항부정맥에 치료방안

다음에 따라 주의 깊은 고려가 필요하다.

1. 저혈압 증상을 관찰하라 ; 어지러움, 현기증, 피로
2. 혈압을 측정하라.
3. 울혈성 심부전 증상이 있는지 관찰하라(호흡곤란, 기침, 활동내성 감소, 말초부종).
4. 울혈성 심부전이 없을 때 변비를 예방하기 위해 수분 섭취와 식이 섬유의 섭취를 권장하라.

Adenosine

Adenosine(Adenocard)는 급속 정맥주사로 투여되는 분류되지 않은 항부정맥제제이다. 이약은 방실결절 전도속도를 늦추고 지속적인 방실차단을 유도한다. Adenosine은 재진입 심실위 부정맥을 전완시키고 좁고, 넓은 QRS 복합체 빈맥을 감별진단하기 위해 사용된다. Adenosine의 가장 흔한 부작용은 일과적 비 수축 또는 보통 5초 이내로 지속

되는 심실정지 그리고 내재되어있는 심방율동을 보조해주기도 한다. 다른 부작용으로 안면홍조, 흉곽압력, 호흡곤란이 있다. 부작용은 약제의 짧은 반감기 때문에 일과적이며 대략 1.5에서 10초 동안 나타난다.

Angiotensin 전환효소 억제제

안지오텐신 전환효소 억제제는 혈관 확장제라 불리는 약의 종류에 속한다. 이약들은 동맥 또는 정맥을 확장시키는 능력의 변화로 심장기능의 향상을 가져온다. 안지오텐신 전환효소 억제제는 본래 고혈압의 치료제로 사용되었다. 더 최근에는 이약들이 울혈성 심부전 또는 좌심실 부전이 있는 급성 심근허혈 환자의 치료에 사용된다(예를 들어, 구축율이 40% 이하). 안지오텐신 전환효소 억제제는 안지오텐신 I 이 안지오텐신II로의 변화를 억제한다. 안지오텐신II 생성의 감소는 말초혈관 수축은 감소시키고 aldosterone의 방출을 감소시켜 나트륨 재흡수와 물의 재흡수를 감소시킨다. 안지오텐신 전환효소억제제는 정맥, 동맥의 확장을 가져오며 전부하, 후부하를 감소시키고 경색의 확장이나 심실 재형성에 의한 심실 확장을 억제하는 효과도 발견되었다. 더욱이 이 약들은 신혈관 저항을 감소시키고 따라서 신혈류량을 증가시킨다. 안지오텐신 전환 효소억제제는 또한 내인성이며 강력한 혈관 확장제인 bradykinin의 효과를 증가시킨다. 이것들은 심박출량과 심박수에 감지될 수 있는 변화 없이 말초혈관 저항을 감소시킨다. 울혈성 심부전에 있어 안지오텐신 전화효소엑제제는 후부하를 감소시킴으로써 심박출을 향상시킨다.

가장 흔한 안지오텐신 전환효소 억제제는 captopril(Capoten), enalapril (Vasotec), lisinopril(Zestril, Prinivil), ramipril(Altace), 그리고 moexipril(Univasc) 이 약제들은 신기능 이상이나 전신성홍반성 루프스 낭창 같은 자가면역성 질환이나 면역반응에 관계하는 다른 약제를 복용하는 기침, 저혈압, 발진, 혈관부종(얼굴, 입술, 혀의 부어오름), 위장관계 증상, 두통, 어지러움, 현기증, 피곤이 있다. 기침은 안지오텐신 전환효소억제제 복용환자의 7~10% 가량에서 나타난다. 심각한 참을 수 없는 기침은 2~3% 가량의 환자에서 나타나는데 이때는 약의 중단이 필요하다. 흔하지 않아도 증상이 있는 저혈압은 고용량의 이뇨제를 사용하는 울혈성 심부전 환자에서 종종 나타난다. 필요한 부작용은 고칼슘혈증, 신부전, 중성구 감소증, 무과립 혈증등이 있다.

안지오텐신 전환효소 억제제 치료방안

다음에 따라 신중한 고려가 필요하다.

1. 안지오텐신 전환효소억제제 사용에 따른 혈압을 확인하라. 이뇨제 치료를 하는 환자는 더욱더 저혈압에 빠지기 쉽다.

2. 어지러움증은 치료 초기에 생길 수 있다; 환자에게 천천히 자세변화를 하도록 교육한다.
3. 충분한 수분섭취 유지와 따뜻한 날씨 또는 운동 중일 때는 주의할 것을 강조하라.
4. 환자가 K^+ 상승이(특히 환자가 K^+ 보조 이뇨제를 사용하고 있거나 기저에 신질환이 있는 환자라면), 혈청 크레이티닌 수치와 단백뇨가 있는지 관찰하라.

심근경색 시의 혈전용해제 치료

1990년에 심장 미국 대학(ACC)과 미국 심장학회(AHA)는 혈전용해 치료가 심근경색 증상을 나타내는 환자의 치료에 1차적 치료가 된다고 발표했다. NHAAP는 빠른 환자 평가를 위한 시간목표로서 30~60분을 세웠는데 계속적인 혈전용해 치료를 함께 하면서이다.

1980년 DeWood et al의 획기적인 연구에서 급성 심근허혈 환자의 90%에서 증상이 있는 1시간 이내에 폐쇄성의 관동맥 혈전이 생긴다는 것을 밝혀냈다. 많은 연구 시도의 시초가 되는 "open-artery"가설은 심근허혈 환자에서 폐쇄성 관상동맥의 빠른 치료가 치사율과 이환율을 향상시킨다고 주장한다. 많은 임상 시험에서 혈전용해 치료가 급성 심근 허혈의 증상이 생기고 6시간이내 되면 경색 크기를 줄이고 심실 기능을 보전하고 치사율을 감소시키는데 유용하다는 것이 밝혀졌다. 현재 세 가지 혈전 용해제가 급성 심근허혈치료에 사용되도록 승인되었다: Streptokinase (Kabikinase, Streptase), anisoylated plasminogen activator 복합체(APSAC, Eminase), 그리고 recombinant tissue plasminogen activator(TPA, Activase). 네 번째 혈전용해제인 urokinase(UK)는 경피적 관동맥 성형술 시 관동맥 내의 혈전용해술로서 주로 사용된다. 네 가지 약제들은 모두 직접 또는 간접적으로 plasminogen을 plasmin으로 활성화시킴으로써 신체의 원섬유 용해성 또는 혈병 용해체계를 활성화시킨다. 혈전 용해치료의 허용기준은 많은 임상 시험의 결과로부터 확장되었다. 적어도 한 시간 반 이상의 허혈성 불통과 12시간의 증상을 보면 사람의 두 개 인접한 심전도 전극에서 적어도 1 mm 이상의 ST분절 상승을 보이면 이 기준에 포함된다. 과거에는 혈전용해술의 적응성은 환자가 증상을 나타내기 6시간 이내일 때이다. 그러나 최근의 연구에서 혈전용해제의 늦은 주사가 유용하다고 지적한다. 혈전용해제 사용의 새로운 적응증은 폐 색전증, 쇄골하 정맥혈전, 급성 혈전성 발작인 경우이다. 환자는 혈전용해제 치료의 시작에 들어가기 전에 철저한 위험에 대한 지식을 갖는 것이 필요하다. 혈전 용해제에 대한 절대적 금기증은 대동맥 박리증, 급성 심낭염, 환동성 출혈, 출혈, 대뇌내 동맥류, 방실기형, 대뇌종양이다. 상대적 금기증은 뇌혈관 손상, 당뇨병성 망막증, 심각하게 조절되지 않은 고혈압(수치기 ≥200 mmHg 그리고/또는 이완기 ≥120 mmHg), 위장관계 또는 비뇨생식기 출혈, 출혈경향, 간질환, 암 또는 임신, 그리고

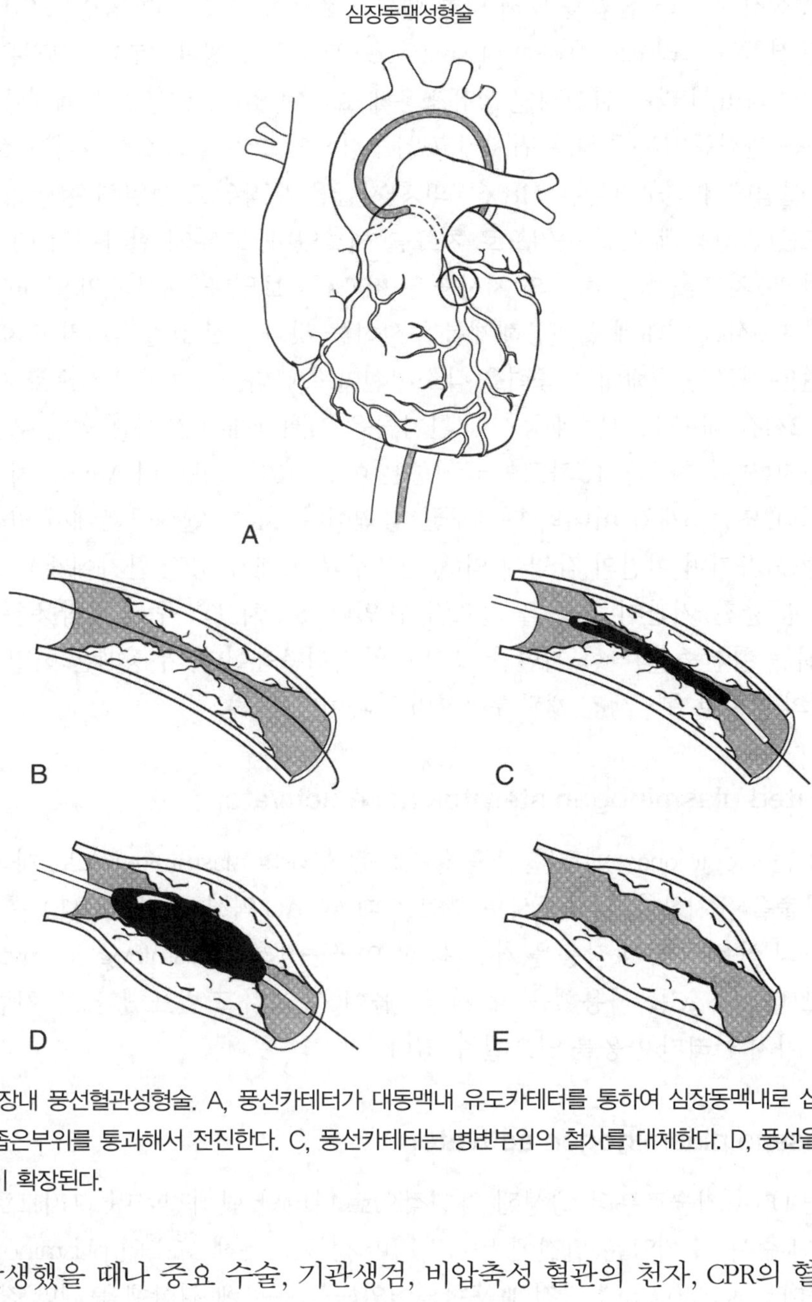

그림 7-1. 심장내 풍선혈관성형술. A, 풍선카테터가 대동맥내 유도카테터를 통하여 심장동맥내로 삽입된다. B, 유도철사는 좁은부위를 통과해서 전진한다. C, 풍선카테터는 병변부위의 철사를 대체한다. D, 풍선을 부풀린다. E, 심장동맥이 확장된다.

2~4주전 발생했을 때나 중요 수술, 기관생검, 비압축성 혈관의 천자, CPR의 혈장, 주된 손상, 중함 두경부 손상이다.

Strecptokinase

Strecptokinase는 전신성의 혈전용해 효소다. 이약은 혈전을 높이고 급성 심근허혈의 초기에 폐쇄된 관상동맥을 개방시키는데 효과가 있다. 그것은 IV도 간접적으로 주사될 수도 있고 심장 카테터 삽입을 통해 막힌 혈관으로 바로 주입하는 방법도 있다. SK 치료는 혈전과 결합한 그리고 순환하는 plasminogen 모두를 활성화시킨다. 그것은 혈전 특이적이지 않고 따라서 많은 전신적인 섬유소용해 효과가 있다. 관상동맥 폐색에 있어 SK치료의 목표는 관상동맥 관류를 복귀시키고 심근경색의 크기를 최소화시키는 것이다.

GISSI 실험에서 연구자들은 11806명의 환자들을 무작위로 선별해 정맥내 SK 치료를 하거나 또는 관상동맥 직접 주입으로 치료를 해보았다. 21일째 결과에서 대조군은 13%에 대하여 SK 치료를 받은 환자의 치사율은 10.7%를 보였다. 대부분의 안내서는 흉통이 시작된 지 3~6시간 이내에 혈전용해제를 주사하는 것이 가장 효율적이라고 제안한다. 치료의 지연은 심근을 구해내는 능력을 감소시킨다고 한다. SK는 효과적으로 새로운 혈전을 대략 12시간 내에 녹이는데 동시에 환자들을 24시간에서 36시간 동안 섬유소용해성 상태를 유지한다. 특이한 SK 치료의 금기증은 이전 SK의 사용이나 APSAC 치료를 1년 내에 받았거나 또는 6개월 이내의 연쇄구균 감염이다. SK가 연쇄구균에서 만들어졌으므로 항원성을 가지며 이전의 감염에 의해 연쇄구균 항체가 생긴 환자에게서 알러지반응(발열, 오한, 발진, 기관지 수축)을 일으킬 수 있다. SK 치료의 주된 부작용은 출혈, 부정맥, 빈발하는 혈전증, 심각한 저혈압 그리고 알러지반응이다. 부정맥은 허혈세포에서의 전기전도의 변화로부터 생긴 재관류현상의 결과이다.

Anisoylated plasminogen sterptokinase activator

APSAC는 streptokinase에 결합한 불완정화된 형태의 plasminigen으로 계속적으로 활동성의 방출을 유지한다. 정맥주사도 주었을 때 APSAC 역시 긴 반감기(100분)를 갖고 있어 장기간의 섬유 용해성 작용을 가진다. 한 연구는 tissue plasminogen activator나 SK를 썼을 때 보다 APSAC를 사용했을 때 재경색율이 더 높다고 발표했다. SK처럼 APSAC도 항원성을 가져 알러지 반응을 일으킬 수 있다.

재조합 tissue plasminogen activator

TPA는 DNA 기술로부터 생성된 자연적으로 나타난 단백질이며 그러므로 항원성이 없다. 정맥 주사 시 이약은 혈전에 특이적이며 섬유소 용해 효소인 plasminogen을 활성화시키는데 plasminogen이 혈전에 포함되어있는 섬유소에 결합했을 때만 작용한다. 이것은 5에서 10분의 매우 짧은 반감기를 가진다. 다른 혈전용해제처럼 TPA의 가장 처음 적응증은 급성 심근경색이다. 다른 적응증으로 폐색전증, 말초동맥 폐색, 혈전성 발작이 있다. 연구결과 TPA가 APSAC나 SK 보다 더 효과적이라는 것이 밝혀졌다. GUSTO의 연구에서 증상발현 후 6시간 이내에 있는 급성심근경색 환자인 41021명에서 무작위로 SK와 TPA를 사용해보았다. TPA는 90분 동안 과도한 용량으로 투여되었다(FDA에서 승인된 3시간과 대조적). TPA를 사용한 환자는 SK를 사용한 환자보다 치사율이 14%나 낮았다.

Urokinase

Urokinase는 반감기가 대략 14분인 또 다른 전신 혈전 용해제이다. 이는 신장세포에서 기원한 인간효소이며 TPA, streptokinase, APSAC와 유사한 기전으로 작용한다. TPA와 같이 urokinase는 비항원성이나 streptokinase와 APSAC처럼 섬유소 결합 혈전에 비특이적이다. 임상적으로 그것은 가장 흔히 심장 카테터 삽입기간 동안 관상동맥내로 주입되거나 말초혈관 폐색에 동맥내로 주입된다. 혈전용해 치료의 가장 흔한 부작용은 출혈이며 이것은 혈전용해술과 동반하는 항응고치료의 전신적인 효과 때문이다.

혈전 용해 치료를 받는 환자는 재응고의 가능성을 줄이기 위해 며칠 동안 항 응고치료를 병용해서 한다. 경한 출혈은 더 흔하고 좌상, 혈관천자부위의 산출, 그리고 잇몸 출혈도 있을 수 있다. 흔하지는 않지만 심각하고 출혈부위는 위장관계, 비뇨생식기계, 후복막, 두개강내 부위이다. 비록 드물지만 두 개강 내 출혈은 이환율을 높이고 심지어는 사망률까지 높인다.

성공적인 혈전 용해술은 재관류라고도 하는데 비침습적인 임상적 지표로서 확인할 수 있다. 확실한 임상적 지표는 허혈성 흉통의 갑작스런 중단, 재관류 부정맥의 출현(종종 가속화된 심실고유의 율동), ST 분절의 기본적 위치로의 빠른 변화 그리고 바른 효소의 순환혈액내로의 방축인 "washout" 현상에 의해 두드러지게 상승한 creatine kinase 수치이다. 관상동맥 개통성을 유지하기 위해 acetylsalicylic acid(aspirin, ASA)와 정맥 heparin이 혈전용해술 중에 추천된다.

항응고제

혈전용해 후에 완전한 폐쇄와 지속적으로 혈전이 생길 수 있다. 이 불안정한 상태는 잠재적인 혈소판 침착, 재혈전, 가능한 혈관수축을 야기할 수 있다. 가장 흔히 사용되는 항혈전제는 항혈소판제제인 aspirin과 ticlopidine(Ticlid) 그리고 항응고제인 heparin과 warfarin(Coumakin)이다. 항혈전제의 역할은 급성 심근경색과 심근허혈을 예방하고 급성, 조기 심근경색을 치료하는 것이다. 혈전 용해도 후에 항혈전제는 혈소판 응집을 막음으로써 경색 크기를 제한하고 가능한 재 폐색을 막아준다. 심근경색 후 항혈전 치료의 또 다른 적응증은 색전성 발작의 예방과 심근 경색의 재발과 사망의 2차적 예방이다. 다른 항혈전제제들과 같이 가장 흔한 부작용은 출혈이다.

Aspirin page

Aspirin은 혈소판 응집물질인 thromboxae A2를 억제할 수 있는 항혈소판제제이다. 의사들의 건강연구결과 aspirin으로 치료한 환자들에게 첫 심근경색의 위험은 44.4%나 감소될 수 있다고 밝혔다. ; 그러나 출혈성 발작의 발생율이 증가했다. 현재의 aspirin으로 심근허혈은 예방하는 방법은 환자를 개인의 기준에 맞추어 다루는 것이다. 하루에 160~352mg이 심혈관계 위험인자를 가진 사람들에게 적절하다. 또 다른 중요 실험에서 (ISIS-2) aspirin 단독치료가 혈과 치사율, 비치명적 재경색, 발작율을 감소시킨다는 것을 보여주었다. 혈전용해 치료가 시작되었건 안 되었건 간에 급성 심근허혈증상이 있는 모든 환자들은 급히 비장관성의 포장된 aspirin을 (160mg~325mg) 하루분량으로 받아야한다. 만약 환자가 heparin을 복용하고 있다면 동시에 aspirin을 복용할 것이고, 그렇지 않다면 warfarin과 함께 주어야 한다. 심근경색 후 불안정한 협심증 시 aspirin은 (매일 325mg) 진행된 관상동맥 또는 뇌혈관 질환의 발생의 예방효과를 나타냈다.

Ticlopidine

Ticlopidine은 혈전성 발작을 예방하기 위해 FDA에 의해 승인된 더 최근의 항혈소판제제 중의 하나이다. 이 약제는 aspirin 보다 더 강력한 혈소판 억제제로 동맥혈전의 형성 억제제로 알려져 있다. Ticlopidine은 aspirin에 저항성이 있는 환자들에게 대체로 사용될 수 있다. 임상시도 결과 ticlopidine은 발작과 심근경색의 발생을 줄이는데 aspirin보다 더 유용하다는 것이 밝혀졌다. aspirin처럼 ticlopidine은 불안정 협심증, 경피적 관동맥 성형술, 관동맥 우회로 이식술, 뇌혈관 질환에 효과적이다.

Heparin

심근경색에 이어 정막용 항응고제인 heparin의 항혈전 효과는 급성 심근 경색 시 혈전의 진행을 예방하고 혈전으로 인한 합병증은 감소시키는데 있다(체강의 혈전, 정맥혈전, 폐색전). Heparin 사용의 또 다른 적응증은 급성 심근경색, 불안정 협심증을 그리고 중재적 심장시술 이후 보조적 요법으로의 사용이다. 더욱이 TPA 이후의 빠른 aspirin 치료시작은(60~90분이내) 조기의 관상동맥 기존상태를 유지하는데 중요하다. Heparin은 antithrombinIII-thrombin 복합체의 형성을 가속화시키고 thrombin을 비활성화시킴으로써 섬유소원의 섬유소의 변화를 방지한다. 기존용량은 첫 투여 용량에 (5000에서 10000단위) 지속적인 정맥주사 (15에서 20단위/kg per hour)를 하는 것이다. 용량은 APTT라 불리는 혈액 검사의 빈번한 측정을 통해 적정화된다.

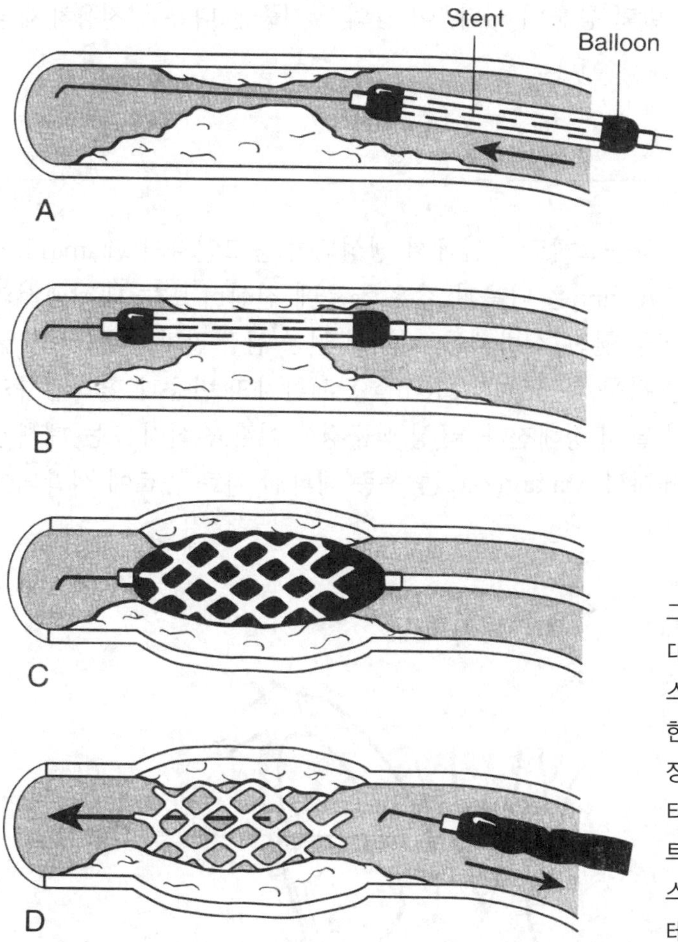

그림 7-2 심장 동맥을 심장 스텐트로 대체. A, 관을 좁게한 스텐트와 풍선과 스텐트를 카테터끝에서 부풀리는 특수한 카테터를 준비한다. B, 스텐트가 심장동맥내 좁은 부분에 위치하도록 카테터를 배치한다. C, 풍선이 부풀고 스텐트가 동맥을 확장하고 신장시킨다. D, 스텐트가 동맥이 항상 열려있게 하고 카테터를 회수한다.

최근의 임상시도는 heparin이 혈전 용해제도 치료를 받은 급성 심근경색 환자에서 출혈의 증가없이 재폐색율을 감소시키는데 aspirin이나 heparin보다 더 많은 이점이 있다고 지적했다.

Abciximab

최근 승인되고, 유전적으로 만들어진 항혈전제는 abciximab(ReoPro)이다. 이 약은 혈소판 응집을 방해하고 경피적관동맥성형술이나 죽상 절제술 후 허혈성 합병증은 감소시키는데 사용된다. 이 약제에 대한 특별한 적응증은 경피적관동맥성형술 이후 높은 위험에 있는 환자에게서 갑작스러운 관상동맥폐색의 예방이다. 권장되는 사용량은 중재적 시술 전 한 시간이내 0.25 mg/kg은 정맥 주사하는 것이고 그 후 12시간 동안 10 mg/min씩 지속적 주입이 필요하다. Heparin과 aspirin도 abciximb과 동시에 투여된다. 이 약제의 가장 흔한 부작용은 출혈이고, 드물게 두개강 내 출혈을 일으킬 수 있다. 다른 부작용으로는 저혈압, 서맥, 오심, 구토, 말단 통증이 있다. 이 약의 금기증은 다른 혈전용해제들과 유사하다.

Warfarin

Warfarin(Coumadin)은 경구 항응고제로서 간에서 생성되는 응고인자의 Vitamin k의 의존적 활성화를 억제시킨다. Warfarin은 다음과 같은 경우에 전신적 또는 대뇌색전의 위험을 감소시킬 수 있다. ; 좌심실 혈전, 심방세동, 기계적 인공 심장 판막, 정맥혈전, 급성심근경색 후 Warfarin의 평상 하루 복용량은 2-10 mg으로 환자의 반응과 혈액검사의 프로트롬빈 시간의 결과에 따라 달리 정해진다. 급성 심근경색 이후 전신적 또는 폐색전증의 위험도가 증가한 환자들에게서 warfarin치료는 종종 헤파린 치료 종료에 시작되어 3개월 이후까지 지속된다.

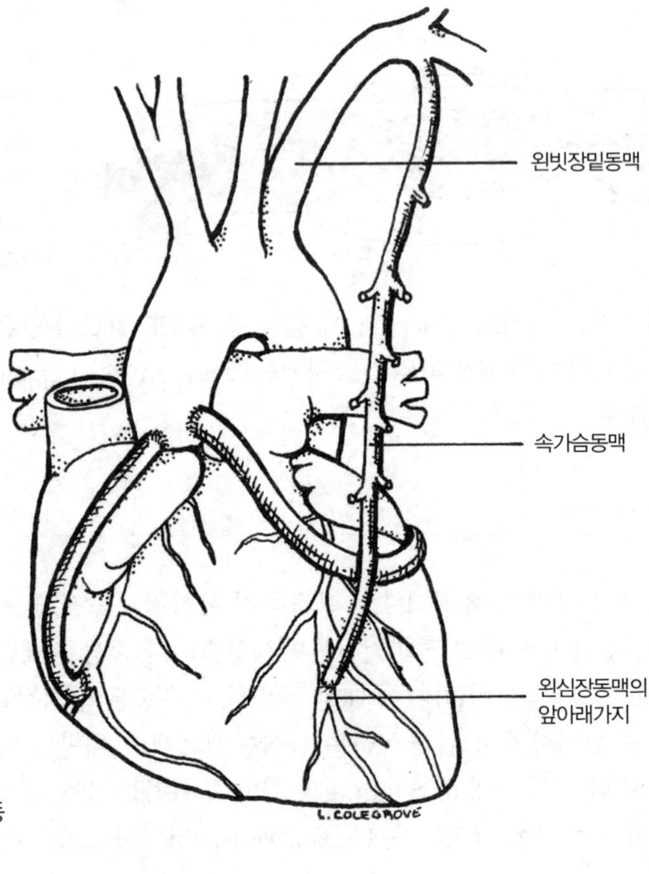

그림 7-3. 큰두렁정맥과 속가슴동맥을 이용한 심장동맥 우회술

항혈전치료 방안

다음에 따라 신중한 주의가 필요하다.

1. 환자가 출혈에 대해 스스로를 확인하고 잇몸 출혈, 비출혈, 사지의 멍, 점상출혈, 위장관계 출혈, 혈뇨가 있을 시 의사에게 알려줄 것을 교육한다.
2. 의사가 처방했다면 환자가 반드시 aspirin을 복용하도록 경고하고 또는 위장관 부작용을 줄이기 위해 ticlopidine을 식사나 우유와 함께 복용하도록 교육하라.
3. 환자가 aspirin을 복용한 제품을 복용하는 것을 피하도록하고 어떤 과용량이나 반대처방을 내려 전에 반드시 내과 의사와 상담하라(예외인 경우는 환자가 스텐트를 삽입한 상태에 있을 때인데 이때 환자들을 흔히 aspirin과 ticlopidine을 함께 복용한다).
4. 환자가 모든 내과 의사가 치과의사에게 그들이 항혈전제를 복용하고 있다는 것을 알리도록 교육하라.
5. 환자에게 Vitamin k가 풍부한 음식과 그들과 warfarin과의 관계를 알려주어라. 과대한 음주와 Vitamin k가 풍부한 음식(푸른잎 채소 같은)은 warfarin의 항응고 효과를 떨어뜨린다.

관상동맥 질환에 대한 내과적, 외과적 중재시술

관상동맥 질환 환자에게서의 내과적, 외과적 중재술은 죽상경화 질환의 경과를 변화시키지는 않는다. 그러나 이들은 관동맥 질환의 증상(협심증)을 경감시켜 생활의 질을 향상시켜주고 심근 관류를 회복시켜준다. 이 두 가지 중재적 시술은 활동에 대한 환자의 내성을 향상 시켜주는데 도움을 준다. 관동맥 질환은 관동맥 협착에 기여하는 구조적 변화를 급격하게 그리고 선택적으로 변화시키기 위해 내과적 중재적 시술로써 치료한다. 이 중재적 시술들은 경피적관동맥성형술, 레이져 혈관성형술, 직접 관동맥 절제술, 스텐트 삽입술이 있다. 외과적 중재술은 관동맥 우외로 이식술 또는 심장이식으로서 심근의 혈관 재생을 도와준다.

경피적경관성관동맥성형술

경피적경관성관동맥성형술은 풍선 성형술이라고도 불리며 침습적이지만 관상동맥 확장을 위해 사용된는 비외과적 방법이다(그림 7-1). Andreas Gruentzig 의사에 의해 1977년 처음으로 수행되어 PTCA를 지금 관동맥 질환의 내과적 치료에 근접하게 생각되고 있으며 관동맥 우회로술의 대체술로도 사용된다. 처음에 PTCA는 한쪽 관동맥에만 있는 것이 확실한 이산적, 근위의, 비석회질의 전체 병변부위에만 사용되었다. 발전된 기술과 함께 시술은 빠른 성장을 했다. 더 작은 풍선디자인, 조정 가능한 철사, 진료의사의 더 발전된 기술등이 이 기술의 발전을 이루어 관동맥 순환의 거의 어디든지 다발성 병변부위의 치료가 가능하게 되었다. 관동맥 중재술의 분야를 확장시켜 줄 수 있는 다른 방법들이 개발되었는데 동맥 절제술, 레이저술, 스텐트 삽입술이 그것이다.

PTCA를 시행함에 앞서 심장 카페터 삽입과 함께하는 관동맥성형술은 관동맥 형태와 협착부의 위치를 평가하기 위함이다. X선 투시검사하의 작은 풍선이 달린 카테터가 대퇴동맥을 통해 삽입되고 관상동맥으로 역행하며 들어가게 된다. 그 카테터는 알려진 협착부위를 통과하게 되고 풍선이 확장된다. 풍선 확장 압력은 평방 인치 또는 대기당 파운드로 측정된다. 확장되는데는 대략 1-3분이 걸리며 처음 확장 시 평균 60~80 psi 또는 4-6 atin 사이가 된다. 혈관 확장과 동시에 관류도 시킬 수 있는 장기간 풍선 확장의 이점은 이로 인해 더 부드럽고 균일한 혈관벽을 만들어낼 수 있다는 것이다. 장기간 확장은 자주 주된 박리나 심한 폐쇄 시 치료로 사용되었다.

그것은 기본적으로 풍선성형술이 연한 비석회질의 반을 관동맥의 맥관 내막까지 압박하여 넣는다고 생각되었다. 그러나 더 최근의 연구에서 급성 그리고 장기 효과를 설명하는 두 가지 가설이 대두되었다. 첫 번째 가정은 일차 제일 내막의 파괴, 또는 혈관중피와 외막을 심전시켜 조절된 내막의 파괴로 국소적인 풍선효과와 동맥류형성을 야기한다는 것이다.

PTCA는 적어도 50%의 또는 2 이상의 관동맥 협착이 생긴 환자에게 수행된다. 복잡한 관동맥 구조를 가진 사람이다. 다혈관 병변, 심장동맥 우회로술 이후, 둘로 나누어진 병변등을 가진 환자는 PTCA로 성공적으로 치료된다. 충분한 측부 순환도가 있으나 육체적 운동을 하면 항상 협심증이 생기는 완전 폐색 환자도 역시 PTCA로 치료 받을수 있다. 혈관 성형술은 내과적 치료에 불응성인 불안정 협심증의 급성치료에 사용되며 또한 급성 심근경색에서 혈전용해치료로서 사용되는데 막힌 혈관을 개통시켜주고 대혈전과 대폐색을 방지해 준다. 일차적 PTCA는 급성심근경색 응급 PTCA(이전 혈전 용해 치료없이)를 수행할 때 쓰이는 용어이다. 직접 PTCA는 지속적으로 막혀있는 경색관련 동맥에 의해 유반된 진행되는 심근어혈 환자에게 혈전용해 치료이후에 사용되는 방법이다. 심인성 충격이 더해진 급성심근 경색 환자는 전통적인 내과적 또는 혈전 용해치료보다 직접 경피적경관성관동맥 성형술로 더 높은 생존률을 보였다.

PTCA 시술의 성공률은 80~95%까지 다양하고 내강직경의 협착이 40~50% 감소하여 임상적 증상의 개선과 함께 중대한 합병증이 없다. PTCA이후 입원자 치사율은 약 1%이다. 2~3년 후의 치사율은 6~7%이다. 시술 이후에 환자들은 재폐색이나 다른 합병증이 일어날 위험에 대비해 24~48시간동안 특별관리를 받게 된다. 환자들은 보통 대퇴동맥의 초를 제거한 이후 어떤 수술 후의 출혈도 방지하기위해 4~8시간 동안 침대에서의 휴식을 하도록 한다. 퇴원 후 환자들은 최소한의 활동제한을 받게 되며 보통 수술 6주후 일은 하도록 한다. McGee와 colleagues는 일터로의 복귀율은 관상동맥성형술이나 관동맥우회로술을 한 사람들과 비슷하다고 발표했다. PTCA의 금기증은 특별한 병변부위가 없을 때, 관동맥우회로술이 더 유용한 다혈관 비만성 질완 이전의 우회술도 효과가 없는 좌관상동맥의 주된 질병등이다. 마지막 금기증은 필수적인데 왜냐하면 좌관상동맥질완이 있는 환자들은 그것이 폐쇄되거나 연축이 일어났을 때 심각한 좌심실 부전에 빠질 위험이 있기 때문이다. 고위험군의 환자는 동맥내 풍선확장술이나 심폐보조같은 보조장치가 되어있으면 PTCA를 진행할 수 있다. PTCA에 따르는 치료중 또는 치료후의 급성 합병증으로는 연축, 응괴, 허탈로 인한 관동맥의 급성 폐쇄, 관동맥 박리, 심근경색, 동맥천자부위의 출혈 전신 항응고제 사용에 따른 내부출혈, 카테터 납입부위 원위의 순환장애가 있다. 급성 개복 심장술은 심각한 관동맥 박리가 있을 때 필요하다. 점차적으로 박리는 관동맥 스테트 설치로 치료되는 추세이다. PTCA는 심근혈류를 향상시키고, 환자들에게 중재적 시술시의 불현함에 반해 급격한 흉통의 안정을 가져왔다. PTCA는 죽상경화 과정의 변화나 중단을 야기하지는 않고 적절한 위험도를 감소시키는 기술이 장려되어야 한다는 사실이 중요하다. PTCA의 장기효과는 확장된 관동맥의 재협착 문제 때문에 제한되어있다. 재협착은 환자의 25~50%에서 발생하는데 보통 PTCA이후 2~6개월사이에 발생한다. 재협착 기전은 완전히 밝혀지지는 않았으나 확장된 혈관에서 "섬유소 세포의 내막 증식"이라 불리는 과도한 치유반응에 의한 것으로 생각된다. 이 섬유소세포 과정은 이동, 증식, 증피의 평활근의 분화 과정을 거쳐 혈관내강은 좁힌다. 재협착은 보통 협심증 증상의 재발현으로부터 알려지며 재협착과정의 느린 진행을 암시한다. 재협착의 몇 가지 예측인자는 협심증의 발병, 불안정 협심증, 변종 협심증, 당뇨, 상부 CAD 병변, 다혈관 병변이 있다. 재협착에 대한 협심적인 중재술은 빠른 혈관 성형술, 종축 죽반절제술, 레이저 성형술, 스텐트 설치술이다.

종축 죽반절제술

종축 죽반절제술은 죽상경화 반을 혈관벽으로부터 잘라내고 제거함으로서 관동맥 내강을 넓히는 중재적 시술이다. 이 시술은 풍선성형술과 함께 사용될 수 있다. 다양한 장비들이 개발되었고 칼날부위가 있는 한 장치를 작동되면 혈관내를 통해 움직이면서 죽상부위를 깎아 앞의 컵 부위에 모은다. 다른 장치는 빠른 속도로 회전하는 metal burr를 사용해 반을 분말화하고 작은 입자들이 멀리 순환계를 통과할 수 있도록 한다. 종축 죽반절제술은 전통적인 혈관성형술로 확장이 불가능한 무중심성의 또는 구형의 LAD 병변 같은 협착부에 대한 대안적 접근 방안으로 사용된다. 죽반절제술의 목표는 남은 협착부를

30% 이하로 하며 성공률은 85~90%로 발표되었다. 종축 죽반절제술의 이점은 더 부드러워진 혈관벽내강과 PTCA에는 해부학적으로 부적당한 어려운 병변부위에 접근할수 있는 능력, 혈관 재폐쇄의 감소이다.

레이저 성형술

PTCA와 근접하게 대안적으로 생겨난 다른 중재적 시술은 레이저 성형술이다. 레이저란 단어는 "방사선의 자극받은 유출을 통한 빛의 확장"이란 뜻의 복합어이다. 레이저는 단색의 관성을 만들어내는 장치이다. 그것은 1980년대 PTCA와 섬유광시 기술이 성공하면서 널리 이용되었다. 레이저 성형술은 장기간, 미만성으로 생긴 병변, 구사의 부위를 가진 것, 심한 석회화, 정맥이식부위에 생긴 것 또는 완전히 폐쇄된 것에 적응증이 된다. 다양한 레이저 장치의 다른 영향 때문에 레이저 혈관성형술에 많은 기술이 있다. 그러나 레이저 혈관성형술의 기본적 기전은 혈관벽의 불규칙성은 부드럽게 만들어주고, 기본 PTCA에서 생긴 내막 박리를 방지하거나 또는 풍선확장술에서 생길수 있는 탄성 반동의 억제하는 목적으로 혈관조직에 높은 온도를 만들어 준다. 레이저 성형술의 위험은 혈액응고물질, 혈관천공, 내막박리, 동맥류, 혈관벽에 대한 온도 손상이 있다. 방전된 관동맥 스텐트 삽입술로 인해 레이저 혈관성형술의 사용은 감소되었다.

관동맥 스텐트 삽입술

관동맥 스텐트 삽입의 일차적 목표는 탄성반동을 방지하고 풍선성형술로 생긴 확정을 더 확신하는 것이다. 관동맥 스텐트 삽입술은 처음에 PTCA나 죽상절제술중 풍선의 위축에 따라 급속한 관상동맥의 폐색이 나타나는 합병증에서의 "긴급구조과정"으로서 사용되었다. 관동맥 스텐트 삽입의 유용성에 앞서 갑작스런 폐색이 온 환자들은 긴급 관동맥 우회술을 필요로 한다. 1987년에 처음 사용되면서 관동맥 스텐트 삽입술은 갑작스런 폐색의 위험을 가소시키고 장기 개통률은 증가시키기 위한 중재적 시술로 빠른 속도로 선택적으로 사용되고 있다. 많은 회사에서 개발되어 관동맥 스텐트를 보통 스스로 확장하거나 풍선에 의해 확장 가능한" wire mesh" 로 만들어진다. 스텐트는 풍선성형술 중에 설치된다. 이것은 혈관내강의 구조와 개통을 혈액 응고 물질의 형성 감소와 혈류변화를 감소시킴으로서 유지시켜주는 "골격" 으로서의 역할을 한다. 관동맥 스텐트 삽입술의 성공률은 섬유소와 혈전의 얇은 층위로 빠른 내피화의 진행에 따른 최소한의 혈전형성에 따라 달라진다. 관동맥 스텐트 설치에 따른 조기 합병증은 급성혈전증과 재협착이다. 내피과형성은 후기 합병증이다. 그러므로 항응고와 항혈소판 치료는 혈전형성을 조절하는 시술의 6주 이전에서부터 6주 이후까지 계속된다. 환자교육은 환자가 heparin, aspirin, warfarin, ticlopidine에 의한 어떤 합병증에 걸릴 수도 있기 때문에 매우 필수적이다.

관동맥 우회로술

관동맥 우회로술은 협심증 증상을 일차적으로 완화시키고 생존률은 향상시키기 위해 수행되는 외과적 혈관재생술이다. 혈관재생술은 일반적으로 복재정맥이식이나 내부 유방동맥이식으로서 이루어진다. 다음 중 하나 또는 두 가지 방법 모두가 사용된다. (1) 문합형 이식술로 보통 환자의 복재정맥은 대동맥 가시부와 협착 원위부의 관동맥 부위도 이식하는 방법 그리고 또는 (2) 우 · 좌 내유동맥(RIMA or LIMA)의 원위부 끝을 병변부위의 원위의 관상동맥에 바로 문합함으로서 혈관 재생 시키는 것이다. 내유동맥 이식은 내재 정맥 이식술에 비해 훌륭한 조기, 말기이식 성공률을 보였다. 내유동맥 이식의 개조률은 수술 후 10년에 96%에 비해 내재동맥의 개조율은 81%였다. 많은 의학협회에서 15~20%의 관동맥 우회로술을 재수술을 하게 되고 자주 이식 실패로 인해 하게 된다. 10년까지 내재동맥 이식의 44%가 죽상동맥 경화증을 나타내게 된다. 반대로 내재동맥 이식술은 거의 죽상동맥 경화를 일으키지 않고 내막의 과증식을 일으키지 않는다. 내유동맥 이식의 높은 장기개존률 때문에 좌내유동맥이 종종 좌관동맥의 좌측하강가지 우회도로서 사용된다. 우내유동맥은 우관생동맥 우회로술, 우관동맥의 후하강가지 또는 좌관상동맥의 우회가지의 우회가지의 우회로술에 이용된다. 내위동맥은 사용함에 있어 불편한 점은 그 길이와 해부학적 위치가 제한적이고, 흉벽에서 분리해내기가 어려우며 수술시간을 지연 시킬수도 있다는 것이다. 수술 후 환자들은 수주 동안 흉통을 겪게 된다. 대안적인 수술방법으로 팔이나 복부의 위내막 동맥에서 유래된 상완정맥 또는 Dasilic vein을 이용하기도 한다. 팔의 정맥은 구경이 작고 동맥류 형성의 경향이 높기 때문에 잘 사용되지 않는다. 위대막 동맥의 채취는 수술을 지연시키고 개복술을해야한다.

다양한 상황에 따라 관동맥 우회도술의 적응증이 되는 기준이 있다. 관동맥 우회도술은 경피적 중관성 관동맥 성형술이 점차 특이 환자군의 대안적 중재술로 널리 이용되면서 그 사용이 변하고 있다. 혈관 성형술은 단독 또는 여러 개의 높은 등급의 병변을 갖는 환자들이 관동맥 폐색을 경감시키는 덜 외상을 입을 수 있는 방법이다. 관동맥 우회도술을 사용하는 적응증은:

1. 50% 이상 되는 좌관동맥의 협착
2. 심각한 관동맥의 triple vessel의 질환
3. 좌심부전을 동반한 2개 혈관 관동맥 질환
4. 내과적 치료에 반응이 없는 만성 안정 협심증
5. 불안정 협심증

6. 혈전용해술 이후의 잔여의 고도의 협착에서 생긴 급성 심근경색 이후의 응급수술, 경색 이후의 협심증 또는 심실중격 결손 또는 유두상 근육의 파열

외과적 중재술의 필요성을 평가할 때 병변에 의해 생긴 협착의 위치와 정도, 영향받은 동맥의 혈류 공급을 받는 심근의 양, 환자가 이전의 심근경색을 가지고 있었는지를 평가해 보자.

환자들은 그들의 증상, 다른 만성질환의 동반, 내과적 테스트의 결과에 기초해서 평가 된다. 이 검사에는 혈액검사, 폐기능검사(만성 폐쇄성 폐질환 환자를 위해), 심전도 검사, 가장 중요한 관동맥 조영술과 좌심실조영술이 있다. 관동맥 조영술중에 조염물질은 관동맥 병변부위의 직접적인 혈관화가 가능 하게하는 fluoroscopy투시검사 하에, 그리고 폐쇄 원위부의 관동맥 순환의 평가 하에 투여된다. 심장학자들과 외과 의사들은 영상을 보고 병변부위우회도술이 효과적인 혈관재생을 일으킨 것인가 또는 병의 진행이 이식술의 효과가 없을 만큼 광범위한가를 살펴본다. Ventricalogram은 좌심실 기능과 akinesis(운동불능)또는 dyskinesis(역설적 벽의 운동)같은 심실벽 운동의 이상, 심장 판막 결손, 중격 결손, 또는 심신동맥류를 볼 수 있게 해준다. 또한 ventriculogram은 심실방의 압력을 측정할 수 있게 해 pump로서의 심장의 효과에 대한 vital(생명의) 정보를 제공해 준다.

관동맥우회로술에 있어 환자를 마취시킨 후 가운데 흉골 절제술을 시행한다. 이를 통해 심장을 직접 관찰할 수 있다. 순환은 혈액이 심장을 통과해 산소 화 되어 체순환으로 들어갈 수 있게 해주는 체비산소펌프(심폐우회펌프)를 통해 이루어진다. 수술 중 대사에 필요한 요구량을 줄여주기 위해 환자의 정상 체온은 우회로술중 약 28~32℃까지 낮추어 준다. 대동맥을 중자로 잡은 후에 (cross-cclamped) 차가운 칼륨이 농축된 용액 (cardioplasin)을 대동맥 기시부에 주입하게 되면 심장이 부전수축 상태에 있게 된다. 심장의 움직임이 없어지면 수술의 시행이 더 쉬워진다. 이 과정 후에 심장을 다시 따뜻하게 해주고 혈액을 그것을 통해 순환시켜준다. 심장박동은 자발적으로 시작되거나 내재적 재세동이나 심박조율기 같은 기구를 이용해서 시작된다.

1980년대에 수술 후 치사율은 약 1%였다. 관동맥우회로 펌프 삽입술, 심장마비술, 심근예비 같은 수술 기술의 향상은 수술도중의 사망률이나 이환율을 감소시켜 주었다. 또한 이런 기술향상으로 인해 좀 더 완전한 혈관 재생술을 시도할 수 있을 정도로 안전하게 수술 시간을 연장 시킬 수 있게 되었다. 이러한 향상에도 불구하고 1990년의 수술로 인한 치사율은 3%를 넘었다. 이러한 치사율의 증가는 아마도 중재적 심장학의 확대와 내과적 치료의 향상으로 인해 관동맥 우회도술을 받게 되는 환자들이 점점 나이가 많아지고 더 만성질환을 가지고 오며 더 광범위한 관동맥 질환을 갖고 있기 때문일 것이다. 고령의 환자들은 점점 더 관동맥우회로술을 받고 있는 추세이며 1990년에는 740만명의 80세이상

환자들이 이 수술을 받았다. 수술 후 합병증은 출혈, 혈압의 변화, 심부정맥 체액, 전해질 불균형, 혈역학적 불안정, 폐 기능 장애, 신기능 장애, 신경학적 이상과 감염이 있다.

관동맥 우회로술에서 합병증이 생기지 않으면 환자는 신속히 회복된다. 환자들은 자주 수술후 18~24시간 내에 응급치료실 밖으로 나갈 수 있게 된다. 이동하기 전에 환자들은 보통 입원 재활치료를 받게 되는데(1장 참조), 환자는 침대의 옆쪽에 앉은 채로 시작하게 된다. 복도에서의 보행은 보통 한 단계 낮은 병실로 이동하거나 수술 후 4~7일째 집으로 퇴원하는 도중에 생긴다. 심장 재활술은 24시간 내에 보통 시작되며 병원 내 보행과 운동, 그리고 퇴원 후 형식적인 심장재활 프로그램에 참여해 배우는 교육이 포함된다(1장 참조). 걷기 프로그램은 형식적 외래환자들이 하는 심장재활프로그램에 참여하지 않는 환자들에게 권유된다. 신체적 활동 중 특히 들어올리는 일을 6주에서 3개월로 제한된다. 직업으로의 복귀는 환자의 직업, 회복속도, 수술 전 휴직기간에 따라 보통 지시된다. 수술이후의 울혈성 심부전, 협심증의 재발, 부정맥은 몇몇 환자에서 직업으로의 복귀를 지연시킬 수 있는 원인이 될 수도 있다. 직업으로의 복귀율은 수술 전 시기와 수술 시까지의 기간이 긴 사람일수록, 나이가 많을수록, 교육수준이 낮을수록 더 낮다. 우울증과 계속적인" cognitive deficit" 는 관동맥 우회로술 이후에 흔한데 보통 수술 후 6~8주내 회복된다.

관동맥 우회도술은 좌측 주 관동맥가지의 70% 이상이 협착되었거나, 안정협심증이 있는 환자들의 생존율의 증가를 가져 왔다. 많은 큰 임상 시험들에서 관동맥 우회로술의 적응증을 명확히 했고 장기 생존율을 평가했다. CASS(Coronay artery surgery study)에서는 수술적 치료방법과 내과적 치료의 임상적 효과를 비교했다. 이 연구에서는 65세 이하의 환자 중 하나의 혈관에 70%이상의 협착이 없는 외적 협심증이 있는 환자들을 무작위로 뽑아 관동맥 우회로술과 내과적 치료의 결과를 비교해 보았다. 7년을 추적 연구한 결과, CASS는 내과적 치료를 받은 집단에 65%의 생존율을 보이는데 반해 수술적 치료를 택한 집단에서는 85%의 생존율을 보인다는 것을 발견했다. 또한 CASS에서는 수술을 받은 환자들이 최대운동수행능력이 20~25%정도 상승했다는 것을 증명한다.

다른 임상실험도 내과적 치료에 방응하지 않는 심각한 협심증 환자들이 수술결과 증상의 큰 완화와 항협착증 약물의 필요성 감소를 보이는 것으로 보아 수술에서 이득을 얻는다는 것을 보여 주었다. Jenkins와 colleagues는 수술 전 측정치의 빈도에 기초해서 관동맥 우회로술 이후의 회복률을 정량화 하고 예측했다. 수술 6개월 후의 심장관련 증상의 부재는 수술 전 변수들의 감소와 관련이 있었다. 가장 중요한 6가지 변수는 호흡의 짧아짐, 수면 곤란, 일생동안의 흡연, 심장질병으로 인한 수술이전의 입원병력, 불안감, 사회적 지휘이다. Bypass Angioplusty Rerascularization Investigarion(BARI)연구는 대혈관 관동맥 질환 환자들 1829명에게 PTCA 또는 CABG 수술을 적용시켰다. 이 환자들을 5년간 추적 관찰한 결과 CABG와 PTCA 후의 5년 생존률은 비슷했다. 그러나 PTCA를 받은 환자 두 집단을 재 혈관재생술을 따로 필요하기도 했다.(재 PTCA) 더욱이 당뇨환자들에서는 CABG 수술로 사망위험은 더 감소시킨다는 것이 밝혀졌다. CABG 수술이 관상동맥 병변을 치료하는 것이 아니라는 것을 기억하는 것이 중요하다. 엄격한 위험인자(특히 고지혈증과 흡연)의 조절이 병리 진행을 막는데 요구된다.

심폐 우회로술이 없는 관상동맥 우회도 이식술 (Coronary Artery Bypass Graft Surgery Without Cardiopulmonary Bypass)

새로운 수술적 기술인 심폐우회로술이 없는 직접 관동맥 우회로술은 전통적 CABG 수술의 대안적 기법으로 떠오르고 있다. 복강경과 흉강경의 기술의 도입과 함께 이 수술 기법은 심폐우회로술 없이도 SVG나 IMA를 이용하여 좌관상동맥가지와 우관동맥을 우회 시킬 수 있게 한다. 정맥내로 B차단제의 주입은 상박동수를 감소시키고 심근의 산소 소비를 감소시켜주기 위해 필요하다. Benetti or colleagues 급성심근경색이 있는 32명의 환자에게 이 수술을 시행했다. 원내 사망은 없었고 5년간 추적검사 결과 97%의 생존율을 보였으며 90.4%는 증상이 없어졌고 96.9%는 재수술의 필요성이 없었다. 이 시술과정의 실질적인 이점은 최소한의 수술적 중재, 수술 후 이환율의 감소, 입원기간 감소이다.

심장이식(Heart Transplantation)

좌심실의 구출율이 20% 미만인 말기 심근 질환, 약물 치료가 효과적이지 못할 때, 그리고 이식하지 않았을 때 환자의 생존 예후가 6~12개월 일 때 심장이식의 선택적 치료이다. 기저 질환의 과정은 특발성, 바이러스성, 혹은 심근병증, 허혈성 심질환이나, 수술과 수술 후 처치 가 복잡하고 위험이 높기 때문에 환자 선택이 신중하게 이뤄져야 한다. 최대 · 최소 나이제한은 가이식 기관에 따라 다르다. 환자의 생리적 연령이 더 중요하다. 최대 나이 제한의 관습적 추세는 60~65세 사이이다. 환자 역시 기증자 특이 항체, 비가역적 간 혹은 신부전, 활동성 감염, 활동성 위궤양성 질환, 그리고 진행된 말초 혹은 뇌혈관 질환으로부터 자유로워야 한다. 게다가 환자는 감정적으로 안정적이어야 하고, 내과적 치료에 순응해야 하며, 강한 정신 사회적지지 체계를 갖고 있어야 한다. 어떤 기관에서는 중한 당뇨를 가진 환자 그리고 치료되었다고 생각되는 비 전이성 암 환자의 수용을 시작하고 있다. 게다가 이식 수혜자가 비가역적인 폐 고혈압을 갖고 있으면 안 되는데(6~8 Wood 단위 이상 혹은 480~640 dyne/sec/㎝-5 이상) 그 이유는 이것이 이식된 심장의 우심실 부전을 야기할 수 있기 때문이다.

수혜자와 기증자는 신체크기와 몸무게를 비교해야 하고 같은 ABO 혈액형을 갖고 있어야 한다.

이식은 정중앙 흉골 절개술로 행해진다. 심방의 후벽을 남기고 심장을 제고하는데 두

정맥과 폐정맥은 남겨둔다. 그 또 그녀가 심혈관 우회술을 통해 유지되고 있는 동안 수혜자의 심장이 제거된다. 그러면 기증되는 심장이 적절한 해부학적 위치에 문합된다. 두 개의 주요 수술 후 합병증이 거부와 감염이다. 이식된 심장의 거부는 이식된 심장의 세포 표면에 위치한 항원에 의해 활성화된다. 거부를 최소화하기 위해 면역 억제 치료가 사용되고 감염의 위험을 최소화하기 위해 보호적 고립을 상요 한다. 거부를 최소화하기 위해 계속 발전하고 있는 면역억제 치료가 사용되고 감염의 위험을 최소화하기 위해 계속 발전하고 있는 면역억제 치료와 정맥을 통한 심근내막 생검의 도래로 급성거부에 대한 빠르고 더 공격적인 치료가 가능해졌다.

이 무증상의 거부는 생명을 위협하고 재이식을 요할 수도 있다. 만성거부는 이식 후 3개월에서 수년 내에 일어나는데 허혈성 심근손상이나 심기능 상실로 이어지는 관상동맥의 면역 매개성 손상에 의해 야기된다. 신경 절단된 심장에서는 흉통이 없다는 것만 제외하고 관상동맥 질환과 임상증상이 같다. stress test와 관상동맥조영술에서 운동 내성의 감소가 진단에 도움을 준다. 병소가 보통 미만성 이므로, 우회술이나 동맥성형술이 적절하지 않다. 재이식이 유일한 절대적 치료이다. 이식 후 처 3달에, 면역억제 치료에 따른 이환과 사망의 주요원인은 감염(흔히 폐에)이다. 1년 생존율은 90% 이상이고 10년 생존율이 72%이다.

이식 후에 약물치료에 부속된 재활치료가 중요하고, 어떤 기관에서는 수술 전 계약의 의무적 요소이다. 비록 심장 그 자체가 건강하더라도 개인은 신중한 심장 생활 양식으로

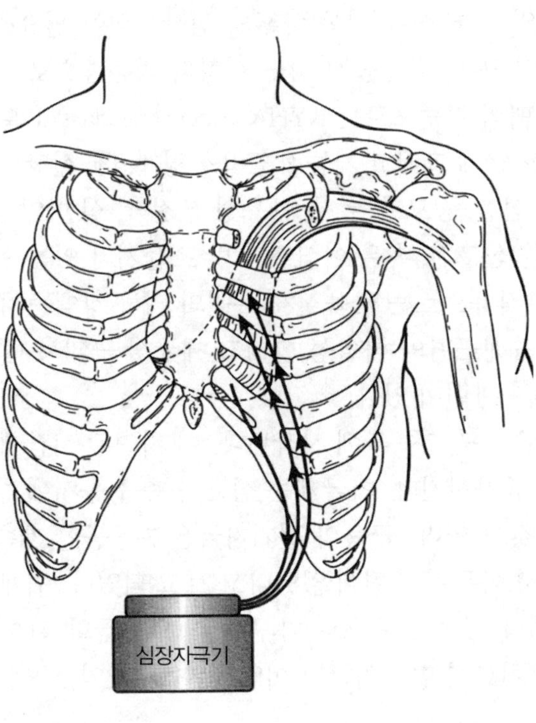

그림 7-4. 심장자극기를 사용한 완전 동적 심장 근육성형술 절차

부터 이익을 얻는다. 재활은 운동에 대한 심장의 반응을 제외하고는 CAD를 가진 환자와 비슷하다. 신경 절단된 심장의 반응은 정상 심장의 그것과는 아주 많이 다르다. 이식된 심장이 심박수, 수축력 심박출량을 증가시키는 것은 순환하는 카레콜타민에 달려있다. 운동을 중단하면 혈장 카레콜타민 레벨이 감소함에 따라 심박수가 서서히 기저선으로 돌아온다. 이러한 운동에 대한 심박수 반응의 부족으로 환자들은 활동 강도의 지표로 측부 순환을 증가시키고 corticosteroid의 부작용(체중증가와 골 소실)에 반대작용을 하는데 이득이 된다.

공여 기관의 부족은 심한 선천성 심부전과 심근병리의 수술 기법 발달을 촉진시켜 왔고, 이들 기법 중의 하나가 바로 심근성형술이다.

동적 심근 형성(Dynamic Cardiac Myoplosty)

동적 심근 성형은 FAD에 의해 임상시도로 승인 받은 외과적 기술인데, 좌심실 기능을 증가시키기 위해 환자의 왼쪽 혹은 오른쪽 광배근을 부전된 심실주위로 둘러싸는 것이다. 1985년에 Carpentier와 Chachgues에 의해 처음 개발되었는데 동적 심근 성형은 신경혈관경(pedicle)의 강도를 보존하면서 원래 광배근의 외과적 절제를 호함 한다. 그러면 정중앙 흉골 절개술을 통해 심장이 노출되고 근육판이 심실주위에 둘러싸이게 된다. 흉배신경에 위치한 자극시키는 전극에 의해 광배근의 근자극이 일어난다. 이 전극은 그러면 근자극계로 연결된다. 이 기계는 복직근의 작은 주머니에 놓여진다. 동적 심근 성형은 이식으로의 연결로 생각되어지지 않고, 대신에 비록 차후의 심장이식이 필요하더라도 심한 울혈성 심부전의 1차적 중재로 사용된다. 동적 심근 성형의 적응증으로는 확장된 또는 허혈성 심근병증이다. 환자선택의 기준으로는 NYHA Functional classIII 혹은 IV의 진단, 18~80,세, 좌심실 구출률이 15~40%, 그리고 기능적 근육신경계, 간, 신장 그리고 호흡기계이다. 극도로 심하게 확장된 심실, 승모판 부전, 반응성 부정막, 심한 양심실부전, 높은 폐혈압을 가진 폐고혈압, 심한 신부전, 혹은 이식된 심박 조율기가 있는 환자는 고려에서 제외된다. 이 수기의 흔한 부작용으로는 근육절제 부귀의 피하 장액종의 생성이다. 가능한 심한 수술 후 부작용은 광배근편의 허혈성 그리고 세균성 근괴사이다. 비록 드물지만, 이 부작용은 높은 사망률과 관련이 있다.

심근 자극계에 의한 광배근의 자극은 수술 2주 후에 시작된다. 이 지연된 시간에 광배근은 심근에 붙고 측부 순환의 발달을 증가시킨다. 자극계는 심근 수축을 동시에 발생시킬 수 있는 조율과 감지의 두 전극을 갖고 있다. 근육의 전기자극은 7주 동안 계속되는데, 환자들은 실제 자극과 회복과정에서 아무런 불편이 없었다고 보고 되었다. 쉽게 피로해지는 골격근(광배근)에서 피로에 저항 있는 근육으로 바꾸기 위해 등급화 된 자극의 서서한 진행이 필요하다. 심근 성형의 치료적 혈류역학적 이익을 수술 후 약 6~8주 까지는 명확하지 않다. 이런 환자들의 심장재활이 천천히 그리고 낮은 강도로 시작되어야 한다. 이 수기의 이익으로는 향상된 좌심실 기능, 향상된 구출율, 증가된 수축기 기능, 심실 stroke work 감소, 폐 혈압의 감소, 그리고 심근 산소소비의 감소가 있다. 수술 후 6~12개월에 향상이 나타나는데, "입체구조의 변화(contormation change)"라는 현상으로 불려오는데 기여했다. 이 변화는 변이 적응하여 그것이 심근의 또 다른 층이 됨에 의해 나타난다.

1년 생존율은 NYHA class IV 심질환 환자보다 classIII 환자가 더 좋다. 1991년, Magovern과 관련된 보고에서 49%의 5년 생존율을 보였다. 앞으로는 근육을 둘러싸는 기술(wrap technique)라 새 심실을 만들기 위해 이식 물질의 사용이 고려되어야 한다.

심폐이식

비가역적인, 불가능한 말기 심폐 그리고 폐질환자가 심폐 이식의 대상이다. 여기에는 1차성 혹은 2차성 폐고혈압, 기관지 확장증, 그리고 남성 섬유증이 있다.

환자선택의 기준은 심장이식에서와 필수적으로 같다. 심폐이식의 절대적 금기 역시 활동성 폐 감염, 악액질, 비만, 그리고 계속된 흡연이 있다. 게다가, 상대적 금기로는 수술 전 corticosteroid 치료로 이 약물들이 조기 수술 후 기도와 기관지의 피열을 야기할 수 있기 때문이고, 이전이 심흉부 수술로 흉막 유착이 있으면 출혈의 위험이 높아지기 때문이다. 환자들은 비슷한 장기 면역억제치료 때문에 심장 이식 환자들과 같은 어려움을 겪는다. 게다가, 폐 이식환자에는 3가지 특별한 문제가 있다. (1) 기관 문합장소의 치유와 관련된 문제 (2) 폐부종과 비슷한 가역적 폐 가스교환의 부족, 그리고 (3) 폐색성 기관지염(OB), 주요 장기 합병증이고 심장에서의 만성 거부에 상당하는 것이다. OB의 특징으로는 호흡곤란의 초기 증상, 심한 폐쇄성 그리고 제한성 질병, 그리고 감소된 TLC에 따르는 기관지 증상이다. OB는 감염에 의해 생기는 것으로 보이는데 특히 cytsmegalovirus와 adenovirus가 있다. 재이식이 말기 OB에서의 1차적 중재이나, 부작용의 위험이 높다. 심폐이식의 1년 생존율은 57%이다. 심장 이식과 마찬가지로, 심폐이식의 가장 큰 제한은 기증 장기의 획득이다.

심장재활과 관상동맥 질환

심장질환은 "심혈관 질환의 시작 이후에 신체적, 사회적, 정신적 기능의 원하는 수준으로의 발달과정과 유지"로써 표현되어 있다. 심근경색 혹은 재혈관생성 수기 후, 환자의 심장재활은 acute care setting에서 시작하여 퇴원후 6개월~1년까지 지속될수 있다. 심장 재활은 CAD의 약물적 수술적 치료의 중요한 부속치료이고 이식후 의무적인 부속치료이다. 약물적, 수술적 중재가 죽상경화증의 결과로 개인이 경험하는 증상을 완화시키기 위해 계획된다. CAD 환자들이 동시에 그들의 위험요소를 인지하고 위험을 줄이기 위해 생활방식을 바꾸지 않으면, 죽상경화 과정의 원인이나 진행을 바꿀 수 없다. 적절한 운동 처방, 감한 교육, 그리고 적절한 전문적인 지지와 함께, 환자들은 영양 · 운동 · 스트레스 치료, 그리고 그들의 심장위험요소를 줄이기 위한 약물적 치료에의 순응의 일반적 방법에서 특별한 변화를 만들고 유지할 수 있다.

호흡기 질환의 약물 치료

만성 호흡기 질환의 약물치료에는 호흡기계의 환기 용적을 최적화하기 위해 특별히 사용되는 여러 약물이 있다. 목적은 약물의 가능한 부작용을 최소화하면서 환자의 기능적 능력을 최대화하는 것이다. 이 약물들의 세 가지 주요 분류로, 기관지 확장제, 항염제, cromolyn sodium이 있다.

기관지 확장제

기관지 평활근의 수축 특성에 신경, 그리고 화학적 영향이 있다. 신경조절은 자율신경계(ANS)에 의해 매개된다. 교감신경성(아드레날린성) 그리고 부교감신경성(콜린성) 수용체 모두가 기관지 평활로에서 확인되어 왔다. ANS의 이 두 가지들이 기관지 내강의 크기에 길항작용을 한다.

ANS의 교감신경부분의 자극을 호흡기 평활로의 이완을 야기하여 기관지 확장이 된다. 교감신경성 신경계의 postganglionic B2 아드레날린성 수용체에서 화학적 norepinephrine을 유리하는데, cAMP의 양을 증가시키게 된다. cAMP의 증가는 호흡기 평활근의 이완과 관계있다.

부교감신경의 자극은 기관지 수축을 가져온다. 부교감신경성 신경계의 후결절성 콜린성 수용체에서 화학적 acetylcholine을 유리하는데 cGMP의 수치를 증가시키게 된다. cGMP의 증가는 호흡기 평활근의 수축과 관계있다.

부교감신경성 신경계가 호흡기 평활근에 신경지배를 하고, 교감신경계는 호흡기 평활근에 간접적으로 영향을 미친다.

기도는 정상적으로 내인성 상태를 나타내는데, 이것은 부교감신경성 조절이 더 우세함을 시사한다. 호흡기 평활근의 정상보다 큰 수축이 있으면 기관지 수축이 일어날 수 있다. 만성 폐쇄성 폐질환의 약물치료가 기관지 연축을 완화시키는데 사용된다. 기관지 확장의 약리적 강화는 기관지 평활근의 이완을 위해 교감신경성 신경계를 돕는 약물은

sympathomimetics, methylxanthune 두 가지가 있다. 부교감신경계를 억제하는 약물은 anticholinergics라고 불린다.

Sympathomimetics

작용과 사용

Sympathomimetics 약물은 폐쇄성 폐질환의 치료에서 가장 널리 사용되는 1차 약물이다. Sympathomimetics는 교감신경계의 작용을 흉내 내어 기관지 평활근의 β_2 수용체를 자극한다. 이것은 adenyl cyclase 효소 작용을 증가시키고, 이것이 ATP를 cAMP로 전환시킨다. Sympathomimetics, β 아드레날린성 항진제로도 불리는데 cAMP의 양을 증가시킴으로써 기관지 평활근을 이완시킨다.

금기와 부작용

Sympathomimetics의 부작용은 B2 수용체의 약물 선택성과 복용 경로에 달려 있다. 심장의 β 억제 약물의 장에서 이미 언급되었듯이 심장과 폐에는 β_2 수용체가 있다. B 수용체의 자극이 호흡기계의 변화와 관련이 있는 반면, B1 수용체의 자극은 심장 변수에 영향을 미친다. β_2에 더 민감한 약물일수록, 덕 적은 심장부작용이 관찰되었다. Sympathomimetics의 복용, 특히 비선택적 Sympathomimetics는 빈맥, 심계항진, 협심증, 위장관 이상, 신경성, 근 경련, 두통, 어지러움, 불안, 발한, 그리고 불면등의 전신적 부작용이 생긴다. B-아드레날린성 항진제는 오래 사용하면 기관지 자극을 야기하지만 전신적 부작용은 최소화된다. 계측된 용량 복용기(MDI), 최소한의 부작용으로 국소적으로 Sympathomimetics를 운반하는 능력이 있는 Sympathomimetics 약물의 가장 좋은 복용 경로로 인정되었다.

심혈관 부작용이 가장 위험하다. 노인환자, 특히 고혈압, 당뇨, CAD가 있는 환자에서는 주의를 주어야 한다. 폐질환으로 인한 저산소혈증이나 관련 심장질환으로부터의 자극적 심근을 가진 환자는 빈맥 부정맥, 협심증 그리고 심근괴사의 높은 위험이 있다.

폐질환이 있는 사람에서 운동에 대한 Sympathomimetics의 효과

전신적 Sympathomimetics를 복용하는 환자에서는 종종 심박수가 증가되어 있다. Karvonen 공식을 이용하여 목표심박수(THR)을 계산할 수 있는데, 이 심박수 증가는 고려되어야 한다. 심박수 증가가 관찰될 때, 운동 강도의 지표로써 인지된 호흡감소의 수를 사용하는 것이 중요하다(11장, 운동처방 참조).

운동전에 Sympathomimetics의 MDI를 사용함으로써 운동에 의한 기관지 연축의 증후가 최소활 될 수 있다.

Sympathomimetics therapy management

다음의 주의 깊은 고려가 있어야 한다.

1. Sympathomimetics의 복용은 부작용을 최소화하면서 증후의 회복을 기초로 한다. 증상의 회복과 기대하지 않았던 효과의 주의 깊은 관찰이 필요한 약의 양을 결정하는데 중요하다.
2. 흡입이 복용경로일 때, 구강 자극과 약물의 섭취를 최소화하기 위해 각각의 용량 후에 물로 입을 헹구어야 한다.

Methylxanthines

작용과 사용

Methylxanthines도 기관지 확장을 일으키고, 그 작용을 설명하기 위한 많은 이론들이 있다. 가장 널리 가정되는 것은 Methylxanthines이 cAMP를 cGMP로 바꾸는 phosphodiesterase 효소를 차단하는 것이다. 기관지 평활근의 이완을 유도하는 cAMP의 결과적인 축적이 있다. 최근의 연구는 xanthine 계열의 약물이 adenosine이 평활근에 결합하는 것을 방해하여 평활근 수축을 억제한다고 제안한다. 다른 이론으로는 xanthin이 세포내 칼슘 유리를 억제하여, 평활근을 수축하지 못하게 하고 그리고/혹은 xanthine이 prostaglandin 억제와 관련이 있을 수 있다고 한다. Xanthine 계열 약물의 작용에도 불구하고, 기관지 확장, 섬모 활동의 증가, 비만세포의 안정화가 그 사용으로 이루어진다.

Methylxanthine은 횡격막을 포함한 골격근의 수축력을 증가시킨다고 관찰되어 있다. 골격근에 의해 행해진 일의 양 증가가 methylxanthine의 영향 하에 있었다는 것이 알려졌고, 그것은 근 피로에 저항이 있다는 것이다.

금기와 부작용

Methylxanthine은 흡인되지 않고 섭취, 주사 혹은 직장 흡수를 통해 전신적으로 주어진다. Methylxanthines의 전신적 효과로는 기관지 확장이 있으나 또한 다른 계, 즉 중추신경계, 심혈관계, 신장, 근골격계, 그리고 위장관계에 영향을 미친다. Theophylline의 치료효과를 약의 혈청 농도와 직접적인 관련이 있다. 호흡기 기능의 증가는 5 mg/*ml*의 낮은 혈액 수준에서 시작된다. 그런 낮은 혈청 theophylline 농도에서도 두통, 불안, 불안정, 불면, 그리고 과활동이 모두 보고 되었다. 호흡기 기능의 향상은 혈청 농도의 비율을 증가시킨다. Theophylline의 치료범위는 10~20 mg/*ml*이지만, 치료범위의 상한, 즉 15~20 mg/*ml*에서 독성이 나타날 수 있다. 위장관계 증상으로는 식욕부진, 오심, 구호 그리고 복부 불편 등이 있는데, 치료범위의 상한으로 도달함에 따라 나타난다. 혈청 농도가 20㎎/*ml*를 초과하면 심각한 중추신경계(CNS)효과(예 : 대발작)와 심각한 심혈관 효과(예 : 심계항진, 빈막, 부정막)가 나타날 수 있다.

폐질환이 있는 환자에서 운동에 대한 효과

methylxanthine을 복용하는 환자에서는 종종 심박수가 증가되어 있다. Karvohen 공식을 이용하여 THR을 계산할 수 있는데, 심박수 증가는 고려가 필요하다. 심박수 증가가 관찰할 때, 운동 강도의 지표로써 인지된 호흡감소의 수를 사용하는 것이 중요하다(11장. 운동처방 참조).

Methylxanthine Therapy Mangement

다음의 주의 깊은 고려가 있어야 한다.

1. 성인에서 theophylline의 평균 혈장 반감기는 3~9$\frac{1}{2}$ 시간이다(소아의 혈장 반감기는 1~9$\frac{1}{2}$ 시간이다). 그러므로 혈청 혈장 수치의 다양성은 약물이 치료범위에 있다는 것을 확인하기 위해 혈청 약물 농도가 각각 측정되고 세심하게 관찰되어야 한다. 환자치료와 관계된 전문가에 의한 theophylline 독성의 증상과 증후에 대한 주의가 기대하지 않은 결과를 막을 것이다.
2. Methylxanthine은 간에서 대사되므로 알콜 소비와 간 질병은 약물의 반감기를 증가시킨다.
3. 흡연이 약물의 대사를 감소시킨다는 것이 알려져 왔다. 호흡기 재활과정 동안에 흡연 습관을 바꾼 환자에서 theophylline 독성의 증상과 증후가 나타나는지 세심하게 관찰하는 것이 중요하다.

Anticholinergics

작용과 사용

부교감 신경계는 콜린성 수용체를 갖고 있다. 기도 평활근에 특이한 콜린성 수용체의 하부 구분을 muscarinic이라고 한다. 항콜린성 약물은 muscarinic 콜린성 수용체를 억제하고 그리하여 기도 평활근에 있는 부교감 신경 작용을 감소시킨다. 그 결과가 기관지 확장이다. 항콜린성 약제의 사용으로 점막선 분비의 감소로 일어난다.

금기와 부작용

항콜린성 약물의 부작용의 심하기는 복용 경로와 약의 조제에 달려 있다. 호흡기 환자에서 조차도 흡인제로 사용되는 atropine sulfate는 확연한 전신 흡수를 한다. 부작용으로 건조한 입, 인후자극, 변비, 소변정체, 빈맥, 시야장애, 광공포증, 그리고 혼란이 있다. Ipratropium bromide(Atrovent)는 전신흡수가 적은 흡입제로 상대적으로 부작용이 적다.

폐질환이 있는 환자에서 운동에 대한 효과

기관지 수축과 정막 생성을 억제하는 흡인된 ipratropium은 환자가 운동기간을 늘리는데 도움을 줄 수 있다.

Anticholinergic Therapy Manegement

흡인이 투여 경로이기 때문에, 구강과 인후의 자극과 가능한 약물의 섭취를 최소화하기 위해 사용 후에는 입을 세척해야 한다.

항염제

기도의 완전성 역시 폐에 있는 염증세포에 의해 영향을 받는다. 거대세포, 중성구, 림프구, 호산구, 대식세포, 혈장세포, 그리고 단핵세포로부터의 과민반응의 서서히 반응하는 물질(SRS-A)인 histamine이 기도에서의 염증반응에 모두 참여할 수 있다. 기도에서의 염증 반응의 재활동성 증가가 천식과 다른 폐쇄성 폐질환에서 보인다. 염증 반응의 결과로 혈관충혈, 부어오름, 그리고 점막선의 과분비가 생긴다. 이 모든 것들이 기도 내강의 크기 감소에 기여한다. 기도에서의 염증 양의 감소로, 증후의 회복과 환기 향상을 얻을 수 있다.

Corticosteroid

작용과 사용

Corticosteroid는 사용할 수 있는 가장 강력한 항염제이다. 백혈구 리소좀막의 안정화, 대식세포 축적의 억제, 산 가수분해 효소 유리의 방지, 모세혈관 내막으로의 백혈구 유착의 감소, 모세혈관벽 투과성의 감소, 항원항체 반응에 대한 조직 재반응의 억제 등의 많은 작용을 한다. 기도에서 이러한 염증반응의 감소가 기관지 수축을 방해한다. 모세혈관 충혈의 감소, 점막부종의 감소, 분비생성의 감소도 있다. 이러한 것들이 합쳐서 기도 내경의 증가와 기도 폐쇄의 감소를 가져온다.

금기와 부작용

Corticosteroid의 부작용은 용량과 치료기관 그리고 복용경로에 달려있다. 전신적 steroid의 단기 사용도, 고농도에서라도, 치명적인 결과를 생산하지 않는다. 그러나 약물의 지속적 사용은 고혈압, 오심, 위장관 자극, 두통, 고콜레스테롤혈증, 월안상, 피부 함몰, 멍, 근위축, 골다공증, 상처치유의 지연, 감염에 대한 감수성 증가와 은폐가 될 수 있다. 기화된 Corticosteroid 조제(MDI)가 기도 재활동성 치료의 중심이 되었는데 그 이유는 이것이 심각한 전신적 부작용을 피하면서 효과적으로 국소적인 원인 치료를 할 수 있기 때문이다.

폐질환이 있는 사람에서 운동에 대한 효과

Corticosteroid의 부작용이 전신적 Corticosteroid를 받고 있는 환자가 고른 운동의 종류에 영향을 미칠 수 있다. steroid의 장기사용은 근골격계를 변화시킬 수 있고, 골다공증에 의한 이차적인 병적골절이 가능하다. 골격 구조에 과도한 스트레스를 생산하는 활동은 피해야 한다.

Corticosteroid Therapy Management

다음의 주의 깊은 고려가 있어야 한다.

1. 환자들은 steroid 용량이 돌연히 중단되지 않고, 언제나 서서히 줄여져야 한다는 것을 충고 받아야 한다. 반발현상과 속성내성이 절절하게 약을 줄이지 않았을 때 나타날 수 있다.
2. Corticosteroid의 투여 경로가 흡인일 때, 곰팡이 증식과 자극을 최소화하기 위해 각 용량 사용 후 입을 물로 헹구어야 한다.

Cromolyn Sodium

Cromolyn Sodium은 항염제도, 기관지 확장제도 아니다. 아직까지는 그 자체로 분류되는 것으로 보인다.

작용과 사용

Histamine과 SRS-A가 거래세포에서 발견되는 기관지 수축의 화학적 매개체이다. 항원이 신체에 노출되면, 거대세포에서 매개체들이 유리되어 기관지 수축을 야기 시킨다.

Cromolyn Sodium은 신체에 항원이 노출되었을 때 거대 세포막을 안정화시키고 histamine과 SRS-A의 유리를 방지한다. 그 작용 때문에 이 약물은 기관지 수축의 치료에 있어서 반응적으로 보다는 예방적으로 사용된다. 즉, 일단 기관지 수축이 일어나면, 막 안정화는 치료효과가 없다.

Cromolyn Sodium은 알레르기성 천식과 운동에 의한 기관지 연축을 가진 어린이나 청소년의 치료에 효과가 있는 것으로 보인다.

금기와 부작용

가루 형태의 Cromolyn Sodium은, 흡인을 위해 Spinhaler라고 불리는 장치로 사용된다. 이 가루는 사실 기관지 연축, 기관지 자극, 기침, 오심 등이 생긴다. 최근에는 Cromolyn Sodium은 MDI(Intal)로 사용할 수 있다. 금기로는 약물 고혈압과 lactase 결핍이 있다.

폐질환이 있는 사람에서 운동에 대한 효과

환자는 운동에 의한 기관지 연축을 피하기 위해 운동의 시작 전에 Cromolyn Sodium 흡입을 할 수 있다.

Cromolyn Sodium Therapy Management

다음의 주의 깊은 고려가 있어야 한다.

1. Cromolyn Sodium은 기관지 수축을 예방하는데 사용되므로, 환자들은 특히 괜찮게 느낄 때도 그 예방적 사용을 계속하도록 해야 한다.
2. 약물 사용의 1~4주로부터 향상이 나타나므로 인내가 필요하다.
3. Cromolyn Sodium은 기관지 연축을 증가시킬 수 있으므로 기관지 연축의 급성기에는 사용해서는 안된다.

부가적 약물

폐질환 치료를 위해 다른 많은 약물이 사용된다. 호흡기 질환이 있는 환자의 치료에 사용될 수 있는 몇몇 부가적 약물이 아래에 기술되어 있다. 감염은 기관지 연축과 호흡부전의 도움 되는 원인이다. 항생제가 호흡기 감염의 치료뿐 아니라 예방으로 사용된다. 그들은 다른 종류로 분류된다.

Penicillins, tetracyclines, cephalosporins, aminoglycosides, sulfonamides, 그리고 erythromycins이 있다. penicillin group에는 penicillin C, ampicillin, ticarcillin, amoxicillin 그리고 carbenicillin과 같은 항생제가 있다. 비록 penicillin계 항생제는 거의 부작용이 없지만, 피부발진에서 과민반응까지의 과민증이 보고 되어 왔다. Terracyclines에는 tetracycline, doxycycline, methacycline 같은 약물이 있다. Tetracycline 가장 흔한 부작용은 오심, 구토 그리고 설사 같은 소화기 장애이다. ceftazidine, ceftriaxone, cefaclor(Ceclor), cephalexin(Keflex), 그리고 cefamandole 같은 cephalosporin 약물은, 부작용이 거의 없다. 오랫동안 사용하면, 주사장소의 통증, 간 효소의 일시적 증가, 그리고 초감염증의 부작용이 있다. Aminoglycoside에는 amikacin, gentamicin, tobramycin, streptomycin, 그리고 neomycin 등이 있다. Aminoglycosides 사용의 몇몇 발견된 부작용으로는 신독성 이독성, 그리고 부분 혹은 완전 청력 상실로 이어지는 제7뇌신경 손상이 있다. 마지막으로, erythromycin은 비록 거의 처방되지 않은 다른계(estolate, ethylsuccinate, gluceptate)의 약물이 있지만, 실제로는 그 자체의 분류에 있다. 가장 흔히 보이는 erythromycin의 부작용은 소화기 경련, 오심, 구토, 그리고 설사이다. 앞서 말한 분류에 적합하지 않은 감염을 치료하는데 사용되는 부가적 약물로는 clindamycin, polymixin B 그리고 cloramphenicol

이 있다. 이 항생제들은 호흡기 부전이 있는 환자의 이환율과 사망률을 감소시킨다. 감염체에 대한 실험실의 민감성 연구가 적절한 항생제가 선택되고 효과적이라는 것을 확인하기 위해 필요하다.

항생제가 아닌 항-감염 제제가 여러 감염을 치료하기 위해 또한 처방된다. Aspergillus, Candida같은 진균감염을 치료하기 위해 항진균제가 사용된다. 가장 흔히 사용되는 항진균제는 amphotericin B이다. 결핵의 치료로는 항결핵제가 사용된다. 이 분류에서 가장 흔히 사용되는 약물은 streptomycin, ethambutol, isoniazid(INH), 그리고 rifampin이 있다. 질병을 치유하기 위해 이 약물들의 둘 혹은 셋이 동시에 오랫동안(6개울~2년) 처방된다. 알코올 섭취는 간독성의 위험을 증가시키는 약물 상호작용을 야기 시킨다. 항원 약제, 기화된 pentamidine, isoethionate는 pneumocystis carini 폐렴의 치료를 사용된다. 기화된 pentamidine의 부작용은 피로, 금속성 맛, 호흡의 단축, 기관지 연축에 의해 야기될 수 있는 것이었다. pentamidine이 야기할 수 있는 호흡의 단축을 완화시키기 위해 기화된 pentamidine과 함께 sympathomimetic MDI(예: Ventolin)을 처방하는 것은 흔한 일이다.

항기침 약물, 충혈제거자, 항 histamine제, 점막 용기제, 거담제는 사용가능한 over-the-counter 조제이다. 이들은 처방약과 상호작용을 일으킬 수 있고, 그들중 몇은 호흡기 재활프로그램 환자에서 원치 않는 결과를 갖는다. 환자들에게(그리고 호흡기 재활환자) 가능한 상호작용과 부작용에 대해 주의를 주는 것이 중요하다.

호흡기 질환의 외과적 중재

호흡기 환자의 외과적 중재로는 종양 절제, 수포 절제, 폐절제(폐용량 감소), 그리고 폐 이식이 있다. 대부분의 폐 수술에서 흉골중앙 혹은 개흉절제가 쓰인다. 외과적 처치만으로 일시적 폐 기능 감소가, 수술 후 가능한 합병증의 증가가 있을 수 있다. 분비제거술, 자극적 폐활량 측정, 호흡운동, 조기 운동 같은 중재가 이 위험을 감소시키는데 도움이 된다. 이 중재의 더 많은 정보를 위해서는 14장을 참조하라.

종양의 제거 동안에 생존 가능한 폐조직의 가장 적은 양만이 소실되도록 종양절제가 일반적으로 행해진다. 쐐기절제(wedge resection)는 영구적인 수술 후 폐 기능의 감소를 0~10%로 하는 가장 적은 양의 폐 조직 절제이다. 분절제거 혹은 분절절제술은 폐엽의 분질을 제거하는데, 10~20%의 영구적인 폐 기능 소실이 있다. 엽절제술은 폐의 전체 엽을 제거하는데, 10~20%의 영구적인 폐 기능 소실이 있다. 폐 절제는 모든 폐를 제거하는데, 40~50%의 기능 소실이 있다. 그러나 만약 절제된 폐의 부분이 수술 전에는 기능적으로 악화되었다면, 영구적 소실의 양은 적을 것이다.

큰 수포는 폐 표면이나 폐 실질에서 얇은 벽의 공기로 찬 공간이다. 한쪽 흉강의 $\frac{1}{3}$이상을 차치하는 수포는 그렇지 않고는 손상되지 않은 폐 실질을 압박하여, 비기능성이 되게 한다. 큰 수포의 외과적 절제는 폐 기능을 향상시키고 호흡곤란을 완화시키는 데 효과적이어 왔다. 흉강경을 통한 레이저의 사용이 최근에는 검토되고 있지만, 병에 걸린 조직은 보통 외과적 절개로 절제되었다. 폐기종 환자의 기능적, 증상적 향상을 위해 폐 절제 혹은 폐용적 감소술이 평가를 위한 새 외과적 수기이다.

폐기종에서, 폐 조직은 그 탄력반동을 잃고 그러므로 흉강은 전형적인 술통형가슴(barrel chest)으로 늘어난다. 바뀐 환기 펌프가 흉부 역학을 파괴하고, 환기 근육의 길이 긴장 관계를 변화시키고, 횡격막을 평평하게 한다. 이 수기의 목적은 흉부를 좀더 기계적으로 효과적인 펌프를 재구성하고, 약간의 흉부 운동성을 재획득하고, 횡격막을 좀더 돔(dome)형태의 휴식 형태로 돌리고, 호흡의 부근육을 더 가능한 길이 긴장 관계로 돌리기 위해 심각하게 병든, 기종성의 조직을 제거하는 것이다. 비록 임시 연구에서 선택된 환자들의 폐 기능 검사 결과, 동맥혈 가스 척도와 증상의 향상을 보였지만, 이 수기는 발달의 시작단계에 있다.

폐이식은 폐혈관 질환(폐고혈압), 폐쇄성 폐질환(폐기종 혹은 낭성 섬유증), 그리고 제한성 폐질환(특발성 폐 섬유증)같은 말기 질환을 가진 환자에서 시행될 수 있다. 이 수기는 수혜자의 기저 폐질환에 따라 하나의 폐 혹은 두 개의 폐 대체일 수 있다. 1년 생존율은 61%이고 하나의 폐 이식에 대한 2년 생존율은 56%이다. 소수의 기증 장기와 다수의 절절한 가능 수혜자, 그리고 넓게는 장기 내과적, 약물적 추후관찰이 극단적으로 선택적인 수기로 요구하게 된다.

요약

관동맥 질환을 가진 환자의 내과적, 외과적 치료가 나왔다. 다음 약의 분류에 대한 강조가 있었다: Nitrates, B-차단제, 칼슘 통로 차단제, cardiac glycosides, 항부정맥제, 안지오텐신 전환효소 차단제, 그리고 항혈전제(통증, 부정막, 울혈성 심질환, 그리고 혈전형성을 포함한) CAD의 증상을 조절하기 위해 이들의 여러 가지 조합이 사용되었다. 약물사용의 작용뿐 아니라 부작용도 보였다. 급성관상동맥 폐색에서 혈전 용해제의 사용도 논해졌다.

PTCA, 레이저 혈관성형술, atherectomy, 관동맥 stents, 그리고 CABG 수술과 같은 중재적 기술이 설명되었고, 기 기술들이 죽상경화증의 진행에 대한 치료는 아니라는 것이 강조되었다. 말기 심장 혹은 심폐질환의 알려진 치료로써 장기 이식이 논해졌다. 심폐우회 이식 그리고 역동적인 심근성형술이 없는 발달된 CABG의 수술 기술이 심장수술과 심장이식의 가능한 대체 법으로 기술되었다.

심장 재활과 위험요소의 감소가 관상동맥질환의 내·외과적 치료의 중요한 부속물로 간략하게 정의되었다. 폐질환 환자의 치료를 위해 일반적으로 사용되는 약물의 논의에서 부작용을 최소화하면서 호흡기계의 환기 용량을 증가시키는 약물요법이 강조되었다. 약물 요법의 3가지 주요 분류가 논해졌다. (1) sympathomimetics, methylxanthines, 그리고 anticholinergics 같은 기관지 확장제, (2) 항염제(Corticosteroids), (3) cromolyn sodium 운동에 대한 이 약물들의 작용, 부작용, 그리고 효과가 나왔다. 마지막으로 종양 절제, 수포절제, 폐절제, 그리고 폐 이식과 같은 호흡기 환자에 대한 외과적 중재가 논해졌다.

참고문헌

1. Yacone-Morton, LA: Inotropic agents and nitrates. Registered Nurse 58:22, 1995.
2. Ziegler, MG and Ruiz-Ramon, PF: Antihypertensive therapy. In: Chernow, B. (ed): The Pharmacologic Approach to the Critically Ill Patient. Williams & Wilkins, Baltimore, 1994, p 405.
3. Peel, C and Mossberg, KA: Effects of cardiovascular medications on exercise responses. Phys Ther 75:387, 1995.
4. Cody, RJ, Conti, CR, and Samet, P: Managing angina and concomitant disease. Patient Care 27:45, 1993.
5. Byington, RP and Furberg, CD: Beta blockers during and after acute myocardial infarction. In: Francis, GS and Alpert, JS (eds): Coronary Care, ed 2. Little, Brown and Co., Boston, 1995, p 543.
6. Hudak, CM and Gallo, BM: Management Modalities: Cardiovascular System. In: Critical Care Nursing—A Holistic Approach, ed 6. (Benz, J Special Ed.) Lippincott, Philadelphia, 1994, p 213.
7. Frishman, WH and Sonnenblick, EH. Beta-adrenergic blocking drugs. In: Schlant, WH and Alexander, RW (eds): The Heart—Arteries and Veins. McGraw-Hill, New York, 1994, p 1271.

7a. Frishman, WH and Sonnenblick, EH. Calcium channel blockers. In: Schlant, WH and Alexander, RW (eds): The Heart—Arteries and Veins. McGraw-Hill, New York, 1994, p. 1291.

8. Sackner-Bernstein, JD and Mancini, DM: Rationale for treatment of patients with chronic heart failure with adrenergic blockade. JAMA 274:1462, 1995.
9. Adams, KF: Current perspectives on beta-receptor antagonists in the treatment of symptomatic ventricular dysfunction. Pharmacotherapy (suppl) 16:69S, 1996.
10. Packer, M et al: The effect of carvedilol on morbidity and mortality in patients with chronic heart failure. N Engl J Med 334:1349, 1996.
11. Ikram, H, Fitzpatrick, D, and Crozier, IG: Therapeutic controversies with use of beta-adrenoceptor blockade in heart failure. Am J Cardiol 71:54C, 1993.
12. Kayser, SR: Calcium channel blockers—Is vasoselectivity relevant? Prog Cardiovasc Nurs 10:35, 1995.
13. Robertson, RM and Robertson, D: Drugs used for the treatment of myocardial ischemia. In: Hardman, JG, et al (eds): Goodman and Gilman's The Pharmacological Basis of Therapeutics, ed 9. McGraw-Hill, New York, 1996, p 759.
14. Prisant, IM et al: Unstable angina—pharmaceutical versus invasive therapy. Postgrad Med 96:88, 1994.
15. Kelly, RA and Smith, TW: Pharmacologic treatment of heart failure. In: Hardman, JG, et al. (eds): Goodman and Gilman's The Pharmacological Basis of Therapeutics, ed 9. McGraw-Hill, New York, 1996, p 809.
16. Marcus, FI: Drugs and procedures used to treat patients with heart failure. In: Schlant, WH and Alexander, RW (eds): Hurst's The Heart—Arteries and Veins. McGraw-Hill, New York, 1994, p 573.
17. Williamson, KM: Is there a role for digoxin in patients with systolic dysfunction? Pharmacotherapy (suppl) 16:37S, 1996.
18. Nursing 95 Drug Handbook. Springhouse Corporation, Springhouse, PA, 1995.
19. Thelan, LA et al: Cardiovascular Therapeutic Management in Critical Care Nursing—Diagnosis and Management, ed 2. Mosby, St. Louis, 1993, 313.
20. Gold, MR and Balke, CW: The cellular action of antiarrhythmic drugs. Heart Disease and Stroke 2:434, 1993.
21. Woosley, RL: Antiarrhythmic drugs. In: Schlant, WH and Alexander, RW (eds): Hurst's The Heart—Arteries and Veins. McGraw-Hill, New York, 1994, p 775.
22. Yacone-Morton, LA: Antiarrhythmics. RN 58:26, 1995.
23. Colucci, RD and Somberg, JC: Treatment of Cardiac Arrhythmias. In: Chernow, B (ed): The Pharmacologic Approach to the Critically Ill Patient, ed 3. Williams & Wilkins, Baltimore, 1994, p 445.

24. Ellenbogen, KA, Wood, MA, and Stambler, BS: Procainamide: A perspective on its value and danger. Heart Disease and Stroke 2:473, 1993.
25. Roden, DM: Antiarrhythmic Drugs. In: Hardman, JG, et al (eds): Goodman & Gilman's The Pharmacological Basis of Therapeutics, ed 9. McGraw-Hill, New York, 1996, p 839.
26. Malik, R et al: Flecainide: Its value and danger. Heart Disease and Stroke 3:85, 1994.
27. Khan, AH: Management of chronic ventricular arrhythmias. Am Fam Physician 49:1805, 1994.
28. Meyer, C: New drugs in the cardiovascular arena. Am J Nurs 93:55, 1993.
29. Hussar, DA: New drugs. Nursing 23:52, 1993.
30. AHFS Drug Information 96—Current developments. In: McEvoy, GK (ed): American Hospital Formulary Service—Drug Information. American Society of Health-System Pharmacists, Bethesda, Maryland 1996, p 23A.
31. Dracup, K: Meltzer's Intensive Coronary Care—A manual for nurses, ed 5. Appleton & Lange, Norwalk, Connecticut, 1995.
32. Brown, EJ and Pfeffer, MA: Ventricular remodeling after myocardial infarction: a modifiable process. Heart Disease and Stroke 3:164, 1994.
33. Fara, AM: The role of angiotensin-converting enzyme inhibitors in reducing ventricular remodeling after myocardial infarction. J Cardiovasc Nurs 8:32, 1993.
34. Kelly, RA and Smith TW: op cit p 809.
35. Chatterjee, K: Use of angiotensin converting enzyme inhibitors. Heart Disease and Stroke 1:128, 1992.
36. Ziegler, MG and Ruiz-Ramon, PF: op cit p 405.
37. Toothill, CM: Thrombolytic therapy: Nursing strategies for successful patient outcomes. Prog Cardiovasc Nurs 10:3, 1995.
38. National Heart Attack Alert Program Coordinating Committee, 60 Minutes to Treatment Working Group: Emergency Department: Rapid identification and treatment of patients with acute myocardial infarction. Ann Emerg Med 23:311, 1994.
39. DeWood MA et al: Prevalence of total coronary occlusion during the early hours of transmural myocardial infarction. N Engl J Med 303:897, 1980.
40. Figueredo, VM, Amidon, TM, and Wolfe, CL: Thrombolysis after acute myocardial infarction. Postgrad Med 96:30, 1994.
41. Van de Werf, F and Verstraete, DP: Thrombolytic treatment of acute myocardial infarction. J Intern Med 236:439, 1994.
42. Cairns, IA et al. Antithrombotic agents in coronary artery disease. Chest 108:380S, 1995.
43. Late Study Group: Late assessment of thrombolytic efficacy (LATE) with altephase 6–24 hours after onset of acute myocardial infarction. Lancet 343:759, 1993.
44. Apple, S: New trends in thrombolytic therapy. Registered Nurse 59:30, 1996.
45. Weiner, B: Thrombolytic agents in critical care. Critical Care Nursing Clinics of North America 5:355, 1993.
46. ISIS-3 (Third International Study of Infarct Survival) Collaborative Group: ISIS-3: A randomized comparison of streptokinase vs tissue plasminogen activator vs anistreplase and of aspirin plus heparin vs aspirin alone among 41,299 cases of suspected acute myocardial infarction. Lancet 339:753, 1992.
47. Carins, JA et al: Coronary thrombolysis. Chest (suppl) 108:401S, 1995.
48. Habib, GB: Current status of thrombolysis in acute myocardial infarction. I. Optimal selection and delivery of a thrombolytic drug. Chest 107:225, 1995.
49. Holmes, DR, Califf, RM, and Topol, EJ: Lessons we have learned from the GUSTO Trial. J Am Coll Cardiol (suppl) 25:10S, 1995.
50. Cheitlin, M, Sokolow, M, and McIlroy, M: Coronary heart disease. In: Clinical Cardiology, ed 2. Appleton & Lange, Norwalk, Conn, 1993, p 147.
51. Fernandez-Ortiz, A, Ik-Kyung, J, and Fuster, V: Anticoagulant and platelet inhibitory agents for myocardial infarction. In: Francis, GS and Alpert, JS (eds): Coronary Care, ed. 2. Little, Brown and Co., Boston, 1995, p 569.
52. Vaitkus, PT: Indications for antithrombotic therapy after myocardial infarction. Heart Disease and Stroke 3:24, 1994.
53. Stein, B and Fuster, V: Pharmacology of anticoagulants and platelet inhibitor drugs. In: Schlant, WH and Alexander, RW (eds): Hurst's The Heart—Arteries and Veins. McGraw-Hill, New York, 1994, p 1309.
54. Rakel, RE. Use of antiplatelet medication for prevention of myocardial infarction and stroke. Heart Disease and Stroke 1:2, 1992.
55. Bowlby, H, Hisle, K, and Clifton, GD: Heparin as adjunctive therapy to coronary thrombolysis in acute myocardial infarction. Heart Lung 24:292, 1995.
56. Chase, SL: Critical care drug update. Part 1. Registered Nurse 59:46, 1996.
57. Hirsh, J: Use of warfarin (coumarin). Heart Disease and Stroke 2:209, 1993.
58. King, SB and Douglas, JS: Indications for percutaneous transluminal coronary angioplasty and atherectomy. In: Schlant, WH and Alexander, RW (eds): The Heart—Arteries and Veins. McGraw-Hill, New York, 1994, p 1339.
59. Snyder, ML and Deelstra, MH: Interventional cardiology techniques. In: Woods, SL, et al (eds): Car-

diac Nursing, ed 3. Lippincott, Philadelphia, 1995, p 506.
60. Ryan, TJ and Skolnick, AE: Indications for coronary angioplasty. Heart Disease and Stroke 3:29, 1994.
61. Garratt, KN: Percutaneous revascularization strategies. Postgrad Med 99:125, 1996.
62. Callahan, LL and Frohlich, GC: Understanding nonsurgical coronary revascularization procedures. Am J Nurs 95:52H, 1995.
63. McGhee, HM, Crowe, T, and Horgan, JH: Return to work following coronary artery bypass surgery or percutaneous transluminal coronary angioplasty. Eur Heart J 14:623, 1993.
64. Hudgins, C and Sorenson, G: Directional coronary atherectomy: A new treatment for coronary artery disease. Critical Care Nurse 14:61, 1994.
65. Perra, BM: Managing coronary atherectomy patients in a special procedure unit. Crit Care Nursing 15:57, 1995.
66. Baim, DS: New devices for coronary revascularization. Hosp Pract (Off Ed) 28:41, 1993.
67. Goodkind, J, Coombs, V, and Golobic, R: Excimer laser angioplasty. Heart Lung 22:26, 1993.
68. Strimike, CL: Caring for a patient with an intracoronary stent. Am J Nurs 95:40, 1995.
69. Gardner, E et al: Intracoronary stent update: Focus on patient education. Critical Care Nurse 16:65, 1996.
70. Snyder, ML and Deelstra, MH: op cit.
71. Beattie, S: CABG surgery: The second time around. Am J Nurs 93:42, 1993.
72. Hudak, CM and Gallo, BM: Cardiac surgery and heart transplantation. In: Critical Care Nursing—A Holistic Approach. ed 6. (Benz, J Special Ed.) Lippincott, Philadelphia, 1994, p 213.
73. LeDoux, D and Shinn, J: Cardiac surgery. In: Woods, SL, et al (eds): Cardiac Nursing, ed 3. Lippincott, Philadelphia, 1995, p 524.
74. Shinn, IA: Management of a patient undergoing myocardial revascularization—Coronary artery bypass graft surgery. Nursing Clinics of North America 27:243, 1992.
75. Gallegos-Alvarez, M and O'Brien, M: Right gastroepiploic artery conduit use in myocardial revascularization. AORN J 60:763, 1994.
76. Vitello-Cicciu, J, and Eaga, JS: Data acquisition from the cardiovascular system. In: Kinney, MR, Packa, DR, and Dunbar, SB (eds): AACN's Clinical Reference for Critical-Care Nursing. ed. 3. Mosby, St. Louis, 1993, p 471.
77. Jenaans, D, Stanton, B, and Fono, RT: Quantifying and predicting recovery after heart surgery. Psychosom Med S6:203, 1994.
78. The Bypass Angioplasty Revascularization Investigation (BARI) Investigators: Comparison of coronary bypass surgery with angioplasty in patients with multivessel disease. N Engl J Med 335:217, 1996.
79. Kahn, JK: Caring for patients after coronary bypass surgery. Postgrad Med 93:249, 1993.
80. Arom, KV, Emery, RW, Nicoloff, DM: Mini-sternotomy for coronary artery bypass grafting. Ann Thorac Surg 61:1271, 1996.
81. Bennetti, FJ, Mariani, MA, Ballester, C: Direct coronary surgery without cardiopulmonary bypass in acute myocardial infarction. J Cardiovasc Surg 37:391, 1996.
82. Calafiore, AM et al: Left anterior descending coronary artery grafting via left anterior small thoracotomy without cardiopulmonary bypass. Ann Thorac Surg 61:1658, 1996.
83. Schroeder, JS: Indications for cardiac transplantation. Heart Disease and Stroke 3:345, 1994.
84. Vollman, MW: Dynamic cardiomyoplasty: Perspectives on nursing care and collaborative management. Prog Cardiovasc Nurs 10:15, 1995.
85. Bove, LA et al: Nursing care of patients undergoing dynamic cardiomyoplasty. Critical Care Nurse 15:96, 1995.
86. Pettrey, LJ and LeFlar-DiLeva, KM: Preparing for cardiomyoplasty: A new horizon in cardiac surgery. Dimensions in Critical Care Nursing 13:226, 1994.
87. Letsou, GV et al: Dynamic cardiomyoplasty. Cardiol Clin 13:121, 1995.
88. Dimengo, JM: Dynamic cardiomyoplasty and its use in patients with chronic heart failure. Critical Care Nursing Clinics of North America 5:627, 1993.
89. Thelan, LA et al: Transplantation. In: Thelan, LA et al (eds): Critical Care Nursing—Diagnosis and Management. ed 2. Mosby, St. Louis, 1994, p. 840.
90. Shumway, SJ: Specific critical care problems in heart, heart-lung, and lung transplants. In: Rippe, JM et al (eds): Intensive Care Medicine. ed 3. Little, Brown and Company, Boston, 1996, p 2083.
91. Squires, RW et al: Cardiovascular rehabilitation: status, 1990. Mayo Clin Proc 65:731, 1990.
92. Levy, JK: Standard and alternative adjunctive treatments in cardiac rehabilitation. Tex Heart Inst J 20:198, 1993.
93. Hellman, EA and Williams, MA: Outpatient cardiac rehabilitation in elderly patients. Heart Lung 23:506, 1994.
94. Zadai, C: Pulmonary pharmacology. In: Malone, T (ed): Physical and Occupational Therapy: Drug Implications for Practice. Lippincott, Philadelphia, 1989.
95. Yee, A, Connors, G, and Cress, D: Pharmacology and the respiratory patient. In: Hodgkin, J, Zorn, E, and Connors, G: Pulmonary Rehabilitation: Guidelines to Success. Butterworth Publishers, Boston, 1984.

96. Lehnert, B and Schachter, E: The Pharmacology of Respiratory Care. Mosby, St. Louis, 1980, pp 117–171.
97. Ziment, I: Pharmacologic therapy of COPD. In Hodgkin, J, and Petty, T (eds): Chronic Obstructive Pulmonary Disease: Current Concepts. Saunders, Philadelphia, 1987.
98. Benson, D and Conte, R: 89/90 Nursing Meds. Appleton & Lange, Norwalk, CT, 1989.
99. Ciccone, C: Pharmacology in Rehabilitation. FA Davis, Philadelphia, 1990, pp 290–307.
100. Sertl, K, Clark, T, and Kaliner, M: Inflammation and airway function: The asthma syndrome. American Review of Respiratory Diseases (Suppl)141:1–2, 1990 (Editorial).
101. Svedmyr, N: Action or corticosteroids on beta adrenergic receptors. American Review of Respiratory Diseases (Suppl)141:31–38.
102. Check, W and Kaliner, M: Pharmacology and pharmacokinetics of topical corticosteroid derivatives used for asthma therapy. American Review of Respiratory Diseases (Suppl) 141:44–51, 1990.
103. Berte, J: Critical Care: The Lung, ed 2. Appleton-Century-Crofts, Norwalk, CT, 1986, p 127.
104. American Thoracic Society: Standards for the diagnosis and care of patients with chronic obstructive pulmonary disease. Am J Respir Crit Care Med 152:S77–S120, 1995.
105. Nickoladze, G: Functional results of surgery for bullous emphysema. Chest 101:119–122, 1992.
106. Wakabayashi, A et al: Thoracoscopic carbon dioxide laser treatment of bullous emphysema. Lancet 337:881–883, 1991.
107. Snider, G: Health care technology assessment of surgical procedures: The case of reduction pneumoplasty for emphysema. Am J Respir Crit Care Med 153:1208–1213, 1996.
108. Cooper, J et al: Bilateral pneumectomy (volume reduction) for chronic obstructive pulmonary disease. J Thorac Cardiovasc Surg 109:106–119, 1995.
109. Cooper, J and Lefrak, S: Is volume reduction surgery appropriate in the treatment of emphysema? Yes. Am J Respir Crit Care Med 153:120–124, 1996.
110. American Thoracic Society: Statement on lung transplantation. American Review of Respiratory Diseases 147:772–776, 1993.
111. US Public Health Service: Single and Double Lung Transplantation. Health Technology Assessment Reports. Washington DC: Agency for Health Care Policy and Research Publications Clearinghouse. 1991. DHHS Publication No PB92-156793.

제 8 장

심전도(The Electrocardiogram)

심전도는 심방과 심실에 의해 만들어진 전기적 활동을 나타내는 그래프이다. 심근의 심장박동의 형성과 전도는 신체에 약한 전기적 흐름을 만들게 된다. 전기적 심장박동은 심근을 급격하게 탈분극 시키고, 심근의 수축을 야기한다. 검류계를 통해서 신체의 양성적·음성적 전기적 차이를 추적할 수 있고 증폭시킬 수 있으며 기록할 수 있다. 심전도는 측정시간의 길이에 관계없이 심근의 흥분정도를 간접적으로 관찰할 수 있게 해준다.

전기적 활동이 심근을 통해 퍼져나가면, 그것은 신체표면의 특정한 지점(skin electrode: 피부전극)에서 추적되어서 심전도상의 여러 가지 편향들로써 기록된다. 그 편향들은 P, Q, R, S, T이다. 위쪽을 향하는 것은 양성(positive)으로써 피부전극 쪽으로 전기적 흐름이 움직이고 있음을 나타낸다. 아래쪽을 향하는 것은 음성으로써 피부전극 쪽으로부터 전기적 흐름이 멀어지고 있음을 나타낸다. 편향된 크기는 전기적 흐름이 전도되는 근육의 두께를 나타낸다.

각각의 편향들은 심근세포의 탈분극이나 재분극의 상태를 표현한다. 비록 전기적 흐름이 극소량이지만 그것이 심장을 지나갈 때 피부전극에 의해서 감지될 수 있다. 탈분극 전류는 심장의 바닥에서부터 꼭대기 쪽으로 흐른다. 내부적인 전기가 마이너스에서 플러스로 바뀌는 과정인 탈분극은 거의 대부분의 즉각적인 심근수축을 야기한다. 탈분극 다음으로는 재분극이 이어진다. 재분극이 되는 동안에는 세포들이 원래의 전기적 상태를 회복하게 되고 심장은 조용해진다. 비록 심전도 상에서 전기적 전압의 변화가 관찰된다 하더라도 그 전기적 활동에 물리적인 활동은 동반되지 않는다.

심전도는 심장의 전기적 활동에 대한 기록이지, 편향이 관찰된 후에 곧이어 나타나는 실제적인 심근의 수축과 이완에 대한 기록이 아니라는 것을 반드시 알아둘 필요가 있다. 심전도는 어떤 순간이든지 심장의 총 전기적 활동으로 구성되어 있으므로 각각의 활동을 구분할 수는 없다. 그래서 대개 심실의 탈분극과 맞물려 일어나게 되는 심방의 재분극은 QRS에서 빠져있다. 왜냐 하면 심실의 탈분극의 전압이 더 크기 때문이다.

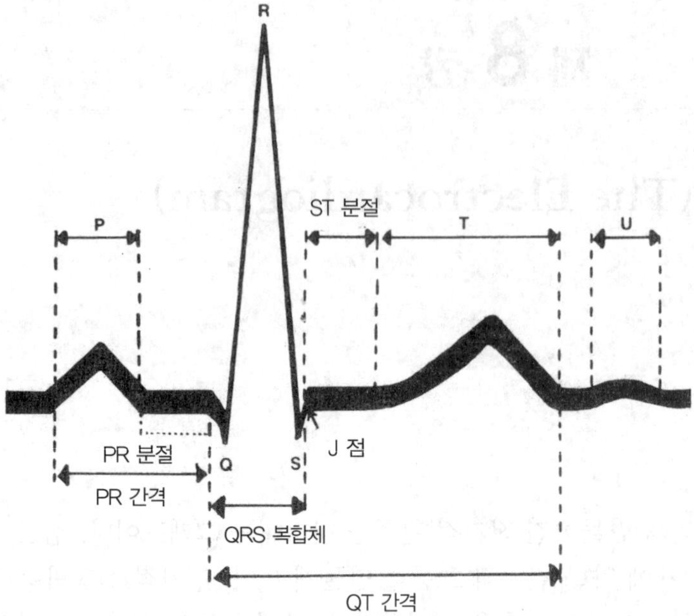

그림 8-1. 정상 PQRST파 형상, ECG 파형, 복합체, 간격.

심장주기와 심장 박동의 정도

심장주기는 심근세포의 탈분극과 재분극이 완전히 한번 일어나는 주기를 말한다. 심근세포의 독특한 특성 때문에(자동성, 리듬성, 전도성) 심장은 신경계의 영향을 받지 않고 전도도를 따라 규칙적으로 심장박동을 시작하고 진행시킬 수 있다. 모든 심근 세포를 심장박동을 개시하고 진행시킬 수 있지만 SA node가 바로 진정한 심장 박동 조율기이다. 왜냐하면 SA node의 세포들이 심장의 전도계에서 가장 낮은 안정막 전압을 유지하기 때문이다. 그것들이 탈분극 되고 나면, 실무율의 법칙에 따라 전도계를 통해 퍼져나간다. 만약 적절한 시간 간격 내에 SA node가 개시하지 않으면 심방의 다른 곳에서 심장박동을 개시할 수도 있다. 그 곳은 바로 SA node의 바깥쪽이다. 정상적인 경우에는 심장박동이 SA node에서 한번 시작되면, 심방과 심실에서 차례로 탈분극이 일어나게 된다. 심방은 특성화된 전도도를 가지고 있지 않기 때문에, 심장박동은 근육 내에서 세포에서 세포로 전달된다. 거의 즉각적으로 자극적인 근육의 수축은 왼쪽에서 오른쪽 심방으로 일어나게 된다. 심방에서 심실로의 전도는 AV node라는 특별한 전도도를 통해 일어나게 된다.

AV node 역시 심장박동조율기의 역할을 가지고 있다. SA node에서 더 이상 신호가 오지 않으면 그 기능을 수행한다. 정상적인 전도에 있어서 심장박동은 AV node를 지나면서 점점 느려지게 된다. 심장박동이 히스번들을 거쳐 좌심실과 우심실의 Purkinje섬유를 지나 심내막 하에 도착하는 동안 심실의 탈분극은 아주 빠르게 진행된다. 심실중벽이 먼저 탈분극 되고 자연적으로 그 뒤를 이어 좌심실과 우심실이 탈분극 된다. 사실 좌심실이 우심실보다 아주 약간 더 빨리 탈분극 되지만, 심전도상에서는 심실의 전기적 활동은

QRS 파군으로 나타난다. 심실의 수축은 대부분 탈분극이 되는 아주 짧은 시간동안 일어나게 되는데 그리고 나면 심실은 즉시 회복하기 시작한다. 심방의 재분극은 심실의 탈분극과 함께 일어난다. 심실이 재분극 된 후 전체 심근은 전기적 음성상태로 다시 돌아오게 되고, 심장의 한 주기가 끝나게 된다.

파, 파군, 간격

심전도는 P파, QRS파군 ,T파, ST분절, PR간격을 포함한 파와 파군, 간격으로 이루어져 있다.

P파

P파는 심전도에서의 첫 번째 양성적 편향이다. 이것은 SA node나 다른 심방의 부분에서 비롯된 심장박동의 유출에 뒤이어 나타나는 심방의 근세포들의 탈분극을 의미한다. 이것은 대칭적인 모양을 보이며, 대개 높이는 2.5 mm 이하이고 0.08~0.11초 동안 지속된다.

PR간격

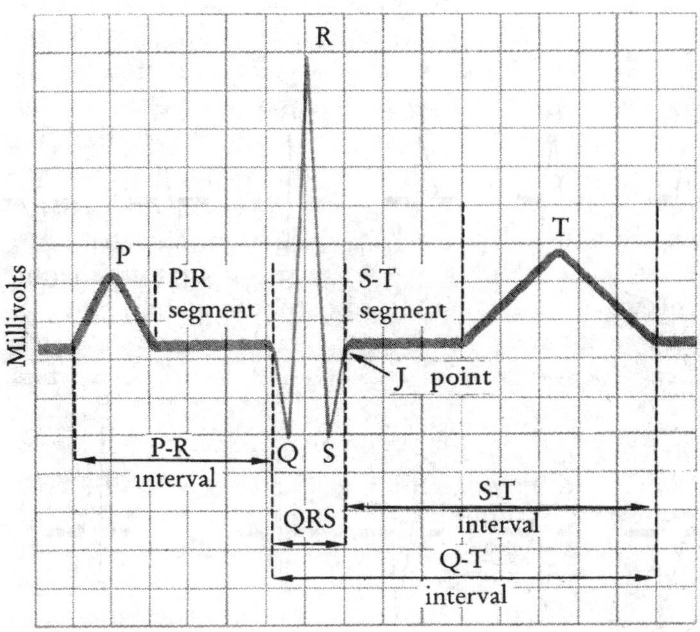

그림 8-2. 정상 심전도법과 시간측정. 정상 심전도 그래프. 수직선은 0.04초, 각 다섯 개의 정사각형은 0.2초를 나타낸다. 정상 PR 간격은 0.2초(평균 0.16초) 보다 작다. P파의 평균 기간은 0.08초; QRS 복합체는 0.08초, ST 분절은 0.12초, T파 0.16, QT 간격은 1.36초이다. 각 수평선은 전압을 타나내고 각 다섯 개의 정사각형은 0.5mV를 나타낸다.

PR간격은 P파의 시작점에서부터 QRS 파군의 시작점까지이다. 이것은 SA node에서 시작된 심장박동이 전도계를 통해 Purkinje섬유로 이동되는데 걸리는 시간을 나타낸다. AV node에서의 심장박동 정지는 PR간격 내에 있다. 전체 심방 AV node 활동시간은 0.12 ~ 0.20초 이다.

QRS 파군

QRS 파군의 처음 나타나는 음성적 편향은 Q파라고 알려져 있다. 그것은 위쪽을 향하고 있는 R파에 뒤이어 나타난다. 납 I ,II,V,V에서 보이는 작은 Q파들은 대부분 흔치 않다. 큰 Q파 역시 드물지는 않지만 나타난다면 그것은 최근의 경색을 나타내는 것이다. 진단적인 가치가 있는 Q파는 아래쪽 편향인 S파의 전에 나오는 첫 번째 위쪽 편향이다. QRS 파군에는 많은 변동이 있을 수 있지만, 그것에도 불구하고 그것은 모두 심실의 탈분극을 나타낸다. 즉 Q파, R파, S파가 바로 QRS 파군인 것이다. QRS 파군은 높이가 20 ~ 30 mm이고 지속기간은 0.06 ~ 0.10초 이다. 증가된 지속기간은 심실에서의 전도가 지연되었음을 의미한다. 35 mm 이상의 높이는 심실의 비대를 나타낸다. 5 mm 이하의 높이는 관상동맥질환이나 비만, 전신 부종, 심낭의 삼출, 폐 부종을 나타낼 수도 있다.

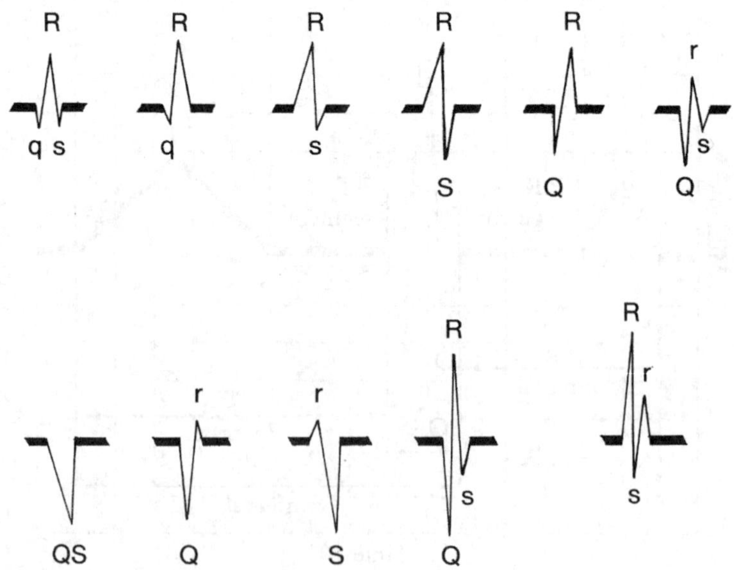

그림 8-3. QRS 복합체의 변화. 대문자는 큰 파형을 소문자는 작은 파형을 나타낸다.

ST분절

ST분절은 QRS 파군의 끝에서 시작하고 심실 근육의 재분극의 시작을 나타낸다. 이것은 대부분 등전위이지만, 정상적 개인차에 의해 등전위선 위로 1 mm 정도 위로 올라갈 수도 있다. ST분절이 시작되는 부분은 J joint라고 알려져 있다(그림 8-4). 심장병 환자의 평가에서 J joint는 아주 중요하다. J joint이후에 0.08초 동안 1 mm 이상의 큰 ST분절의 함몰은 허혈을 의미하며 관상동맥질환의 진단을 내릴 수 있는 조건이 된다(그림 8-4).

급성경색에 있어서 ST분절은 증가되어 있으며, 심근의 손상을 의미한다. 몇 주나 몇 달에 걸쳐서 ST분절을 바닥 선으로 돌아온다. 증가된 ST분절은 평균적으로 약 0.12초의 지속기간을 가지며 경사도는 등전위선 위쪽을 향하며 T파의 시작이다.

T파

심실의 재분극을 나타내는 T파 약간 둥글며 대칭적이다. 편향은 QRS 파군과 같은 방향이며 지속시간은 0.16초이다.

T파의 앞쪽 절반인 ST분절이 지속되는 동안의 시간은 심장박동주기의 절대불응기로 알려져 있다. 이 시간동안에는 아무리 강한 자극이더라도 심실로 박동이 전달되지 않는다. T파의 뒤쪽절반은 상대불응기라고 한다. 상대적 불응기는 무너지기 쉬운 시기로써 보통보다 강한 자극은 원래 예상했던 정상적인 탈분극을 야기 시킬 수 있다. 이러한 이른

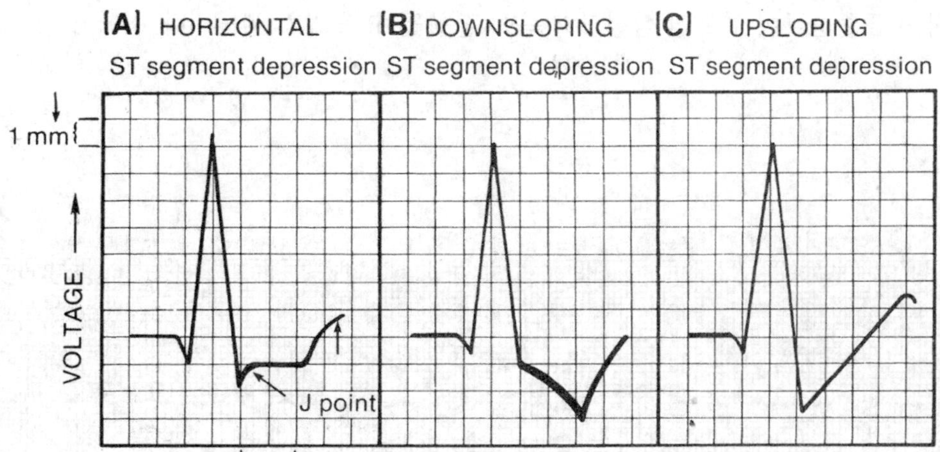

그림 8-4. ST 분절 패턴: A. 수평 ST 분절 하강; B. 아래로 기울어진 ST 분절 하강; C 위로 기울어진 ST 분절 하강.

심장박동에 의한 수축은 주기수축이라고 알려져 있다. T파의 뒤쪽 반에서 조기 심실 탈분극이 일어나면 이것은 치명적인 부정맥으로써 VT나가 올수 있다. 이러한 현상은 R-on-T현상이라고 알려져 있다.

QT간격

QT간격은 전기적 이완기를 나타낸다. 그리고 QRS 파군의 시작부분부터 T파의 끝부분에 이르게 된다.

표준 심전도 기록

심전도 종이는 표준화 되어 있다. 시간은 작은 단위마다 0.04초씩, 굵은 단위는 0.2초씩 수평하게 기록 된다. 폭은 수직으로 기록된다. 작은 단위는 1 mm로써 0.1 mV를 나타낸다. 이 종이는 22 mm/sec의 표준 속도로 심전도를 기록하게 된다.

표준화

모든 심전도 기계는 1㎷의 표준눈금이 포함되어있다. 이 표준마크는 기계의 눈금에 수동적으로도 가능하다. 1㎝는 정확히 1㎷의 심장박동을 반영한다. 심전도에 나타난 표준 눈금은 정확히 1㎝높이이고 예리한 위쪽의 왼쪽방향의 구석 모퉁이이다. 약간 오른쪽으로 치우친 아래로 향하는 모양은 정상이다. 표준 마크의 모양과 크기는 꼭 필요하다. 왜냐하면 표준눈금이 없으면 심전도 기록이 잘못될 수도 있기 때문이다.

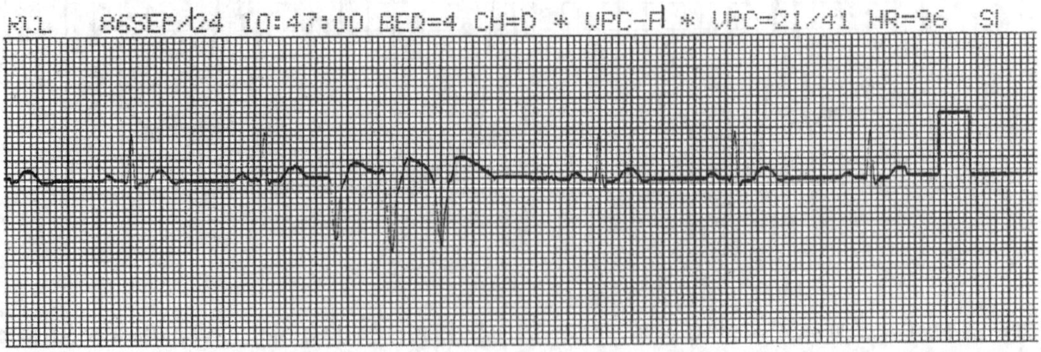

그림 8-5. 표준 ECG.

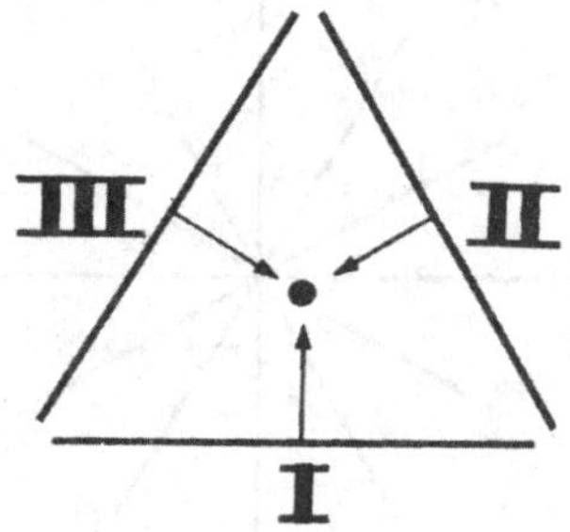

그림 8-6. 유도 I II III의 벡터. 세 개의 선이 삼각형의 중심으로 움직이면 세 개의 교차하는 기준선이 있다.

심전도 측정 납

정상 심전도를 측정하기 위해서는 12개의 납 또는 심장의 전기적 활동이 포착될 수 있고 결과적으로 보여질 수 있는 참고점이 필요하다. 6개의 납(I, II, III, aVR, aVL, aVF)은 사지의 납이라고 알려져 있고 또 다른 6개의 납(V_1~V_6)은 흉부의 납이라고 알려져 있다. 납 I, II, III은 3개의 면이 오른쪽 팔, 왼쪽 팔, 왼쪽 다리를 삼각형 모양으로 연결한다. 심장을 대략 이 삼각형의 중심에 위치한다. 이 3개의 납만을 가지고도 진단이 가능하고 이것은 80~90%의 정확도를 가진다.

사지의 납 I, II, III은 양극성이다. 그들은 서로 다른 신체의 두 부분 사이의 전위차를 나타낸다. 납 I 은 왼쪽팔과 오른쪽 팔 사이를 나타낸다. 납 II는 왼쪽 다리와 오른 쪽 팔

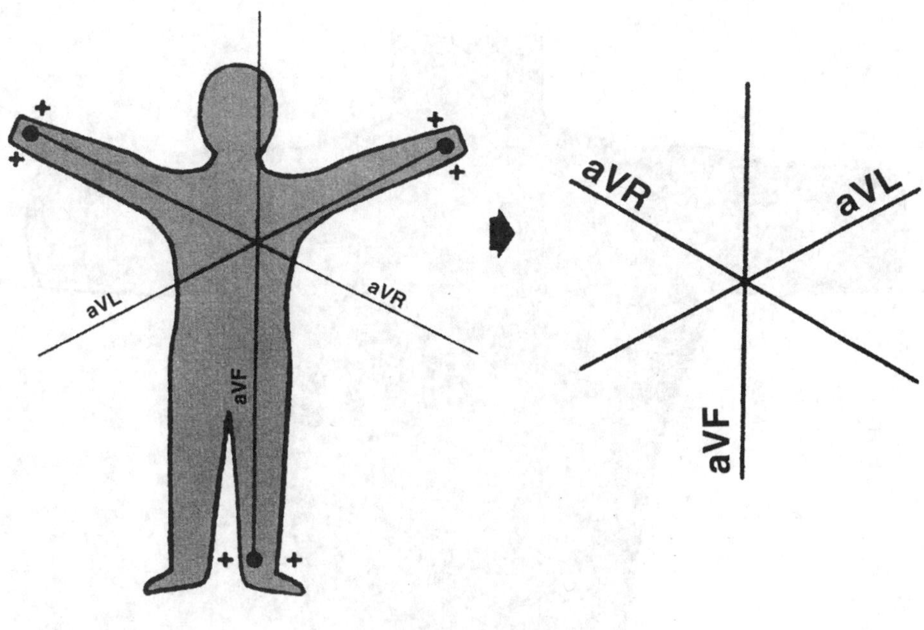

그림 8-7. 단극 사지 유도. aVR, aVL, aVF 유도는 다른 각도에서 교차하고 세 개의 다른 교차하는 기준선을 만든다.

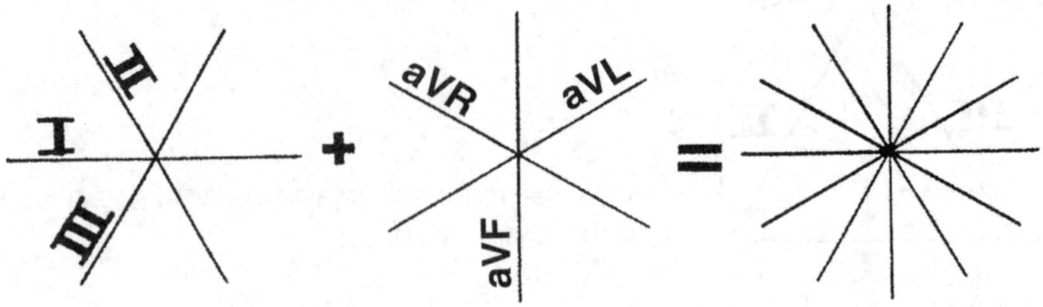

그림 8-8. 팔다리 유도. 모든 여섯 개의 유도(I , II, III, aVR, aVL, aVF)는 환자의 가슴 평면에 위치하는 여섯 개의 적절한 기준선을 만난다.

사이를 나타낸다. 납 III은 왼쪽 다리와 왼쪽 팔 사이를 나타낸다. 단극성인 납들인 a VR, a VL, aVF은 하나의 양성인 납과 다른 두 납 사이의 평균치 사이의 전위차를 나타낸다. 납 a VR는 오른쪽 팔과, 왼쪽 팔과 왼쪽 다리 사이의 평균전위 사이의 전위차를 나타낸다(그림 8-7). 납 a VL은 왼쪽 팔과, 왼쪽다리와 오른쪽 팔 사이의 평균전위 사이의 전위차를 나타낸다. 납 aVF은 왼쪽다리와, 왼쪽 팔과 오른쪽 팔 사이의 평균전위 사이의 전위차를 나타낸다. 납 aV의 파의 형태는 진단을 위한 충분한 크기를 얻기 위해 커져 있다.

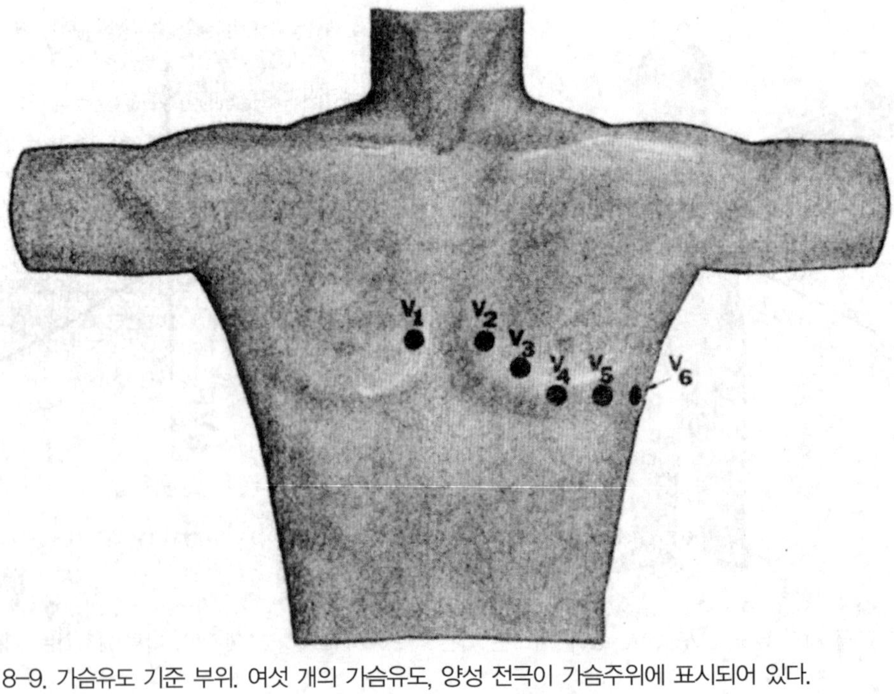

그림 8-9. 가슴유도 기준 부위. 여섯 개의 가슴유도, 양성 전극이 가슴주위에 표시되어 있다.

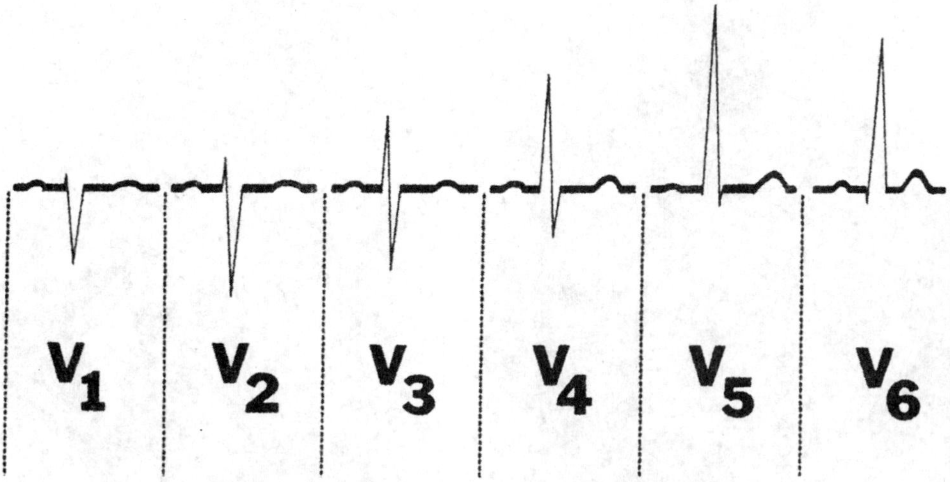

그림 8-10. V_1에서 V_6까지 양성 진폭의 진행. 심전도 기록이 V_1에서 V_6까지 변화를 보여주고 있다.

6개의 사지의 납은 심장의 종단면의 6개의 참고 점을 30°정도 각도로 가로지른다. 6개의 흉부의 납은 사지의 납을 반영하며 다른 6개의 위치가 오른쪽에서 왼쪽으로 가로지르며 표시된다. 이 모든 납들은 양성적이다. 보통 심전도에서 QRS 파군은 점점 V_1에서 V_6으로 갈수록 양성이 되는데 흉부의 납은 심장의 전기적 활동과 같은 벡터를 따르기 때문이다(그림 8-10). 흉부의 납은 중앙의 연결이나 오른쪽 팔과 왼쪽 팔, 그리고 왼쪽 다리의 연결에 의해 만들어지는 V와 비교하여 각각의 전극아래에서 측정되는 전위차를 기록한다. V의 전류는 심장주기에서 그다지 명료하진 않다. 그러므로 V연결로 만들어진 기록들을 각각의 흉부전극 아래에서 일어나는 전기적 활동을 나타낸다. 12개의 모든 납에 있어서 오른쪽 다리는 바닥으로써 또는 무관한 납으로써의 역할을 하게 도니다. 외부에서 오는 전기적 활동은 이 바닥 납을 활성화시킴으로써 최소화 된다.

납의 대체

최상의 심전도는 의미 있는 해석이라고 할 수 있다. 심전도의 질은 전압 활동의 적절한 기술과 기계에 달려있다. 적절한 피부의 준비(아세톤이나 알코올로 피부를 씻어 피부 저항을 없애고, 면도를 해서 납의 장소를 확실히 안전하게 하는 것)뿐만 아니라, 적절한 납의 위치 선정 또한 중요하다. 사지의 납은 각각의 말단에 위치하게 된다. 좋은 접촉상태를 유지하고 있다는 것을 확인하기 위해서 심전도를 측정할 때 그것들은 가까이 위치해야 한다(그림 8-11).

비록 12개의 납을 이용한 심전도 측정이 심장의 가장 완벽한 모습을 보여주기는 하지

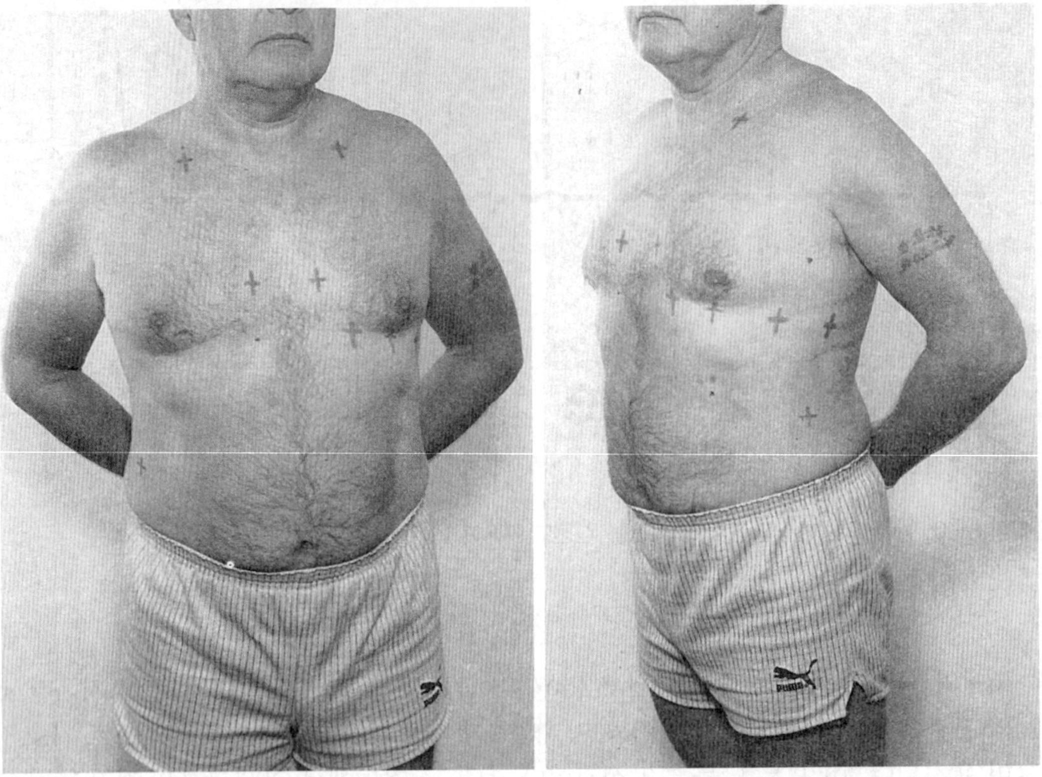

그림 8-11. 12유도 운동 ECG 기록을 위한 전극 배치. 전극 위치와 확인은 다음과 같다. (1) RL(오른 다리) : 중간겨드랑선 위 오른 엉덩뼈능선 바로 위. (2) LL(왼 다리) : 중간겨드랑선 위 왼 엉덩뼈능선 바로 위. (3) RA(오른 팔) : 삼각근 내측의 오른 빗장뼈 바로 아래. (4) LA(왼 팔) : 삼각근 내측의 왼 빗장뼈 바로 아래. (5) V1 : 오른 복장뼈 가장자리 1/4. (6) V2 : 왼 복장뼈 가장자리 1/4. (7) V3 : V2와 V4사이의 중간. (8) V4 : 젖꼭지 바로 아래 빗장중간선의 1/4. (9) V5 : 겨드랑선 앞 V4와 V6의 중간. (10) V6 : 중간겨드랑선의 V4와 같은 평행선.

만 운동치료 중에는 부적절할 수도 있다. 운동을 위한 수정된 납의 위치가 이때에는 효과적이다. 그것은 활동에 지장을 주지 않고 개인에게 방해가 되지 않는다. 대부분의 경우 부정맥은 하나의 납으로 충분히 관찰이 가능하다.

수정된 가슴의 납 V_5는 운동관찰시에 추천할 만 하다. 그것은 장애를 최소화 하고 세동을 없애기 쉬우면 모든 리듬 혼란에 있어서 98%는 운동치료중의 CMV_5에 의해 치료할 수 있다.

12개의 납을 이용한 심전도

심전도를 해석하는 것은 12개의 납으로부터 매우 많은 양의 정보를 얻을 수 있다. 탈분극과 재분극 패턴의 어떠한 변화는 심근의 병적 상태를 반영하는 것이다. 조심스럽게 12개의 시각으로 심장을 보면 병적인 문제가 국소 화 된다. 물론 심전도는 항상 실험실의 결과나 다른 진단적 검사나 개인의 운동 지구력과 개인의 복지정도, 임상적 사진등과 함께 쓰여야 한다.

표 8-1은 각각의 정상 남에 대한 파의 모양의 특징을, 그림 8-13은 정상 심전도를 나타낸다. 심전도를 읽는 사람은 더 심도 있는 해석을 위해서 좋은 심전도 해석본들을 접해보아야 한다. 이 책에서는 가장 흔하게 일어나는 심부정맥에 대한 기초적인 해석에 대한 정보를 다시 한번 보려고 한다.

표준 심전도는 진단의 목적으로 쓰인다. 병원에서의 심부정맥 추적이나 치료센터에서의 회복이나 모두 하나의 납을 이용해서 관찰함으로써 쉽고 정확하게 달성할 수 있다. 치료센터에서는 개인의 심전도를 라디오파로 바꾸어 멀리 떨어진 관찰자에게 보내는데 이때 환자를 힘들게 철사와 연결된 오실로스코프에서부터 자유롭게 하며 운동에 방해가

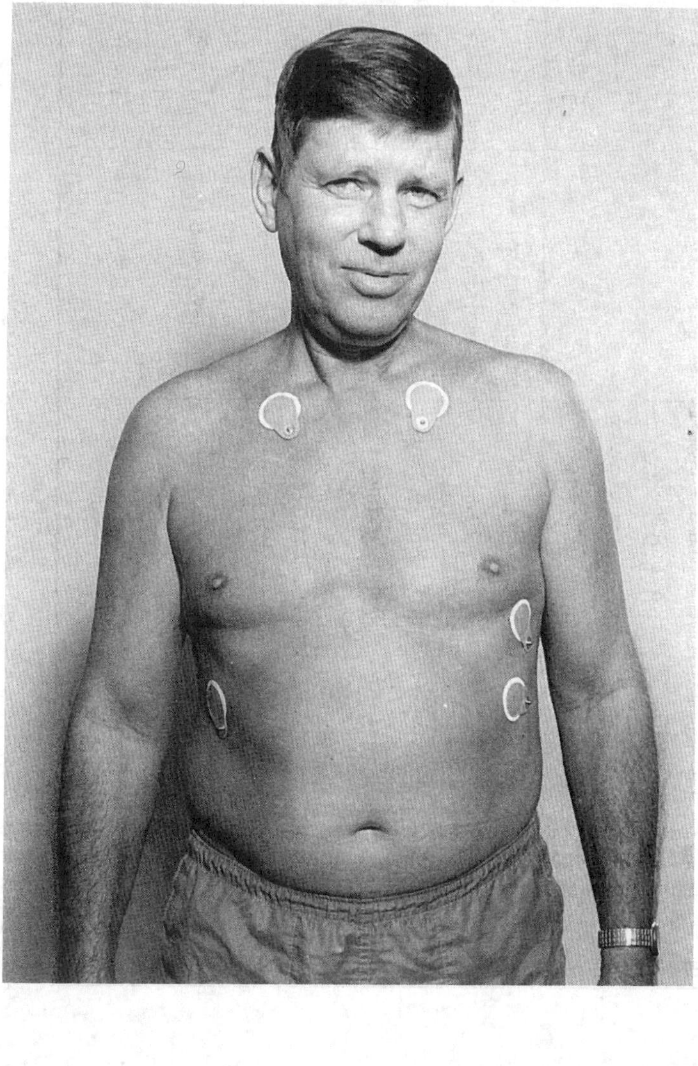

그림 8-12. 변형된 가슴 유도 V5(CMV5). RL=오른 다리; LL=왼 다리; RA=오른 팔; LA=왼 팔; V5=앞 겨드랑선의 왼 1/5 갈비사이 공간.

표 8-1. 12 심전도에서 성인의 정상 범위와 다양성

납	P	Q	R	S	T	ST
I	수직 편향됨	0.04초보다 작다 R의 25%보다 작다	우세함	수직 편향	수직 편향	항상 등전; +1에서 -0.5 mm까지 다양
II	수직 편향됨	작거나 없음	QRS 복합체의 가장 큰 편향	수직 편향	수직 편향	항상 등전; +1에서 -0.5 mm까지 다양
III	Frontal plane axis에서 직립, 평편, 이상 또는 순서가 바뀜	Frontal plane axis에서 작거나 없음 ;또는 크다(0.04-0.05초 또는 R의 25%보다크다)	우세함	Frontal plane axis에서 수직, 평편하고 이상하고 또는 순서가 바뀜	Frontal plane axis에서 수직, 평편하고 이상하고 또는 순서가 바뀜	항상 등전; +1에서 -0.5 mm까지 다양
aVR	순서가 바뀜	작거나, 없거나 크다	Frontal plane axis에서 우세하지 않다	순서가 바뀐 편향	순서가 바뀐 편향	항상 등전; +1에서 -0.5 mm까지 다양
aVL	전두면 축에 의존하여 수직, 평편, 이상 또는 순서가 바뀜	전두면 축에 의존하여 작거나, 없거나 크다	Frontal plane axis에서 작거나 없다	Frontal plane axis에서 수직, 평편하고 이상하고 또는 순서가 바뀜	Frontal plane axis에서 수직, 평편하고 이상하고 또는 순서가 바뀜	항상 등전; +1에서 -0.5 mm까지 다양
aVF	수직 편향됨	작거나 없다	Frontal plane axis에서 우세하지 않다	Frontal plane axis에서 수직, 평편하고 이상하고 또는 순서가 바뀜	Frontal plane axis에서 수직, 평편하고 이상하고 또는 순서가 바뀜	항상 등전; +1에서 -0.5 mm까지 다양

납	P	Q	R	S	T	ST
V_1	순서가 바뀌고 평편하거나 이상함	없다(QS)	Frontal plane axis에서 작거나 없거나 우세하다	우세하다(QS)	수직, 평편하고 이상하고 또는 순서가 바뀜	0~+3 mm
V_2	수직; 덜 일반적이고, 이상하거나 순서가 바뀜	없다(QS)	〈S 또는 없다(QS); 작은 r' 가 보인다 〈S 또는 없다(QS); 작은 r' 가 보인다	우세하다(QS)	수직; 일반적으로 덜 평편하고 이상하고 또는 순서가 바뀜	0~+3 mm
V_3	수직	작거나 없다	R〈, 〉, 또는 =S	S〈, 〉, 또는 =R	수직	0~+3 mm
V_4	수직	작거나 없다	R〉S	S〈R	수직	항상 등전; +1에서 -0.5 mm까지 다양
V_5	수직	작다	우세함(〈26 mm)	S SV	수직	
V_6	수직	수직	우세함(〈26 mm)	S〈 SV_5	수직	

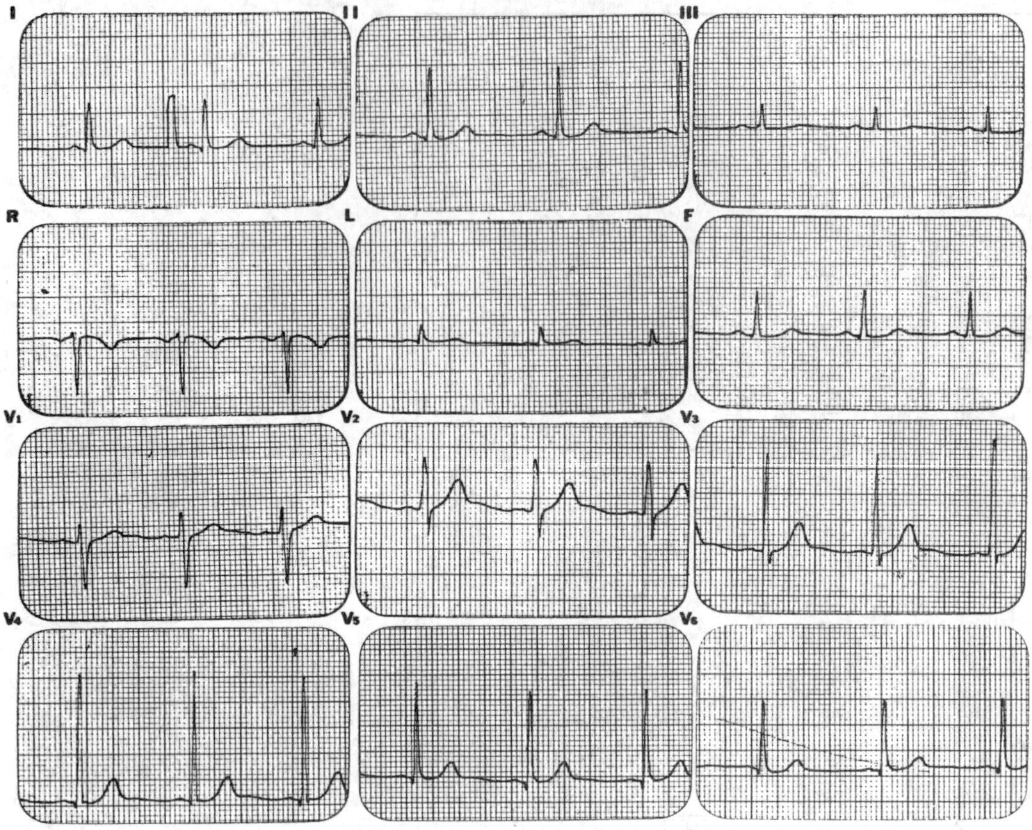

그림 8-13. 정상 12유도 심전도.

되지 않게 한다. 진정한 심전도의 정상 범위와 정상변동의 이해는 정상적인 그리고 비정상적인 전기생리학의 이해에 있다. 만약 임상적 과거력이나 물리적 검사에 약간의 문제가 있고 심전도 전체 해석결과 모양이 약간 닮은 것은 심장의 기형을 의미하는 것임을 기억해야만 한다. 그러므로 표 8-1에 담고 있는 정보는 애매모호한 경우나 경계에 근접하여 불확실한 경우의 심전도 해석의 준비적인 가이드로써 쓰여지기를 바란다.

심전도 해석

12개의 납을 이용한 심전도를 해석하는데 많은 시간과 많은 노력이 필요하다 이 책에서의 첫 번째 초점은 하나의 납을 이용한 심전도의 해석이다. 속도, 리듬, 개인적인 파의 형태, 그리고 그것들의 관계를 평가하는 것으로 기본적인 해석에 대해 관찰자를 비교할 수 있다. 이러한 기술들은 환자가 운동치료를 받는 동안에 안전한지 관찰 할 때 필요하다. 치료센터에 소속된 개인들은 종종 관상동맥 죽상경화증을 보이게 된다. 이 상태는 운동에 대한 심장의 정상적인 반응을 방해하며 심근의 산소 요구량을 증가시킨다. 이 사람들은 건강한 관상동맥을 가진 사람들보다 운동지구력이 제한되어있고 허혈의 역치 값이 더 낮은 경향이 있다. 그러므로 임상가들은 운동이 약할 때의 리듬 혼란과 속도에 의존적인 차단에 대한 가능성을 항상 염두 해야 한다.

심전도를 적절히 해석하기 위해, 임상가들은 다음 5개의 물음에 대답해야만 한다.

1. 속도는 얼마인가?
2. 리듬은 어떠한가? 규칙적인가 아니면 불규칙적인가?
3. P파가 있는가?
4. QRS 파군의 지속기간은 얼마인가?
5. PR간격을 보았을 때, P파와 QRS 파군 사이의 관계는 어떠한가?

다음의 토론은 위의 5가지 질문의 답이 어떻게 해석되며 일반적인 심부정맥을 알아내는지 나타낸 것이다.

속도 계산하기

이미 말했듯이, SA node는 원래의 심장박동조율기이다. 그것은 원래 내재적으로 60 ~ 100bpm의 속도를 가진다. 어떠한 이유로 SA node가 작동하지 않을 때는 심방의 다른 심장박동 조율기 부분이 그 기능을 대신하게 된다. 그 다른 부분은 SA node 바깥쪽 어딘가로써 SA node 의 기능이 효율적이지 못하면 기능을 넘겨받게 된다. 이소성 심방의 심장박동조율기는 약 75bpm의 속도를 가지지만 이것은 병적인 경우에는 150~259bpm으로 증가할 수도 있다. AV node의 내재적인 속도는 약 60bpm 정도이고, 이것은 심방에서 아무런 심장박동이 전달되지 않을 때 활동을 시작한다. 병적인 상태는 심실의 이소성 심실 심박동조율기를 야기 시킬 수도 있는데, 이것은 원해 심실의 속도가 20~40bpm인데 비해서 150~250bpm의 속도를 가진다. 심장박동 속도는 심전도의 해석에 있어서 가장먼저 결정되는 것이다. 가장 간단한 방법 중의 하나는 6초안에 나타나는 QRS 파군의 수를 세는 것이다. 두 번째 방법은 연속적인 R파를 보는 것이다. 심전도 종이에서 굵은 세로선 위에 있는 R파를 찾는다. 연속되어 있는 것을 300, 150, 100 의 굵은 세로선에서 나누어라. (처음 선택된 R파의 시작부분은 세지 않는다.) 계속해서 다음의 연속되는 75, 60, 50 어두운 선에서 나누어라.(이 숫자들은 외워둬야만 한다.) 이제 다음 R파를 찾아야 하는데 처음 시작한 R파의 오른쪽을 찾는다. 다음 R파가 나오는 곳이 속도를 평가한다. 만약 두 번째 R파가 두 개의 굵은 선 사이에서 나타난다면, 그것의 두 선사이의 위치가 속도를 평가하는데 영향을 미칠 것이다. 이 방법은 심전도를 읽는 사람이 빠르게 읽을 수 있게

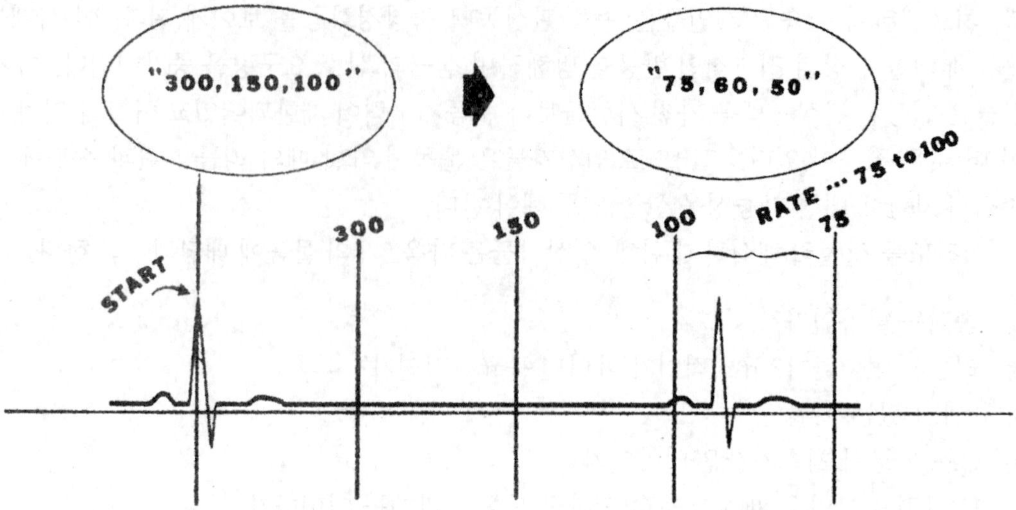

그림 8-14. 심박수 계산. 일련의 숫자에 할당된 연속된 두꺼운 검은 선은 반드시 기억해야 한다. 이 숫자는 대략 90 bpm을 나타낸다.

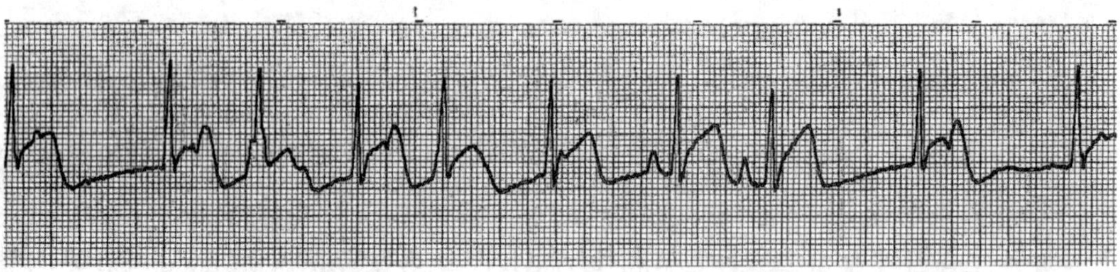

그림 8-15. 심실반응이 불규칙적이다. R파 출현의 패턴이 없다. 3초마다 표시된 심전도에 주목하라.

해주고 대충의 심장박동수를 계산할 수 있게 해준다. 두 방법은 모두 정상적인 리듬일 때의 심장박동속도를 계산할 수 있게 해준다. 불규칙적인 리듬일 경우에는 1분 동안의 R파를 세는 것이 가장 좋은 방법이다. 100 bpm을 넘으면 빈맥이라고 하고 60 bpm 이하이면 서맥이라고 정의한다.

리듬결정

규칙적인 리듬에서는, 비슷한 파 사이에 일정한 거리가 존재한다. 심장의 NSR은 60~100 bpm의 속도로 일어나는 일정한 리듬이다. 불규칙한 리듬은 일정하게 같은 모양이 반복되면서 불규칙할 수도 있고, 아니면 완전히 다를 수도 있으며 이것을 불규칙적으로 불규칙하다고 한다(그림 8-15). 리듬이 깨지는 심부정맥은 자동성에 이상이 있을 때나 전도에 이상이 있을 때, 또는 둘 다에 이상이 있을 때 생겨난다. 자동성에 이상이 있는 경

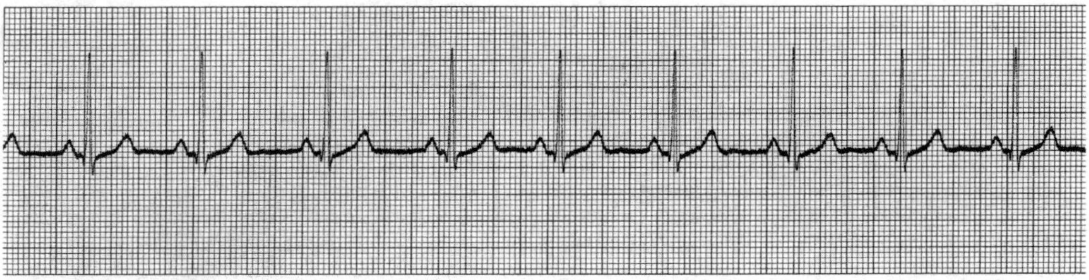

그림 8-16. 정상 굴리듬.

우에는 SA node의 자동성이 감소하여 다른 이소성 지점이 그 기능을 떠맡게 하는 경우 또는 이소성 지점의 자동성이 증가하여 SA node의 기능을 빼앗아 버리는 경우가 있다. 이소성 지점은 심방과 AVnode, 심실의 어디든지 될 수 있다. 전도의 이상은 전도체제의 어느 부분이 막혀서 그 부분에 허혈이 생겼을 때 가능하다. 부정맥의 판단은 전도체제에서 부정맥의 기원의 위치와 특정 리듬의 특징을 바탕으로 한다.

리듬의 특징

정상 동율동

정의와 원인

정상 동율동은 건강한 심장에서 비롯되는 리듬이다(그림 8-16, 표 8-2). SA noded에서부터 생겨나서 맥박은 정상 전도체제를 따라간다. 비록 호흡의 시기에 따라서 흡기 시에는 증가하고 호기 시에는 감소하는 경향이 있기는 하지만 그것은 일정한 리듬이다. 이것은 젊은 어른들에서 자주 볼 수 있다. 속도 역시 운동이나 감정, 주변 환경의 온도, 신체의 온도, 약물 그리고 질병의 상태에 따라서 달라 질 수 있다.

혈류역동학적 암시

없음

치료

치료할 필요 없음.

동 서맥

정의 및 원인

이것은 심실 윗부분에서부터 비롯된 60 bpm 이하의 느린 리듬이다. 이것은 보통 수

표 8-2 정상 심전도 파형의 형상

파형	기간	진폭
P 파	0.8-1.2 초	1-3 mm
PR 간격	0.12-0.20 초	P 파 편향 이후 등전압
QRS	0.06-0.10 초	25-30 mm (최대값)
ST 부	0.12 초	-1/2에서 +1 mm 까지
T 파	0.16 초	5-10 mm

면시에 나타나며 신체적으로 건강한 사람에게서 잘 나타난다. 이것은 위장관의 피로와 고통, 경동맥의 압력과 안압이 증가했을 때, 뇌압이 증가했을 때, AMI일 때, 미주신경의 톤이 증가하여 이러한 반응을 보이게 되는 것이다. 디곡신, 베타아드레날린 차단제, 칼슘 이온 길항제의 투여도 서맥을 일으키는 원인이 된다.

심전도 모양

모든 파가 정상적인 모양이며 속도는 60 bpm 이하이다(그림 8-17).

혈류역동학적 암시

서맥이 현저한 것이 아니라면(40 bpm 이하) 견딜 만하다. 하지만 심박출량이 적절하지 않다면, 그 사람은 혈류역동학적으로 위태롭게 되어 심박출량이 감소한 신호를 보이게 된다(차갑고 창백한 피부, 낮은 혈압, 실신).

치료

단순한 서맥은 치료가 필요 없다. 만약 서맥으로 인하여 위태롭게 되었다면, 정맥안으로투여한 아트로핀은 빠르게 심박동수를 증가시킨다. 만약 아트로핀이 속도를 증가시키는데 성공적이지 못하거나 최대치에 근접하지 못했다면 정맥내 이소프로테레놀을 사용될 수도 있다. 좋지 못한 내성이 있는 서맥이 깊게 있다면 일시적이거나 영구적인 페이

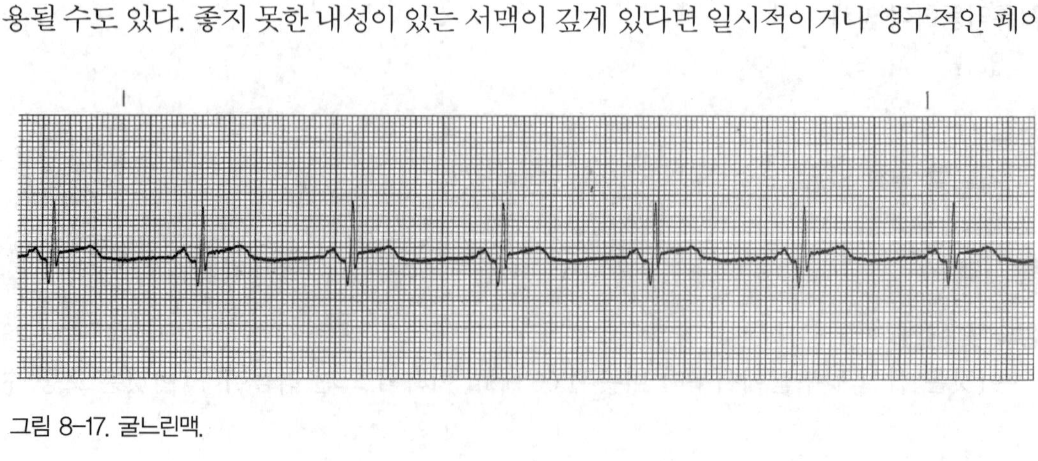

그림 8-17. 굴느린맥.

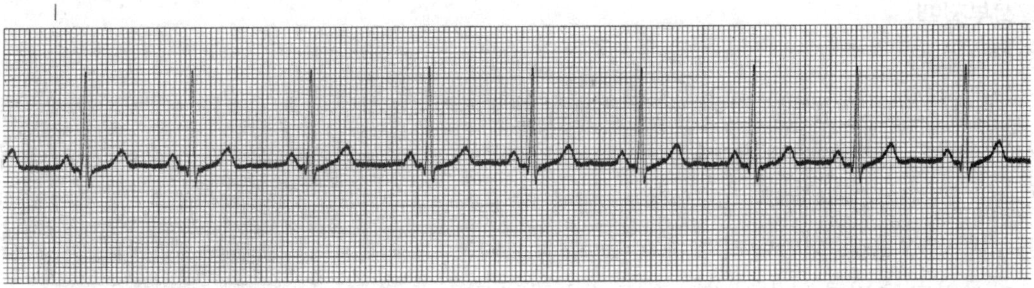

그림 8-18. 굴빠른맥.

싱이 필요할 수도 있다.

동성빈맥

정의와 원인

빈맥은 100 bpm 이상의 빠른 리듬이다. 리듬은 동심방결절에서 비롯된다. 동성빈맥은 보통 동방결절의 증가된 자동성 보다 다른 어떤 것에 의해 야기된다. 흥분, 통증, 열, 혈류량 저하증, 저산소증, 격렬한 운동과 카페인과 니코틴의 소비와 같은 교감신경계 활동을 증가시키는 어떤 것은 빈맥의 빈번한 원인이 된다. 심부전, 심근경색 그리고 심장의 많은 다른 질병들은 동성빈맥과 동반된다. 그것은 또한 이수푸렐, 아트로핀, 에피네프린 그리고 알코올을 포함한 약들의 투여로 유발될 수도 있다.

ECG (심전도) 모습

파형은 정상적이다(그림 8-18). 속도는 100 bpm 이상이다.

혈류역학 영향

병적 상태로 연관되지 않는 한, 동성빈맥은 보통 중요하지 않고 짧은 기간이다. 빠른 심박동수는 그러나 심근산소 수요를 증가시키고 CAD와 함께 개인에 협심증을 야기시킬 수 있는 관상동맥 관류를 감소시킬 수 있다. 저심박출량의 증상들은 감소된 확장기 시간이 충분한 심실 충만을 예방할 수 있는 경우에 또한 보였을 수도 있다.

치료

중재는 휴식과 근본적인 병적 상태의 치료를 포함해야 한다. 개인이 협심증을 경험한다면, 산소와 설하선 니트로글리세린이 필요할 수도 있다. 디곡신은 느린 방실전도 수축성을 증가시키기 위해 투여 될 수도 있고 환자가 징후가 있다면 심박동수를 감소시킨다.

동성부정맥

정의와 원인

동성부정맥은 동방결절에 모든 임펄스 발생을 가진 다양한 불규칙적인 리듬이다. 동성부정맥은 특별하게 젊은 사람들, 늙은 사람들에게 정상일수도 있다. 건강한 개인에서 동속도는 시간을 초과한 그것의 패턴에서 약 10% 다르다는 것이 주목된다. 동성부정맥은 미주신경긴장, 디기탈리스, 몰핀을 향상시키는 반응에서 일어난다. 부정맥은 흡기를 증가시키고 호기를 감소시키는 속도의 호흡에 관련 될 수 있다.

ECG (심전도) 모습

모든 파는 크기와 모양에서 정상적이다(그림 8-19), 그러나 순환의 시기는 불규칙적이다. 속도는 보통 60과 100bpm 사이이다.

혈류역학 영향

보통 동성부정맥의 혈류역학 결과가 없다.

치료

치료가 필요하지 않다. 그것이 디지털리스 독성에 관련된다면 약은 중단된다.

심방 부정맥

심방부정맥은 동결절 밖 심방에 하나 또는 그이상의 빠르고 반복적인 발화에 의해 야기된다. 그들은 더 느린 동방결절 박동조율기를 중단시키고 심장의 조절을 가진다. 200 이하의 속도의 심방부정맥에 모든 임펄스는 심실에서 방실결절을 통해 전도될 수 있다(1:1 전도). 200 이상의 속도에서 방실결절의 생리적 불응기간은 전도에 장애를 시작하고 그러므로 전도 비율(심방: 심실 임펄스)은 2:1, 3:1 혹은 그 이상일 수도 있다. 이소성초점의 위치에 의존한 ECG에서 P파는 모양과 리듬에서 다르다. QRS의 형태는 정상일수 있다. 왜냐하면 방실결절 아래 전도경로가 정상이기 때문이다. 그러나 리듬은 불규칙적일

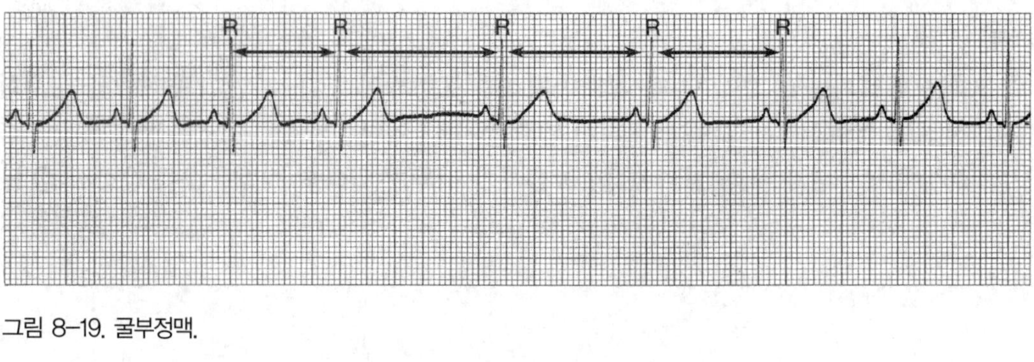

그림 8-19. 굴부정맥.

수 있다. 왜냐하면 심방 임펄스가 불규칙적인 패턴에 자주 전도되기 때문이다. 심방부정맥은 심장동맥우회수술 혹은 심장판막치환술에 따라 빈번하게 일어나고 심장해부에서 관련된 변화들의 결과로 일어난다. 비록 그들이 보통 일시적이지만, 그들은 중요한 혈역학 영향을 가질 수 있고 병원시간에 부가적으로 자주 필요로 한다.

유주박동조율기

정의와 원인

유주박동조율기는 박동조율기에 대한 초점이 변화하는 것에 의해 바뀌는 리듬이다. 그것은 미주신경긴장에 변화가 있을 때, 류마티스 신장염, 디지털리스 독성, 동기능부전증후군으로부터 동방결절에 대한 염증으로 심장에 교감신경 자극 변화가 있을 때 일어난다. 그것은 드물지 않고 운동선수 그리고 젊은 사람들, 늙은 사람들에서 쉽게 관찰될 수 있다.

ECG(심전도) 모습

심방속도는 매우 불규칙적이다. 리듬에서 일관된 패턴이 없다(그림 8-20). 박동조율기 발화와 방실결절에 이소성심장박동조율기의 근접과 함께 P파의 모양과 PR간격의 길이는 다르다. 박동조율기 사이트가 방실결절에 더 근접 했을 때, PR 간격은 더 짧아지고 P파는 더 편평하게 된다. 모든 심방 임펄스가 심실로 전도됨으로써 심실속도는 심방속도로 속도와 리듬에서 동일하다. QRS는 심실전도가 정상적이기 때문에 모습에서 정상적이다.

혈류역학 영향

속도가 보통 60에서 100 bpm 이고 심장박출량이 유지되기 때문에 혈류역학 결과가 없다.

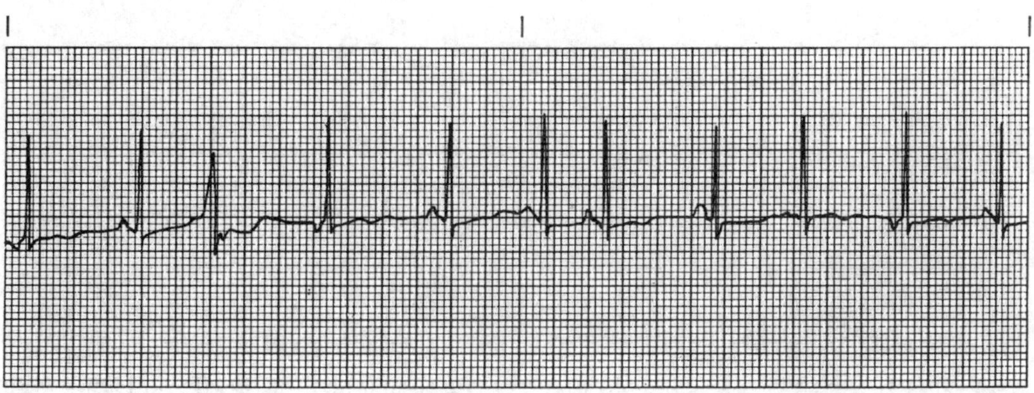

그림 8-20. 유주박동조율기.

치료

개인이 증상을 보이지 않는다면 치료는 필요 없다. 리듬장애의 원인에 따른 치료는 시작된다. 서맥은 교감신경흥분제(이스프로테레놀)로 치료된다. 교감신경흥분제는 유사한 화학적 구조의 합성물질이고 그들은 아드레날린 신경호르몬과 유사한 많은 효과를 가진다. 그들은 알파와 베타 수용기에서 움직이고 심박동수와 수축성을 증가시키고 전도를 가속화 시킨다. 속도가 100 bpm 이상이면, 원인을 제거시키는 것과 프로프라놀롤과 같은 베타 방해요소로 심박동수를 감소시키는 쪽으로 지도된다.

심방조기수축

정의와 원인

심방조기수축은 심방에 이소성초점으로부터 기대된 것 보다 더 빠른 탈분극이다. 임펄스는 드문 통로를 통해 이동하고 다른 형태의 P파를 만든다. 심실이 임펄스가 방실결절에 접근한 시간인 절대불응기에 있지 않다면 임펄스는 심실을 통해 정상적으로 전도될 것이고 정상의 QRS복합체를 생산할 것이다. 심실이 난치적이라면 오직 P파는 ECG에서 보게 된다. 이르게 복극 시키는 동방결절을 야기시키는것과 동리듬을 다시 맞추는 것으로 PACs(박동조율기)는 동방결절로 보통 역행적으로 전도된다. 그러므로 PAC를 포함한 PP 간격은 보통의 PP간격보다 두배 적다. 즉 이것은 비보충정지이다. PAC는 정상적이고 관상동맥 병을 가진 심장 뿐만 아니라 건강한 심장에서 보게 된다. 류마티스 심장병, MI, 고혈압 그리고 갑상선기능항진증을 포함한 많은 다른 병적상태는 PAC의 발달을 야기시킬수 있다. 스트레스, 피로, 염려는 PACs를 야기시킬수 있고 에피네프린 혹은 디곡신의 투여 그리고/또는 흥분제의 섭취(예, 카페인, 니코틴)같은것을 야기시킬수 있다.

ECG (심전도) 모습

NSR은 기대했던 것 보다 더 빨리 일어나는 PAC를 제외하고 나타난다(그림 8-21).

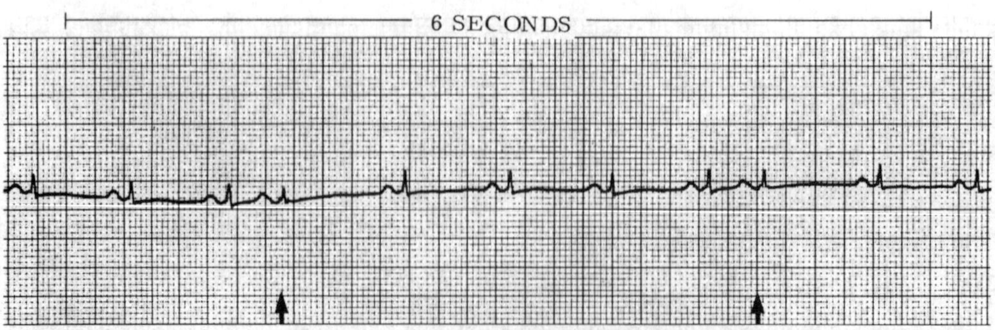

그림 8-21. 조기 심방수축의 정상 굴리듬. 주기에서 빨리 발생하(P파가 다른 P파 형태와 약간 다른)는 왼쪽에서 네 번째 복합체와 오른쪽에서 세 번째 복합체를 주목하라.

PAC의 P파는 비정상적이지만 다른 파는 형태에서 정상적이다.

혈류역학 영향

PACs는 보통 심박출량이 변화되지 않으므로서 잘 견딘다.

치료

오직 치료는 PACs(디곡신, 카페인, 니코틴)를 침전 될 수 있는 자극을 제외시키는것이다. 그러나 개인의 진료 그림이 혈류역학 결과로 PACs가 약간의 지속적인 심방부정맥으로 전구물질일수 있다것을 나타낸다면 항부정맥약으로 예방치료가 나타나게 될 수 있다.

발작성 심장 빈맥

정의와 원인

발작성 심장 빈맥(PAT)은 갑작스러운 발생과 갑작스러운 정지로 인해 나타나는 빠른 심방 리듬이다. 그것은 증가된 자동성에 의해 야기될 수 있고 감정, 담배, 피로, 카페인, 알코올, 교감신경작용약(이수푸렐) 또는 디지털리스에 의해 유발될 수 있다. 그것은 또한 선천적인 심방질환, 저산소증, 저칼륨혈증, 심근병증, MI, 폐심장증 또는 전신에 영향을 끼치는 고혈압이 연관 될 수 있다. 리듬은 초, 분 혹은 시간 동안 지속될 수 있고 이 부정맥에 대한 환자의 참을성은 근복적인 병리학을 의존할 수 있다. 속도는 보통 150에서 250 bpm이고 심방에서로 심실전도는 1:1이다.

ECG (심전도) 모습

P파는 극도로 비정상적인 것이 약간 있고 앞선 T파에서 자주 보일수 있다(그림 8-22). PR간격은 짧게 될 수 있다(0.12초 이하). QRS-complex와 T파 전도는 정상적이다. 빠른 리듬에서 T파는 식별되지 못 할 수 있다.

혈류역학 영향

짧은 기간의 PAT는 건강한 심장으로 결과가 거의 없다. 그러나 손상받은 좌심실의 존

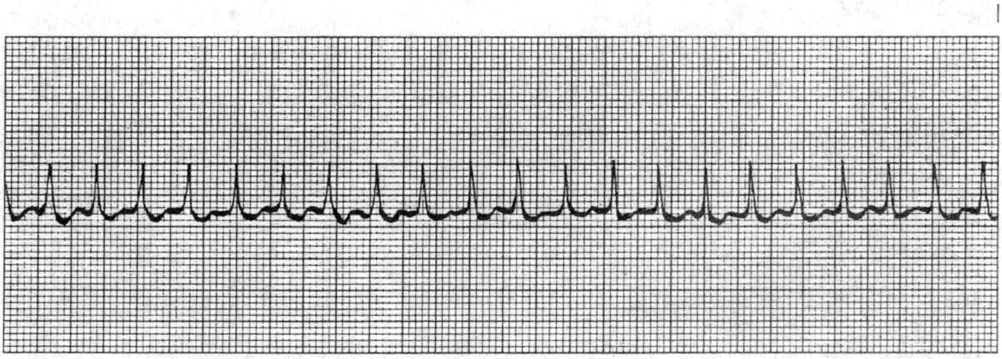

그림 8-22. 발작성 심방성 빈맥증.

재에 지속된 PAT는 좌심실부전을 촉발시킬 수 있다. 협심증은 또한 관상동맥혈류흐름의 결과로 인해 발생할 수 있다.

치료

치료는 빈맥과 심장속도를 감소시키는 것의 원인을 제거하는데 지시된다. 경동맥동 메시지 혹은 발살바조작은 보통 처음 시작되는 측정이다. 약물학적으로 정맥내 아데노신은 급성종결에 대한 가장 효과적인 약이다. PAT는 베라파밀, 프로프라놀, 퀴니딘 혹은 에드로포늄으로 치료되고 특별한 경우에는 베타 블러킹 약 또는 아미오다론으로 치료된다. 약 치료가 정상동리듬으로 PAT를 전환하는데 성공적이지 못하다면, 심장율동전환은 빠름 리듬을 종료하는데 사용될 수 있고 NSR을 회복시키는데 사용될 수 있다. 심근의 완전한 탈분극을 일으킨 R파를 동시에 발생하게 되면서 심장율동전환은 심장으로 전기적인 전하의 이동이다. 전하는 심장의 정상적인 동방결절, 박동조율기가 리듬의 조절을 재개하게 할 수 있도록 하는 확실한 부정맥을 중단하기 위한 잠재성을 가지고 있다.

심방조동

정의와 원인

심방조동은 250에서 350 bpm의 속도로 하지만 거의 보통 300 bpm으로 한 심방의 지점으로부터 빠르고 규칙적인 심방 부정맥이다. 그것은 규칙적인 들쑥날쑥한 바닥선 때문에 쉽게 알수 있다(F로 불리거나 조동파로 불린다). 방실결절의 조직에 대한 난치의 시기는 방실결절을 통한 200 분당 임펄스 이상의 상태를 예방한다. 심실로 활동된 임펄스의 속도는 접하게 되는 심방임펄스로 짝수비율이 정상적이다(2:1과 4:1). 심방세동보다 적은 빈도로 나타나는 심방조동은 자연적으로 혹은 치료도중에 심방조동을 전환시킬 수 있다. 정상적인 심장을 가진 개인들은 분노, 카페인, 알코올, 니코틴에 의해 촉발된 심방조동을 가끔 경험한다. 지속적인 심방조동은 류마티스 심장질환, 만성폐쇄성폐질환, 대성부전이된 심장, MI, 디지털리스 독성, 판막증, CAD 혹은 폐색전증으로 보통 결부된다.

ECG(심전도) 모습

리듬은 규칙적인 들쑥날쑥한 바닥선에 의해 알 수 있다(그림 8-23). QRS complex의 형태는 정상적이다. 심실의 전도는 정상적인 통로를 따른다. T파는 F와 겹치기 때문에 보통 확인이 안 된다. 심방 속도가 순환할 때 QRS complex 내에 떨어지는 F파는 또한 유지된다.

혈류역학 영향

개인은 가슴 혹은 목에 조동감각을 경험할 수 있다. 그것이 짧다면 아마도 최소 있거나 혈류역학 예후가 없다. 심박출량이 빠른 심실반응에 의해 위태롭게 된다면 개인은 감

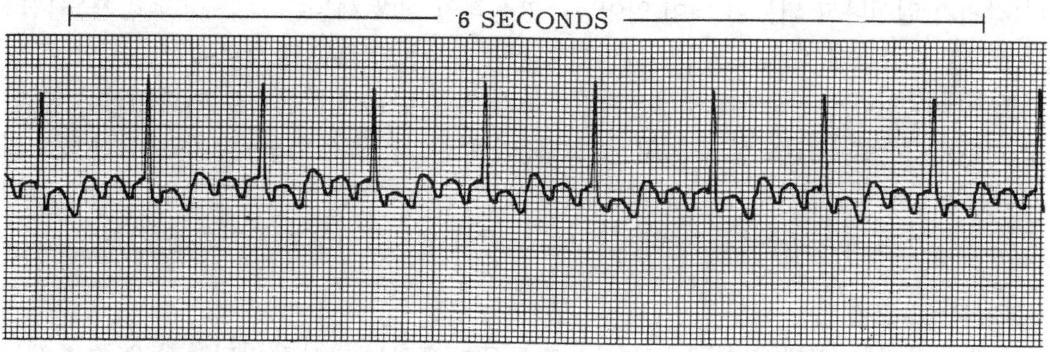

그림 8-23. 심방된떨림(4:1). F파로 알려진 톱니 기준선을 주목하라.

소된 심박출량의 증상을 경험할 것이다.

치료

치료의 목표는 원인을 치료하고 확인하는 뿐만 아니라 리듬을 종료하거나 심실반응을 조절하는 것이다. 베라파밀 혹은 미주신경 자극은 임시로 심실반응을 느리게 하거나 조동파의 명백한 확인을 허락하기 위해 사용될 수 있다. 디지털리스는 AF를 변환시키기 위한 선택의 약이고 24시간 내에 NSR을 저장 할 수 있다. 디지털리스가 단일적으로 심실속도을 조절하지 못한다면 베라파밀, 프로파라놀, 퀴니딘, 혹은 아미론의 추가는 심실속도를 느리게 할 수 있다. 위급시 동시에 발생된 심장율동전환은 중요한 혈류역학 절충물이 있는 선택의 치료일수 있다. 장시간 관리는 디지털리스 결합에 퀴니딘, 프로카이나미드 그리고 이소피라미드의 사용을 포함할 수 있다. 많은 환자들은 화확적 전환이 자주 성공적이지 않기 때문에 심방 패이싱 혹은 심장율동전환을 필요로 한다. 심방세동을 종료하는 한 잠재적인 측면 효과는 좀 더 치료를 필요로 하는 환자의 리듬이 심방세동을 자연스럽게 전환 할 수 있는 것이다.

심방세동

정의와 원인

심방세동은 심방에서 많은 이소성초점의 파이어링에 의해 야기된 빠른 무질서의 심방 부정맥이다. 심방속도 350에서 600 bpm 일것이다. 심방조직과 방실결절을 통한 전도는 자유롭다. 심실반응은 매우 빠르고 혹은 조절될 수 있다. 하지만 방실결절 세포의 불응 때문에 보통 일정하지 않게 불규칙적이다(그림 8-24). 심방 활동은 완전한 심방 전환을 지지하지 않고 심실활동과 순서가 다르다. 이것은 많은 심방 기여가 심실 파이어링을 야기시킨다(심방 발차기). 심방세동의 병인학은 다르게 된다. 하지만 인체 전체영향을 주는 고혈압은 가장 공통적인 원인이다. AF는 건강한 심장에서 발작적으로 일어날 수 있다(갑지기 일어나고 되풀이 되어 일어남). 만성적인 심방 세동은 보통 심장 질환을 나타내고 CFF, CAD, 폐색전증을 가진 그리고 관상동맥우회술 혹은 승모판대치술을 할 때 환자들에게 보인다. AF는 만성폐쇄성폐질환을 가진 개인들에 다음으로 가슴외상 혹은 만성 기관지역 악화를 일으킬 수 있다. 알코올, 카페인 그리고 아미노필린을 포함한 몇몇의 약들은 심방세동을 촉발 시킬 수 있다. 심방세동은 근본적인 심장 질환을 가지거나 가지지 않은 노인에게 빈번히 나타난다. 그것은 노인의 부정맥이라고 여겨지게 된다.

ECG(심전도) 모습

P파는 확인이 안 된다. 불규칙한 심방 활동을 대표하는 파상적 바닥선 혹은 좋은 세동파가 있다(그림 8-24와 8-25). 심실반응은 일정하지 않고 불규칙적이며 치료되지 않은 환자에게서 100에서 150bpm 속도에서 일어난다. QRS의 형태는 정상적이다. 조절된 심실반응을 가진 심방세동에서 불규칙적인 바닥선 때문에 심실속도는 100 bpm 이하다. T파는 보통 알아볼 수 없다.

혈류역학 영향

조절된 심실반응을 가진 심방세동에서(100 bpm 이하) 심박출량은 충분하다. 그러나 심실반응에 대한 더 빠른 속도에서는 심실이완기가 감소되고 심방의 협응과 심실수축기가 상실되기 때문에 심박출량이 감소 할 수 있다. 정상적으로 좌심실 용적으로 20에서 30% 만큼 많이 기여한 심방 "KICK" 의 상실이 있다. 그것은 건강한 심장을 가진 개인들은 참을만하다. 하지만 그것은 질환이 있는 심장에서는 매우 중요하게 될 수도 있다. 협심증은 감소된 관류와 빈맥의 증가된 산소요구로부터 일어날 수도 있다. 심방의 무질서한 운동은 개인에게 심장벽혈전의 발달을 일으 킬수 있다. 이것은 NSR로 심방세동을 전환시키는 것을 시도할 때 그리고 특히 심방세동이 6달 이상 나타나게 될 때 빈번하게 생기는 우려다. NSR에서 심근의 좀 더 활발한 운동은 혈전과 폐색전증 혹은 뇌색전증을 몰아낼 수 있다.

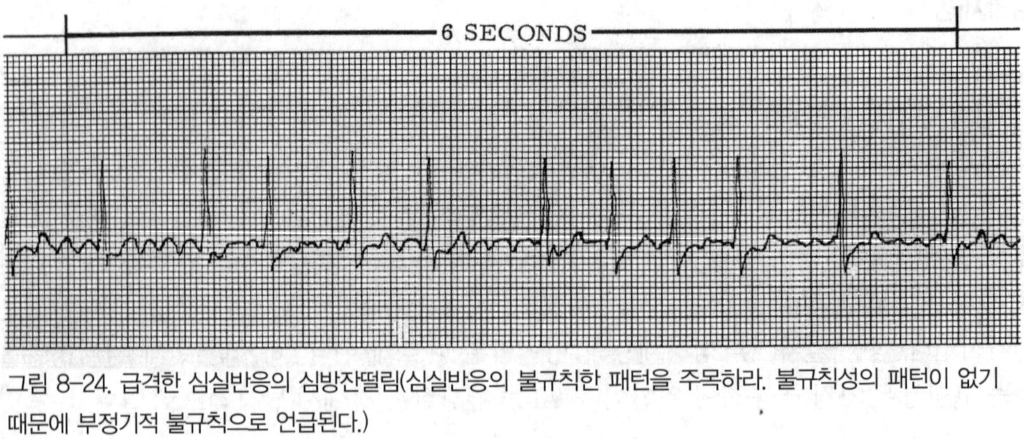

그림 8-24. 급격한 심실반응의 심방잔떨림(심실반응의 불규칙한 패턴을 주목하라. 불규칙성의 패턴이 없기 때문에 부정기적 불규칙으로 언급된다.)

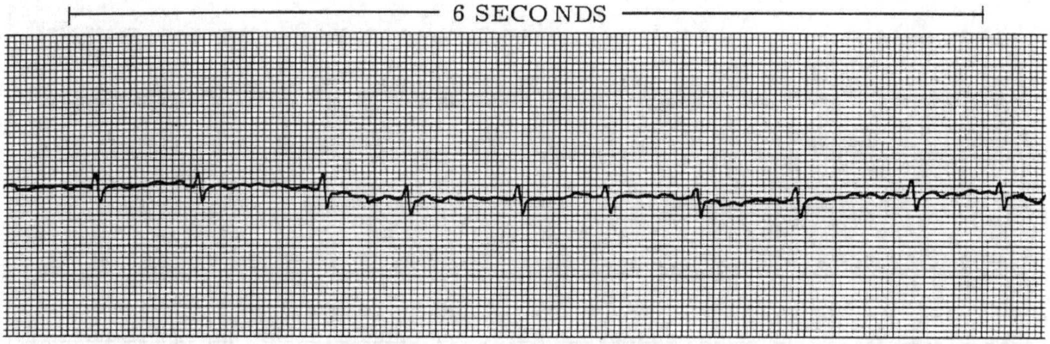

그림 8-25. 조절되는 심실반응의 심방잔떨림.

치료

심방세동은 만성적일 수도 있고 발작적으로 일어날 수 있다. 방실결절 전도를 방해하는 약들(디지탈리스, 베라파밀과 프로프라놀롤)은 NSR로 리듬을 전환시키는 치료이다. 베라파밀이 효과적이지 않다면 퀴니딘 혹은 딜티아젬에 사용될 수도 있다. 퀴니딘은 민감하게 심근을 감소시키고 심실속도와 디지털리스의 효과를 향상시키는 것을 보여준다. 심실반응이 조절되고 개인이 증상이 없을 때 치료는 필요로 되지 않는다. 중요한 우려는 혈전형성과 속발성 색전 이기 때문에 만성 심방세동을 가진 개인들은 항응고요법을 할 수 있다. 특히 심방세동이 처음이거나 환자가 혈류 역학적으로 위태롭게 될 때 동시에 하는 심장율동전환은 또한 성공적으로 사용 될 수 있다.

심실성 빈맥

정의와 원인

심실성 빈맥(SVT)은 리듬을 개시하는 임펄스가 심실 위 위치로부터 발생한 어떤 빈맥이다. 예들은 동, 심방 그리고 방실접합부 빈맥을 포함한다. 시작은 보통 갑작스럽고 조기복합에 의해 개시된다. 리듬의 종료는 또한 보통 갑작스럽다. 극도로 빠른 속도는 리듬의 시작을 확인하는 것을 자주 어렵게 한다. 특히 임펄스가 0.12초 이상의 QRS을 나타나거나 비정상적으로 전도된다면 방실 빈맥으로 부터의 파생은 어려울 수 있다. SVT에서 방실속도는 규칙적이고 보통 150에서 200 bpm이다. SVT는 리듬을 유지 될 수 있거나 단지 몇 초동안 지속 될 수 있다. 그것은 근본적으로 심장질환이 없는 개인에게서 볼수 있지만 SVT는 허혈성 심장질환 혹은 MI에 대한 합병증을 가진 개인에게 자주 관찰된다.

ECG(심전도) 모습

부정맥의 시작은 ECG모습을 결정한다. 그것이 동이거나 심방 빈맥이면 P파와 PR간격은 각 QRS복합체를 선행해야 한다(그림 8-26). 그것이 방실접합부 빈맥이면 P파는 QRS 복합체 내에 묻히게 되거나 전 혹은 후에 나타날 수도 있다. QRS복합체는 방실내

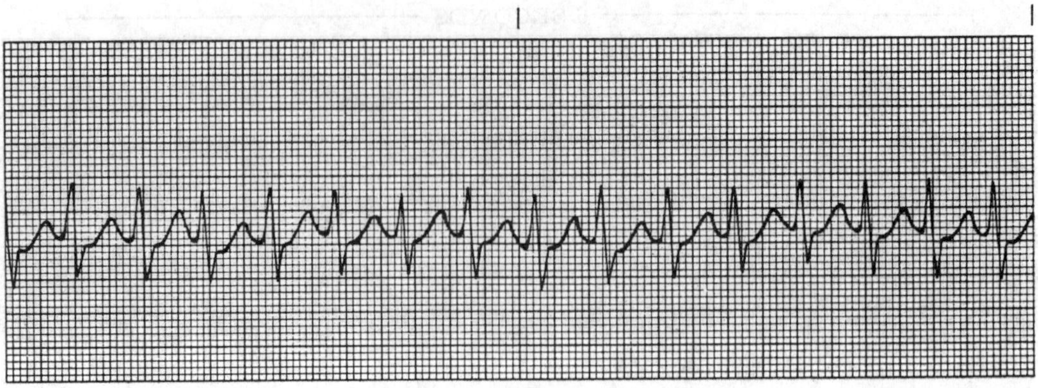

그림 8-26. 심실위빠른맥.

전도 지연에 대한 각차단을 존재하는 것의 결핍에서 정상적인 형태이다. T파는 보통 관찰되지 않는다.

혈류역학 영향

보통 빠른 속도는 저조하게 용인된다. 심박출량과 불충분한 심근 관류 시간이 감소된 불충분한 심실이완기가 있다. 개인은 자주 어지럼증을 경험하거나 심지어 실신을 경험한다.

치료

치료는 심실속도를 조절하고 CHF를 예방하는데 목표를 둔다. 발살바조작은 미주신경반응을 자극하는데 첫 번째로 사용된다. 내과의사는 미주신경반응을 자극하기 위해 경동맥동마사지 혹은 안와상압을 조심스럽게 적용할 수 있다. 경동맥 플라크로부터 색전증, 서맥 혹은 심장무수축을 포함한 경동맥마사지는 환자들에게 많이 나타난다. 운동의 그것의 빠른 속도 때문에 빠르게 관리된 아데노신은 SVT를 끝내는데 매우 효과적이다. 사용될 수도 있는 다른 약들은 베타차단제들, 디지털리스, 항부정맥약, 에드로포니움, 혈압상승제들을 포함한다. 위급한 심장율동전환, 심방, 심실패이싱은 SVT를 끝낼 수 있다.

방실결절리듬(AV nodal rhythm)/ 방실리듬 (junctional rhythm)

방실결절리듬 혹은 방실리듬은 굴심방(SA)결절이 박동을 개시하지 못할 때 방실결절(AV node)에서 발생한다. 방실결절은 내부적으로 35~60 bpm의 속도로 fire한다(그림 8-27). ECG상으로, 심방 전도가 역행 방식으로 발생하기 때문에, P파장은 QRS 전 후에 나타나면서 부재하거나 도립(뒤집힘)하거나 QRS 내에 묻힐 수 있다. 전도경로가 방실 아래에 건강하다면, QRS는 형상으로는 정상일 것이다. 동기화된(synchronized) 심장 수축

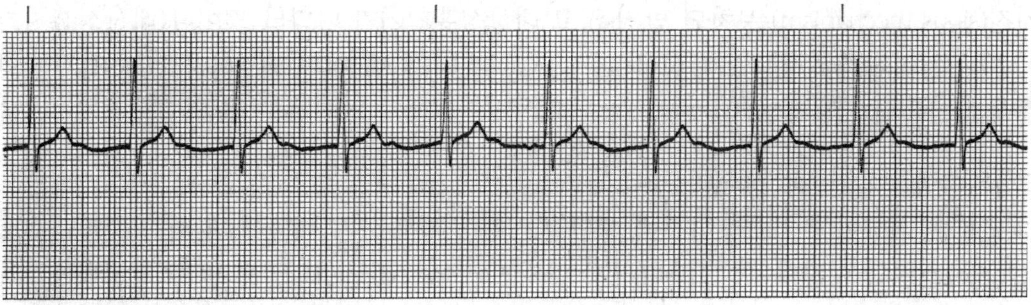

그림 8-27. 이음부리듬. P파의 부재를 주목하라.

의 손실과 함께, 심실 수축량(systolic volume)에 대한 심방의 기여(심방 kick)는 사라지고 심박출량은 20~30% 감소한다. 심박출량이 감소하지 않으면, 치료는 지시할 수 없다.

조기결절/ 방실수축 (Premature Nodal/Junctional Contractions)

정의 및 원인

조기결절수축(PNC)이나 조기방실수축(PJC)은 방실결절에서 발생하는 조기 박동들이다. 이것들은 동서맥(sinus bradycardia)의 원인 조건들이나 디지털리스 독성(digitalis toxicity)에서 발생하는데, 여기에는 방실결절의 자발성의 증가가 존재한다. Isupiel, atropine, amphetamines를 포함하는 다수의 약과 과도한 카페인은 PNC를 촉진한다.

ECG 모양

조기박동을 제외한 NSR이나 동서맥이 있다(그림 8-28). 조기박동의 비정상 P파장은 QRS 복합체를 선행하거나, 묻혀있거나 후행한다. PNC가 심방을 통한 역행 전도를 자극한다면, 이것은 동 기전(sinus mechanism)을 차단하고 재설정하면서, 비대상성휴지기(noncompensatory pause)를 산출할 것이다. 아무런 역행 전도가 존재하지 않는다면, 동

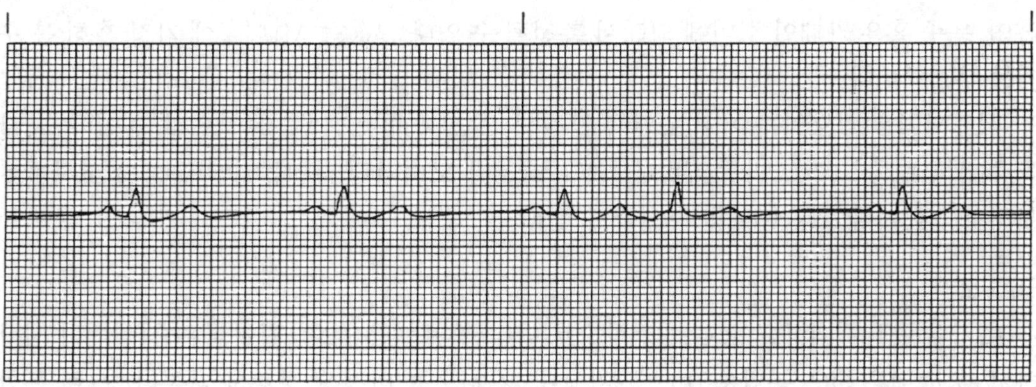

그림 8-28. 하나의 조기 결절 수축을 가진 정상 굴리듬.

기전(sinus mechanism)은 차단 받지 않고 대상성휴지기가 나타날 것이다(대상성휴지기에 대한 정의에 대해서는 조기심실수축(PVC)에 관한 다음 절을 참조하라). QRS복합체의 형상과 지속시간은 정상이다.

혈류역학적(hemodynamic) 의미

PNC는 심실이 조기수축이전에 채워질 시간이 부족하기 때문에, 일회 박출량(stroke volume)을 감소시킨다. PNC를 따라서 만져진(palpated) radial pulse는 대상성휴지기가 심실 외 충전시간(extra ventricular fill time)을 허용하기 때문에, 심실 외 용적에 기인하여 훨씬 더 충만(fuller)할 수 있다.

치료

PNC가 디지털리스 독성과 관계가 없다면, 아무런 치료도 필요하지 않다. 이 경우 디곡신은 디곡신 수준이 다시 치료 범위 내에 있을 때까지 보류된다.

심실 부정맥 (Ventricular Arrhythmias)

심실 부정맥은 심실 내에 위치해 있는 병소들(foci)로부터 발생한다. 심실박동조율기(pacemaker)는 오류적이고, 느리며 신뢰성이 없다. 효과적인 심박출량은 유지되는 경우가 드물고 생명을 위협하는 상황이 발생한다. 심실부정맥은 긴급 상황을 구성한다. 직접적인 개입과 부정맥을 효과적인 순환을 낳는 리듬으로 전환하는 것은 필수적이다. 장기유지요법의 목표는 부정맥과 급성심장사의 방지이다.

조기심실수축 (Premature ventricular contractions)

정의 및 원인

조기심실수축(PVC)은 모든 부정맥중 가장 흔한 것으로, 이소성 병소(ectopic focus)에서 발생하는 조기박동이다. 정상 집단의 대다수 가운데서 때때로 발생하는 PVC는 걱정, 흡연, 음주 혹은 카페인 소비에 의해서 촉진될 수 있다. PVC는 M1이후에 가장 흔히 볼 수 있는 부정맥이다.

심근허혈을 일으키는 어떤 조건(심근경색, CAD, CHF)도 PVC를 일으킬 수 있다. 저칼륨증, 심근병증 그리고 박동조율기 리드(leads)나 모니터링 라인들과 같은 심실도관들로부터의 심근자극 또한 PVC를 촉진할 수 있다.

ECG 모양

조기박동을 제외하고 ECG는 정상으로 나타난다(그림 8-29). 탈분극은 심실에서 시작하고 크고 넓은 QRS 복합체(0.12초 이상)를 가져오는 비정상 경로를 따른다. 그런 복합

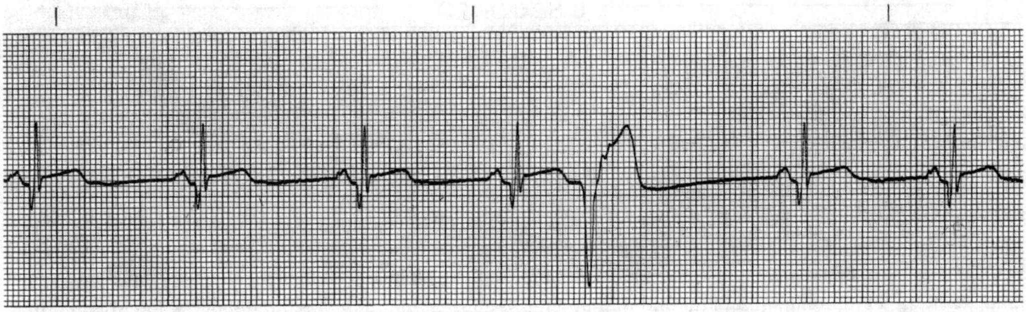

그림 8-29. 단초점 조기 심실 수축을 가진 정상 굴리듬.

체는 기묘하다고 한다. 대부분의 경우, PVC는 심방을 통해서 SA결절로 역행적으로 진행하지 않는다. 동 기전(sinus mechanism)은 차단되지 않고 PVC를 포함한 PP 간격은 정상적인 굴-유도 PP 간격의 두 배이다. 조기심실수축은 순환 초기에 발생하기 때문에 조기심실수축과 다음의 동 박동(sinus beat)간에 정상 이상 긴 휴지기가 존재한다. 조기심실수축이후에 곧 따라오는 동 박동(sinus impulse)은 조기심실수축이 유발한 심실불응기 때문에 전도(conduct)되지 않는다. 가장 흔히 정맥혈 기전은 차단되지 않고, 현재의 동율동(sinus rhythm)에서 규칙적인 간격으로, SA결절로부터 다음번의 박동이 시작된다. 조기심실수축이 역방향으로 전도되고 동 기전(sinus mechanism)을 차단한다면, 동 기전(sinus mechanism)은 재설정되고 대상성휴지기는 출현하지 않는다. T 파장은 조기심실수축의 R 파장과 편향에서 상반된다. 선행하는 T 파장의 취약기에 근접하여 발생하는 조기심실수축은 그것들이 T 파장에 떨어져서 심실세동(R-on-T 현상)을 촉진하기 때문에 관심의 대상이 된다.

혈류역학적 의미

간헐적인 조기심실수축은 최소한의 영향을 미친다. 점차 빈발하거나 다병소의 조기심실수축은 치명적인 심실 부정맥으로의 발전 가능성을 지닌 점차 자극과민성을 띄는 심실을 의미한다.

조기심실수축의 유형

조기심실수축은 흔히 정상적인 굴 박동과 비례하여 발생한다(그림 8-30). 두 박자 맥박은 각 굴 박동과 하나의 조기심실수축이 짝 지워지는 것을 의미한다. 세 박자 맥박은 세 번째마다 박동치는 조기심실수축이며(그림 8-31), 한 쌍은 함께 발생하는 두 개의 조기심실수축이다.

치료

건강한 심장을 가진 개인에게 나타나는 간혈적 조기심실수축은 치료를 요하지 않는

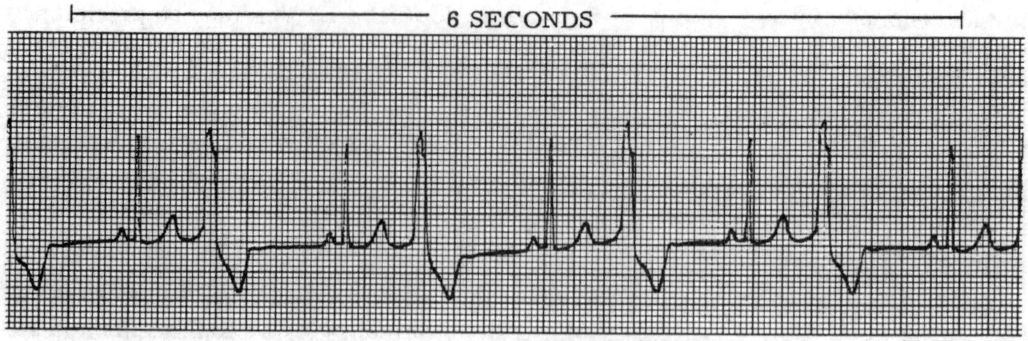

그림 8-30. 심실 이단맥.

다. 최근, 간헐적 조기심실수축의 치료는 많은 부정맥과 연관된 심각한 부작용 때문에 감소했다. 자극과민성의 제거나 기본적인 원인 치료는 초기 개입이다. 더욱이 치료는 조기심실수축의 혈류역학적인 결과에 기초해 있다. 증후가 있는 개인은 "도약 박동(skipped beat)"을 느끼거나 가슴이나 목에서의 조동(된 떨림)감각을 불평할 수 있다. 휴식과 산소요법이 부정맥을 제거할 수 있다. 급성치료 상황에서, 정맥리도카인(intravenous lidocaine)은 조기심실수축, 쌍(couplet) 혹은 다병소 조기심실수축이 분당 6회 이상 발생할 때(표준 개입 시점) 시행될 수 있다. 리도카인은 심실과 심장전도근육 시스템의 전도를 늦춘다. 심장재활 상황에서 일부 사람은 운동으로 변화하지 않고 분당 6회 이상의 조기심실수축에서 조차 치료가 요구되지 않는 만성 조기심실수축을 갖고 있을 수 있다. 다른 사람들은 운동이나 회복 단계 중에 예상된 조기심실수축의 증가를 경험한다. 그런 사람들은 개인의 운동이 종료되고 적절한 치료가 개시되어야 하는 상황들을 서술하는 구체적인 지표들을 포함해야만 한다. 필요할 때 만성 조기심실수축의 치료는 일반적으로 procainamide 혹은 amiodarone, quinidine, propranolol, tocainamide 혹은 mexiletine과 같은 기타 부정맥 약과 함께 이루어져야 한다. 어떤 근본 원인의 치료도 부수적으로 계속된다.

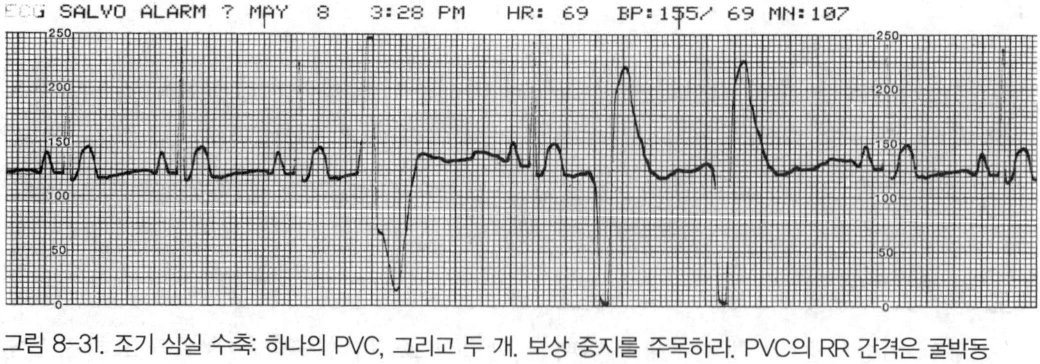

그림 8-31. 조기 심실 수축: 하나의 PVC, 그리고 두 개. 보상 중지를 주목하라. PVC의 RR 간격은 굴박동 사이 RR 간격의 두 배이다.

심실성 빈맥 (심실 빠른맥) (Ventricular tachycardia)

정의와 원인

150~200 bpm의 속도로 연속적으로 발생하는 셋 이상의 조기심실수축은 하나의 연속의 VT를 구성한다. 조기심실수축은 동일하거나 다양한 형상을 갖는데, 이것은 다중 병소를 나타낸다. VT는 보통 자극과민성의 허혈심실의 결과이며 허혈심장병이나 급성 MI에서 기인한다. VT의 빈번한 삽화는 또한 심실 동맥류(aneurysm)의 존재 가운데 발생할 수 있다. 단일 병소 VT는 흔히 종전의 MI의 상처의 경계에 있는 과민 병소와 관계있다. 다형 VT는 지속되는 중한 심근허혈과 관계가 있고, 부정맥약의 proarrhythmic 효과로 간주된다. 건강한 심장에서, VT는 발작적으로 발생하고, 아무 증후도 보이지 않고, 자연적으로 효과적인 심장리듬으로 전환한다. 지속되는 VT는 효과적인 심박출량이 유지되지 않기 때문에 치명적이다. 심실이 점증적으로 허혈이 되기 때문에, VT는 심실세동으로 변한다. 이런 부정맥의 진전은 심근경색과 무관한 급작스런 심장사와 MI 이후의 다수의 사망의 원인이라고 간주된다.

ECG 모양

QRS는 넓고 기묘하고 보통 높은 진폭을 갖는다(그림 8-32). 보통 아무런 확인할 만한 P 파장이 존재하지 않으며, RR 간격들은 보통 규칙적이다. 적절한 치료가 주저 없이 개시될 수 있도록 VT와 SVT를 차별화하는 것이 매우 중요하다.

혈류역학적 의미

심장동맥혈류는 급속히 수축하는 심실에서의 비효과적인 심박출량의 탓으로 VT에서 60% 감소한다고 추정된다. 실신삽화가 발생한다(만약 환자가 심박출량이 감소하는 아무런 증후 없이 경계한 체 있다면, 실제로 부정맥은 심실위부정맥일 수 있고, 리듬은 또한 발작적으로 개시하고 크고 규칙적인 QRS 복합체를 갖는다. 그러나 일부 환자들은 혈

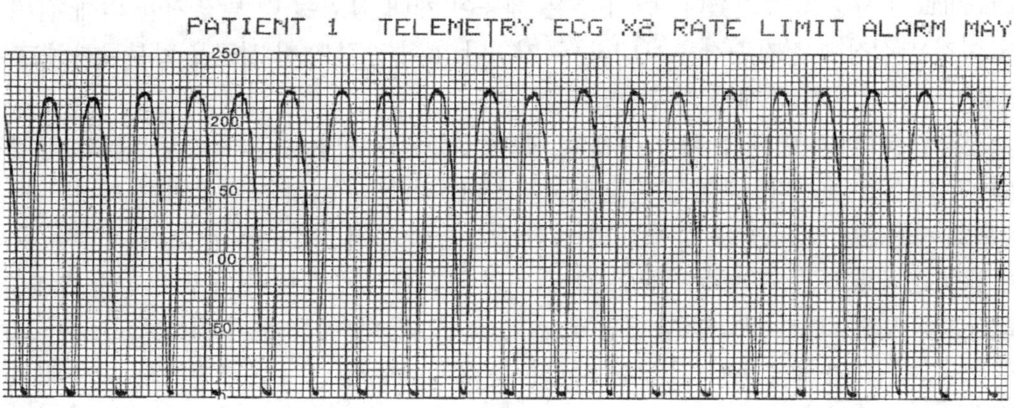

그림 8-32. 심실 빠른맥

류역학적으로 잘 인내되는 심실 빈맥의 반복적인 삽화를 경험한다).

치료

일단 리듬이 확인되면, 치료는 주저 없이 즉시 시작되어야 한다. 동기화된 전기 심장율동전환(synchronized electrical cardioversion)은 VT의 재발 방지와 NSR의 회복을 위해, lidocaine, procainamide 혹은 amiodarone의 추가와 함께 특상의 치료이다. bretylium도 또한 사용된다. 마그네시움과 포타시움의 교정은 성공적인 VT 치료 가운데 보장된다. 급성 치료 상황에서, 심근허혈에 이차적인 지속적인 VT 또한 대동맥 내에 풍선 맞박동으로 치료할 수 있다.

VT가 급성심근경색과 관계없이 자발적으로 발생할 때, 부정맥의 평가를 위해서 그리고 치료가 처방된다면, 가장 효과적인 치료의 결정을 위해서 전기생리학적 연구(EPS)가 필요하다.

재발적인 VT가 있는 환자에 대한 예방약물요법은 매우 개별화되어 있다. 현재 어떤 단일 약물도 그 효과에서 탁월해 보이지 않는다. amiodarone, encainide, flecainide는 가장 흔히 사용되는 부정맥 약의 일부이다. 이것들과 다른 것들은 제한된 효과를 가지며 대부분은 매우 빈발하는 심각한 부작용이 있으며, 그것들중 많은 것들이 중추신경계통과 관계가 있다. proarrhythmia의 경우, 이 약을 복용한 환자의 10~20퍼센트에서 심실 빈맥이나 심실세동의 악화되거나 새로운 양상을 보이고 있다. 심방과 심실 전위의 제거 혹은 예방에서 마그네시움 대체(replacement) 만으로 효과가 있는지 확인하기 위해서 추가적인 연구가 필요하다.

항부정맥 요법은 EP 연구나 24시간 통원(ambulatory) ECG를 사용하여 평가할 수 있다. ambulatory ECG는 일상생활 활동 동안의 항부정맥약의 효과를 평가하는 효과적이고 비 침습적인 방법이다.

식약청(FDA)은 만성 난치 VT나 약물요법으로 관리되지 않는 세동을 지닌 환자들에 대한 체내삽입 심장율동전환 자동제세동기(automatic implantable cardioverter defibrillator) 사용을 승인했다. 빈맥 혹은 세동이 체내 삽입된 맥 발생기에 의해 감지되면, 이것은 심장에 전기충격을 보낸다. 극저전압의 이 충격은 전 심근을 탈분극화하고 굴결절이 리듬에 대한 통제를 회복하도록 해준다.

일정한 VT의 빈번한 삽화가 존재할 경우, 심실동맥류나 종전의 MI로부터의 상처가 있는지 의심될 것이다. 좌심실 혈관조영술과 EPS와 함께 심장 도관삽입에 의해서 문서상으로 기록된다면, 동맥류 경계에 있는 심근은 흔히 전위 병소들의 장소이다. 약물에 의해 완화된 재발되는 VT는 동맥류와 그 경계의 조직에 대한 외과절제로 관리될 수 있다. 또 다른 기법인, 전기 생화학적 맵핑(mapping)의 도움에 의한 전위 병소들의 도관 고주파 절제술은 외과절제 보다 더 낮은 사망률을 유지하면서 난치성 부정맥의 제거에 성공적인 것으로 보인다.

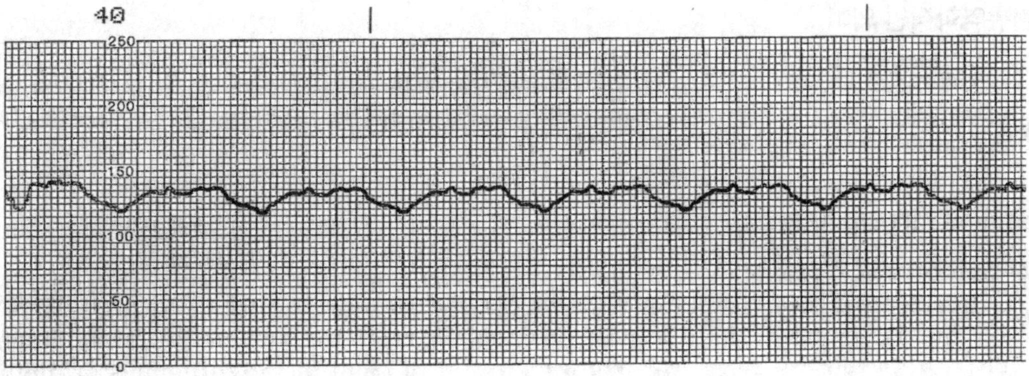

그림 8-33. 심실잔떨림

심실세동 (Ventricular fibrillation)

정의와 원인

VF는 허혈심실의 다중 병소들이 동시에 fire할 때 발생하는 심실의 혼돈적 활동이다. 전기적 무질서로 인해서 심실은 하나의 단위로 수축하지 않는다. 결코 어떤 효과적인 심박출량도 심장 관류도 없다. VF는 중한 심근허혈과 관계가 있다; 이것은 VT의 지속적인 삽화를 잇거나 약물과용(디지탈리스, procainamide, potassium chloride 그리고 기타), 마취, 전기충격 혹은 심장수술에 의해 촉진될 수 있다. 이것은 4분 내로 치료되지 않으면, 보통 임상적인 사망을 가져오는 치명적인 부정맥이다.

ECG 모양

아무런 인식될만한 P 파장이나 QRS 복합체 혹은 T 파장이 존재하지 않는다. 미입파장(erratic wave)형태는 크기가 다양하고, 초기에는 인식할 수 없는 진폭이 큰 파장으로서(조악한 VF), 심근사망이 발생할 때 진폭이 재빨리 감소한다(미세 VF). 평평한 기저선(심장무수축)은 절대적인 전기적 무증상(electrical silence)과 사망을 가리킨다(그림 8-33, 8-34).

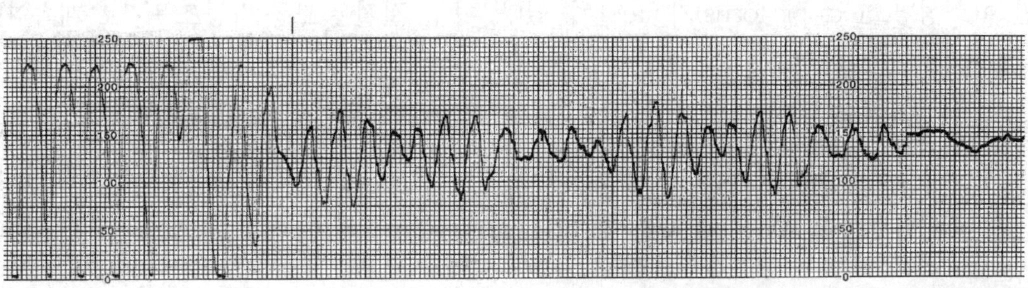

그림 8-34. 심실부정맥의 진행. 리듬이 급격하게 VT에서 거친 VF로 그리고 세밀한 VF로 급격하게 변하는 것을 주목하라.

혈류역학적인 의미

아무런 체순환이나 심장동맥순환도 없다. 4분 내에 임상적 사망이 발생한다.

치료

초당 200~400으로 세동 제거가 즉시 이루어진다. 사용가능하지 않거나 효과가 없다면, 기본 생명유지 혹은 고급심장생명유지 가이드라인에 따라서 심장폐소생술이 즉시 개시되어야 한다. bretylium, lidocaine, epinephrine, magnesium 과 많은 기타 약물들이 부정맥, 저산소증, 산증 그리고 저칼륨증을 치료하기 위한 소생술 시도 동안 사용될 수 있다.

소생술이 성공적이면, 심실 부정맥의 재발방지를 위해서, 항부정맥약이 시작되어야 한다. 부정맥의 기원을 평가하고 VT와 VP의 재발 방지를 위한 효과적인 약물요법을 확인하기 위해서, EP 연구가 사용된다.

심장차단 (Heart Blocks)

심장차단은 심장 전도경로를 통한 박동의 정상적인 전도에서 있어서 해부학적이거나 기능적인 차단이다. 이 교과서는 보다 평범한 차단들 중 일부를 간략히 기술한다.

굴심방차단 (Sinoatrial block)

정의와 원인

굴심방결절 차단에서, 박동은 굴심방결절에서 방출되지만, 어떤 이유로 인해, 박동은 주변심방조직에 도달할 수 없다. 굴심방 차단은 가장 흔히 약물요법의 결과이지만(디지탈리스 혹은 키니딘), 이것은 CAD에서 발생할 수 있다.

ECG 모양

모든 파장들의 모양은 정상이다. 리듬에서 하나이상의 심장 순환이 소실되는 간헐적이거나 빈발하는 차단이 존재한다. 리듬은 휴지기 전후에 동일하다. 휴지기가 연장된다면, 이소성병소(ectopic focus)가 fire할 수 있다. 이 굴 결절은 보통 박동조율기로 계속 기능한다.

혈류역학적인 의미

휴지기가 연장될 때만 혈류역학적 의미가 있다. 연장된 휴지기는 서맥과 심박출량의 감소 증후와 관계가 있다.

치료

서맥이 심하지 않고 환자가 증상이 없다면 치료는 필요 없다. 서맥이 발생한다면, 심장박동율의 증가를 위해서, atropine, epinephrine, isoproterenol이 투입된다. 약물요법의 결과 차단이 발생한다면, 투약은 보류되어야 한다.

방실차단 (Atrioventricular Blocks)

방실전도차단(AV 차단)은 AV결절이나 방실다발(bundle of His)을 통한 전도의 비정상적 지연이나 기능상실(failure)이다. 정상적으로 전기적 박동은 굴 심방 결절에서 발생하고 심방을 탈분극화화 하지만 방실 결절이나 방실다발에 도달했을 때, 전도는 0.20초 이상 느려지거나 완전히 차단된다. 차단은 CAD나 류머티스 심장병 혹은 MI의 결과이다. 키니딘, 디지털리스 혹은 procainamide를 사용한 요법 또한 방실전도를 지연시킨다. 치료는 환자가 보이는 증상학과 차단의 병인학에 기초하고 있다.

일급 방실차단 (First-Degree AV Block)

정의와 원인

일급방실차단에서 모든 박동들은 정상적으로 굴 심방결절에서 발생한다. 그러나 박동은 방실결절이나 방실다발에서 0.20초 이상 느려져서 심실로 전도된다. 지연은 0.8초 정도 기간이고 보통 일정하게 유지된다. 일급방실차단은 건강한 개인들, 특히 상태가 좋은 운동선수들과 같은 증가된 미주신경긴장을 가진 사람들에게서 발견될 수 있다. 이것은 또한 선천심장병, 류머티스열 혹은 급성 열성 MI에 의해 일어나거나 심장동맥 정맥우회로 조성술의 합병증으로 간주될 수 있다. 이것은 또한 디지털리스, 칼슘통로차단제, 키니딘 혹은 procainamide를 포함하는 약물독성이 원인일 수도 있다.

ECG 모양

모든 파장의 모양은 정상이다. 그러나 PR간격은 연장된다(그림 8-35).

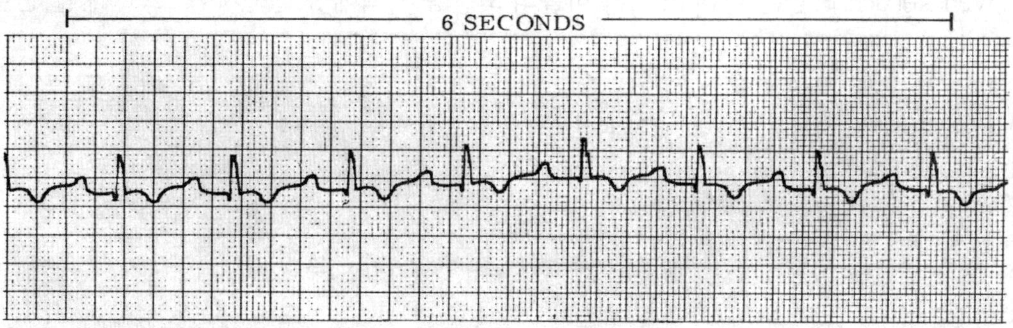

그림 8-35. 1도 방실차단의 정상 굴리듬

혈류역학적 의미

혈류역학적 의미는 전혀 없다. 일급방실차단은 더 심한 차단으로 진전할지, 특히 급성 발병이 있을 때에 대비해서 관찰되어야 한다.

치료

일급차단방실의 교정은 기본원인에 대한 치료가 필요하다. 만약 이것이 약물요법과 관계가 있다면, 치료의 이점이 심장차단의 합병증과 상쇄된다면 투약이 조정되거나 중단되어야 한다. 유의할만한 서맥이 있고 PR 간격이 0.26초 이상이라면, atropine은 정맥으로 투약되어야 한다.

이급방실차단 모비츠 I타입 (Second Degree Atrioventricular Block Mobitz Type Ⅰ) (WENCKEBACH)

정의 및 원인

Wenckebach 현상에서, 심방박동이 방실결절에서 완전히 차단될 때까지 점증적으로 PR간격을 연장시키는 반복패턴이 존재한다. 박동의 저하는 규칙적으로 혹은 산발적으로 나타날 수 있다. 열성벽(inferior wall) MI, 심장 수술, 전해질불균형 혹은 디곡신, 키니딘 혹은 procainamide 요법은 이러한 드문 일과성 부정맥을 촉진할 수 있다. Wenckebach 현상은 보통 급작히 나타나지만 드물게 완전한 심장차단으로 발전한다.

ECG 모양

방실결절에서의 차단으로 인해 심장박동율은 보통 느려지지만, 규칙적인 P 파장 활동이 존재한다. PR간격은 P 파장이 완전히 차단될 때까지 점증적으로 길어지며 아무런 심실복합체도 존재하지 않는다. 이것은 순환적 현상이다(그림 8-36). 방실 차단 정도는 QRS복합체에 대한 P파장의 비율로 표현된다(즉, 4:3은 4번째 P 파장은 전도되지 않는다는 것을 가리킨다).

혈류역학적 의미

Wenckebach 리듬은 40 bpm 이하 비율의 최중증 서맥에 도달하지 않으면, 꽤 잘 견딜

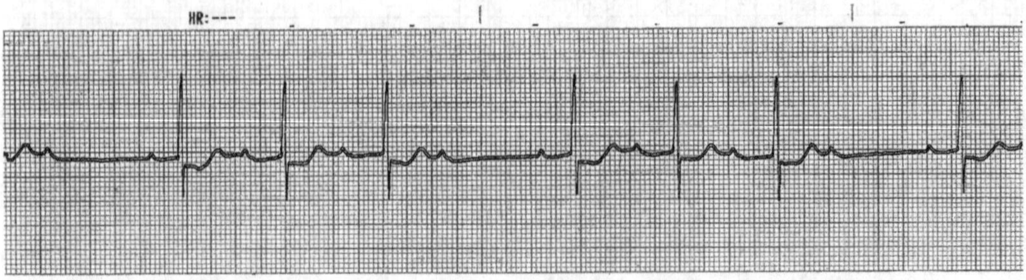

그림 8-36. 2도 방실차단 Mobitz Ⅰ형.(급격한 RR 간격의 증가와 QRS 복합체의 부재를 주목하라.)

수 있다. 서맥이 최중증이고 심박출량이 부적합하다면, 환자는 심박출량의 감소 증후를 보인다(냉습 피부, 실신, 저혈압).

치료

심장박동율이 느리고 환자가 낮은 심박출량 증후를 보일 때만 치료가 필요하다. PR간격이 0.26초를 초과하거나 증상이 있는 서맥으로 발전한다면 심장박동율을증가시키기 위해서 atropine이 사용될 수 있다. 방실전도를 늦추는 약물들(디곡신, 키니딘, 칼슘 경로 차단제 그리고 procainamide)은 보류된다. 드문 사례로서, 적절한 심박출량과 일관성을 갖는 박동율을 설정하는데 인공박동조율기가 필요할 수 있다.

이급방실차단 모비츠 II 타입

정의 및 원인

모비츠 II타입 차단은 희귀하다. 이것은 임상적으로 매우 중요하다; 원인 흥분전도계(distal conduction system)의 질병을 가리키며 ,큰 anterior 혹은 anteroseptal MI나 중증 CAD, 심근병증 혹은 흥분전도계의 만성적인 퇴행의 결과로서 발생한다. 또한 이급방실차단은 디지탈리스 독성이나 propranolol 혹은 procainamide의 사용으로 발생한다. 모비츠 II타입 차단에서, 심방박동은 규칙적으로 발생하지만 심실에 불규칙하게 전도된다. P파장은 QRS에 대한 규칙적인 비율로 발생한다(즉 2:1 혹은 3:1). 그러나 차단된 P파장 이전에 PR간격의 점진적 연장은 부재한다. 차단 장소는 보통 방실다발의 밑이고 양쪽다발 갈래차단의 형태이다. 이 차단은 보통 완전한 심장차단으로 진정하며, 그러므로 면밀한 관찰과 직접적인 치료개입이 필요하다.

ECG 모양

심방박동은 규칙적이다. P파장은 모양이 정상이고 PR간격은 일정하다. 심실 박동은 느리고 불규칙하다. 심방박동의 심실 전도는 간헐적이다. PR간격은 일관적이다(그림 8-37). QRS복합체는 모양은 정상이지만 가장 흔하게 차단의 수준으로 인해서 다발갈래 패턴으로서 정상보다 더 넓다.

혈류역학적 의미

경험되는 증후는 심실박동에 좌우된다. 심방에서 심실로 박동이 전도될 때, 정상적인 방실 연속은 손상이 없는 상태이다. 심실박동이 적절하다면, 환자는 저 심박출량의 증후를 경험하지 않을 것이다. 이 차단은 흔히 점진적이며 심실박동이 느려지면서 저 심박출량의 증후가 나타난다.

치료

영구 박동조율기의 삽입과 방실전도시간을 증가시킬 투약의 보류는 특상의 치료이

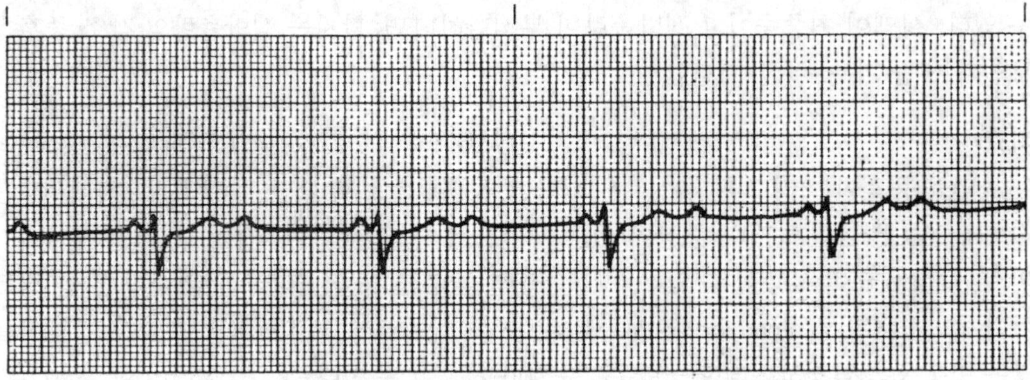

그림 8-37. 2도 방실차단 Mobitz Ⅱ형. 몇몇 박동수가 차단되는 동안 방실결절이 선택적으로 전도된다. 차단되지 않고 심실로 전도되면 결절에서 약간 지연된다. 심실에서는 정상적으로 전도가 지속된다.

다. 차단이 약물독성에 대해 이차적이라면, 차단은 약물의 중단으로부터 96시간 내에 해소될 것이다. 방실결절을 통한 박동의 전도를 증가시키려는 시도 가운데 증후가 있는 서맥에 대해 초기에 atropine이나 isoproterenol이 투약된다. 그러나 이것은 보통 차단의 수준으로 인해서 아무런 효과가 없다.

완전 심장차단 (Complete heart block)

정의 및 원인

완전 혹은 삼급 방실심장차단에서 심방과 심실 리듬은 서로 독립적이어서 리듬은 방실해리라고 불리 운다. 심방으로부터 심실로 박동의 전도 기능상실이 있다. 차단은 방실흥분전도계내 어디든 있을 수 있다: 방실 결절, 방실다발 혹은 다발갈래 등. 독립적인 심방과 심실 리듬의 어떠한 명백한 연속도 일치한다. 심방박동은 심실박동보다 더 빠르며 아무런 고정된 PR간격도 존재하지 않는다. 방실 혹은 심실 심근으로부터의 이탈리듬은 심실의 박동조율기로서 흡수해야 한다(take over). 내부 심실박동은 20~40 bpm이다. 완전한 심장차단은 방실결절의 지속적인 허혈이 발생하는 급성MI 혹은 중증 앙기나(angina)의 합병증으로 보통 발견된다. 이것은 또한 일부 칼슘경로차단제나 베타 차단제, 1군 항부정맥약과 디지탈리스 독성으로 인해서 발생할 수 있다. 심장내막염, 심근병증 혹은 퇴행적인 흥분전도계 질병으로 인해서 완전 심장차단이 발생한다.

ECG 모양

심방과 심실 리듬은 독립적이고 규칙적인 리듬으로 나타난다. P파장은 정상적인 모양이다. QRS의 모양은 심방박동조율기의 위치에 좌우된다. 박동율이 junctional focus에 의해서 통제된다면 QRS의 모양은 정상이다; 이탈 병소의 위치가 낮을수록 QRS복합체는 더 넓고 더 기이하다. PP와 RR간격은 규칙적이다. P와 R파장 간에는 아무런 관계가 없다. 심실자극흥분성은 느린 심장박동과 결과로서 오는 심근 허혈의 결과로서 간주된다 (그림 8-38).

혈류역학적 의미

느린 심장박동, 저심박출량 그리고 손상된 심장동맥관류는 급성 CHF를 초래한다. 또한 환자들은 실신을 경험하는데, 완전 심장차단의 결과일 때 이것은 Stokes-Adams 증후로 알려져 있다. 이 리듬은 일부 환자들에게 휴식 시에 잘 견뎌지지만, 운동 시에는 심실이 활동에 대해 적절히 가속화하면서 반응할 수 없기 때문에 증후들이 나타난다.

치료

완전 심장차단은 심실이 신뢰할 수 없는 박동조율기이기 때문에 보통 치명적인 긴급 상황이다. 그러나, 일부 연로한 환자들은 심실 이탈리듬이 45~60 bpm일 때 무증상이며, 그들은 가벼운 운동 시에조차 잘 견딘다. 응급치료는 정맥 atropine 이나 isoproterenol 혹은 임시 정맥통과(transvenous) 혹은 외부 조율(external pacing)을 포함한다. 영구조율의 필요성에 대한 결정은 차단의 근본원인에 기초한다.

다발갈래차단 (Bundle Branch Blocks)

다발갈래차단(BBBs)은 좌 혹은 우 다발갈래 혹은 양쪽을 통한 전도의 차단이다. "다발갈래" 란 용어는 심실내 흥분전도계의 주요 다발들을 가리킨다. 방실다발 혹은 다발갈래의 차단은 박동이 "정상적인" 전도경로를 가진 심실로부터 "차단된" 심실로 박동이 퇴행적으로 전달되어야 하기 때문에 심실의 탈분극화를 늦춘다. 현재 별개의 시간에 발생하는 탈분극화는 두개의 연결된 QRS복합체에 의해서 ECG상에서 표현된다. QRS는 두개의 R파장[R과 R' (R 프라임)]을 나타내는 패인 모양으로서 0.10초 이상 넓다. 추적은 비동시분극화를 나타내고 BBB를 진단한다. 하나의 다발이 손상되지 않는한 보통 전도에 대한 아무런 심각한 손상도 없다. 12-lead ECG가 진단에 필요하다. BBB는 V_1과 V_6

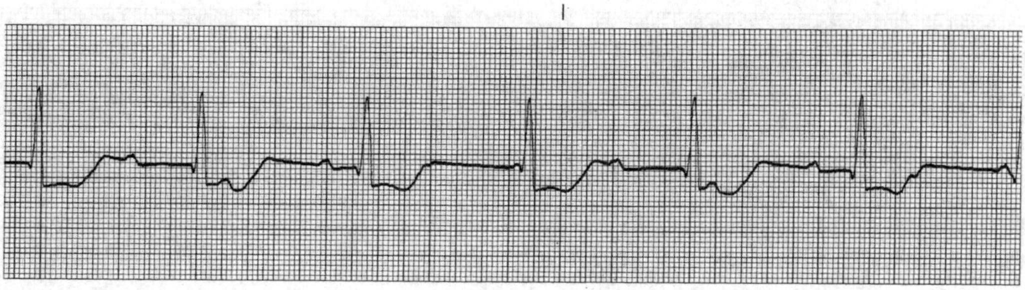

그림 8-38. 완전 심장 차단.(심방과 심실 비율이 독립적으로 리듬이 나타나는 것을 주목하라.)

lead에서 가장 잘 발견된다. BBB는 MI의 흔한 합병증이고 흔히 완전심장차단에 대한 전조이다.

우다발갈래 차단 (Right bundle branch block)

정의 및 원인

우다발갈래 차단(RBBB)은 우심실의 탈분극화와 수축을 늦추는 우심실갈래에서의 해부학적 혹은 기능적 차단이다. 건강한 심장에서 발견되지만, RBBB는 가장 흔히 anterior MI에서 발견된다.

ECG 모양

심방 전도는 정상이다. QRS는 0.12초 이상이고 lead V_1에서 패인다(rSR'). I lead와 V_6 lead에서 큰 S파장이 존재한다. T파장은 QRS에 대한 편향에서 상반된다(그림 8-39).

혈류역학적 의미

아무런 혈류역학적 의미도 없다. 지연된 전도에도 불구하고, 확장기 충만시간과 심박출량은 정상을 유지한다.

치료

아무런 치료가 필요하지 않다.

좌다발갈래차단 (Left bundle branch block)

정의 및 원인

좌다발갈래차단(LBBB)은 좌심실의 전도와 수축을 지연시키는 좌다발갈래에서의 차단에 의해 발생한다. LBBB는 허혈심장병, MI, 판막심장병 그리고 기타 심각한 심장병의 경우에 발생한다. 일부 경우에는, LBBB는 박동율 의존적이다(즉, "임계박동율"에 도달했을 때만 이것이 나타난다). 이 사건의 중요성은 이미 결정적이다. LBBB는 환자의 심장박동이 임계박동율 이하로 떨어지면 즉시 사라지며 심장박동율을 임계수준으로 상승시

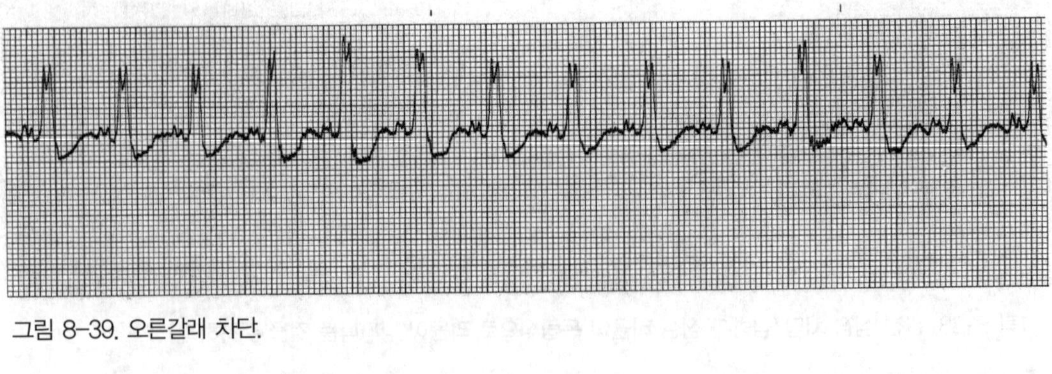

그림 8-39. 오른갈래 차단.

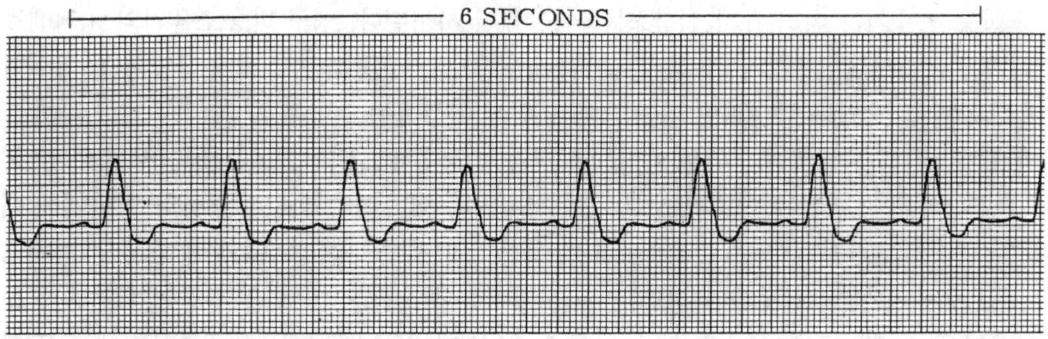

그림 8-40. 완전 왼갈래 차단의 정상 굴리듬(유도 I)

킴으로써 즉시 재생산될 수 있다.

ECG 모양

좌흉부 lead에서 패인 형태로 나타나는 넓혀진 QRS는 0.12초보다 더 크며 박동율과 리듬은 정상이다(그림 8-40).

혈류역학적 의미

아무런 합병증이 없다.

치료

차단 자체에 대한 아무런 치료도 필요하지 않다.

인공 박동 조율기 (Artificial Pacemakers)

인공 박동 조율기는 내부 전기 심장 상태들을 감지하고, 심장에 대한 반복적 전기 자극이 없을 때 그것들을 제공하는 전기적 기구이다. 심장의 자연적 박동조율기와 같이 이러한 자극들은 심장을 통한 박동의 시작과 전도를 허용한다. 인공 박동 조율기는 과거 10년 동안 점차 더 복잡해졌다. 이것은 정보를 저장, 분석하고, 다양한 심장 전도이상에 맞춰 프로그램 되어질 때, 반응하는 체내 삽입된 미니컴퓨터이다. 오늘날 약 백만 명의 환자가 체내 삽입된 박동 조율기를 하고 있다.

박동 조율기는 감지되고 조율된 심장 상태들을 내부 시계에 의해서 조정한다. 상태들 간의 시간 간격은, 박동조율기가 조율하는 자극을 방출하기 전에, 후속하여 감지되는 상태나 사전에 조율된 상태를 얼마나 오랫동안 대기할지를 결정한다. 박동조율기가 설정된 간격 동안 일시적으로 꺼질 때, 불응기는 기타 전기적 활동을 oversensing 하는 것을 방지한다.

박동 조율기는 여러 가지 심장 리듬 이상에서 지시된다. 영구 박동조율기의 90퍼센트는 병든 굴증상 혹은 방실 결정과 방실-Purkinje전도 장애를 위해서 체내 삽입된다. 방실다발에서 먼 쪽에 있는 증상적인 차단, 약물요법에 저항하는 SVT 혹은 VT의 과도한 억제 그리고 부정빈맥을 방지하기 위한 양방의 박동유지 경우에도 박동조율기가 지시될 수 있다.

임시 박동 조율기는 실제로 모든 증후적이거나 혈류역학적으로 손상적인 서맥에 대한 응급치료로서 지시되고 종종 MI 혹은 심장 동맥정맥 두름길수술후에 흔히 예방적으로(prophylactically) 사용된다. 임시조율은 정맥통과 혹은 경피 혹은 심장절개술 중에 둔 심장외막 유도를 통해서 이루어 질 수 있다. 임시 정맥통과 유도는 우내부목정맥 혹은 좌쇄골밑 접근법으로부터 우심실에 놓여진다. 이것은 매우 신뢰할만한 임시 조율방법이다. 경피 조율은 응급상황에서의 안전하고, 신속하며 일반적으로 효과적인 조율방법이다. 큰 조율전극은 심장 끝 위로 견갑골 사이의 뒷가슴벽에 놓여진다. 단기 긴급조율에는 효과적이지만, 환자에게는 매우불편하다.

박동조율기 사용에 대한 구체적 가이드라인은 심장혈관의 평가절차에 관한 미 심장학 대학(American College of Cardiology)과 미 심장협회(American Heart Association)의 태스크포스에 의해 개발되었다. 박동조율기가 기능과 프로그램가능성에서 점차 더 복잡해지면서, 이것들은 또한 점차 비싸고 사용하기에 더 복잡해지고 있다. 가이드라인은 적절한 사용과 과용으로부터의 보호를 위한 일부 지시를 제공한다.

박동 조율기 구성요소 (Pacemaker Components)

박동조율기는 박동발전기(배터리와 전기회로)와 유도전선으로 구성된다. 박동발전기는 심장에 대한 전기 자극을 일으킨다. 이것은 또한 환자의 심장박동을 감지하는 감지기작을 갖는다.

리튬 요오드화물은 오늘날 신체 삽입되는 모든 영구 박동조율기 발전기의 필수적인 동력원이다. 이것들은 5~15년의 예상 수명을 갖는다. 20~40년의 예상수명을 갖는 원자력 박동조율기는 안전, 경비 그리고 환경 문제로 인해서 더 이상 신체 삽입되지 않는다.

영구히 신체 삽입된 박동조율기에서, 박동발전기는 보통 수주에서 수개월간 "기능상실" 한다. 보여지는 증후는 환자의 근본 리듬에 좌우된다. 배터리의 기능상실은 보통 심장박동의 변화와 서맥이나 통제되지 않는 부정빈맥과 관련 증후 혹은 박동조율기 interrogation에 의해서 탐지되는데, 이것은 박동조율기에 고유한 전자프로그래머로서 이루어진다.

이 유도(lead)는 전도 전선과 전극 끝이다. 이것은 발전기에서 환자의 심장까지 이어지고 자극을 심근에 전달한다. 이 유도는 쇄골 밑 정맥을 통과하여 우심방으로 지나감으로써 정맥통과로 놓여진다. 적절히 자리 잡을 때, 전극 끝은 심방 혹은 심실 심장내막에 대어 두도록 놓인다. 이것은 빗살 같은 끝에 의해 고정된다. 박동조율기가 심장절개수술 동안 놓여진다면, 전극은 직접 심장외막에 봉합될 수 있다.

박동조율기의 유형 (Types of Pacemakers)

박동조율기는 임시 혹은 영구 그리고 단일방 혹은 쌍방중 하나로 분류된다. 임시 조율은 보통 정맥 통과 접근법을 통해서 부정맥이 가역적이라고 여겨질 때, 조율기-지원 리듬의 효과를 평가하기 위해서 혹은 영구 조율기가 삽입될 수 있을 때까지 응급 처치로서 사용된다. 단일방 조율은 심방이나 심실을 자극하는 시스템이다. 보통 조율되는 것은 심실이다. 양방 조율은 심방과 심실 모두를 자극한다. 두 방식은 임시 혹은 영구적으로 사용될 수 있다.

박동율에 반응적인 영구 박동조율기는 심장박동수 변동 부전인 환자의 신체운동, 호흡률 그리고 혈액온도에 반응하여 심장박동율을 변조한다.

분류/ NASPE Code (Classification/NASPE Code)

박동조율기는 5개의 매개변수에 의하여 분류된다. 심방실-조율, 심방실-지각, 반응방식, 프로그램 가능한 특성 그리고 특수 부정빈맥 특성. 각각의 범주는 박동조율기의 구체적이지만 표준적인 기능을 지시한다.

"심방-조율"과 "심방-지각"은 전극이 놓여있는 심방을 가리킨다(심방, 심실 혹은 이중 심방실). 심방실 지각은 지각기작의 존재와 기능에 좌우되며 심방실중 한 곳에서 이 기능이 발생한다(이것은 모두에서 일어날 수 있다). "조율 방식"은 지각 기능과 이것이 자극 방출에 어떤 관계가 있는지를 가리킨다. 프로그램 가능한 박동조율기는 외부 재프로그래밍에 의하여 조정될 수 있는 다양한 방식들과 구체적 기능들을 갖고 있다. 이 범주를 기술하는 글자들이 기능의 부재로부터 복잡한 작용까지 위계적으로 배열되는데, 각각의 상위 단계는 전 단계의 기능들을 도입하고 있다. 커뮤니케이팅을 나타내는 글자 "C"는 박동조율기가 원격측정능력을 갖고 있음을 나타낸다. 이것은 박동조율기에 관한 데이터, 프로그램된 특성, 과거의 심장상태 그리고 이 상태들에 대한 박동조율기의 반응을 전송할 수 있다. 박동율-반응 박동조율기는 최소한 하나의 생리학적 변수에 반응하여 심장박동을 변조한다. 신체운동, 호흡률 그리고 심부혈액온도(core blood temperature)는 박동조율기가 반응하도록 프로그램될 수 있는 생리학적 변수들에 대한 실례들이다. 특수한 항빈맥 기능들이 일부 고도로 전문화된 박동조율기에서 이용될 수 있다. 이 유형의 박동조율기는 하나 이상의 항빈맥 기능들을 할 수 있다. 조율자극 P그리고 동기화되거나 비동기화된 충격, S는 부정빈맥의 탐지시에 방출된다.

박동조율기 기능에 대한 균일한 기술을 위하여, 5글자 박동조율기 코드가 조율 및 전자생리학에 관한 북미협회(NASPE)에 의해서 채택되었고 이 코드는 보편적으로 사용된다. 첫 글자는 심방실 조율을 가리킨다. 둘째 글자는 심방실지각을 가리키며 세 번째 글자는 박동발전기가 박동에 어떻게 반응하는가를 가리킨다. 네 번째와 다섯 번째 글자들은 프로그램 가능성과 박동조율기의 특수 부정빈맥 특성을 확인해준다. 한층 더 세세한 연구를 위해서 다른 근거들을 참조하도록 권한다.

조율 방식 (Modes of Pacing)

네 가지 조율 방식이 있다: 고정율 혹은 비동조, 요구 혹은 억제, 유발 혹은 동조 그리고 이중. 고정박동율 박동조율기는 환자 자신의 리듬에 관계없이 계속적으로 fire한다.

표 8-3 NASPE pacemaker code

First letter chamber-paced	O=아무것도 없음
	A=심방
	V=심실
	D=이중(심실+심방)
Second letter chamber-sensed	O=아무것도 없음
	A=심방
	V=심실
	D=이중(심실+심방)
Third letter mode of response	O=아무것도 없음
	T=유발
	I=억제
	D=이중(유발+억제)
Fourth letter programmablity and rate modulation	O=조절할 수 없음
	P=간단한 프로그램 가능
	M=다양한 프로그램 가능
	C=교통
	R=조절률
Fifth letter antitachyarrhythmia function	O=아무것도 없음
	P=조율
	S=쇼크
	D=이중(조율+쇼크

이러한 사전 설정의 firing은 경쟁을 초래할 수 있고, 즉 심실은 자연적 그리고 인공 박동조율기로부터의 박동을 동시에 수용하는데, 이것들은 서로 지배적이 되려고 경쟁한다. 이러한 경쟁이 혼돈적인 리듬 장애를 야기하고 고정박동율의 박동조율기의 일차적인 단점이다. 요구 혹은 억제 박동조율기는 심장의 고율리듬을 지각하고 심장이 자기 자신의 박동을 개시한다면, 박동을 방출하지 않는다. 박동조율기는 필요할 때만 작용한다(fire).

유발 혹은 동기화된 박동조율기는 아무 내부 박동이 없을 때 일정하게 조율한다. 박동조율기가 자연적 조율에 기인하여 심실 탈분극화를 감지할 때, 박동조율기는 그것의 박동을 방출한다. 심실이 이미 탈분극화되고 또 다른 자극에 불응하기 때문에, 조율기 박동은 비효과적이다.

이중 심방실(dual-chamber)은 심방과 심실 모두를 감지하고 조율할 수 있다. 이것은 자발적이든 조율에 의하든 미리 설정된 간격으로 각 심방 수축이 심실 수축에 후행될 수 있게 한다. 이것들이 방실 순차형 박동조율기들이다. 그것들의 일차적 이점은 심장 상태의 정상적인 순차를 보존시키는 점이다. 심방이 심실충만에 기여하는 것이 유지된다. 이중 심방실 박동조율기는 단일 심방실 기기보다 더 다용도이다. 방실 순차 박동조율기는 단일 심방실(심방 혹은 심실) 혹은 이중 심방실 기능 중 필요한 대로 재프로그램될 수 있다.

박동조율기는 환자의 현재의 니즈를 충족하도록 체내 삽입될 때 프로그램 된다. 체내 삽입 이후에 박동조율기의 기능은 외부에서, 박동조율기에 맞춰서 전자 프로그래머에 의해서 조정되거나 재프로그램된다.

심전도 모양 (Electrocardiogram Appearance)

ECG상에서 박동조율기 박동은 심방 혹은 심실의 탈분극화에 바로 선행하는 극파(spike)로서 기록된다. 이 극파는 다양한 진폭을 지닌다(그림 8-41, 8-42). 이것은 순간적이고 아무런 실시간 지속이 없다. 일부사례에서, 조율극파가 매우 작기 때문에, 12-유도

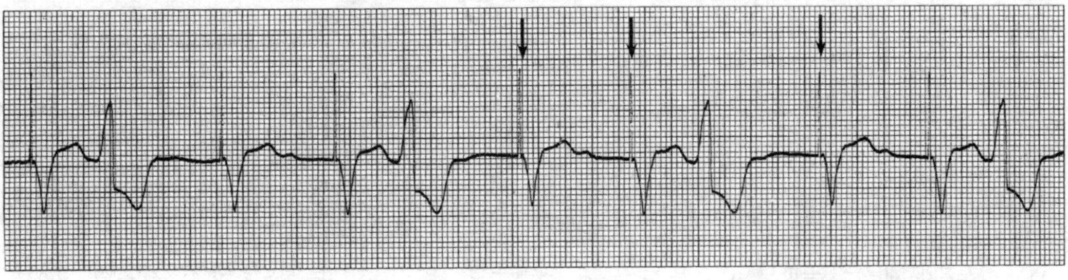

그림 8-41. 심실 박동조율기 리듬.(각 심실복합체 이전 극파를 주목하라. 심실복합체는 임펄스가 심실에서 시작하기 때문에 넓고 불규칙하다.)

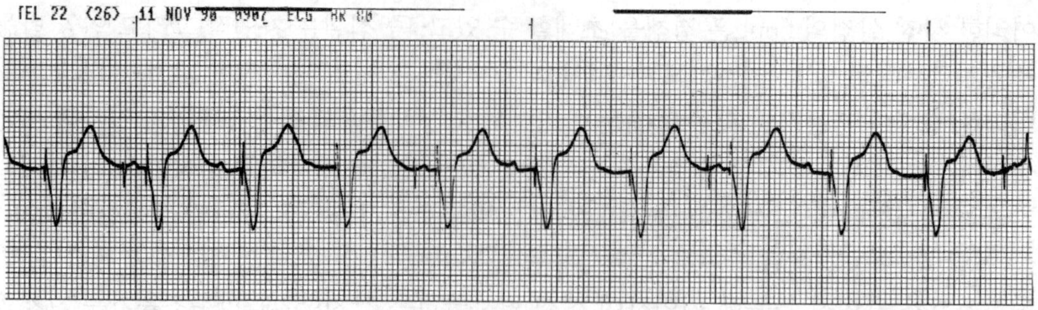

그림 8-42. 심방실실 박동조율기 리듬.(심발조율이 간헐적인 것을 주목하라. 개개의 고유 P파는 심발조율 극파가 없기 때문에 이들 복합체에서 구분할 수 있다.)

(lead) ECG가 조율극파의 탐지에 필요하지만, 대부분은 쉽게 눈에 띈다. 박동조율기가 적절하게 자극을 줄 때, 각 조율극파는 심장 반응을 산출한다. 만약 전극이 심실내에 있다면, 각 극파는 P파장을 산출해야만 한다. 전극이 심실내에 있다면, 각 극파는 QRS 복합체를 산출해야만 한다. 박동조율기는 그때 포착해 있다고 한다. 조율극파가 반응 산출에 실패한다면, 박동조율기는 포착하지 못했다고 한다. 빈번한 포착실패의 원인은 전극과 심방실벽간의 접촉의 실패, 동력원의 고갈 혹은 전극에서의 골절들이다(그림 8-43).

모양에서 심장순환의 파장들은 박동조율기의 박동이 심근에서 상이한 장소에서 발생하기 때문에, 환자의 자연적 리듬의 파장들과는 상이하다. 전도는 정상적인 경로를 따르지 않는다. 심실 조율 리듬에서, QRS는 흔히 모양이 넓고 기이하다.

때때로, 환자 자신의 내부 자극이 박동조율기가 일으킨 자극과 같은 시간에 발생한다. 두 자극이 상이한 방향에서 동시에 심실의 탈분극화를 개시하고 ECG상에 공유되거나 "융합??박동 모양을 가져온다. 조율극파를 뒤따르는 QRS는 두 기여 파장 형태가 왜곡된 혼합을 이룬 것이다(그림 8-44).

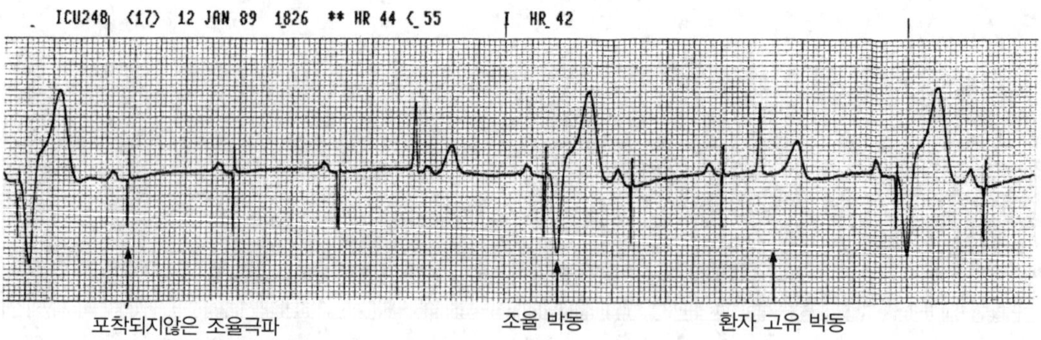

그림 8-43. 포착 실패.(조율 극파는 어떤 파형에도 따르지 않는다.)

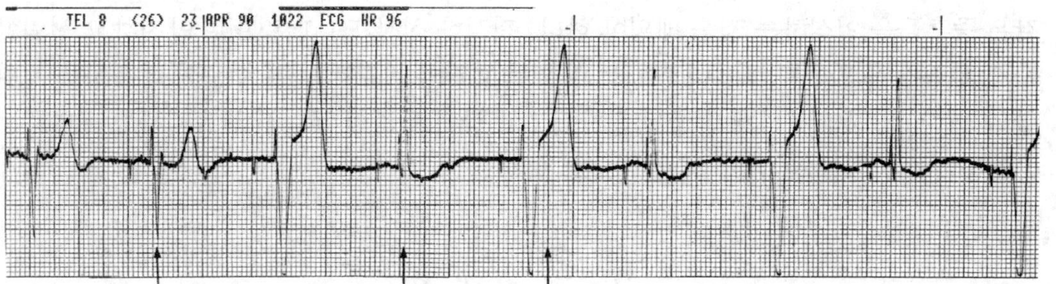

그림 8-44. 융합 박동. (융합 박동은 환자 고유의 심장박동과 조율박동에 비교하여 흔하지 않은 구성인 것을 주목하라.)

합병증 (Complications)

박동조율기와 관련된 합병증은 국소감염 혹은 유도나 맥박 발전기 삽입 장소에서의 혈종 형성, 심실의 자극으로 인한 부정맥, 도관에 의한 우심실의 관통 그리고 포착의 상실을 포함한다. 환자는 최적 기능을 확보하기 위해서 박동조율기에 적절한 조정을 함으로써, 각 합병증에 대해 기대 치료된다. 박동조율기는 또한 세동제거 전류에 의해서 손상되거나 우연히 재프로그램된다. 이 위험을 최소화하기 위해서, 세동제거 패들은 반드시 맥박 발전기로부터 최소 10센티 떨어져서 위치해야 한다.

운동에 대한 반응 (Response to Exercise)

박동조율기를 가지고 있는 환자의 운동에 대한 반응은 체내 삽입된 박동조율기의 유형뿐만 아니라 환자의 근본적인 심장병, 박동조율기 설치전의 적합성의 수준 그리고 박동조율기에 대한 의존도에 좌우된다. 정상적인 방실 결절기능과 이중 심방실 조율기를 가진 환자들은 흔히 심장 상태의 정상적인 순차를 유지하기 때문에 운동에 대해서 "정상적인" 심장혈관 반응을 갖는다. 심실에 조율된 리듬을 가진 환자들은 심방 kick의 이점(심박출량의 약 30퍼센트에 기여한다)이 없기 때문에 운동에 견디지 못한다. 운동가능성이 있는 대부분의 환자는 박동-반응적이거나 박동-변조 박동조율기를 받아들인다. 운동테스트는 운동 훈련의 시작 전에 운동 밀도에 대한 센서 반응의 적합성을 평가할 수 있다. 심장재활스텝 구성원들은 각 환자의 박동조율기의 유형과 기능을 잘 알아야 한다. 환자가 지닌 박동조율기 신원확인 카드는 체내 삽입된 기구의 유형과 기능에 관한 정보를 제공한다. 장기 추적조사는 이 환자들의 지속적인 의료의 중요한 부분이다.

박동조율기를 가진 환자들은 운동에 대한 내성을 결정하기 위한 호흡의 짧음과 피로 같은 증후들을 인식하는 것을 배워야 한다. 적절한 심장 모니터링으로 안전하고 신뢰할 수 있게 운동을 할 수 있다. 이 환자들은 훈련 효과와 비교적 높은 수준의 적응성을 성취할 수 있다. 노령의 심하게 손상된 환자들조차 상위 수준의 독립성을 유지하게 도와주는 운동능력의 적절한 증가를 성취할 수 있다.

전자생리학적 연구 (Electrophysiologic Studies)

전자생리학(EP) 연구는 심장에서의 박동의 발생과 전도에 있어서의 이상을 탐지하고 포착하기 위해 사용되는 침습적 기법이다. 전문적인 심장도관 절차 동안에, 전극 도관은 정맥을 관통하여 심장으로 지나가고, 심장의 특수한 영역의 전기적 잠재성이 관찰 및 평가될 수 있다. 초기에는 진단 도구로서 개발된 전기생리학적 연구는 현재 많은 특이한 심장 부정맥의 진단과 치료에 사용되고 있다. 전기생리학적 연구가 주로 지시되는 곳은 일상적인 약물치료에 반응하지 않는 심실부정맥, 특히 급성 심장병 삽화를 경험한 환자들의 경우이다. 약물요법에 반응하지 않는 증상적 심실위 부정맥과 원인이 확인되지 않은 실신은 또한 전기 생리학적 평가를 요청하고 있다.

개별적인 부정맥의 진단은 심장내 ECG를 통한 부정맥을 관찰하거나 심장을 전기적으로 자극하고 구체적인 부정맥을 의도적으로 유발하려고 시도함으로써 이루어진다. 주의 깊게 통제된 조건하에서, 부정맥이 관찰되면, 즉시 정맥 통과 조율이나 전기 심장율동전환에 의해서 종결된다. 이렇게 함으로써 내과 의사들은 잠재적으로 치명적인 부정빈맥을 관찰하여 현재의 치료의 효과를 결정하거나 기타 어떤 요법들이 필요한가를 결정할 수 있다. 약물요법은 반복된 전기생리학적 연구를 기초로 조정된다. 개별적인 부정맥이 개별적인 약물의 개시의 결과 재발되지 않는다면, 항부정맥약이 효과적이다. 만약 이것이 비효과적이라면, 다른 약물요법이 이런 식으로 테스트될 수 있다. 만약 효과적이라면, 그 부정맥에 관하여 환자에 대한 장기 예측과 좋은 상관관계를 갖는 것으로 보인다. 전기생리학적 연구는 재발하는 치명적 부정맥을 가진 환자들에게 효과적인 항부정맥약의 훨씬 신속한 선별 과정을 가능하게 한다.

외과적 절제술 혹은 딴 곳 병터에 대한 도관 고주파 절제가 시행될 수 있도록 심실전도를 맵핑함으로써 심장부정맥의 직접 치료를 위해 전기생리학적 연구가 사용된다. 전기생리학적 연구는 또한 항부정맥 기구나 박동조율기의 효능을 예측하기 위해서 사용된다.

이것들이 필수적이 될 경우, 주요 장애는 심장 도관화에 내재한 위험과 반복된 연구의 심리학적 영향이다.

삽입형 심장율동전환기-제세동기 (Implantable Cardioverter-Defibrillator)

삽입형 심장율동전환기-제세동기(ICD)는 치명적인 심실 부정맥을 탐지하고 교정하기 위해서 체내 삽입된 배터리 동력의 전기 기구이다. 적절한 항부정맥약과 함께 사용된다면, ICD는 심장외막 혹은 정맥 통과 유도들을 통해서 심장을 모니터하며, VT나 VF를 감지할 때 약 33주울(joules)에 이르는 R파장 동기화된 충격을 방출한다. 발전기는 복벽에 삽입되고 심장의 외막표면에 부착된 감지 전극과 패치나 좌쇄골밑 정맥을 지나 우심실끝으로 통하는 정맥통과 전극에 연결된다. 정맥통과 전극에서, 제세동을 위한 단일패치전극은 좌겨드랑중간 지역에서 삽입된다. 단일 요법 기구들은 박동만 혹은 박동과 QRS형태를 모니터하고 부정맥을 정상적인 굴리듬으로 전환시키기 위해 충분한 충격을 전달할 수 있다. 층층(tiered) 요법기구들은 다중 혹은 층층 요법들을 제공한다: 항빠른맥조율(신속-조율), 단일 심실방, 서맥에 대한 심실-요구 조율(느린 조율), 그리고 심장율동전환과 치명적인 부정빈맥을 위한 제세동 충격.

ICD는 심근경색증과 무관한 급성심장병사망의 삽화에서 생존한 환자와 전기생리학적 연구동안 아무런 유발가능한 부정맥이 없는 환자, 그리고 전기생리학적 연구동안 유발가능 하지만 약물요법에 저항하는 재발되는 부정빈맥을 경험한 환자에게 지시된다. ICD가 부정빈맥을 탐지하고 요법을 전달하는데 약 25초 소요된다. 환자들은 VT나 VF를 인식하든 못하든 ICD로부터의 충격을 인식할 것이다.그들은 이것을 가슴에서의 예리한 kick 혹은 짧은 전기 충격으로서 기술할 것이다. 요법 중에 있는 환자를 다루는 사람들은 약간의 저림을 지각을 느끼지만, 이것은 무해하다. 심장재활전문가가 충격을 목격한다면, 활력징후와 충격 전후로 경험하는 증후를 포함하여 환자를 즉시 평가하는 것이 중요하다. 환자가 증후가 있다면, 현재 리듬을 파악하는 것이 중요하다. 어떤 부정맥도 치료가 필요하다. 그의 리듬이 ICD로부터의 최대 횟수의 충격 후에 전환하지 못하는 환자는 필요하다면, 심장폐소생술에 이어서 외부의 세동제거를 해야한다. 만약 환자가 증후가 없고 아무런 부정맥도 없다면, 치료 지시는 없다. ICD는 효과적으로 작용해왔다. 환자가 하루에 충격의 횟수의 변화를 경험하거나 증후가 지속된다면, 의사는 ICD로써 환자를 재평가해야만 한다. ICD는 잘 견뎌져 왔고, 고위험 집단에서 재발하는 심장 정지로 인한 사망률을 첫해에 약 1.8퍼센트로 의미있게 감소시켰다. 이것의 안전성 기록은 재발하는 치명적인 부정맥으로 인해 특히 높은 위험에 처한 환자들을 관리하는 유망한 접근법을 나타낸다. 약 4만개의 ICD가 현재 전국적으로 체내 삽입되어있다.

ICD를 가진 환자들은 심장재활로부터 상당한 혜택을 받지만, 환자와 심장재활전문가 모두, 운동으로 유발되는 부정맥을 나타내는 환자의 운동내성평가를 잘 인식하고 환자의 빠른맥 박동율 탐지수준(ICD가 활성화되는 박동율)을 인식하는 것이 중요하다. 목표 심장박동율은 박동율 탐지수준으로부터 20~30bpm로 할 것을 권고한다. 이것은 개인이 안전하고 신뢰할 수 있게 운동할 수 있기 위하여 적절한 안전 경계이다. 전반적인 목표는 환자가 자신의 활동수준을 극대화하도록 하는 반면, SCD로부터의 보호를 제공하는 것이다.

운동으로 나타나는 심전도 변화 (Electrocardiogram Changes Seen With Exercise)

건강한 심장을 가진 사람들은 운동하는 동안 여러 개의 예기되고 사소한 ECG변화를 나타낸다. 운동의 정지에 이어서 운동전 심장박동율로의 신속한 복귀(회복기중)가 동반되는 적당한 것에서부터 과격한 것까지의 신체운동을 함으로써 발생하는 유의한 빠른맥이 가장 주목할만 하다. 건강한 사람은 운동 중에 한번 혹은 드물게 미성숙 심방, 경계 혹은 심실 수축을 경험한다. 이러한 부정맥은 혈류역학적 의미가 없다. CAD를 가진 환자는 운동 중에 같은 변화를 보여야 하지만, 훨씬 낮은 수준의 운동에서 그렇다. 신체적 조건화의 결과로서 발생하는 유리한 ECG변화와 낮은 심장박동율(휴식기와 준최대운동중)

표 8-4 운동 기간 중 심전도 변화

건강한 사람	심장동맥질환을 가진 사람
1. 약간의 P파 진폭 증가.	1. "최고 심박동"에서 혈액뇌관문(BBB)의 출현
2. PR 간격의 감소.	2. 운동 또는 회복기간 동안 다발성 또는 다발성 심실조기수축 발생
3. QRS 축이 오른쪽으로 약간 이동.	3. 심실성 빈맥(세 번 또는 속발성 심실 박동)
4. ST부가 1mm 가량 낮아짐.	4. 느린 부정맥과 빠른 부정맥의 출현
5. T파 진폭 감소.	5. ST부 1mm 이상 감소/증가, J점 이후 0.08초
6. 한번 또는 드물게 운동 또는 회복하는 중 심실조기수축(PVCs) 발생	6. 운동의 반응에 따른 서맥
7. 한번 또는 드물게 방실접합부 조기수축(PJCs) 또는 심방조기수축(PACs) 발생	7. 개인의 상한점보다 더 높은 심박수의 결과에 따른 빈맥
	8. 개인적으로 가진 부정맥의 빈도와 심각성의 증가

*. 안정시 심박동율과 최대하심박동율의 감소가 신체 컨디셔닝을 가진 양쪽 그룹에서 관찰되었다.
†. 모든 ECG 변화는 운동에 정상적으로 반응하고 있다.
‡. 이들 변화 중에 하나라도 발생하면, 운동을 중단하고, ECG 변화와 관련 증상에 대해 철저한 평가를 해야 한다.

은 건강한 사람과 CAD를 가진 환자 모두에게서 나타난다. 또한 CAD를 가진 환자는 자신의 허혈역치에 도달 전에 더 격렬한 활동에 종사할 수 있는 능력을 개발한다(훈련 효과). 심장이식을 한 환자는 심장재활전문가에게 도전을 제시한다. 직접적인 공감적인 신경분포의 결여로 인해서 그의 심장박동율은 더 느리게 상승하며 정상적인 심장의 박동율보다 더 낮은 비율로 정점에 이른다.

운동 중에 관찰되는 이상 ECG반응은 심근 산소공급과 수요 간의 불균형을 반영한다. 보통 이것들은 운동부정맥이거나 ST구역과 T파장에서의 변경이다. 운동부정맥은 운동과 회복기 모두에서 나타난다. 이것들은 환자의 심박출량에 대한 관계에서 중요하다. 부정맥이 부적절한 심박출량을 일으킨다면, 이것은 실신, 엔지나 혹은 CHF를 유발할 수 있다. ST구역과 T파장의 변경은 세 가지 범주에 해당한다: 수평적, 하향활강 그리고 상향활강. J 포인트에서 0.08초에 1밀리미터이상의 ST구역에서의 하강 혹은 상승은 심근의 허혈을 가리킨다. 이것은 운동에 대한 이상적 반응이다. 심장재활에서 운동이 모니터될 때, 이 매개변수는 개입을 결정하기 위해 다른 임상적 증후들과 관계하여 주의 깊게 평가되어야만 한다. 운동 중에 발생하는 ST구역과 T파장 모두의 다양한 모양의 중요성에 관해서 거의 혹은 전혀 합의된 의견이 없다.

심장 작용뿐만 아니라, 빈혈, 저산소혈증 그리고 심실 자루를 포함하는 많은 병태생리학적 조건들은 일반적으로 운동에 의해서 동일한 ST구역과 T파장 변화를 유발시킨다. 운동중의 ST구역 내림의 유의성을 결정하는데 있어서, 관련 증후를 관찰하고 평가하는 것뿐만 아니라 환자의 ECG가 운동 중지 시에 얼마나 빨리 정상으로 복귀하는지를 관찰하고 평가하는 것이 중요하다. 표8-4는 관찰되는 기타 이상 ECG 변화를 수록하고 있다. 이러한 모든 이상들과 피로, 흉부불쾌감, 현기증 그리고 두근거림을 포함하여 환자가 보고하는 기타 어떠한 새롭고 잠재적으로 유의한 임상적 증후들의 경우에, 운동을 종료되어야 한다. 부정맥의 관찰과 활력징후와 객관적 주관적 증후들을 포함하는 환자의 평가는 즉시 이루어져야 하고 적절한 치료가 시행되어야 한다. 상황이 긴급하지 않다면, 증상이 완전히 감소할 때까지 심장재활장소에서 관찰 하에 놓여야 한다. 환자는 의사에 의해서 즉각적인 평가를 받도록 교육되어야 한다. 삽화에 관한 정보는 심장 재활 스텝에 의해서 의사에게 전달되어야 한다. 의사의 평가로부터의 적절한 결과는 환자가 다시 운동하기 전에 심장 재활 스텝에게 송부되어야 한다. 추가적으로, 운동전에 관찰된 새로운 부정맥이나 기타 새로운 증상은 환자에게 운동이 허락되기 전에 반드시 평가되어야 한다. 완전 심장차단임이 발견되거나 CHF증후를 나타내는 어떤 환자도 운동은 금기이다. 그런 환자들은 즉각적인 의료를 구해야 한다.

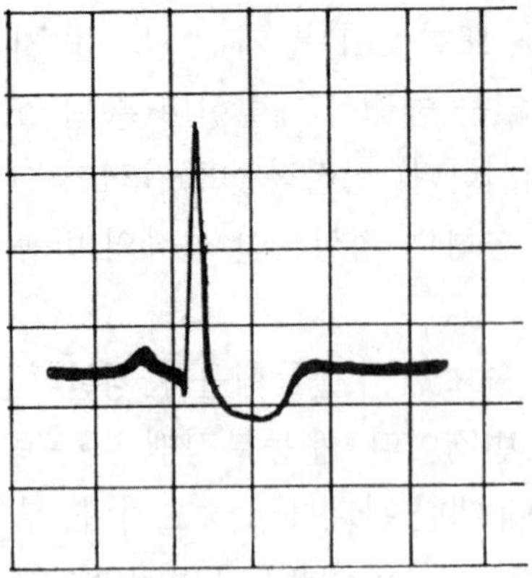

그림 8-45. 디기탈리스 효과. ST 분절에서 둥글게 처지는 모양이 나타난다. 출처: Brunner, LS와 Suddarth, DS: Textbook of Medical Surgical Nursing, ed 5. JB Lippincott, Philadelphia, 1984, p 571

심전도에 대한 약물효과 (Drug Effects on the Electrocardiogram)

심장박동율에 영향을 미치는 약물은 ECG패턴에 어떤 영향을 미친다. 심장 glycosides,부정맥 그리고 베타 차단제는 모두 심장순환에 다양한 영향을 미친다. 디지털리스는 최중 ECG변화를 야기하는 최대 잠재력을 지닌다. 특히 베타차단제는 서맥을 일으킬 수 있다. 이것들은 40~50bpm 범위에서 심장박동율을 산출한다. 이 약들이 서맥을 일으키지만, 증가된 운동과 증가된 심장박동율간의 선형관계는 유지된다.

디지털리스 약제와 칼슘이온 대항제는 방실전도시간을 증가시킨다. 디지털리스독성의 가장 흔히 관찰되는 증상은 방실차단이다. 디지털리스는 또한 ST구역에서의 늘어짐과 Q-T간격(Q 파장에서 T 파장까지 측정되는)의 단축을 가져올 수 있다. 디지털리스 독성에서 모든 유형(심방, 연결 그리고 심실)의 부정맥이 문서화되어졌다.

키니딘과 procainamide 는 방실전도시간을 연장시키고 P-R간격의 연장을 일으킬 수 있다. 넓은 QRS복합체와 넓고 패인 T파장 혹은 도립 T까지도 발견될 수 있다. 독성에서 환자들은 빈번히 방실차단, QRS의 확장(정상 지속시간의 1.5배 정도) 혹은 심실 부정맥을 나타낸다.

저칼륨증을 일으키는 이뇨제는 부정맥 특히 PVC를 발전시킨다. 동시 발병중인 병을 치료하는데 사용하는 약은 또한 ECG 변화를 일으킬 수 있다. Phenothiazines(즉, promethazine hydrochloride [Phenergan] chlorpromazine hydro chloride [Thorazine]) 그리고 tricyclic 항우울제(즉, amitriptyline hydrochloride[Elavil], doxepin hydrochloride [Sinequan])는 T-파장 변화, PR과 Qt 연장, 전도장애 그리고 심실위 및 심실 부정맥을 일으킨다. MAO 억제기 또한 부정맥을 유발할 수 있다. 그러므로 환자의 의료 및 약리요법에 대한 완전한 최신 기록을 유지하는 것이 중요하다. 변화가 환자의 운동처방과 운동에

표 8-5 심전도에서 선택적인 약물의 효과

약물	심전도 효과
디지털리스	1. 심실흥분시간이 짧아짐. 2. 방실 전도 시간의 증가. 3. QT 사이간격의 감소. 4. ST부의 감소. 5. 많은 용량 : T파 진폭의 감소 PR 간격증가, 동서맥 심방조기수축, 심실조기수축 이단맥, 비정상적 다발성 전도 6. 독성 : 방실 차단
퀴니딘과 프로카인아미드	1. PR 간격증가 2. QRS 복합체 확장 ; QT 간격 증가 3. 톱니 모양 또는 불규칙하거나 감소하는 T파 4. 독성 : 방실 또는 동방 차단
페노티아진(페넬간, 토라진)	1. 특이성 없는 T파의 변화 2. T파 진폭의 감소 3. 심실내 전도 장애 4. 심실위와 심실 부정맥
삼환계항우울제(엘라빌, 사인콴)	1. T파 변화 2. PR 간격, QT 간격 그리고 QRS 복합체 증가 3. 전도 장애 4. 심실위 와 심실 부정맥

대한 반응에 극적인 영향을 미칠 수 있으므로 환자의 투약상의 어떠한 변화도 심장재활팀에게 인지시키도록 환자들에게 반복적으로 권고해야 한다.

요 약

심장 병리의 진단과 치료에서 ECG의 중요성에 관한 정보가 제시되었다. 개인별 파장형태가 파악되었고 상응하는 심장의 전기 및 근육활동과 연관지어졌다. 휴지기와 운동

시에 기록하는 적절한 ECG를 위한 유도 배치(lead placement)가 확인되고 예시되었다.

추가적으로, 박동율, 리듬 그리고 심장재활상황에서 가장 흔히 조우되는 ECG해석을 위한 파동 형태 모양에 대한 기본 개념들이 제시되었다. 부정맥, 개시 혹은 심장박동 전도에서의 이상이 예시의 목적으로 샘플 심전도 띠와 함께 기술되었다. 보통의 부정맥과 전도차단에 대해서 각 부정맥의 특이한 병인, 혈류역학적 의미 그리고 치료를 개괄하는 정보가 포함되었다. 박동조율기, 전기생리학적 연구, ICD 그리고 약물요법이 ECG에 미치는 영향 등에 대한 간결한 논의가 이 장에 포함되었다.

기본적 부정맥 신원파악 기법에 대한 평가 기회의 제공을 위해서, 참조에 따라서 개관적인 질문과 ECG 리듬 띠가 워크북 형식으로 제시되었다.

참고문헌

1. Gilmore, SB and Woods SL: Electrocardiography and vectorcardiography. In: Woods, SL et al (eds): Cardiac Nursing, ed 3. Lippincott, Philadelphia, 1995, p 290.
2. Goldman, MJ: Principles of Clinical Electrocardiography, ed 12. Large Medical Publications, Los Altos, Calif, 1986.
3. The normal electrocardiogram. In: Guyton, AC and Hall, JE: Textbook of Medical Physiology, ed 9. Saunders, Philadelphia, 1996, p 129.
4. Menzel, LK and White, JM: Electrocardiogram interpretation. In Colchesy, JM et al (eds): Critical Care Nursing, ed 2, Saunders, Philadelphia, 1996, p 127.
5. Ritchie, DE: Exercise and Activity. In: Woods, SL, et al (eds): Cardiac Nursing, ed 3. Lippincott, Philadelphia, 1995, p 708.
6. Hartley, LH: Exercise for cardiac patients, long term maintenance. Cardiol Clin 11:270, 1993.
7. Dubin, D: Rapid Interpretation of EKGs, ed 4. Cover Publishing Co, Tampa, 1988.
8. Brannon, FJ: Experiments and Instrumentation in Exercise Physiology. Kendall-Hunt, Dubuque, Iowa, 1978.
9. Sumner, SM and Grau, PA: Guidelines for running a 12-lead EKG. Nursing '85 15:12, 1985.
10. Vinsant, MO and Spence, MI: Common Sense Approach to Coronary Care, ed 5. Mosby, St Louis, 1989.
11. Wenger, NK: Rehabilitation of the patient with coronary heart disease. In: Schlant, RC and Alexander, RW (eds): Hurst's The Heart—Arteries and Veins, ed 8. McGraw-Hill, New York, 1994, Vol 2, p 1223.
12. Fisch, C: Electrocardiography and vectorcardiography. In: Braunwald, E (ed): Heart Disease: A Textbook of Cardiovascular Medicine, ed 4. Saunders, Philadelphia, 1992, p 116.
13. Purcell, JA and Haynes, L: Using the ECG to detect MI. Am J Nurs 84:5, 1984.
14. O'Donnell, L: Complications of MI, beyond the acute stage. Am J Nurs 96(9): 25, 1996.
15. Marriott, HJL: Practical Electrocardiography, ed 8. Williams & Wilkins, Baltimore, 1988.
16. Conover, M: Understanding Electrocardiography: Arrhythmias and the 12-Lead Electrocardiogram, ed 6. Mosby Year Book, St. Louis, 1992.
17. Zipes, DP and Jalife, J: Cardiac Electrophysiology from Cell to Bedside. Saunders, Philadelphia, 1990.
18. Lipman, BS, Dunn, M, and Massic, E: Clinical Electrocardiography, ed 8. Year Book Medical Publishers, Chicago, 1989.
19. Myersburg, RJ, Kessler, KM, and Castellanos, A: Recognition, clinical assessment and management of arrhythmias and conduction disturbances. In: Schlant, RC and Alexander, RW (eds): Hurst's The Heart—Arteries and Veins, ed 8. McGraw-Hill, New York, 1994, Vol 1, p 705.
20. Woods, SL: Electrocardiography and vectorcardiography. In Woods, SL et al (eds): Cardiac Nursing, ed 3. Lippincott, Philadelphia, 1995, p 290.
21. Cardiac arrhythmias. In: Cheitlin, MD, Sokolow, M, and McIlroy, MB: Clinical Cardiology, ed 6. Appleton & Lange, Norwalk, Conn, 1993, p 512.
22. Hastillo, A and Hess, ML: Diagnosis and treatment of cardiac arrhythmias. In: Ayers, SM et al (eds): Textbook of Critical Care, ed 3. Saunders, Philadelphia, 1995, p 502.
23. Creswell, LL et al: Hazards of postoperative atrial arrhythmias. Ann Thorac Surg 56:539, 1993.
24. McCoy, AK: A new standard-creating an algorithm for atrial dysrhythmias. Am J Nurs (suppl) 84(11):27, 1994.
25. McKenry, LM, and Salerno, E: Pharmacology in Nursing, ed 16. Mosby, St. Louis, 1986.
26. Clyne, CA and Kimmelstiel, CD: Clinical management of cardiac arrhythmias in the coronary care unit.

In: Rippe, JM et al (eds): Intensive Care Medicine, ed 3. Little Brown Co., Boston, 1996, Vol 1, p 532.
27. Zipes, DP: Management of cardiac arrhythmias; pharmacological, electrical and surgical technique. In: Braunwald, E (ed): Heart Disease: A Textbook of Cardiovascular Medicine, ed 4. Saunders, Philadelphia, 1992, p 628.
28. Stahl, L: How to manage common arrhythmias in medical patients. Am J Nurs 95(3):36, 1995.
29. Jacobson, C: Arrhythmias and conduction defects. In: Woods, SL et al (eds): Cardiac Nursing, ed 3. Lippincott, Philadelphia, 1995, p 321.
30. Loeb, S (ed): Cardiovascular Disorders in Disease. Springhouse Corporation, Springhouse, PA, 1993, p 572.
31. Lehman, MH and Steinman, RT: Preventing sudden cardiac death. Postgrad Med 82:7, 1989.
32. Marchlinski, FE: VT: Clinical presentation, course and therapy. In: Zipes, DP and Jalife, J: Cardiac Electrophysiology from Cell to Beside. Saunders, Philadelphia, 1990, p 756.
33. Antiarrhythmic drugs. In Tierney, LM, McPhee, S, and Papadakis, A (eds): Current Medical Diagnosis and Treatment, ed 35. Appleton & Lange, Stamford, Conn, 1996, p 344.
34. Bardy, GH and Olson, WH: Clinical characteristics of spontaneous-onset sustained VT and VF in survivors of cardiac arrest. In: Zipes, DP and Jalife, J: Cardiac Electrophysiology from Cell to Bedside, Saunders, Philadelphia, 1990, p 778.
35. Cox, J: Surgical Treatment of Cardiac Arrhythmias. In: Schlant, RC and Alexander, RW (eds): Hurst's The Heart—Arteries and Veins, ed 8, McGraw-Hill, New York, 1994, p 863.
36. Saksena, S et al: Clinical investigation of antiarrhythmic devices: A statement for health care professionals from a joint task force of the North American Society of Pacing and Electrophysiology, the American College of Cardiology, the American Heart Association and Working Groups on Arrhythmias and Cardiac Pacing of the European Society of Cardiology. Pacing and Clinical Electrophysiology 18(4 PT 1):637, 1995.
37. Scheinman, MM: Treatment of cardiac arrhythmias with catheter ablative technique. In: Schlant, RC and Alexander, RW (eds): Hurst's The Heart—Arteries and Veins, ed 8. McGraw-Hill, New York, 1994, p 859.
38. American Heart Association: Guidelines for cardiopulmonary resuscitation and emergency cardiac care, part III: Advanced cardiac life support. JAMA 268:2199, 1992.
39. Lewandowski, DM and Jacobson, C: AV blocks: Are you up to date? Am J Nurs 95(12):27, 1995.
40. Erikson, BA: Dysrhythmias. In: Kinney, MR and Packa, DR (eds): Andreoli's Comprehensive Cardiac Care, ed 8. CV Mosby, St. Louis, 1996, p 86.
41. Superko, HR: Effects of cardiac rehabilitation on permanently paced patients with third degree heart block. Journal of Cardiac Rehabilitation 3:561, 1983.
42. Stephenson, N and Combs, WJ: Artificial cardiac pacemakers and implantable cardioverter defibrillators. In: Kinney, MR and Packa, DR: Andreoli's Comprehensive Cardiac Care, ed 8. Mosby, St. Louis, p 220.
43. Belz, MK, Wood, MA, and Ellenbogen, KA: Pacemakers and implantable cardioverter defibrillator in the intensive care setting. In: Ayers, SM et al (eds): Textbook of Critical Care, ed 3. Saunders, Philadelphia, 1995, p 513.
44. Jones, MC: Pacemakers. In: Clochesy, JM et al (eds): Critical Care Nursing, ed 2. Saunders, Philadelphia, 1996, p 167.
45. Dreifus, LS et al: Guidelines for implantation of cardiac pacemakers and antiarrhythmia devices. J Am Coll Cardiol 18:10, 1991.
46. Bernstein, AD et al: The NASPE/BPEG generic pacemaker code for antibradyarrhythmia and adaptive rate pacing and antitachyarrhythmia devices. Pacing and Clinical Electrophysiology 10:794, 1987.
47. Tamarisk, NK: Enhancing activity levels with permanent cardiac pacemakers. Heart Lung 17(1):6, 1988.
48. Akhtar, M: Technique of electrophysiological testing. In: Schlant, RC and Alexander, RW: Hurst's The Heart—Arteries and Veins, ed 8. McGraw-Hill, New York, 1994, p 881.
49. Cooper, DK, Valladeres, BK, and Futterman, LG: Care of the patient with the automatic implantable cardioverter-defibrillator: A guide to nurses. Heart Lung 87(1):640, 1987.
50. Collins, MA: Implantable cardioverter defibrillator. Am J Nurs 94:34, 1994.
51. Ayers, SM: Cardiovascular. In: Ayers, SM: Textbook of Critical Care, ed 3. Saunders, Philadelphia, 1995, p 448.
52. Callans, DJ and Josephson, ME: Future developments in implantable cardioverter defibrillators: The optimal device. Prog Cardiovasc Dis 36(3):227, 1993.
53. Brooks, R et al: The automatic implantable cardioverter defibrillator: Early development, current utilization and future directions. In: Braunwald, E (ed): Heart Disease Update. Saunders, Philadelphia, 1990, p 193.
54. Dehn, MM: Rehabilitation of the cardiac patient: The effects of exercise. Am J Nurs 80:5, 1980.
55. Miller, NH: Cardiac rehabilitation: Management of the patient after MI. In: Kinney, MR and Packa, DR: Andreoli's Comprehensive Cardiac Care, ed 8. Mosby, St. Louis, 1996, p 402.

8장의 복습 질문들

***설명:** 그들이 심전도법을 적용한 것처럼 다음의 질문들을 간단하게 답하여라(다음을 답해라).*

1. ECG 이해는 ____________, ____________, ____________, 그리고 ____________의 기초가 된다.

2. ____________은 심근허혈의 특징적인 ECG 표시이다.

3. 심장리듬(심장부정맥)에 장애는 ____________혹은____________의 비정상적인 것에 요인된다.

4. ____________, 심장의 자연적인 박동조율기는______분당______번의 속도에 고유적으로 발화된다.

5. ____________leads와____________leads는 12standard ECG leads를 구성한다. ____________는 운동하는 동안 단일한 모니터링으로써 자주 사용된다.

6. 다음의 정의 혹은 문장중의 하나로 설명된 그림 8-46에 파 혹은 ECG의 파를 맞추어라.
   a. ____________ 심실 탈분극
   b. ____________ 심장순환
   c. ____________ 완전한 그리고 상대적인 불응기
   d. ____________ 심실 재분극
   e. ____________ 심방 탈분극

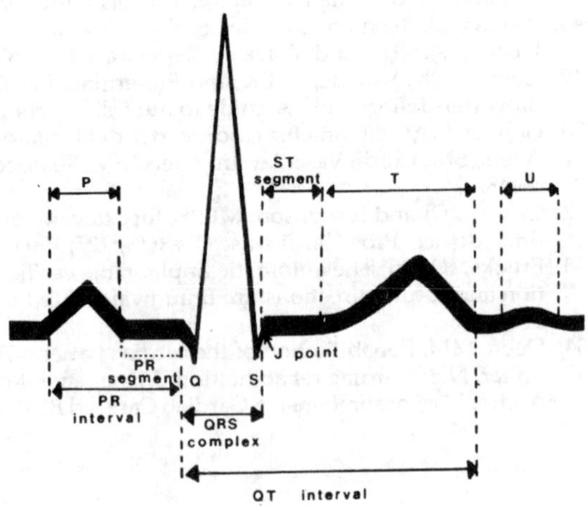

그림 8-46 ECG 파 형태.(From Underhill, SL, et al: Cardiac Nursing, JB Lippin-cott, Philadelphia, 1983, p. 204, with permission.)

7. 가장 공통적인 심장차단을 설명하여라.
   a.
   b.
   c.
   d.
   e.

8. NSR의 특징은 무엇을 제외한 모든 것이다:
   a. 리듬은 본질적으로 규칙적이다.
   b. 임펄스는 60에서 100 bpm의 속도의 심방결절 범위이다.
   c. QRS 복합체 모습은 다양하다
   d. 속도는 깊은 흡기로 천천히 감소할 것이고 호기는 증가할 것이다.

9. 관상동맥 질환 그리고 협심증, 동성빈맥을 가진 개인들:
   a. 심근산소요구량을 증가시킨다.
   b. 확장기의 감소 때문에 관상동맥관혈류를 상당히 감소할 것이다.
   c. 근본적인 원인이 확인되지 않고 심장속도가 감소하게 된다면 협심증 삼화가 일어날 것이다.
   d. 위의 모든 것

10. 조기심실수축을 규칙적으로 일으키는 것은(PVC) 확인될 수 있다____________ 로 PVC가 모든 정상적인 맥박을 가지고 연결될 때 as______________PVC가 모든 3번째 맥박이 일어날 때 이다.

11. 심장이 운동에 대한 증가된 산소요구량을 만족시키는 메카니즘을 간단하게 설명하라.

    죽상동맥경화증을 가진 개인들에 이것은 어떻게 다른가?

12. 동성서맥:
    a. 잘 견디게 될 수 있다.
    b. 신체적으로 건강한 개인들 그리고 잠을 자는 동안 많은 개인들에게서 자주 보게 된다.
    c. 극심할 수 있고(40 bpm 이하) 낮은 심박출량의 증상과 표시들을 나타날 수 있다.
    d. 디곡신 치료의 개인들에게 보게 될 수 있다.
    e. 위의 모든 것

13. 평균을 확인하여라:
    a. p파 ______________________________
    b. pr간격 ______________________________
    c. QRS복합체 ______________________________
    d. ST 분절 ______________________________
    e. T파 ______________________________

14. 비정상적인 ECG 변화가 발견되고 유지하거나 운동을 가진 빈도수에서 증가할 때 건강한 종사자들은 무엇을 제외하고 다음의 모든 것을 해야 한다.
    a. 적절히 열을 식히는 시간을 보면서 운동을 종료시킨다.
    b. 개인의 활력징후와 관련 증상을 기록하고 체크한다.
    c. 개인들이 가능한 한 비정상적인 것들이 사라지면 곧 운동을 재개한다.
    d. ECG의 변화를 환자의 의사에게 알려라
    e. ECG 변화가 평가될 때 까지 운동을 하지 않고 환자는 조심한다.
    f. 위와 다른것

15. 다음의 모든 것들은 무엇을 제외하고 운동했을 때 보게 되는 정상적인 ECG 변화이다.
    a. 1 mm 이하의 ST분절에 대한 감소이다.
    b. 심장차단
    c. 심장기능상실
    d. 감소된 T파의 진폭

16. 상적인 전도로을 통한 임펄스의 전도에 해부학적 또는 기능적인 방해는 무엇이다.
    a. 심방세동
    b. 심장차단
    c. 심장기능상실
    d. 심실근 탈분극

17. PVCs의 4가지 특징을 설명하라.
    a.
    b.
    c.
    d.

18. 조기 심실전도는 무엇에 의해 촉발될 것이다.
   a.
   b.
   c.

19. 심실내 일어나는 부정맥이 왜 즉각적인 치료가 필요한지 간단하게 설명하여라.

20. 심방조동은 다음의 예 중의 모든 것에 의해 특징된다.
   a. 심실반응은 불규칙적이거나 규칙적일 것 이고 심실운동으로 심방의 비율을 나타낼 수 있다.
   b. 심방운동은 ECG에서 톱니모양의 형태를 가지고 조동파 혹은 F로 알려진다.
   c. QRS복합체로 비정상적인 형태가 있다.

21. 가장 공통적으로 ECG를 영향을 주고 그들의 효과를 주는 심장약들의 범주를 나열해라.
   a.
   b.
   c.
   d.

22. 심방 부정맥
   a. 가장 공통적으로 심방세동, 심방조동, 조기 심방수축을 포함한다.
   b. 심방에서 전위병소부터 발생한다.
   c. 비정상적인 P파 혹은 다양한 형태를 가지거나 인식 가능한 P파의 부재일 수 있다.
   d. 정상적인 QRS 형태를 가질 수 있다.
   e. 위의 모든 것

23. 심장 재활 프로그램에서 모든 환자들 최신의 투약 프로필을 유지하는 것이 왜 필수적인가?

24. 방실순치형박동조율기의 가장 큰 이익은 무엇인가?

25. ECG에서 박동조율기를 어떻게 발견 되었는가?

26. 삽입형제세동기에 대한 두 가지 지시사항은 무엇인가?

27. ICD를 가진 개인들에 대해 운동 기간동안 목표심장속도와 ICD의 속도발견수준에 대한 안전의 차이를 설명한다.

질문을 보고 답하여라.

1. 속도, 리듬, 규칙성 그리고 개인들의 파 형태

2. J점 이후에 0.08초 일어나는 1 mm 이상의 ST분절 감소/상승

3. 자동성, 전도

4. 심방결절, 60에서 100

5. 6사지, 6가슴, 한정된 흉부 유도 V5(CMV5)

6. a. QRS 복합체
   b. 전체의 PQRST 복합체
   c. ST분절과 T파
   d. T파
   e. P파

7. a. 심방결절 차단
   b. 1도 방실결절 차단(Mobitz1)
   c. 2도 방실결절 차단(Mobitz2)
   d. 완전한 심장차단
   e. 다발 심장차단

8. C는 정확한 답이다.

9. D는 정확한 답이다.

10. 이단맥, 삼단맥(위하여)

11. 심장은 정상적인 속도의 혈류로부터 산소를 추출하는데 매우 효과적이기 때문에 건강한 심장은 심장속도와 직행하는 관상동맥의 확장을 증가시키는 것으로 운동에 의해 가져온 증가된 산소요구량을 만족시킨다(끊임없이, 관상동맥혈류흐름을 증가시킨다).

    CAD에서 확장을 억제하는 혈관 벽에서 변화가 있고 그래서 심장속도에서 증가는 운동하는 동안 심근으로 산소공급을 증가시키는 단지 메카니즘이다.

12. E는 정확한 답이다.

13. a. p파는 0.08초에서 0.12초이다.
    b. PR간격은 0.20초 보다 작다.
    c. QRS: 0.06에서 0.12초이다.
    d. ST분절: 0.12초이다.
    e. T파: 0.16초

14. C는 정확한 답이다.

15. C는 정확한 답이다.

16. B는 정확한 답이다.

17. 이 답들 중에 어떤 4가지
    a. QRS는 비정상적인 심근전도로와 탈분극 때문에 연장된다.
    b. 대상성휴지는 PVC를 따른다.
    c. 운동 후에 열을 내리거나 회복기간에 자주 일어난다.
    d. 그것이 치료되지 않는다면, 심실성빈맥의 부정맥 혹은 심실성세동을 위협받을 수도 있다.
    e. T파는 PVC의 R파로 굴절하는데 반대이다.

18. 조기심실수축은 이 답들 중에 어떤 3가지에 의해 촉발될 수 있다.
    a. 카페인
    b. 알코올
    c. 분노
    d. 담배
    e. 사건을 발생시키는 어떤 허혈

19. 가끔 PVC를 제외하고 심실간박동조율기가 의존하지 않기 때문에 심실에서 그들의 기시를 가지는 부정맥은 위험하고 무질서의 리듬으로 신체의 대사리듬을 만족시키기 위해 필요할 수 있는 심박출량을 야기시킨다.

20. C는 정확한 답이다.

21. a. 심배당체. 효과: 증가된 방실 전도 시간; 늘어진 ST분절; 짧아진 Q-T간격
    b. 베타차단제. 효과: 휴식기에 서맥; 운동으로 예측될 수 있는것 보다 더 느린 심장속도
    c. 칼슘 대항제. 효관: 증가된 방실 전도 시간; 느린 심장속도
    d. 항부정맥약. 효관: 치료에 사용되고 있는 부정맥과 약의 다양함

22. E는 정확한 답이다.

23. 다른 투약들은 그들이 운동을 한때 환자들에게 다양한 효과를 가지고 약간의 합병증 혹은 ECG 변화를 일으킬수 있다. 환자에 대한 투약 프로필 지식은 ECG에서 변화의 좀더 적절한 설명과 운동에 의해 가져오는 새로운 증상을 허락한다.

24. 방실박동조율기는 심장의 정상적인 전도계와 분절에서 심방, 심실펌프를 모방한다. 심방킥은 유지된다.

25. 기능적인 성질의 박동조율기는 심방 혹은 심실 탈분극파 전에 극파가 나타남으로써 발견된다.

26. a. MI와 관련이 없는 SCD의 삽화로 생존한 개인들과 EP 연구하는 동안 유동성의 부정맥을 가지지 않은 개인들
    b. 최근 부정정맥을 경험한 개인들은 EP를 연구하는 동안 유동이 있지만 약치료에 난치적이다.

27. 개인의 목표 심장 속도는 아래의 ICD의 속도발견수준의 20에서 30을 세팅되어야 한다(ICD가 활성화된 속도).

심조율기록지 복습

다음 질문에 답을 함으로써 각각의 리듬 스트립을 해석하시오.

1. 속도는 무엇인가?
2. 리듬은 무엇인가? 규칙적인가 혹은 불규칙적인가?
3. P파가 있나?
4. QRS 기간은 무엇인가?
5. PR간격을 평가함으로 P파와 QRS관계는 무엇인가?

심조율기록지 복습 노트

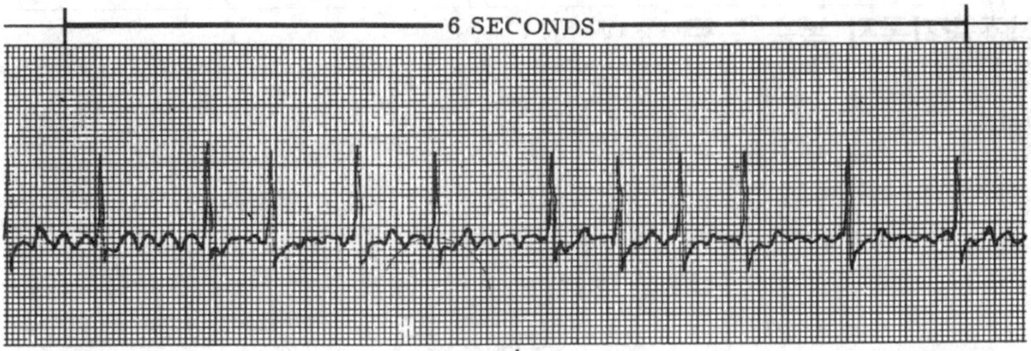

1

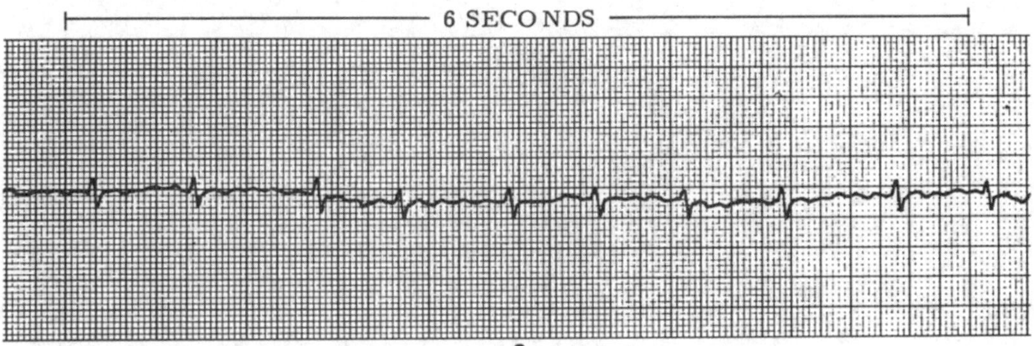

2

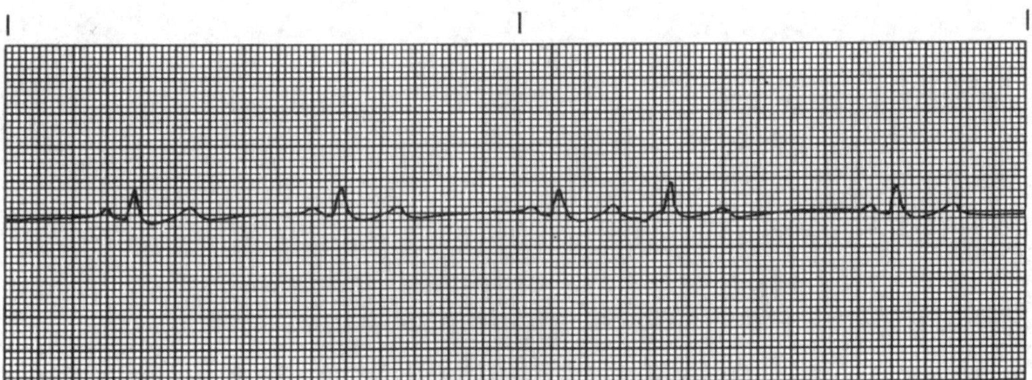

3

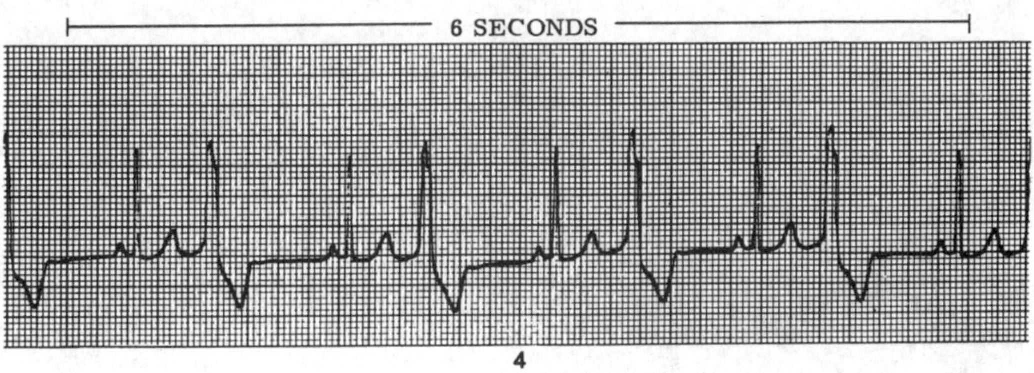

4

심조율기록지 복습 노트

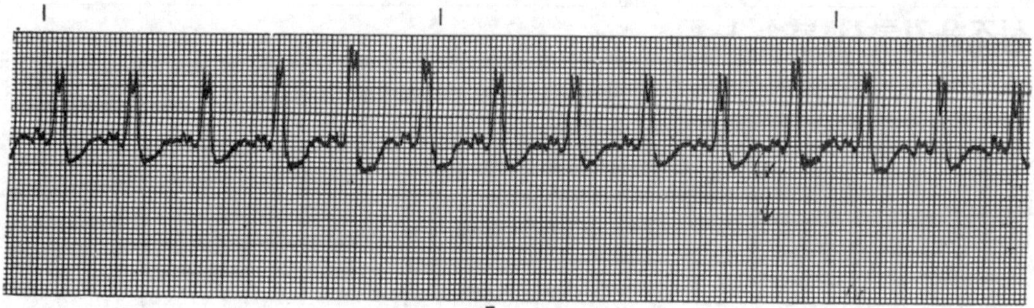

5

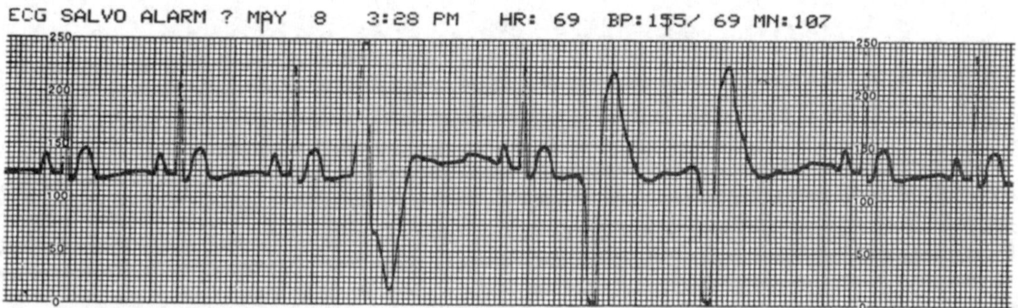
ECG SALVO ALARM ? MAY 8 3:28 PM HR: 69 BP:155/ 69 MN:107

6

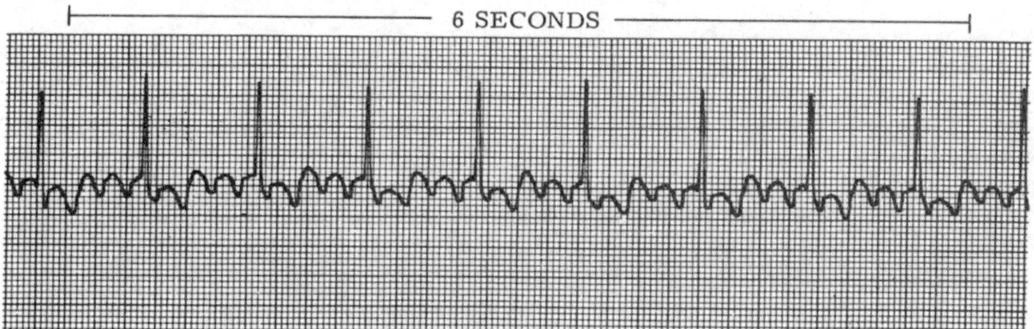
6 SECONDS

7

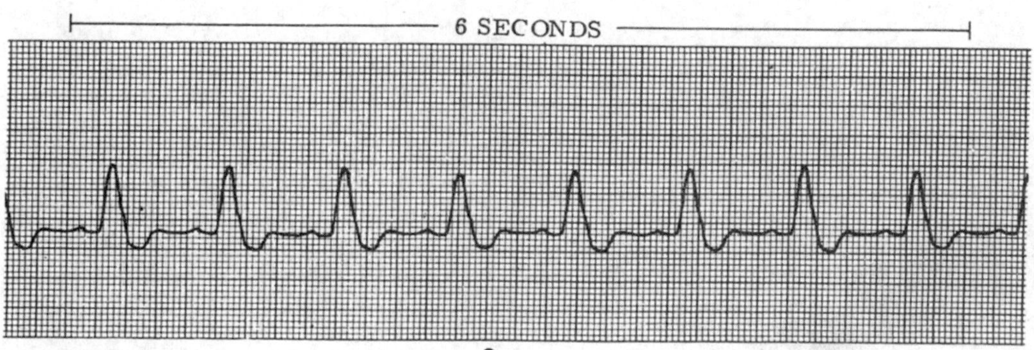
6 SECONDS

LEAD I

8

심조율기록지 복습 노트

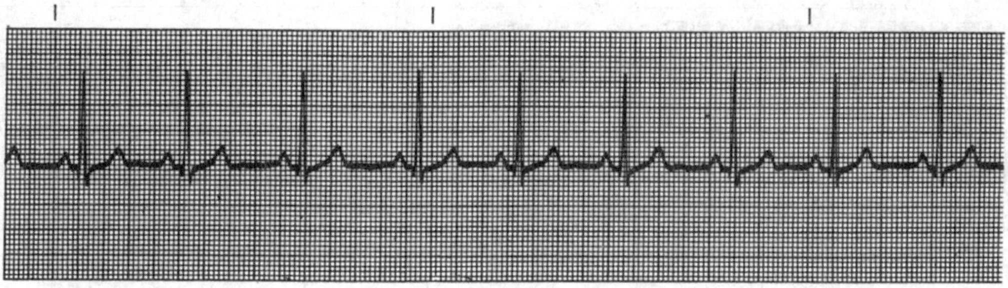

9

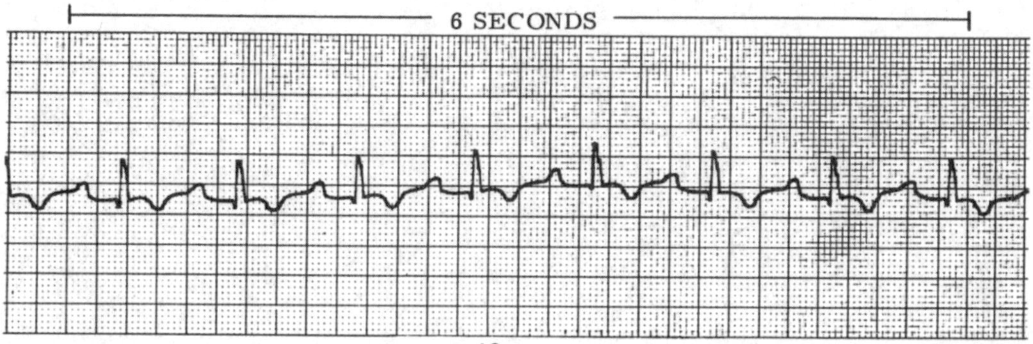

10

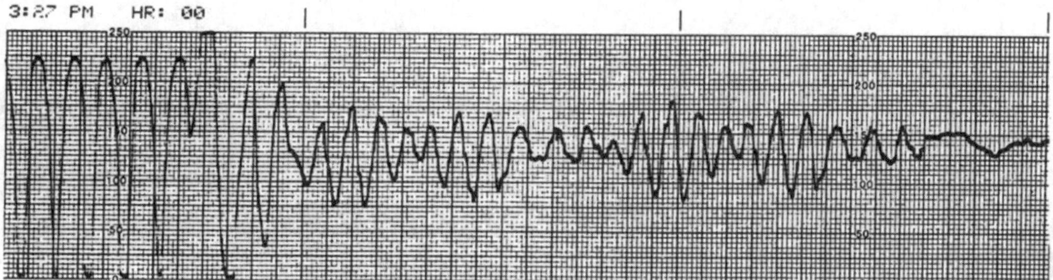

11

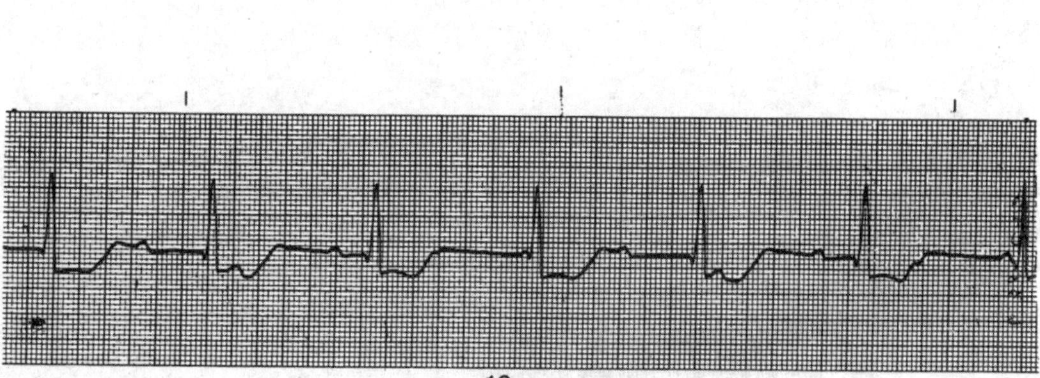

12

심조율기록지 복습 노트

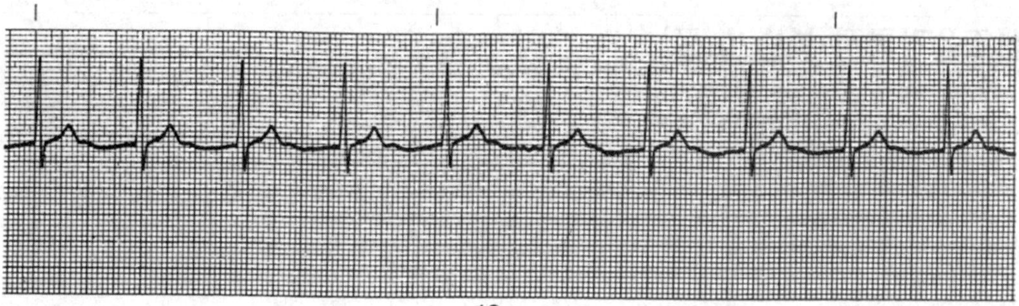

13

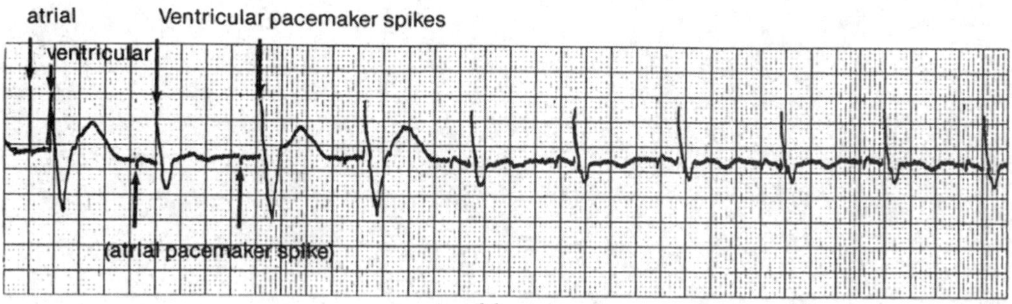
atrial
Ventricular pacemaker spikes
ventricular
(atrial pacemaker spike)

14

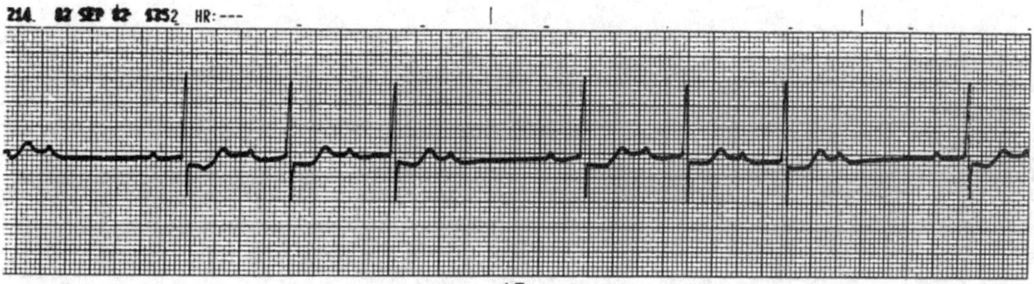
HR:---

15

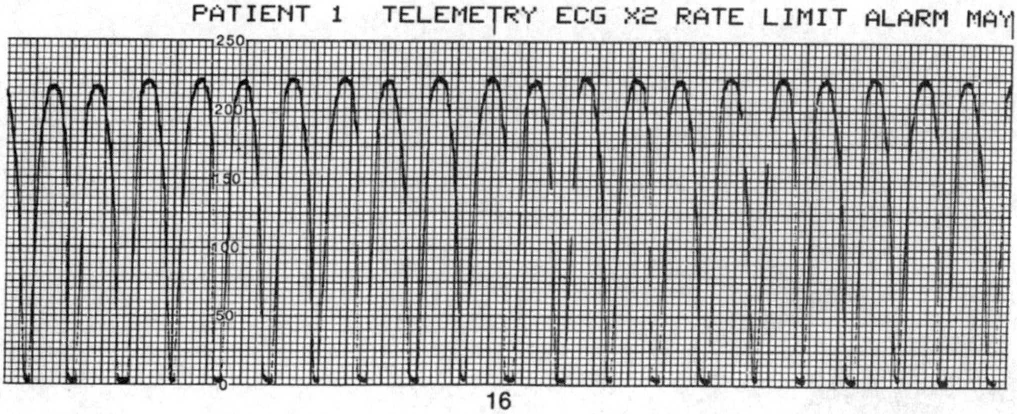
PATIENT 1 TELEMETRY ECG X2 RATE LIMIT ALARM MAY
250
200
150
100
50
0

16

심조율기록지 복습 노트

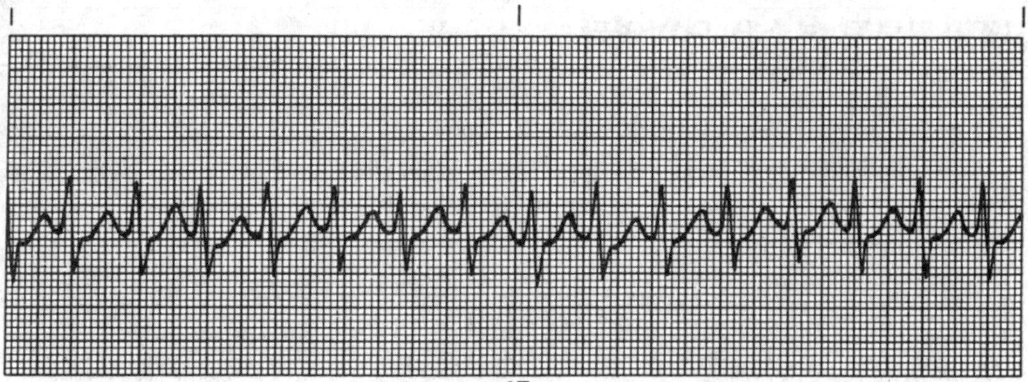

17

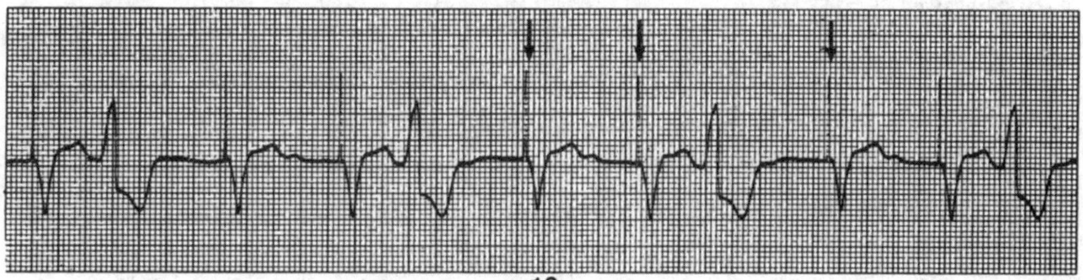

18

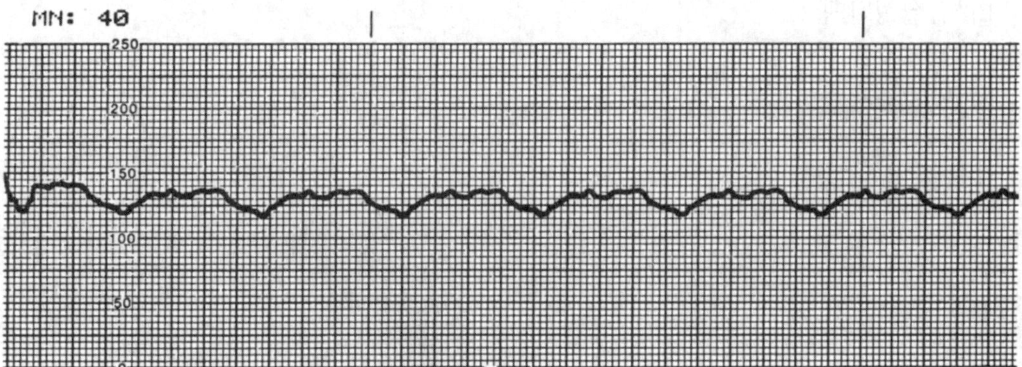

19

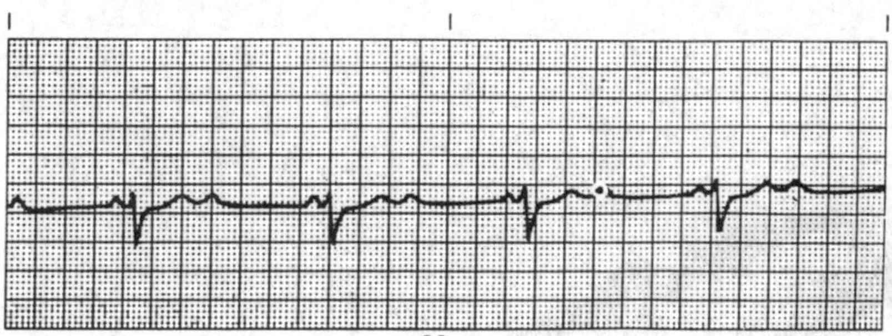

20

심조율기록지 복습을 답하여라

1. 빠른 심실반응을 가진 심방세동
2. 조절된 심실반응을 가진 심방세동
3. 하나의 조기 결절 수축을 가진 동성서맥
4. 심실성 이단맥
5. 우각차단을 가진 정상적인 동리듬(RBBB)
6. 일초점의 조기 심실수축을 가진 정상적인 동리듬
7. 심방조동
8. 좌각차단을 가진 정상적인 동리듬(LBBB)
9. 정상적인 동리듬
10. 1도 방실차단을 가진 정상적인 동리듬(AV)
11. 심실 부정맥의 연속. 심실성 빈맥은 심실세동을 진행시키는것을 악화시키고 그리고나서 심실성 세동을 발화한다.
12. 완전한 심방 차단 혹은 3도 심장 차단
13. 결합의 리듬
14. 방실순차형페이스리듬
15. 2도 방실 차단, 타입1(벤케바하)
16. 심실성빈맥
17. 심실상백맥
18. 심실페이스리듬
19. 심실세동
20. 2도 방실 차단, 타입2

제 9 장

심장병 환자의 평가

외래환자를 위한 심장병 프로그램에 의뢰된 많은 환자들이 담당 의사에 의해 의학적 상태, 위험수위의 정도, 운동 중 관리요구의 정도에 따른 운동처방의 기초를 작성하기 위한 서술하는 기초로서 일부 평가 절차가 시행된다. 이러한 많은 검사들은 매우 기술적인 성격(technical nature)을 띠며, 외래환자에게 심장재활서비스를 제공하고 있는 전문가 팀은 이런 평가에 참여하지 않을 수도 있다. 비록 이 단원에서 간단하게 핵의학검사(방사선핵종상, radionuclide imaging), 초음파심장조영술(echocardiography), 관상동맥조영술(coronary angiography)과 같은 더욱 기술적인 검사를 서술하지만, 주요 초점은 심장재활의 II, III 단계에 맞게 심장재활팀에 의해 수행되어지는 다양한 평가 기술과 절차를 설명하는 것이다.

환자의 의학적 상태에 관한 정보

개인적 평가를 계획하기 전에 환자의 의학적 상태에 관한 정보를 알아야 한다. 이 정보는 환자와 담당의사로부터 온다.

환자에 의해 제공되는 정보

특별한 형식이 환자로부터 정보를 얻고 또한 환자를 위해 정보를 제공하기 위해 개발되었다. 일반적으로, 이러한 형식들은 환자가 정보 수집을 위해 초기 요구 사항을 작성한 뒤에 재활필요성이 있는 환자에게 우송되었다. 비록 이러한 형식을 우편으로 우송하려면 고비용이 드나, 재활분야에서 적절하게 완성된 형식이 실험 평가에 선행되어 수행되면, 재활분야에서 종사하는 전문가들의 상당한 시간을 줄일 수 있다. 다섯 가지 다른 형식이 환자 프로그램 적용 우편에 포함되었다. 그 내용은 환자 정보 문서, 병력 질문사항, 보험 형태, 의학적 양도 권한 형식, 단계적 운동검사(graded exercise test, GXT)를 위한 지시용지가 있으며 이 형식은 예는 부록 A에 있다.

환자 정보 문서의 주된 목적은 재활필요성이 있는 환자들에게 동봉된 형식을 정확히 완성시키는 것과 담당의사에 의해 제공되어지는 정보, 그리고 실험 평가 계획을 포함하는 것으로써 적당한 가입 절차를 알리는 것이다. 프로그램의 가격과 보험 보상가격에 관한 정보 또한 포함된다.

환자 프로그램 적용 우편에 포함되는 병력과 위험요소 분석에 관한 형식은 정확성을 위해 후에 면접을 통해서 재검토 되어야 한다. 면접은 평가 절차에 필수적인 부분이며 재활 전문가에 의해 이루어진다. 평가절차는 필수적으로 면접과 함께 시작된다.

병력을 관리하기 위한 많은 방법이 있다. 병력은 환자 스스로 기술한 것, 컴퓨터에 기록된 것, 의사나 재활전문가를 통해 획득한 것, 또는 이러한 여러 방법의 결합에 의해 획득되어질 수 있다.

비록 심혈관계병력(증상과 약물을 포함)은 심장병 환자들에게 병력의 가장 중요한 부분이나 병력에는 신체의 다른 주요 계통과 관계있는 정보 들을 포함해야 한다. 그것은 세가지 부분 즉, 과거 병력, 가족력, 현재 증상으로 나눌 수 있다. 알러지, 약물, 손상, 수술, 입원에 관련된 정보도 재검토해야 하며, 문서화해야 한다. [1-3]

환자의 삶의 질(quality of life, QOL)과 관련된 정보는 광범위한 병력의 부분으로써 포함되어야 한다. 이 정보는 신체적 기능상태 평가, 과거 운동 기록, 직업 활동, 직업만족도, 사회활동, 취미, 가족과 친구와의 관계, 자기-의존 관념(sense of self-reliance), 성적 적응(sexual adjustment), 분위기(mood), 삶에 대한 일반적 만족도를 포함해야 한다. 이 평가는 (1) 신체적 상태와 기능적 능력 (2) 심리적 상태와 안녕(well-being) (3) 사회적 상호작용과 역할 기능의 세 분야로 나누어진다.

담당의사에 의해 제공되는 정보

담당의사에 의한 의학적 평가는 병력; 신체검진; 혈압, 혈청 콜레스테롤, 지질단백 수치, 부가적인 혈액 구성물(예를 들어, 적혈구 용적율, 전해질 등), 폐기능의 평가를 포함할 것이다. [1,2] 담당의사가 환자에 관한 평가서류를 완성해서 치료 초기나 다른 평가전에 재활전문가에게 보내주어야 한다. 그것을 통해 또한 심장재활을 위한 처방에 따른 STAT와 PRN 응급 진단에 대해 의사의 서명을 얻어야 하므로 신중해야 한다(부록 B).

만약 단계적 운동검사가 이전에 수행되지 않았다면, 일단 앞에서 언급한 정보를 환자나 담당의사로부터 획득할 경우, 심장재활센터에서 환자를 위한 단계적 운동 검사를 위한 계획을 세워야 한다. 신체 구성 측정(measurement)은 보통 재활전문가가 수행하므로 신체구성의 평가와 단계적 운동 검사는 이 단원에서 설명할 것이다. 위험요소 평가와 심리적 상태 평가는 13장에서 논의 되어질 것이다.

심장 재활 센터에서의 평가

계획된 평가를 위해서 환자가 재활센터에 방문했을 때, 인터뷰를 하고 정확성을 위해 병력과 위험요소 평가 서류를 확인한다. 이때, 환자는 더 이상의 평가가 진행되기 전에 사전 동의와 양도 서류 형식에 서명해야 한다.

사전 동의

환자의 안전과 법적 권리의 보호를 위한 분명한 정책이 있어야 한다. 사전 동의를 얻는 것은 환자의 권리를 보존하고 위험에 대한 환자의 자발적인 승인 자료를 확실하게 하기 위해 필요하다. 사전 동의는 자격을 갖춘 건강관리 전문가와 환자사이에서 환자에게 치료나 검사의 의도와 수행되는 절차를 알리는 의사소통의 한 방법이다. 또한 환자가 자신의 의사대로 하도록 제공하는 것이며, 재활전문가가 특별한 의학적 절차를 수행하도록 허락하는 것을 뜻한다. 그러므로 환자에게 절차의 목적, 성격, 위험요소, 이점을 알려주는 하는 것이 필요하다. 사전 동의는 환자가 정보를 숨겨서는 안 된다는 것과 환자가 질문할 기회를 있다는 것, 그리고 이런 질문은 환자가 만족할 만큼 대답되어졌음을 나타내는 진술이 포함되어야 한다. 응급 장비의 활용가능성과 응급상황을 다룰 개인적 자격 같은 것을 포함해야 한다. 사전 동의 형식은 국가나 지방 관습과 연관해서 주의 깊은 연구를 통해 발전되어야 하고, 의학적 감독과 적합한 법적 충고자에 의한 승인 후에 재활전문가에 의해서만 사용이 되어야 한다. 1-6 단계적 운동검사(GXT)와 심장재활을 위한 사전 동의 형식의 예는 부록 C에 있다. 모든 사전준비 형식과 절차가 완료된 후에 환자의 운동평가가 시작된다.

단계적 운동검사

심장재활프로그램에 참여하기를 바라는 모든 환자는 프로그램 시작 전에 운동 지구력을 평가받아야 한다. 이 평가는 항상 단계적 운동검사의 형식은 아니며, 담당의사는 재활전문가에게 각 환자를 위한 운동 안내지침을 제공하기 위해 필요한 평가의 방법과 범위를 결정해야한다. 그러나 많은 단계적 운동검사가 담당 의사의 사무실이나 재활 장소에서 수행되어지고 있고, 재활전문의사가 일반 담당의사의 감독아래서 단계적 운동검사

표 9-1. 운동검사의 금기증(contraindications to exercise testing)

절대적인 금기증

1. 경색증이나 다른 급성 심장 질환을 암시하는 휴식 시 심전도에서의 최근 분명한 변화
2. 최근 합병증으로 나타난 심근경색증
3. 불안정한 협심증
4. 조절되지 않는 심실부정맥
5. 심장 기능을 손상하는 조절되지 않는 심방부정맥
6. 심박조율기(pacemaker)없이 3단계 방실차단(AV block)
7. 급성 울혈성 심부전
8. 심각한 대동맥 경색
9. 의심이가거나 알려진 박리성 동맥류
10. 혈전정맥염이나 심장내 혈전
11. 활동적이거나 의심스러운 심근염과 심막염
12. 최근 전신적 색전 또는 폐색전
13. 급성 감염
14. 중요한 감정적 고통(정신병)

상대적인 금기증

1. 휴식 시 이완기 혈압 〉 115 mmHg 또는 휴식 시 수축기 혈압 〉 200 mmHg
2. 중등도의 판막성 심장병
3. 알려진 전해질 비정상(저칼륨증, 저마그네슘혈증)
4. 고정-비율 심장조율기(드물게 사용됨)
5. 빈번하거나 복합 심실 전위
6. 심실성 동맥류
7. 조절되지 않는 대사질환(예, 당뇨병, 갑상선항진증, 점액부종)
8. 만성 감염질환(예, 단핵구증, 간염, 에이즈)
9. 운동에 의해 악화되는 신경근육성, 근골격성, 류마티스성 질환
10. 진행되었거나 병중의 임신인 경우

출처: ACSM Guidelines for Exercise Testing and Prescription. ed 5. Williams & Wilkins, Baltimore, 1995, p. 42, with permission.

의 관리에 참여하는 경우가 일반적이다.[1,2] 환자의 운동검사를 해서는 안되는 경우는 표 9-1에 제시하였다.

심전도(electrocadiogram). 기본적인 심전도 장비는 다중도선(multilead) 기능과 계속적으로 관찰할 수 있다. 비록 개인적 기호가 다르지만 대부분의 전문가들은 휴식 상태에서(바로 누운 자세, 앉은 자세, 선 자세)나 단계적 운동 검사를 하거나, 검사 완료시에 12-도선(lead) 심전도 시스템을 선호한다. 어떤 전문가들은 표준 12-도선(lead) 시스템이 가슴을 덮는 전극이 제세동 과정을 방해하기 때문에 긴급 상황에서 비실용적이라고 생각한다. 그 결과, 수정된 lead V5 (CMV5)가 자주 사용되고 있으며, 운동 검사 동안 심장 문제를 발견하는데 98%의 정확성이 있다고 보고 되었다(8장 참조). [2,7]

일부 전문가들은 12-도선(lead) 심전도 기록이 운동 검사 동안 항상 필요한 것은 아니라고 생각하고 다양한 심전도 도선(lead) 사용을 제안하였다. [2] 심전도가 그러한 특성을 가진다고 가정 하에, 심전도를 얻기 위한 한 절차는 다음과 같다.

운동전(최소 5분): 바로 누운 자세에서 12-도선(lead) 심전도
앉은 자세에서 12-도선(lead) 심전도(보통 자전거 운동력 측정계)
선 자세에서 12-도선(lead) 심전도
운동(보통 9~12분): 매 분 마지막 10초 동안 3-도선(lead)(II, aVF, V_5)
또는 검사의 각 단계 마지막에 12-도선(lead)
운동 후(보통 6분): 마무리 운동(있다면)과 회복기에 매 분의 마지막에 12-도선(lead)(환자 가 바로 누운 자세)

필요하다면 12 도선(lead)과 심조율 기록지(rhythm strips)를 얻을 수 있고, 또는 개개의 leads를 기록을 위해 선택할 수 있다. 단계적 운동 검사 동안 심전도를 얻는 것 이외에, 혈압을 자주 측정하고 기록해야 한다. 혈압과 자각노력 비율(rating of perceived exertion)은 보통 환자가 바로 눕거나, 앉거나, 선 자세로 있는 동안의 휴식 시, 단계적 운동검사 각 단계의 마지막 분 동안, 단계적 운동검사 종료 후 즉시, 그리고 마무리와 회복기 동안 매 2~3분마다 얻게 된다.

심전도 기록. 비록 전문가가 전극을 적용함에 환자 준비동안 적합한 절차를 따랐을 경우에도, 운동하는 동안에 양질의 심전도 기록은 휴식 시 심전도보다 얻기가 더 어렵다. 심전도 추적(tracings)은 교류(AC) 방해, 정전기, 또는 전자기파 방사의 다른 형태 때문에 자료가 부실할 수 있다. 나일론이나 다른 합성 옷을 입고 있는 환자는 정전기를 발생시킬 수 있고, 이는 양질의 심전도 추적을 방해한다. 이런 이유로, 단계적 운동검사 시에 환자는 면 옷을 입도록 요구되어야 한다. 부실한 심전도 추적의 다른 이유로 느슨한 전극과 파생물(artifact)의 움직임, 환자 준비 부족, 전극 부착 면에 너무 많은 지방조직이다. 부실한 추적이 얻어질 때 전극 도선(lead)을 확인하는 방법은 표 9-2에 약술되어 있다.

단계적 운동 검사를 위한 양식

병원에서 퇴원하기 전에, 낮은 수준의 운동검사가 행해져야 한다. 운동검사는 낮은 강도에서 시작하며, 다음의 경우에는 끝낸다.

1. 분당 120~130회의 심박수인 경우
2. 연령별 예측 최대 심박수의 70%인 경우
3. 5~6 대사 당량(metabolic equivalents)의 종료 지점까지
4. 증상 제한의 끝 지점까지[8,9]

만약 운동검사가 퇴원 전에 행해지지 않았다면, 심장병 발병 이후 3~4주 안에 증상-제한 단계적 검사(symptom-limited exercise test, SL-GXT)를 수행하는 것이 바람직하다. 증상-제한 단계적 운동 검사(SL-GXT)의 결과는 운동처방을 위한 기본으로써 사용되어진다. [10,11] 운동처방을 재평가하기 위해, 운동검사는 재활훈련 초기 6주 후와 그 검사 뒤에 적어도 해마다 수행되어져야 한다. 단계적 운동검사 관리의 빈도에 관계없이 좌심실에 용적부하(volume load)를 생산하는 운동 종류(동적운동)는 압력부하(pressure load)를 생산하는 운동(정적 운동)보다 선호되어진다. [2,13] 단계적 운동검사를 위해 동적 운동을 제공하는 이용 가능한 종류는 계단, 에스컬레이터, ladder mill, 트레드밀, 자전거 운동력 측정계(cycle ergometer)가 있다. 운동 검사를 위해 이용되는 가장 일반적인 종류는 트레드밀, 자전거, 상지 운동력 측정계이다. 각 종류는 장단점을 가지며 어떤 종류를 사용할지 재활전문가가 그 환자의 필요에 따라 결정해야 한다.

트레드밀은 세 검사 가운데 첫 번째로 선호되는 방법이다. 트레드밀 위를 걷는 것은 약간의 기술을 필요로 하는데, 이것은 최대 산소 요구량(VO_2max)을 더 정확하게 예측가능하며, 많은 다리 근육을 사용하게 하기 때문에 다리 피로를 줄이기 위해 빨리 검사를 종료하는 것이 가장 일반적이다. 트레드밀의 주요 단점은 값이 비싸다는 것과 균형문제를 가진 환자들을 검사할 수 없다는 것, 정확한 심전도 추적의 획득이 어려운 것, 트레드밀의 소음과 환자의 움직임 때문에 정확한 혈압측정값을 얻기 어렵다는 것이다. 최근의

표 9-2. 좋지 못한 ECG 트레이싱의 해결

다루기 힘든 ECG 리드	*전극과 리드-와이어 체크*
II와 III	LL
I과 II	RA
I과 III	LA
I, II, 와 III	RL
aVR, aVL, aVF	I, II, III (as above)
V_1, V_2, V_3, 등.	V_1, V_2, V_3, 등.

트레드밀은 소음을 최소화하고 전자혈압계의 정확성을 증가시킴으로써 이런 문제들을 해결하기 위해 노력하였다. 그러나 자동화되어 전기로 작동되는 혈압계로 얻어진 혈압 측정값은 만족스럽지 않아서 검사 자가 상완동맥위로 청진기를 두고 하는 표준 절차가 혈압측정의 선호된다.[13,14]

자전거 운동력 측정계를 사용해서 검사하는 것은 상대적으로 낮은 가격과 조정이 쉽기 때문에 특히 선호한다. 또한 정상수준 이하의 균형, 약시인 환자(예, 당뇨병 환자), 또는 관절가동범위의 제한, 하지에 통증을 가진 환자(예, 관절염 환자)를 검사할 때 사용하는 종류이다. 혈압측정값은 자전거 운동력 측정계 검사 동안에 더 정확하며, 심전도 기록은 일반적으로 좋은 편인데 그 이유는 상반신의 움직임이 다른 종류와 비교 시 최소화되기 때문이다. 몇몇 환자들이 자전거 의자가 불편하고 페달 위에 발을 놓거나 규칙적인 페이스를 유지하기 힘들다고 하는 것을 유의해야 한다. 더욱이 국소 근육(quadriceps)의 피로는 최대의 심혈관계 검사를 방해할 수 있다.[3,14]

다리 운동을 할 수 없는 환자를 위해서는 상지 운동력 측정계가 단계적 운동검사 종류로써 사용되어진다. 비록 상지 운동력 측정계는 혈관 문제, 정형외과적 문제, 또는 신경계적인 문제를 가진 환자에게 사용되지만, 결과는 다리 운동 검사 동안 얻어지는 것과 대등하지 못하므로, 가능하다면 자전거 운동력 측정계를 사용해야 한다.

산소 섭취량의 측정

단계적 운동검사로부터 얻어지는 자료는 보통 대사당량(metabolic equivalents, METs)으로 기록된다.[1] 대사당량(1 MET)은 휴식 시 소비되는 산소의 양이고 분당 몸무게 1 kg 당 약 3.5 ㎖의 산소를 섭취하는 것과 같다.[15] 그래서 최대 운동검사 동안 도달한 대사당량 수준은(multiples of resting VO_2) 산정된 최대 산소소비량을 나누었을 때 결정되며 이는 휴식 시 산소소비량의 검사 동안에 이루어진다(3.5 ㎖/kg per min). 다행히도 실제 최대산소소비량 측정에 대해 다양한 실험이 행해지고 있고, 대사당량 표가 시간과 비용을 절약하고 실수를 줄이기 위해 실제 성취된 대사당량을 계산하였다.

최대 단계적 운동검사는 일반적으로 특별한 끝지점 목표 심박수(end-point target heart rate)의 용어로 정의된다(심박수 산소요구량이 선형적인 관계가 있고 환자의 나이에 기초를 두고 있다(4장 참조). 이것은 보통 연령-조정 최대심박수(age-adjusted maximum heart rate, AAMHR)로써 언급되며 220에서 개인의 나이를 빼주어서 산정할 수 있다. 대부분의 경우, 연령-조정 최대심박수와 100% 같은 심박수로 하지 않고 최대하(submaximal)로 한다. 그러나 최대심박수를 예측하기 위한 연령-조정 최대심박수 방법의 사용은 실제 최대심박수에서 많은 다양성 때문에 본래 정확하게 일치하지 않는다. 게다가 일부 약물은 심박수를 낮추기 때문에 그 결과, 연령-조정 최대심박수는 최대노력을 설명하기에는 부정확하다. 그러므로 임상의사가 연령-조정 최대심박수 절차를 단계적 운동검사에서 최대반응을 기대한다면 단지 안내지침으로써 사용되어야 한다는 것을 기억해야 한다. 대부분의 임상의사는 좀더 정확한 최대 노력의 지표와 검사 종료를 위한 기본으로써 현재 Borg scale of perceived exertion을 더 많이 사용한다.[16,17] 심장병 환자 또는 다르게 신체적으로 손상을 입은 사람들을 위해, 단계적 운동검사의 끝 지점으로는 협심증의 발현, 심전도 변화, 부정맥(dysrhythmias)과 같은 증상에 기초를 둔다. 그러므로 최대 또는 최대하일 때의 단계적 운동 검사의 분류는 심박수에 의해서가 아니라 증상의 발현에 의해 결정되고(SL-GXT), SL-GXT의 끝 지점에서 달성된 대사당량 수준은 개인에 대한 최대 능력으로 고려되며 운동처방의 목적으로 사용되어질 수 있다. 최대 대사당량 수준일 때의 심박수를 역시 기록되어지고 운동처방에 사용된다(11장 참조).

산소소비량을 직접적으로 측정하는 가스교환 기술은 현재 주로 연구를 목적으로 운동 생리학 실험실에서 사용하고 있다. 산소소비량의 직접적 측정은 단계적 운동검사 동안 임상시설에서 광범위하게 사용되지 않는다. 그러나 만약 훈련된 전문가에 의해 정확하고 적합하게 수행된다면, 직접적 산소소비량 측정은 최대산소량을 산정하는 절차보다 더 정확하다. 산소 이용에 대한 직접적 측정치는 내뿜은 공기의 양을 측정하고 환자의 호기와 흡기에 비교하여 산소량의 차이를 결정한다. 산소소비량은 심박출량과 동정맥 산소 차이에 대한 결과이다(14장 참조). 산소소비량의 직접적 측정은 혐기 역치의 정확한 평가, 중요한 임상적 고려사항을 제공하는데 이것은 최대하 수준에서 환자의 한계를 결정하기도 한다. 그러나 가스교환기술을 사용하면 비용이 비싸고 시간이 걸리며 환자의 불편을 야기한다. 이런 이유로 직접적으로 측정하기 보다는 단계적 운동동안 소비된 산소량을 산정하는 일반적인 방법을 사용한다.[16-19]

단계적 운동검사 동안 혈압 반응

단계적 운동검사를 하기 전이나 하는 동안에는, 심전도뿐만이 아니라 혈압 측정 또한 자주 기록되어야 한다. 왜냐하면 혈압 측정을 위해 사용하는 자동 장치가 운동 시 저혈압을 발견하기엔 신뢰성이 부족하므로, 혈압은 표준 청진기와 혈압계를 사용하여 측정하도록 한다.[16,18] 수축기 혈압(systolic blood pressure, SBP)과 이완기 혈압(diastolic blood pressure, DBP)은 단계적 운동 검사 시작 전 5분의 휴식 기간동안 기록되어야 한다. 혈압은 바로 누운 자세, 앉은 자세(만약 운동력 측정기가 검사를 위한 방식이라면), 선 자세에서 기록된다. 단계적 운동 검사 동안 수축기 혈압과 확장기 혈압은 각 단계의 마지막 순간에 기록되어야 하고(보통 매 3분 마다), 만약 필요하다면 더 자주 기록해야 한다. 회복단계동안(적어도 6분)에서의 혈압은 단계적 운동검사 종결 후 즉시 측정되고(환자는 바른 체위자세에서), 필요하다면 6분이나 그 이상의 회복 단계 동안 매 1~2분마다 측정한다.

만약 흥분을 가라앉히기 위해 정리운동(cool-down)이 주어진다면, 그동안 혈압을 각 환자의 앉은 자세나 바로 누운 자세에서 측정한다. 많은 결정들이 혈압 측정값, 자각노력 비율(rating of perceived exertion), 심전도 등의 환자 반응에 따라서 될 것이다. 이 책에서 제시된 정보는 환자관리에 책임이 있는 임상의사의 의사결정을 위한 안내지침으로 사용된다.

운동검사 동안 수축기 혈압의 정상적 반응은 작업부하 증가와 함께 상승한다. 20 mmHg 수축기 혈압의 감소나 작업부하 증가와 함께 상승해야하는 수축기 혈압의 감소는 검사를 종결해야 하는데 또한 그것이 SL-GXT로 인한 한 원인일 수도 있다. 수축기 혈압(250 mmHg)이나 확장기 혈압(120 mmHg)의 과도한 증가 또한 검사를 종결해야 한다. 운동 후, 수축기 혈압이 즉각적인 바른 체위와 바로 누운 자세에서 올라가고 회복기 동안에는 점차 정상으로 돌아와야 한다.[3,18]

RATE-PRESSURE PRODUCT (DOUBLE PRODUCT)

Rate-pressure product (RPP)는 심박수와 수축기 혈압에 의해서 만들어진다. 이것은 대개 다섯 자리 수이며, 마지막 두 자리는 버린다. 이것은 환자의 상태가 좋아지면서 주어진 작업부하에 대한 RPP가 감소하기 때문에 유산소화의 훌륭한 지표가 된다. 심장병 환자와 건강이 전반적으로 안 좋은 상태의 사람은 신체적으로 훈련된 사람보다 주어진 작업부하에 대해 더 높은 RPPs를 가진다. RPP는 측정된 심근 산소 소비량과 많은 연관이 있고, 표준화된 작업부하나 운동검사를 수행할 때 동일한 RPP에서 동시에 반복적으로 환자의 협심증을 확인하는 것이 가능하다. RPP는 적합한 운동 처방을 내릴 때 심박수와 혈압 반응이 중요하다는 것을 보여준다.[17,20]

검사 연구계획안

단계적 운동검사를 위해 선택된 종류와 관계없이, 다양한 표준 연구계획안을 임상의사가 사용하는 것이 가능하다. 이 책에서는 가장 일반적으로 사용되고 있는 계획안을 제시한다. 단계적 운동검사의 관리에 책임이 있는 재활전문가들은 표준 계획안을 기능적 능력이 낮거나, 정형외과적 제한이 있거나 다른 의학적 문제를 가진 사람들에게 적용해야 할지도 모른다는 것을 유념해야 한다.

단계적 운동검사의 한 부분 중에서 어떤 표준 계획안의 범위로는 잘 설명될 수 없는 것이 있는데, 이것은 단계적 운동검사의 시작에서 적절한 준비운동(warm-up)의 시기와 검사를 언제 종결하여 정리운동(cool-down)을 취할 것인지를 결정하는 것이다. 계획안 선택에 책임이 있는 임상의사는 보통 검사 연구계획안의 부분으로써 준비운동(warm-up)과 정리운동(cool-down)을 포함할지 안 할지를 결정할 필요가 있다. 기능적 능력을 결정하기위해 선택된 연구 계획안뿐만 아니라 임상 검사를 위해 선택된 연구계획안은 저강도 준비운동(warm-up), 8~12분의 계속적인 운동, 그리고 적합한 정리운동(cool-down) 기간을 포함할 수도 있다.[3,6] 몇몇 검사 계획안은 충분한 준비운동(warm-up)은 검사의 기본 부분으로 낮은 강도에서 시작한다. 대부분의 계획안은 어떤 정리운동(cool-down)을 해야 하는 것인지 특별히 언급하지 않고, 검사 목적과 환자의 검사에 대한 생리학적 반응에 따라 검사를 관리하는 사람이 정리운동(cool-down) 기간을 제공하기 위한 결정을 내려야 할 것이다. 몇몇 전문가들은 정리운동(cool-down) 기간이 있어서는 안되며 환자는 단계적 운동검사 완료 후 즉시 바로 누운 자세를 취해야 한다고 생각한다.[16]

트레드밀 검사

트레드밀이 가진 한계에도 불구하고, Bruce 트레드밀 연구계획안(Bruce Treadmill Protocol, 표 9-3)은 쉬운 관리와 시간의 효율성 때문에 가장 많은 의사가 선택하는 검사이다. 그러나 많은 경우에, 그것은 너무 힘들어서 심장병이나 다른 건강이 전반적으로 안 좋은 상태의 환자에게 사용하기가 매우 힘들다. Bruce 연구계획안에서 크고 고르지 않은 MET 증가(매 3분마다 2~3 MET)로 운동능력을 과대평가할 경향이 있기 때문에 일부 임상 의사는 그 계획안을 사용하도록 권장하지는 않는다.[2,6,13] 그런 경우, 의사는 수정된 Bruce 트레드밀 연구계획안(Adapted Bruce Treadmill Protocol, 표 9-3)을 선택할 수 있는데(표 9-4), 이것은 환자에게 준비운동 기간을 주기위해 두개의 저강도 초기 단계를 제공한다. 트레드밀의 일정한 속도(2~3.3 mph)와 분당 1%의 트레드밀 단계의 점진적인 증가 때문에 많은 임상 의사가 Balke-Ware 연구계획안을 선호하였다.[6,13] 운동 연구계획안의 현 경향은 각 환자의 능력에 맞게 검사를 개별화하는 것이다.[3,13]

표 9-3. Bruce 트레드밀 연구계획안

단계	속도, mph	등급, %	시간, min	METs
1	1.7	10	3	5
2	2.5	12	3	7
3	3.4	14	3	10
4	4.2	16	3	13
5	5.0	18	3	16
6	5.5	20	3	19
7	6.0	22	3	22

출처: From Computer Assisted Exercise System, Marquette Electronics, Milwaukee, 1980, with permission.

표 9-4. Bruce 트레드밀 연구계획안 적용

단계	속도, mph	등급, %	시간, min	METs
1	1.7	0	3	2
2	1.7	5	3	3
3	1.7	10	3	5
4	2.5	12	3	7
5	3.4	14	3	10
6	4.2	16	3	13
7	5.0	18	3	16
8	5.5	20	3	19
9	6.0	22	3	22

출처: From Computer Assisted Exercise System. Marquette Electronics, Milwaukee, 1980, with permission.

자전거 운동력 측정계 검사

자전거 운동력 측정계 단계적 운동검사는 보통 페달 밟기를 분당 50회전 비율(50rpm)로 수행되는데, 페달을 밟는 것에 대한 저항은 매 3~6분마다 증가시킨다. 많은 운동력 측정계가 현재 단계적 운동검사를 수행하기 위해 사용되고 있고 kiloponds 또는 1분당 kilogram meters 단위의 부하(kilogram meters/min)로 정해져 있고, 어떤 기계는 watts로 측정되기도 한다. 이러한 다양성 때문에 표준화된 검사가 어려우며, 국제화된(interpolations) 수치는 표 9-5와 표 9-6으로 검사 자료를 이미 정해진 MET 수준으로 바꾸

표 9-5. Conversion of Work Load in Kiloponds to METs for Bicycle Ergometry

	Workloads(KP*)								
몸무게 (lb)	0.5	1	1.5	2	2.5	3	3.5	4	5
110	3.6	5.1	6.9	8.6	10.3	12.0	13.7	15.4	16.3
132	3.3	4.3	5.7	7.1	8.6	10.0	11.4	12.9	14.0
154	3.1	3.7	4.9	6.1	7.3	8.6	9.8	11.0	13.5
176	3.0	3.2	4.3	5.4	6.4	7.5	8.6	9.6	11.0
198	2.9	2.9	3.8	4.8	5.7	6.7	7.6	8.6	10.0
220	2.8	2.6	3.4	4.3	5.1	6.0	6.9	7.7	9.2

* 0.5 KP = 150kg/min = 25 watts

* 1.0 KP = 300kg/min = 50 watts

* 1.5 KP = 450kg/min = 75 watts, etc.

Source: Adapted from American College of Sports Medicine,[23] p. 299.

표 9-6. Oxygen Requirements of Bicycle Ergometric Workloads

Workload		25	50	75	100	125	150	175	200	250	300
kg/min		150	300	450	600	750	900	1050	1200	1500	1800
Total Oxygen Used		600	900	1200	1500	1800	2100	2400	2700	3300	3900
kcal/min		3.0	4.5	6.0	7.5	9.0	10.5	12.0	13.5	16.5	19.5
Body Weight (1b)	(kg)	Oxygen Used(ml/kg/min of body weight)									
88	40	15.0	22.5	30.0	37.5	45.0	52.5	60.0	67.5	82.5	97.5
110	50	12.0	18.0	24.0	30.0	36.0	42.0	48.0	54.0	66.0	78.9
132	60	10.0	15.0	20.0	25.0	30.0	35.0	40.0	45.0	55.0	65.0
154	70	8.5	13.0	17.0	21.5	25.5	30.0	34.5	38.5	47.0	55.5
176	80	7.5	11.0	15.0	19.0	22.5	26.0	30.0	34.0	41.0	49.0
198	90	6.7	10.0	13.3	16.7	20.0	23.3	26.7	30.0	36.7	43.3
220	100	6.0	9.0	12.0	15.0	18.0	21.0	24.0	27.0	33.0	39.0
242	110	5.5	8.0	11.0	13.5	16.5	19.0	22.0	24.5	30.0	35.5
264	120	5.0	7.5	10.0	12.5	15.0	17.5	20.0	22.5	27.5	32.5

Source: From Ellestad, 27 p. 161, with permission.

표 9-7. A protocol for Multistage GXT utilizing the bicycle ergometer

Stage	Speed, rpm	Workload	Time, min
Warm-up	50	0	2-3
1	50	.5 KP	2-3
2	50	1.0 KP	2-3
3	50	1.5 KP	2-3
4	50	2.0 KP	2-3
5	50	2.5 KP	2-3
6	50	3.0 KP	2-3
7	50	3.5 KP	2-3
8	50	4.0 KP	2-3
Cool-down	50	0	3-6

Source: Adapted from Guidelines for Exercise Testing and Prescription, de 4. Lea & Febiger, Philadelphia, 1991, p. 62, with permission.

도록 도와준다. 표 9-7은 다단계 검사를 위한 자전거 운동력 측정계 연구계획안의 한 예이다. YMCA[21]에 의해 사용된 자전거 검사 연구계획안과 Astrand-Rhyming[22] 자전거 검사는 단계적 운동검사를 위해 일반적으로 사용되는 연구계획안이다.

팔 운동력 측정계 단계적 운동검사 (Arm ergometry GXT)

팔 운동력 측정계(arm ergometer)는 말초혈관질환(peripheral vascular disease, PVD)이나 근골격계, 신경근계, 또는 트레드밀이나 자전거운동력 측정계로 검사하는데 방해가 되는 장애를 가진 환자에게 단계적 운동검사를 하기 위한 방법으로 사용된다. 이 검사는 앉은 자세, 또는 선 자세에서 수행되고 검사 연구계획안은 보통 연속적으로 사용한다. 각 단계는 2분 동안에 0.5 KP(25 Watts 또는 150 kg/m/min)까지 증가하는 작업부하와 함께 보통 2분 정도 걸린다. 일부 환자들은 이 검사가 2분 동안에 운동단계 사이에 1~2분의 휴식을 허락하여 비연속적으로 하는 것이 더 잘 수행할 수도 있다. 다른 검사 연구계획안과 같이, 팔 운동력 측정계 검사는 표준 계획안을 따르는 것과는 달리 개별화 할 필요가 있다.[18,23]

램핑검사(Ramping tests)

최근 단계적 운동검사를 개별화하기 위해 제안되고 있는 최근의 연구계획안이 램핑(ramping)이다. 램핑 방법은 트레드밀, 자전거, 팔 운동력 측정계(arm ergometer)와 함께 사용될 수 있다. 램핑 검사는 점진적으로 속도, 등급, 작업부하를 증가시킨다는 것이 특징이다. 작고, 규칙적이고, 잦은 부하 증가가 크고, 불규칙하고, 빈도수가 작은 증가보다

표 9-8. The Duke Activity Status Index

활동: 할 수 있는 활동은...Weight스스로 할 수 있는가(먹기, 옷입기, 씻기, 화장실 이용하기)?	2.75
집 주위처럼 실내를 걸어 다닐 수 있는가?	1.75
편평한 곳에서 한 두 블록(block)정도 걸을 수 있는가?	2.75
한 줄의 계단을 오르거나 언덕을 걸어올라 갈 수 있는가?	5.50
짧은 거리를 달릴 수 있는가?	8.00
청소나 설거지 같이 집 주위 간단한 일을 할 수 있는가?	2.70
청소기로 청소하기, 바닥 쓸기, 식료품 옮기기 같이 집 주위에서 중간 강도의 일을 할 수 있는가?	3.50
바닥 씻기나 무거운 가구 들고 옮기기 같이 집 주위 힘든 일을 할 수 있는가?	8.00
나뭇잎 쓸어 모으기, 잡초제거하기, 잔디 깎는 기계 밀기 같은 마당일을 할 수 있는가?	4.50
성관계를 가질 수 있는가?	5.25
중간 정도의 여가 활동에 참여할 수 있는가(골프, 볼링, 춤, 더블 테니스, 농구나 축구에서 던지기)?	6.00
격렬한 운동에 참여할 수 있는가(수영, 싱글 테니스, 축구, 농구, 스키)?	7.50

The Duke Activity Status Index (DASI) = the sum of the weights for "yes" replies. Oxygen uptake (VO_2) = (0.43 × DASI) + 9.6.

선호된다. 각 검사는 각 환자를 위해 개별화되고 연구계획안은 8~12분의 검사 기간동안 이루어지게 조정된다. 각 환자를 위해 작업부하의 예측을 돕기 위해서 MET 수준을 예측하기 위한 평소의 행동과 관련된 질문을 환자에게 할 수 있다. 활동수준에 관한 질문은 단계적 운동검사 전 인터뷰 동안 하거나 또는 환자 프로그램 적용 형식(Patient Program Application Forms)의 일부분으로 포함될 수도 있다(부록 A). Duke Activity Status Index questionnaire(표 9-8)는 산소 섭취 예측에 유용하다고 밝혀졌고 임상의사가 각 환자를 위한 적합한 검사 연구계획안을 선택하는 것을 돕는 것으로 나타났다. 표준 단계적 운동검사 연구계획안은 각 환자에게 적용시키기 위해 조절될 필요가 있고 정확한 검사 절차로써가 아니라 안내지침으로 사용되어야 한다.[6,13,16,24]

검사와 운동 종결

검사와 운동치료 종결을 위한 안내지침은 특정한 상황과 일치해야 하며 재활 프로그램을 담당하는 전문가들에 의해 더욱 되어져야 한다. 운동과 검사 종료를 위한 몇 가지 징후를 표 9-9에 나타내었다.

표 9-9. Indications for Test and Exercise Therapy Termination

1. 급성 심근경색증이나 심근경색증의 의심
2. 중등도에서 심도의 협심증 발병
3. 휴식 시 정상 혈압 아래로 떨어지거나 증상이나 증후에 의해 동반되어 증가하는 부하에서 수축기 혈압의 하강
4. 심각한 부정맥(예, 2~3단계 심방차단, 지속적 심실성 빈맥이나 증가하는 심실조기수축(PVCs), 빠른 심실반응을 가지는 심방세동)
5. 부실한 관류의 증상: 창백, 청색증, 차거나 냉습한 피부
6. 평소와 다르거나 심각한 호흡곤란
7. 중추신경계 증상: 실조증, 현기증, 시각이나 보행 문제, 혼동
8. 기초선에서 2㎜ 이상 수평하강 또는 ST-segment가 하강하거나 상승하는 심전도 변화(aVR에서는 예외임)
9. 다리 경련이나 간헐파행(간헐적 절뚝거림)(grade3 on 4 point scale)
10. 고혈압 반응(SBP 〉 260mmHg: DBP 〉 115mmHg)
11. 심실성 빈맥과 구분되어질 수 없는 운동 유도성 각 분지 차단(bundle branch block)
12. 심전도 관찰 시 기술적인 능력의 부족
13. 환자의 요구

출처: Adapted from American College of Sports Medicine: ACSM' s Guidelines for Exercise Testing and Prescription, ed. 5. Williams & Wilkins, Baltimore, 1995, p. 97.

단계적 운동 검사 결과의 해석

검사결과의 해석과 운동치료에의 적용은 생리학적, 병리 생리학적, 운동의 지식을 요구하고 의사에 의해 항상 감독되어야 한다. 검사 종료의 마지막 지점은 환자의 나이와 관련되고, 협심증, 호흡곤란, 부정맥(dysrhythmias), 진행된 혈압반응, 그리고 기타 갑자기 발생하는 증상 같은 것이 발생하는 지점과 관련된다. 때때로 환자는 너무 불안정해서 운동치료에 참여하지 못할 수도 있다. 만약 그렇다면, 결정은 개인적인 기본능력과 의학적, 법적 절차를 고려하여 내려야 한다.

단계적 운동검사의 결과는 치료사가 기능적 능력에 따라 환자를 분류할 수 있게 하고 단계적 운동검사에서 성취된 MET 수준은 그림 9-1로부터 평가될 수 있다. 기능적인 분류는 그 후의 심장병 발병을 예측하고 생존을 위한 진단을 결정하는데 활용된다. 그리고 이것은 심장병 운동치료를 위한 지속 수준 정도의 결정에 도움을 준다. 이 분류는 또한 환자에게 오락적, 직업적 활동에 대한 조언을 가능하게 한다. 만약 환자가 단계적 운동검사에서 5MET 보다 적게 수행했을 때 그 환자의 예후는 불량 상태(poor)이다.[16]

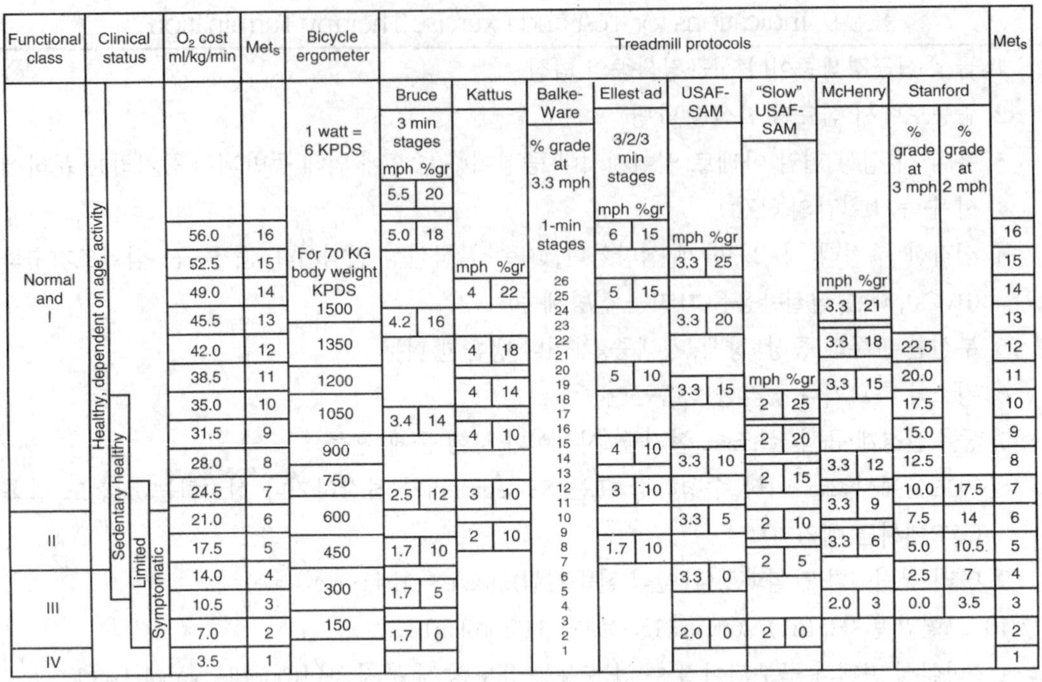

그림 9-1. 일반적으로 사용하는 트레드밀을 이용한 연구계획안에 대한 기간 당 환기 산소 소모 산정치. (From Frochlicher, VF, Myers, J, Follansbee, WP, Labovitz, AJ: Exercise and the Heart, ed 3. Mosby-Year Book, St. Louis, 1993, P. 17, with permission.)

단계적 운동검사의 결과를 정확하게 해석하기 위해서, 임상의사는 검사의 특이성(specificity)과 민감성(sensitivity)을 알아야 한다. 관상동맥질환(coronary artery disease, CAD)을 가지고 있지 않은 사람이 비정상적이라고 해석되어지는 운동검사는 false-positive 검사라고 하며, 반대로 관상동맥질환을 가진 사람이 정상이라고 해석되는 검사는 false-negative 검사라고 한다. 검사의 특이성 여부는 negative 단계적 운동검사 결과를 판정받은 사람에 대한 관상동맥질환이 없는 사람의 백분율로 나타나므로 관상동맥질환이 없는 사람인지를 정확하게 확인한다(a true-negative test). 민감성은 비정상적 단계적 운동검사로 결과를 판정받은 사람에 대한 관상동맥질환이 있는 환자 검사를 받은 것의 백분율을 나타낸다(a true-positive test). 검사 특이성은 false-positive 검사에 의해 경감되고 검사 민감성은 false-negative 검사에 의해 경감된다. 만약 관상동맥질환이 없는 100명의 사람이 검사를 하고 검사받은 사람의 90%가 정상 단계적 운동검사, 10%가 비정상 단계적 운동검사(false-positive)라면, 검사 전문성은 관상동맥질환의 예측도가 90%이다. 만약 관상동맥질환을 가진 100명의 사람이 검사를 하고 검사받은 사람의 90%가 positive 검사, 10%가 negative (false-negative) 검사라면, 검사의 민감도는 관상동맥질환의 예측도는 90%이다. 단계적 운동검사의 전문성은 79%로 나타났고 민감도는 68%로 보고되었다. 단

표 9-10. Conditions Contributing to False-Positive Tests

1. 휴식 시 재분극의 비정상(예, LBBB 좌각차단)
2. 심장 비대
3. 가속된 전도장애(예, Wolff-Parkinson-White syndrome)
4. 디지털리스(Digitalis)
5. 무허혈성 심근병증
6. 저칼륨혈증
7. 승모판 탈출증
8. 비정상 혈관조절
9. 심막 장애
10. 기술적이나 관찰자 실수
11. 현저한 관상동맥질환의 결여에서의 심장수축
12. 빈혈증
13. 여성

출처: ACSM's Guidelines for Exercise Testing and Prescription, ed. 5. Williams & Wilkins, Baltimore, 1995, p. 142, with permission.

계적 운동 검사의 예측 가치는 검사가 관상동맥을 가진 사람과 아닌 사람을 정확하게 확인하는지 그렇지 않은지를 나타낸다(true-positive and true-negative tests). 단계적 운동검사 결과의 해석은 개인의 나이, 성별, 위험요소, 성취된 MET 수준, RPP와 증상에 의해 크게 영향을 받는다. 단계적 운동 검사의 해석은 이런 요소들의 고려사항을 반영해야한다. 표 9-10과 표 9-11은 false-positive 검사와 false-negative 검사의 증가된 빈도에 기여하는 상황들을 기술하였다. 임상의사가 언제 단계적 운동검사를 종료하고 검사 해석의 예를 제공할지 결정하기 위해 도움을 얻고자 한다면 이단원의 끝에 제시된 사례연구를 보시오.

표 9-11 Conditions Contributing to False-Negative Tests

1. 허혈성 역치 도달 실패
2. 심전도 변화를 검출하기 위해 불충분한 수의 도선을 사용하여 관찰
3. 잠재적인 질병과 관련이 있는 비 심전도(non-ECG) 증상과 증상 인지의 실패(예. 저혈압)
4. 혈관조영술상으로 분명하게 나타나는 측부순환에 의해 보상되는 질환
5. 심장의 비정상보다 선행하는 근골격계 운동제한
6. 기술적인 실수나 관찰자의 실수

출처: ACSM's Guidelines for Exercise Testing and Prescription, ed. 5. Williams & Wilkins, Baltimore, 1995, p. 141, with permission.

응급절차, 약물, 기본 장비

서류상으로 응급절차를 적고 적합한 의료전문가에 의해 서명되어야 한다. 응급상황에 대한 장비와 약물은 모든 검사와 운동 기간동안 이용 가능해야 한다. 응급절차에 관한 예와 표준 응급 약물과 장비의 목록은 부록 D에 있다. 응급절차는 응급의학의 기술과 연구의 변화에 보조를 맞추기 위해 끊임없이 새롭게 되어야 한다. 그것을 관리하는 상황과 법률이 독특하기 때문에, 재활 프로그램에 책임이 있는 전문가는 응급상황을 다루는 계획을 주의 깊게 기록하도록 신중을 기해야 한다. 계획은 기본적이고 진보된 삶을 지원하고 관리하기 위한 분명한 지시와 응급절차에 대한 정기적인 재검토, 심장재활 전문가의 모든 구성원에게 응급 기술을 습득하도록 하는 계획을 포함해야 한다. 모든 계획은 적합한 의학적, 법적 자문기관에 의해 승인되어야 한다. 재활 프로그램에 관련되는 환자의 안전은 가장 우선적이다.

이외의 신체적 평가

단계적 운동검사에 추가하여, 다양한 부가적인 신체 측정은 환자 평가에 있어 중요하다. 이런 평가는 단계적 운동검사 관리 전이나 후, 또는 단계적 운동검사를 수행한 당일에 재활 센터에 개별적인 방문으로 수행될 수 있다. 이 측정은 폐 기능 측정을 제외하고 빨리 수행되며, 대규모나 비싼 장비를 필요로 하지 않는다. 평가로 제공된 정보는 계획, 평가, 프로그램의 동기를 유발하는 면에서 유용하다. 대체로 정보는 재활센터에서 간호사나 운동처방사, 실험 전문가와 같은 훈련된 재활전문가에 의해 얻어진다. 비록 대부분의 절차가 단순하나, 측정이 적합하게 수행되는지를 확실히 하기위해 충분한 시간과 훈련이 제공되어야 한다. 이 측정은 폐기능 검사, 키, 몸무게, 몸통둘레 측정, 체지방 비율(피부주름과 인체 측정학에 의해 평가)을 포함한다. 일반적으로 환자가 4~6주 동안 심호흡계 재활 프로그램 단계에 있을 때까지는 보통 근력을 측정하지 않으나 때때로 관절가동범위와 근력에 대한 다양한 측정값을 포함할 수 있다.[28]

폐기능 검사

폐기능 검사는 심장병 환자에게 초기에 다음과 같은 결정을 내리기 위해 사용된다.

1. 폐질환의 존재나 비정상적인 폐기능
2. 질환이 존재한다면, 비정상적인 정도의 범위
3. 비정상적인 것으로 인한 무능력의 정도
4. 비정상적 폐기능을 가진 환자를 위한 적절한 운동 처방[1,29]

폐에 대한 평가 정보는 10장을 참고하시오.

키

정확한 키는 키-몸무게 의무기록을 이용하는데 이는 체지방 비율이나 대사당량(metabolic equivalents)을 예측하기 위한 다양한 공식을 사용하기 위해 필요하다. 측정을 위해 stadiometer의 사용이 추천된다(그림 9-2). 환자는 측정 전에 신발과 양말을 벗어야 하고 발을 모으고 팔을 몸 양 옆에 편안히 둔 상태에서 등을 측정 기구에 붙이고 서야 한다. 눈은 똑바로 곧게 앞을 향해야 하며 직각자에 머리를 가볍게 대고 측정하도록 한다. 측정값은 인치(quarter-inch)나 센티(centimeter)로 기록해야 한다.

몸무게

몸무게를 얻기 위해서는, 표준 균형 척도를 사용하는 spring-balance나 디지털 척도가 더 쉽게 눈금을 잴 수 있기 때문에 선호된다. 같은 환자에 대해 모든 몸무게를 잴 때는 같은 저울로 측정되어야 한다. 눈금은 매번 몸무게 재기 전에 0점에 있는지 확인해야 하고, 균형이 몸무게를 잰 후에 0으로 돌아가야 하며, 같은 저울로 정기적으로 반복 측정하도록 한다. 환자는 키를 측정하면서 동시에 몸무게를 잴 수 있다. 재활 프로그램에 환자가 참여하는 동안 기록된 몸무게는 측정 기술이 일관되게 하는 경우 신발이나 양말을 신고, 또는 벗고 측정할 수 있다.

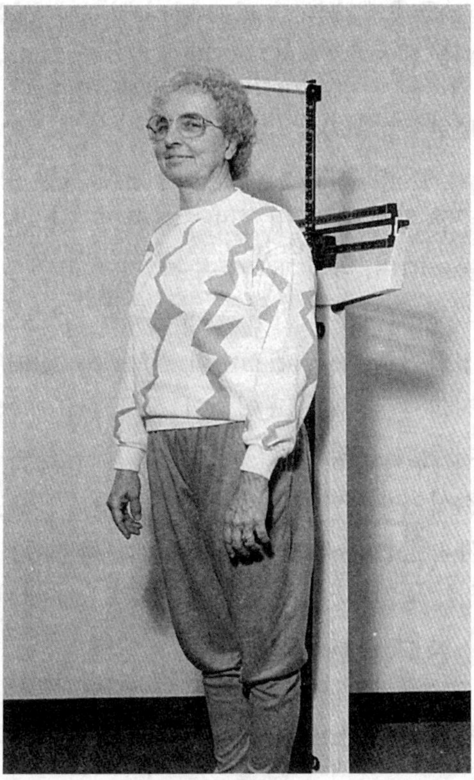

Figure 9-2. Stadiometer를 이용한 키 측정(Courtesy of Bio-Energitks Rehabilitation, Prospect, PA.)

체지방의 비율

신체구성은 무지방(lean body mass)과 체지방(body fat)의 두 가지 요소로 나눌 수 있다. 무지방 조직은 골격, 물, 근육, 결합조직, 장기 조직과 치아를 포함한 신체의 지방질이 없는 조직 모두를 포함한다. 체지방 구성요소는 필수 지방과 비필수 지방의 축적 모두를 포함한다. 필수 지방은 신경, 뇌, 심장, 폐, 간, 젖샘 같은 장기와 조직의 한 부분인 지방을 포함한다.[30] 비필수 지방의 저장은 주로 지방 조직 저장소 안(adipose tissue depots)이다.

신체구성을 측정하기 위한 많은 방법이 있고 여러 새로운 기술이 개발되고 정확하지는 않지만 신뢰성이 있는 것으로 밝혀졌다. 이런 기술들은 dual energy x-ray absorptiometry (DXA), Near-infrared (NIR) interactance devices, Bioelectrical impedence analysis (BIA)의 사용을 포함한다.[30-36] 이런 기술들은 좀더 연구되어질 필요가 있으며 비용이 비싸서 심장병 재활 프로그램에서 신체구성 측정에 일반적인 사용법으로 권장되지는 않는다. 신체구성을 결정하기 위해 사용되어질 수 있는 다른 기술로는 방사선 촬영술, 초음파, 핵자기 공명, potassium-40 count가 있다. 이런 기술은 비용이 많이 들 뿐만 아니라 여러 가지 이유로 신체구성의 일반적인 평가를 위해 권장되지는 않는다.[30]

정수칭량(hydrostatic weighing, HW)은 신체 구성 예측의 다른 측정방법과 비교했을 때 표준으로 여겨진다. 정수칭량 기술은 인간 수행(행동) 실험실에서 주로 연구하게 되었고, 심장병 재활에 대한 배치환경에서 정수칭량 기술의 사용은 장비의 비싼 비용, 시간과 공간의 제한, 그리고 머리 전체가 아래로 떨어져서 불편하며 평가를 완성하는데 요구되는 많은 시간 때문에 실질적으로 사용되지는 않는다.[23,37,38]

피부주름 평가

체지방 비율을 예측하기 위해 가장 정확하고, 경제적이고 실용적인 기술은 바로 피부주름 두께 측정이다. 피부주름 방정식은 다중회귀분석(multiple regression) 에 의해서 만들어지며, 다양한 피부주름 면의 측정으로부터 체지방의 비율을 예측할 수 있다.[23,37,38] 신체 구성을 평가하는 피부주름 방법은 측정법을 사용하는 임상의사가 적합한 훈련과 경험이 부족할 때 실수할 가능성이 있다. 피부주름 측정값을 획득할 때, 피부와 피하 조직의 한 주름(fold) 엄지와 검지 사이에 서 집혀지고 밑에 있는 근육으로부터 확실하게 집어 든다(측정 전 피부주름 면 안에 있는 근육의 능동 수축은 임상의사가 근육과 피하 조직사이를 구별하는 것을 돕는다). 주름은 검지와 엄지 사이에 잡혀야 하고, 피부주름 두께측정은 주름에 수직으로 적용해야 하고 엄지에서 검지까지 약 1㎝정도 된다(주름 중앙). 두께측정은 완전히 긴장된 상태에서 해야 하며, 엄지와 검지 부분이 함께 측정되어서는 안된다(그림 9-3).[37]

체지방을 평가하기 위해 사용하는 회기방정식(regression equation)에 의해서 산정된 체지방은 최소 0.5㎝ 또는 1㎝에서 기록되어야 한다. 각 면 당 최소 두 번의 측정이 추천

되어지고 모든 피부주름 측정은 신체의 오른쪽에서 행해져야 한다.[37]

표 9-12와 표 9-13은 남자와 여자를 대상으로 각각 세 번 측정한 피부주름의 합에서 체지방 비율의 예측에 대한 산정값이다. 남자를 측정하기 위한 세 피부주름 면과 지시사항은 다음과 같다.[39]

1. 삼두근 피부주름: 상완의 뒷면에서 견봉(acromion)과 주두돌기(olecranon process) 사이 의 가운데 점에서 측정한다. 팔을 편안히 하고 편 상태로 수직면에서 피부주름을 잡는다(그림 9-3 참조).
2. 가슴 피부주름: 전방 겨드랑선(ant. axillary line)과 젖꼭지(nipple)에서 $\frac{2}{3}$ 거리로 대각 선 주름의 젖꼭지 사이를 측정한다.
3. 견갑골 피부주름: 견갑골 수직면(vertical border)을 기준으로 위에서 아래로 긋고, 견갑 골 하각을 기준으로 수직면까지 직각으로 그은 후 만나는 지점에서 1~2 ㎝를 더한 지점을 측정한다.

여자를 측정하는 것은 다음과 같다.

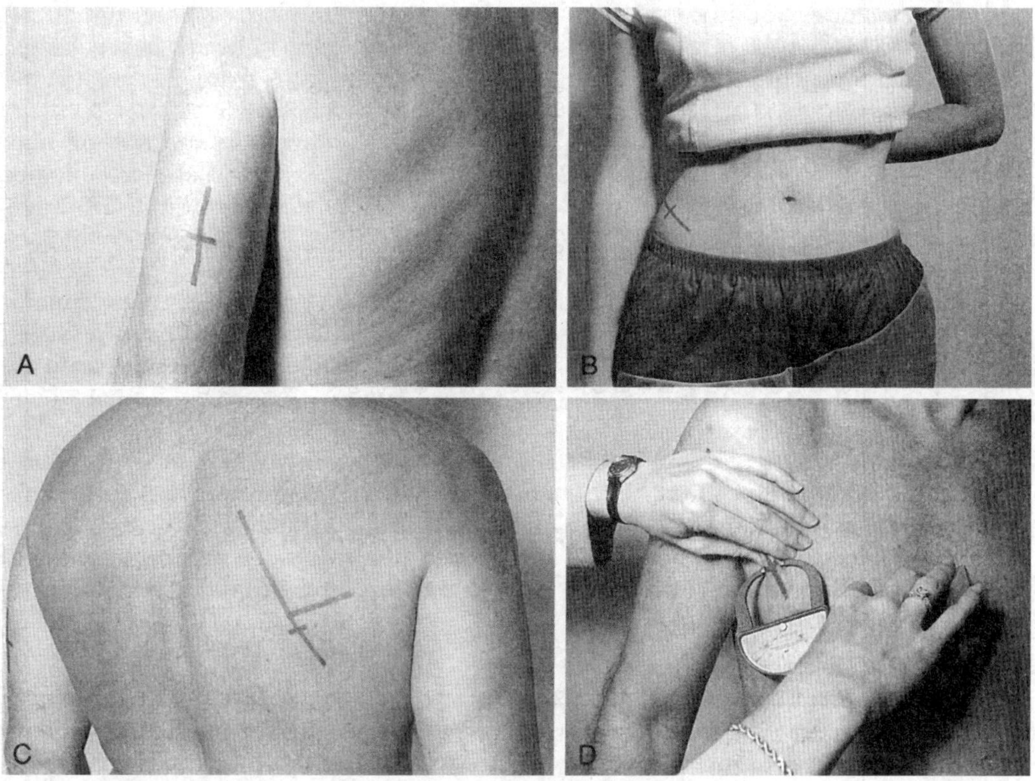

그림 9-3. Lange 피부주름 켈리퍼와 피부주름 측정 부위(Courtesy of Bio-Energitks Rehabilitation, Prospect, PA.)

표 9-12. 여성을 위한 지방 추정 백분율 : 상완삼두근, 가슴 그리고 견갑하근 피부주름의 합계

피부주름 합(mm)	나이								
	Under 22	23–27	28–32	33–37	38–42	43–47	48–52	53–57	Over 57
8–10	1.5	2.0	2.5	3.1	3.6	4.1	4.6	5.1	5.6
11–13	3.0	3.5	4.0	4.5	5.1	5.6	6.1	6.6	7.1
14–16	4.5	5.0	5.5	6.0	6.5	7.0	7.6	8.1	8.6
17–19	5.9	6.4	6.9	7.4	8.0	8.5	9.0	9.5	10.0
20–22	7.3	7.8	8.3	8.8	9.4	9.9	10.4	10.9	11.4
23–25	8.6	9.2	9.7	10.2	10.7	11.2	11.8	12.3	12.8
26–28	10.0	10.5	11.0	11.5	12.1	12.6	13.1	13.6	14.2
29–31	11.2	11.8	12.3	12.8	13.4	13.9	14.4	14.9	15.5
32–34	12.5	13.0	13.5	14.1	14.6	15.1	15.7	16.2	16.7
35–37	13.7	14.2	14.8	15.3	15.8	16.4	16.9	17.4	18.0
38–40	14.9	15.4	15.9	16.5	17.0	17.6	18.1	18.6	19.2
41–43	16.0	16.6	17.1	17.6	18.2	18.7	19.3	19.8	20.3
44–46	17.1	17.7	18.2	18.7	19.3	19.8	20.4	20.9	21.5
47–49	18.2	18.7	19.3	19.8	20.4	20.9	21.4	22.0	22.5
50–52	19.2	19.7	20.3	20.8	21.4	21.9	22.5	23.0	23.6
53–55	20.2	20.7	21.3	21.8	22.4	22.9	23.5	24.0	24.6
56–58	21.1	21.7	22.2	22.8	23.3	23.9	24.4	25.0	25.5
59–61	22.0	22.6	23.1	23.7	24.2	24.8	25.3	25.9	26.5
62–64	22.9	23.4	24.0	24.5	25.1	25.7	26.2	26.8	27.3
65–67	23.7	24.3	24.8	25.4	25.9	26.5	27.1	27.6	28.2
68–70	24.5	25.0	25.6	26.2	26.7	27.3	27.8	28.4	29.0
71–73	25.2	25.8	26.3	26.9	27.5	28.0	28.6	29.1	29.7
74–76	25.9	26.5	27.0	27.6	28.2	28.7	29.3	29.9	30.4
77–79	26.6	27.1	27.7	28.2	28.8	29.4	29.9	30.5	31.1
80–82	27.2	27.7	28.3	28.9	29.4	30.0	30.6	31.1	31.7
83–85	27.7	28.3	28.8	29.4	30.0	30.5	31.1	31.7	32.3
86–88	28.2	28.8	29.4	29.9	30.5	31.1	31.6	32.2	32.8
89–91	28.7	29.3	29.8	30.4	31.0	31.5	32.1	32.7	33.3
92–94	29.1	29.7	30.3	30.8	31.4	32.0	32.6	33.1	33.4
95–97	29.5	30.1	30.6	31.2	31.8	32.4	32.9	33.5	34.1
98–100	29.8	30.4	31.0	31.6	32.1	32.7	33.3	33.9	34.4
101–103	30.1	30.7	31.3	31.8	32.4	33.0	33.6	34.1	34.7
104–106	30.4	30.9	31.5	32.1	32.7	33.2	33.8	34.4	35.0
107–109	30.6	31.1	31.7	32.3	32.9	33.4	34.0	34.6	35.2
110–112	30.7	31.3	31.9	32.4	33.0	33.6	34.2	34.7	35.3
113–115	30.8	31.4	32.0	32.5	33.1	33.7	34.3	34.9	35.4
116–118	30.9	31.5	32.0	32.6	33.2	33.8	34.3	34.9	35.5

Source: From Jackson, AS and Pollock, ML: Practical assessment of body composition. Phys Sportsmed 13(5):87, 1985, with permission of McGraw-Hill

표 9-13. Percent Fat Estimate for Woman: Sum of Triceps, Abdomen, and Suprailiac Skinfolds

피부주름 합(mm)	18–22	23 27	28–32	33–37	38–42	43–47	48–52	53–57	Over 57
8–12	8.8	9.0	9.2	9.4	9.5	9.7	9.9	10.1	10.3
13–17	10.8	10.9	11.1	11.3	11.5	11.7	11.8	12.0	12.2
18–22	12.6	12.8	13.0	13.2	13.4	13.5	13.7	13.9	14.1
23–27	14.5	14.6	14.8	15.0	15.2	15.4	15.6	15.7	15.9
28–32	16.2	16.4	16.6	16.8	17.0	17.1	17.3	17.5	17.7
33–37	17.9	18.1	18.3	18.5	18.7	18.9	19.0	19.2	19.4
38–42	19.6	19.8	20.0	20.2	20.3	20.5	20.7	20.9	21.1
43–47	21.2	21.4	21.6	21.8	21.9	22.1	22.3	22.5	22.7
48–52	22.8	22.9	23.1	23.3	23.5	23.7	23.8	24.0	24.2
53–57	24.2	24.4	24.6	24.8	25.0	25.2	25.3	25.5	25.7
58–62	25.7	25.9	26.0	26.2	26.4	26.6	26.8	27.0	27 1
63–67	27.1	27.2	27.4	27.6	27.8	28.0	28.2	28.3	28.5
68–72	28.4	28.6	28.7	28.9	29 1	29.3	29.5	29 7	29.8
73–77	29.6	29.8	30.0	30.2	30.4	30.6	30.7	30.9	31.1
78–82	30.9	31.0	31.2	31.4	31.6	31.8	31.9	32.1	32.3
83–87	32.0	32.2	32.4	32.6	32.7	32.9	33.1	33.3	33.5
88–92	33.1	33.3	33.5	33.7	33.8	34.0	34.2	34.4	34.6
93–97	34.1	34.3	34.5	34.7	34.9	35.1	35.2	35.4	35.6
98–102	35.1	35.3	35.5	35.7	35.9	36.0	36.2	36.4	36.6
103–107	36.1	36.2	36.4	36.6	36.8	37.0	37.2	37.3	37.5
108–112	36.9	37 1	37.3	37.5	37.7	37.9	38.0	38.2	38.4
113–117	37.8	37.9	38.1	38.3	39.2	39.4	39.6	39.8	39.2
118–122	38.5	38.7	38.9	39.1	39.4	39.6	39.8	40.0	40.0
123–127	39.2	39.4	39.6	39.8	40.0	40.1	40.3	40.5	40.7
128–132	39.9	40.1	40.2	40.4	40.6	40.8	41.0	41.2	41.3
133–137	40.5	40.7	40.8	41.0	41.2	41.4	41.6	41.7	41.9
138–142	41.0	41.2	41.4	41.6	41.7	41.9	42.1	42.3	42.5
143–147	41.5	41.7	41.9	42.0	42.2	42.4	42.6	42.8	43.0
148–152	41.9	42.1	42.3	42.8	42.6	42.8	43.0	43.2	43.4
153–157	42.3	42.5	42.6	42.8	43.0	43.2	43.4	43.6	43.7
158–162	42.6	42.8	43.0	43.1	43.3	43.5	43.7	43.9	44.1
163–167	42.9	43.0	43.2	43.4	43.6	43.8	44.0	44.1	44.3
168–172	43.1	43.2	43.4	43.6	43.8	44.0	44.2	44.3	44.5
173–177	43.2	43.4	43.6	43.8	43.9	44.1	44.3	44.5	44.7
178–182	43.3	43.5	43.7	43.8	44.0	44.2	44.4	44.6	44.8

Source: From Jackson, AS and Pollock, ML: Practical assessment of body composition. Phys Sportsmed 13(5):87, 1985, with permission of McGraw-Hill

1. 상완삼두근 피부주름: 남자와 같게 측정한다.
2. 복직근 피부주름: 수직면에서 배꼽으로부터 바깥쪽으로 약 2cm 지점에 측정한다.
3. 장골위 피부주름: 전방 겨드랑선(ant. axillary line)에서 장골능(iliac crest) 위에 대각을 측정한다.

신체비만지수 (Body mass index, BMI)

신체비만지수(BMI)는 몸무게(kg)를 키의 제곱으로 나누면 계산되는 단순한 평가이다(단위: kg/m^2). 같은 결과가 나오는 다른 방법으로는 파운드로 측정한 몸무게에 700을 곱하고, 인치단위로 잰 키의 제곱으로 나누는 것이다(단위: lb/inch^2). 최근 연구조사는 신체비만지수가 25보다 더 클 때 건강문제와 관련된 비만이 증가하기 시작하고, 신체비만지수가 40보다 클 때 병적인 비만이 발생한다고 말한다. [23,40]

허리 대 엉덩이 비율 (Waist-to-hip ratio)

신체비만지수와 별개로, 허리 대 엉덩이 비율(waist-to-hip ratio, WHR)은 특히 노년층에서 많은 중심부 비만(특히, 복부부위에 지방 축적), 사망, 만성적 대사 질환과 관련 있음이 밝혀졌다. 높은 허리 대 엉덩이 비율은 관상동맥질환의 위험요소와 깊은 상관관계를 가지는데 그러한 위험 요소의 예로는 고혈압, 고혈당증, 낮은 수준의 고밀도 지질단백(high density lipoprotein, HDL), 그리고 총 콜레스테롤, 저밀도 지질단백(low density lipoprotein, LDL), 아포지방단백 B(apolipoprotein B)의 상승 같은 것이 있으며 이것은 심장의 위험요소와 상호관련이 있음을 나타낸다. [37,41-44]

허리 대 엉덩이 비율은 상 · 하반신 지방 배치를 나타내는 간단한 방법이다. 상반신의 지방(android, central, male)은 과다 체지방이 등이나 배 부위에 주로 분배될 때 발생한다. 하반신 체지방(gynoid, gluteal-femoral, peripheral, female)은 엉덩이, 골반부와 허벅지에 주로 지방의 축적이 있다. 특히 배 부위에 더 많은 심부 지방을 가진 사람은 관상동맥질환과 조기사망의 위험이 크다. [23,37,41-44]

허리 대 엉덩이 비율의 측정은 비싸지 않고, 시간이 경제적이며, 골반부와 허리둘레를 측정하기위해 테잎으로 측정만 하면 된다. 허리(배) 주위를 측정하며, 가장 작은 둘레는 배꼽 위 흉곽 아래이다. 원래 허리가 쉽게 결정되지 않는다면 환자의 복부를 편안하게 한 상태에서 배꼽 높이를 측정한다. 엉덩이 둘레는 엉덩이의 뒤쪽 융기부의 가장 큰 둘레에서 측정한다. 허리 대 엉덩이 비율을 결정하기 위해 허리둘레를 엉덩이 둘레로 나눈다. 허리 대 엉덩이 비율은 남자인 경우 0.90 이하, 여자인 경우는 0.80 이하인 것이 바람직하다. 남자가 0.95 이상, 여자가 0.85 이상의 허리 대 엉덩이 비율은 질병의 위험이 증가한다. [37]

기능적 결과의 평가

환자의 결과를 나타내는 기록을 적절히 보관하는 것은 재활 프로그램의 평가 및 승인을 위해 필요하다. 환자의 행동, 기능, 안녕에서 긍정적인 변화를 보여줄 수 있는 기록은 프로그램이 효과적이라는 것을 보여줄 것이다. 기능적인 상태는 단계적 운동검사에서 성취된 대사당량 수준과 혈압, RPE, RPP, 심전도 변화와 증상에서 얻어진 측정으로 인해서 종종 측정된다.

평균 신체주름, 신체비만지수와 허리 대 엉덩이 비율을 사용한 신체구성에 대한 측정 또한 관상동맥질환의 위험요소에 대한 편리하고 확실한 지표라고 할 수 있다. 결과 자료는 치료 프로그램을 시작할 때나 끝낼 때, 1년 내 다음 프로그램에 동참할 때와 같이 동일한 상황에서 수집되어져야 한다. 이러한 자료는 심장 재활에서의 환자의 이익과 비용효과 정도를 알기 위해 필요하다.[3,45]

핵의학검사, 심장초음파, 관상동맥 혈관조영술

유용성, 적은 비용과 임상적으로 유용한 정보의 산출 때문에 운동 부하 검사(exercise stress test)는 관상동맥질환의 진단에 중요한 도구이다. 그러나 심혈관 검사 기술의 발전은 관상동맥질환의 진단을 위해, 침투성 관상동맥 혈관조영술에 비침투성 핵의학검사 기술(방사선핵종상 기술, radionuclide imaging techniques)과 심장초음파검사(echocardiography, 운동 또는 약물 부하)로 진전되었다. 관상동맥질환의 진단을 위한 기술적 진보에 대한 논의는 다양한 검사를 관리하기 위한 절차일 뿐 전적으로 이것을 통해 모든 것을 기술하는 것은 아니다. 임상의사에게 진단적 절차와 결과를 이해하는데 중요한 기본적 정보를 제공하여 간단한 개요를 작성하는데 도움이 된다.

핵의학검사(방사선핵종상)

핵의학검사(방사선핵종상)은 심근의 관류와 심실의 기능 평가에 관련된 심장핵의학의 한 분야이다. 영상은 운동 부하뿐만이 아니라, 약학적으로 사용될 수도 있기 때문에 운동을 할 수 없는 환자를 평가하는 것이 가능하다.

심근 관류 영상 (Myocardial perfusion imaging)

심근 관류 영상은 운동검사나 디피리다몰(Dipyridamole, Persantine)이나 아데노신 같은 관상 동맥 팽창 약물의 정맥 내 주입으로 수행되어진다. 관류 영상은 허혈성 심장질환의 진단과 평가, 심근 반흔, 심근경색증, 최근 심근경색증 후 환자가 있는 경우, 이전의 혈관재형성술을 한 환자의 평가, 감별 진단과 예후검증 절차에 유용하다.[48,51]

다양한 방사선 추적기가 방사선핵종 관류 영상에 사용되어왔으나, 아직까지는 탈륨-201(thallium-201)이 관류 스캐닝을 위해 사용되는 가장 일반적인 약물이다.[48,50,55] 만약 탈륨 스캐닝이 운동 부하 검사에 사용된다면, 이 검사는 보통 자전거 운동력 측정기나 트레드밀에서 수행된다. 운동검사 시작 전에, 정맥내의 혈관에서 시작하는데 환자가 최대 운동 상태나 그 가까이에 있을 때 탈륨을 주입한다. 탈륨 추적기를 순환시킴과 동시에 주사 후 몇 분 동안 운동검사를 계속적으로 실시해야한다. 그리고 환자는 방사선 발산 탐지를 위해 사용되는 섬광카메라 아래에 똑바로 눕는다. 카메라가 컴퓨터 시스템과 상호작용할 때, 생산되는 영상은 2차원 평면 신티그램인데(two-dimensional scintigrams), 이것은 심근의 관류를 보여준다.[51] 스캔은 보통 운동 검사 다음 10분 내에, 그리고 3~4시간 안에 다시 한다.[48,52,55] 탈륨-201의 분포는 심근 혈류와 관상동맥질환 결여에 비례되어진다(homogenous). 관상동맥질환을 가진 환자는, 최고 운동에서 탈륨-201이 관류량이 적어지고,[50] 심근세포에서 탈륨-201의 축적에 감소가 있다. 추가적인 스캔은 탈륨(thallium)의 재분배를 평가하기 위해 초기 영상 후 3~4시간 뒤에 한다. 탈륨 재분배의 존재는(운동 후 바로 얻은 상을 관찰하면 결함이 있음을 발견할 수 있다) 일과성 허혈이 초기 탈륨 주입을 할 때 있었음을 나타낸다.[55]

심근 관류를 평가하기 위해 사용되는 다른 방법에는 양전자 방출 단층촬영술(positron emission tomography, PET)과 단일광자 방출 단층 촬영술(single photon emission computerized tomography, SPECT)이 있다. 단층촬영술 스캔동안 사용되는 방사성 기록물질(marker)은 18F-fluorodeoxyglucose(FDG)이다. 지연된 탈륨-201 관류 스캔(운동 후 초기 탈륨 관류 후에 8~72시간 사이에 수행된)이나 반복 영상(두번째 탈륨 주입 후 수행된)은 적은 비용으로 PET 영상과 비슷한 결과를 보였다. 55 SPECT를 통한 심근 영상은 탈륨-201을 통한 관류 평가동안 얻어진 편리한 2차원 평면 스캔과 비교할 때 방사선핵 분배의 3차원 스캔을 제공한다. 새로 개발된 기술인 radionuclide technetium-99m (Tc-99m)-based agents, sestamib,i teboroxime은 현재 이용되고 있고 심근 관류를 평가하기 위해 연구되고 있다.[48,50,51] 새로운 기술의 장 · 단점은 완전히 연구되지 않았으며, 전통적인 평면 스캐닝으로 탈륨-201을 통한 심근 관류 영상은 현재 일반적으로 수행되는 절차이다.[51,53,55]

심실 기능의 평가

심실 기능의 평가는 "혈액 망 영상(blood pool imaging)" 으로 알려진 기술이다. 이 절차에서, 환자는 휴식, 운동, 또는 다른 중재동안 방사선 추적물질과 함께 정맥에 주입하고, 섬광카메라(scintillation camera)가 방사핵을 탐지하기 위해 환자의 가슴 위에 위치한다. 사진은 피가 어떻게 심장을 통해 공급되는지를 보여주고, 좌우 분출 부분의 평가, 심실의 양, 심박출량, 확장기 충만 비율, 국소부위의 심벽 기형을 보여준다. 만약 혈액저류 영상이 운동동안 수행되는 것이라면, 자전거 운동력 측정계가 보통 선호되는 방법이다. 환자는 측정계에서 바로 누운 자세, 직립자세, 또는 반 직립자세로 운동하고 카메라는 45도 좌전사위 영상(45° left anterior oblique image)을 촬영하도록 위치한다. 운동력 측정계에서 부하를 매 3분마다 증가시키는데 이것은 분출부위와 국소부위의 심벽을 측정하고 수행할 때 정점에 도달하게 하기 위해서이다. 혈액 망 영상을 얻는 두 가지 방법은 평형 방법(equilibrium method)과 일차통과 방법(first-pass method)이 있다. [50,51,55]

평형 방법(equilibrium method). 영상이 장시간 동안 촬영될 수 있도록 하기 위해, 평형이나 혈액 저류 영상의 관문 방법(gated method)에서는 안정된 혈액 세포 표식(blood cell labeling)이 필요하다. 이것을 시행하기 위해서는 비방사발현 제일주석 피로인산염(nonradioactive stannous pyrophosphate)이 환자의 정맥으로 주입되고, 20~30분 후, 방사핵 TC-99m이 주입된다. [51,55] 심실 기능의 영상은 수백 번 심장 순환동안 획득되고, 컴퓨터 기술을 사용함으로써 복합관문 방사핵 혈관 촬영상(multigated radionuclide cineangiogram, MUGA)을 얻는다. 스캔은 추적물질의 주입 후 4~6시간 동안 수행되어질 수 있다. [51,53,55]

일차통과 방법(first-pass method). 일차통과 방법은 혈액 세포 표식을 필요로 하지 않는데 그 이유는 스캔은 심근 순환을 통해 방사핵의 "일차통과(first-pass)" 동안 획득되기 때문이다. 영상을 위해 사용되는 방사선 추적물질은 Tc-99m를 주사하고 심실의 활동은 섬광 카메라로 기록된다. 일차통과 방법은 평형방법(MUGA, multigated radionuclide cineangiogram, multiple gated acquisition) 스캔을 하는 것보다 우심실의 기능을 더욱 정확한 평가한다. 심벽 동작의 시각적, 양적 평가는 평형 방법(MUGA)과 동시에 사용하는 것이 더욱 정확할 것이다. 최근 기술의 진보는 고전적인 운동력 측정계 평가뿐만 아니라 트레드밀 검사 동안 일차통과 영상 자료의 획득을 가능하게 하였다. 평형과 일차통과 방법은 환자에게 적은 위험으로 심도관법을 통해 얻어지는 것에 필적하는 박출계수(ejection fraction) 결과를 도출한다.[50,51,55]

약물 스트레스 관류 영상

관상 혈류는 높은 유출 비율동안 최대가 되고, 관류의 불균질성은 최고 운동 후에 더 쉽게 관찰되기 때문에 스트레스 탈륨 영상은 보통 운동 부하 검사 후에 수행되어진다. 그러나 많은 환자들은 약물이나 말초혈관질환, 정형외과적 문제, 심각한 폐쇄성 폐질환, 그리고 당뇨병 같은 신체적 제한 때문에 효과적으로 운동할 수 없다. 나이 많은 환자들이나 정상 수준 이하의 신체 상황의 환자 또한 효과적으로 운동할 수 없을 것이다. 운동을 할 수 없는 환자를 평가할 필요에 의해서 약리학적 부하 검사(pharmacologic stress test)가 발달되었다. [16,48-51,55] 운동을 할 수 없는 환자를 평가하기 위해 사용되는 약물은 두 그룹으로 분류될 수 있다. (1) 디피리다몰(dipyridamole)과 아데노신(adenosine) 같은 심장혈관확장을 일으키는 약물과 (2) 심근의 산소요구도를 증가시킴으로써 허혈을 일으키는 약물이다(도부타민, dobutamine). [48,49,51,55]

디피리다몰(persantine)은 심장을 통과하는 세동맥 혈관 저항 감소에 의해 심근 혈류가 증가되도록 아데노신의 내분비 수준을 증가시킨다. 디피리다몰의 주입 후, 정상적으로 관상동맥 망(beds)이 생성되고, 건강한 관상동맥은 혈류의 증가를 나타낸다. 협착이 있는 동맥에서 공급되는 혈관망은 혈류 저항에서 작은 변화를 보이며, 혈류에 작은 증가가 있다. 혈류의 감소는 휴식 시 정상 흐름의 수준을 유지하기 위해 협착 혈관에서 이전에 줄어든 관상 저항에 의해 야기된다. 심장의 다른 두 부분 사이에 혈류의 차이는 이전에 논의된 탈륨-201 관류 영상 기술에 의해 탐지할 수 있다. [49-51,55] 탈륨-201과 함께 디피리다몰 주입을 사용하는 약물 부하 검사는 빠르게 수행된다(주입 후 4~6시간이내). 디피리다몰은 4분 정맥주입 동안 관리되어지고 7~8분 안에 최고 효과에 도달한다. 탈륨-201은 디피리다몰 후 5분 안에 주입되며 초기 영상은 탈륨 주입 후 10분 안에 얻어진다. 지연된 영상은 재분포를 평가하기 위해 3~4시간 후에 얻어진다. 만약 환자가 운동을 할 수 있다면, 디피리다몰 주입과 결합된 악력운동, 낮은 수준의 트레드밀(또는 비슷한 활동), 자전거 타기는 관상혈류의 최대수준을 증가시키고 디피리다몰 사용 후 수행될 수 있다. [51,55] 디피리다몰 관류 영상은 고전적 운동 탈륨 영상의 것과 비교된다. 최고 수행에 가까운 운동을 할 수 없는 환자에게서 심근 관류 평가의 역할을 하는 것 이외에, 말초혈관질환이나 최근 심근경색증이 있었던 환자에게 정맥 내 디피리다몰 관류 영상은 예후적 가치를 가진다. [51,55]

아데노신은 자연적으로 발생하는 약물이고 관상혈관 저항을 감소시키고 관상 혈류를 증가시키는 강력한 관상혈관 확장제이다. 그것은 세포내 · 외에서 형성되며 또한 약물 부하 검사 시 정맥 내에 주사된다. 검사 동안 아데노신의 주입은 4~6분 안에 일어나며 아데노신 효과의존속 기간은 1~2분 지속된다. 아데노신의 극심하게 짧은 반감기(half-life) 때문에, 탈륨은 아데노신 주입이 끝나기 전에 1.5~2분 내에 투여되어야 한다. 아데노신-탈륨 영상은 디피리다몰-탈륨 영상만큼 광범위하게 연구되지는 않았으나, 아데노신 섬광조영술로부터의 결과는 편리한 운동 스캔과 디피리다몰 영상으로부터 얻어진 것과 비슷하다. [51,55]

도부타민은 운동을 효과적으로 할 수 없는 환자에게 관상동맥질환의 존재를 평가하고 진단하기 위해 사용되는 약물인자이다. 기관지경련 질환을 가진 환자와 디피리다몰이나 아데노신 주입이 금기된 환자에게 도부타민은 특히 유용하다. 디피리다몰과 달리 도부타민은 심박수, 혈압, 심근 수축력을 증가시켜 심근의 산소요구도를 증가시키고 허혈을 촉진한다. 비록 도부타민 탈륨-201 영상이 관류영상 검사에 효과적일지 모르지만, 국소적 심근 기능장애를 더 많이 야기하는 것으로 보이며 심장초음파검사와 함께 가장 일반적으로 사용된다. 더 많은 연구가 약리학적 인자로써 도부타민 주입을 사용하는 스트레스 영상의 역할을 결정하기 위해 필요하다. 그러나 도부타민의 사용은 이 단원의 다음 부분인 초음파심장조영술에서 다시 다루어질 것이다.

초음파심장조영술(Echocardiography)

초음파심장조영술은 초음파 촬영술을 사용하여 해부학, 구조적 결함, 심장의 혈류의 영상을 제공하는 평가 기술로 이것은 방사선 추적물질의 사용을 필요로 하지 않는다. 초음파 촬영술은 M-mode, two-demensional spectral, color-flow Doppler를 포함하는 다른 방법으로 사용될 수 있다. 심장 평가를 위한 일반적인 기술은 흉부단면(transthoracic)과 식도단면(transesophageal) 심장초음파상이다. 흉부단면 심장초음파상에서 탐색봉(probe)이나 탐색유도체(transducer)는 가슴의 표면에 놓여지고, 반면에 경식도 심장초음파에서는 환자의 식도에 놓여진다(뒤의 기술은 흉부단면 심장초음파 영상이 비만, 폐병, 흉벽 변형, 등 으로 촬영이 어려운 환자에게 사용되어진다). 사용되는 초음파 촬영술의 방법이나 기술에 관계없이, 모든 종류는 "초음파심장조영술"이라는 일반적인 용어에 포함된다. 각각의 더 자세한 논의는 이 본문의 범위에서 벗어난다. [47,53,55]

심장의 해부학, 판막과 다양한 질병에 대한 정보 이외에, 초음파심장조영술은 전체에 걸친 심실의 기능, 심근벽 운동의 비정상과 비후, 심혈관 계통을 통한 혈류에 대한 정보를 제공한다. 또한 국소적 심근 허혈을 발견하는데 이용될 수도 있다. [47,53,55]

초음파심장조영술은 휴식 시, 운동 동안, 운동 후에 수행될 수 있고, 약리학적 부하 발견 인자와 함께 수행될 수 있다. 운동 검사 동안 이용될 때, 선호되는 운동 방법은 자전거 운동력 측정계나 트레드밀이다. 바른 체위로 걷는 환자에게 초음파심장조영술을 수행하는 것은 가능하지 않기 때문에, 만약 트레드밀이 사용된다면, 심장초음파 영상은 표준 운동부하연구계획안 시행 바로 전 · 후에 얻어진다. 만약 자전거 운동력 측정계가 운동 부하의 방법이라면, 영상은 운동검사의 각 단계의 끝에 얻어질 수 있다. 심장초음파 부하검사에 사용되는 가장 일반적인 약물 인자는 디피리다몰과 도부타민이다. [48,51,55]

운동검사 시작 전에, 심장초음파 영상은 휴식 시 환자의 심장을 촬영한다. 그다음 환자는 표준 운동부하 검사 연구계획안(심전도와 같이)을 시작하고 영상은 각 운동 단계의 끝이나(자전거 운동력 측정계) 운동 검사의 완료 바로 후에 찍는다(트레이드밀). 어떤 표준 운동 부하검사와 같이, 이 검사는 위험 증상이 발현되거나 환자가 최고 운동에 도달할 때 종결된다. 여러 이용 가능한 컴퓨터 프로그램 중 하나를 사용하여, 휴식 시나 운동 동안 또는 운동 후에 얻어지는 영상은 심근벽 운동의 질적인 차이, 박출계수의 계산, 선천성 심장 질환의 발견, 심근 경색증이나 혈관재형성을 가진 환자의 진단 평가를 비교하고, 여러 이외의 해부학적이고 기능적인 특징의 평가를 비교한다.[48,51,55] 운동 부하 초음파심장조영술로 부터의 결과는 방사핵 기술에 의해 획득되는 것과 비교 가능하고, 운동 초음파심장조영술은 방사핵 영상과는 약간 다른 이점을 가진다. 그 이점으로는 비용이 더 작고, 방사선 추적물질을 사용하지 않으며, 장비가 작고 휴대하기 쉽고, 다방면으로 쓰인다. 부하 초음파심장조영술은 환자에게 진단적으로 유용하며, 특히 false-positive 심전도 부하 검사의 높은 발생을 가지는 여성에게 유용하다.[51]

좌심실 기능의 계속적인 관리를 가능하게 하기 때문에 초음파 심장 조영술은 약리학 부하 검사에 사용하기 적합하다. 디피리다몰이나 도부타민의 정맥 내 주입은 스트레스를 야기하는 가장 일반적으로 사용되는 약물이다. 디피리다몰은 정해진 양으로 주로 주입이 되고, 스캔은 주입과정동안 수행되어진다. 도부타민 스트레스 초음파심장조영술은 각3분 씩 단계적으로 주입을 증가시킨다. 각 단계에서 환자의 심전도와 혈압은 초음파심장조영술과 동시에 계속적으로 관리한다. 디피리다몰과는 달리, 도부타민은 심박동율, 혈압, 심근 수축력을 증가시킴으로써 심근 산소요구량을 증가시킨다. 도부타민의 이 효과는 관상동맥 질환 환자에게 허혈을 야기할 수도 있고 관상협착증이 있을 경우, 도부타민은 비슷한 관상부위에 국소적인 심근 기능장애를 야기하는데 있어서 디피리다몰 보다 더 효과적인 것으로 확인되었다.[49-51,55] 심각한 부작용이 보고 됨에 따라, 더 많은 연구가 초음파심장조영술의 도부타민 주입 사용을 평가하기 위해 필요하다.[56,57]

관상혈관조영술(coronary angiography)

관상혈관조영술은 동맥경화성 관상동맥질환이나 다른 질환과 결손의 존재나 정도에 관한 정보를 얻기 위해 동맥, 정맥, 또는 동맥과 정맥 그리고 궁극적으로 심장에 삽입되는 도관(catheter)을 사용한다. 일반적으로 오른쪽, 왼쪽 심장 도관법을 위한 3가지 방법 중에 한 가지가 주로 이용된다.

1. 대퇴정맥에서 심장의 오른쪽을 통한 도관의 유입과 대퇴동맥에서 상행대동맥과 좌심실을 통한 도관의 유입.
2. 상완정맥과 동맥을 통한 유입에 의한 좌우측 심장의 도관법.
3. 대퇴정맥을 통해서 심방사이 격막에서 좌심방을 지나는 작은 바늘의 통과시키는 우심방의 도관법과 좌심실로의 도관의 삽입법.

도관들이 심장과 관상동맥들로 조심스럽게 나아가고, 그 과정은 X-선 투시검사경

(fluroscope)을 사용하여 진행되어진다. 그리고 대조물질(contrast material)의 주입은 그 도관을 통해 이루어지고 x-rays는 주요한 관상혈관과 그 혈관가지와의 순환을 조사한다.[50,54] 따라서 혈관조영사진은 관상순환 "지도(map)"를 만들고, 장애물질을 감지하고, 심장의 펌핑 운동을 평가하고, 판막장애와 선천성 장애를 감지하고, 혈관 저항이 결정에 있어 중요한 혈압 측정하고, 혈관경련과 다른 구조적인 비정상들과 같은 일반적인 장애를 감지한다. 관상혈관 조영사진의 가장 일반적인 사용은 관상동맥 우회 이식술(coronary artery bypass grafting, CABG)과 percutaneous transluminal angioplasty (PTCA)를 포함하는데 이것은 더 나은 의료적 중재를 필요로 하는 관상동맥에서의 협착증을 확인하기 위해서 사용한다. 혈관조영사진술은 이전에 논의한 비침습적인 과정들보다 더 큰 위험을 포함하는 침습적인 과정이다. 혈관조영사진 절차동안 큰 위험에 있는 사람들은 50% 이상의 좌측 주요 관상동맥 협착증이 있는 사람들, 불안정한 협심증과 낮은 기능적 수용력을 가진 사람들, 그리고 울혈성의 심장손상(CHF)을 가진 사람과 나이든 사람들이다. 혈관조영사진에서 야기되는 주요한 합병증들은 심근경색증, 사망, 뇌혈관 사고, 동맥 전도 문제 그리고 주요 박동리듬의 장애를 포함한다.[50,54]

단계적 운동 검사 사례 병력 (GRADED EXERCISE TEST CASE HISTORIES)

심장 재활전문가에 의해 수행되는 단계적 운동검사는 기능적 능력이나 진단적 질병을 결정하는데 사용된다. 단계적 운동검사로부터 얻어진 정보는 일반적으로 운동 처방을 형성하고, 프로그램으로부터 벗어났을 때나 잇따른 과정들에서의 기능적 변화들을 평가하는데 사용된다. 종종 경험이 부족한 임상의사들에게 어려운 결정을 해야 하는 경우는 단계적 운동검사의 적절한 검사종결기간이 언제인지를 목표로 삼아 운동처방을 내리게 한다. 이 부분에 나타난 사례들은 결정을 내리는 과정에 통찰력을 제공할 수 있다. 왜냐하면 그것들은 검사 종류가 대부분 나이에 관련된 최대 심박율에 기인한 것보다 다른 요소들의 결과로 인한 것이기 때문이다. RPE를 결정하기 위해 Borg' s revised scale이 사용된다.[58]

사례 연구들

사례 연구 1

환자는 관상동맥질환, 관상동맥 우회이식술(CABG), 협심증의 병력이 있는 57세의 여

표 9-14 사례 연구를 위한 다단계 운동 검사 자료 1

나이 : 57　　성별 : 여자　　AAMHR : 163 bpm　　70% AAMHR : 114 bpm

단기 병력 : 심혈관 질환, 관상동맥 우회로 수술, 협심증

약물 치료 : 펄산틴(Persantine), 신스로이드(Synthroid)

휴식기 심전도 : 심실조기 수축 또는 다른 부정맥이 없음, 약간의 ST-T 둔화

휴식기 심박수 : 65 bpm　　휴식기 혈압 : 128/84

프로토콜 : 브루스 트레드밀(Bruce Treadmill)의 적용

단계	심박수(bmp)	혈압(3-분)	최대운동검사 (METs)	RPE	종료를 위한 코멘트와 이유
1	80			1	
	82			2	
	80	146/84	2	2	호흡곤란(1단계)
2	84			2	
	84			3	
	86	150/86	3	3	호흡곤란(1단계)
3	96			3	
	92			3	
	96	158/86	5	4	호흡곤란(2단계)
4	112			4	
	118			5	호흡곤란(3단계), 피로, 2 mm
	118	168/86	7	7	늘어진 ST/T를 보이는 심전도

끝지점 심박수: 118 bpm　　끝지점 혈압: 168/86　　RPP: 198　　RPE: 7

결론: 부정맥이 없는 약간의 양성 트레드밀 검사: 심박수와 혈압 반응은 양호하다. 이 검사는 처방 목적을 위해 적합하다고 생각되어지는 마지막 4단계(최대 운동 검사 7)에서 끝이 났다.

성이다. 환자의 약물처방은 Persantine과 Synthroid이다. 그녀의 체지방은 32%이고 환자의 나이에 적합한 최대 심박률(AAMHR)은 163 bpm이다. 표 9-14에 환자의 단계적 운동 검사 결과가 요약되어 있다.

표 9-15 사례 연구를 위한 다단계 운동 검사 자료 2

나이 : 60 성별 : 여자 AAMHR : 160 bpm 70%AAMHR : 112bpm

단기 병력 : 심혈관 질환, 심근경색, 협심증

약물 치료 : 약물 치료 : 인데랄(inderal), 라녹신(Lanoxin), 라식스(Lasix), 이소딜(Isordil)

휴식기 심전도 : 1 mm ST-T 감소, 부정맥 없음.

휴식기 심박수 : 52 bpm 휴식기 혈압 : 140/80

프로토콜 : 브루스 트레드밀(Bruce Treadmill)의 적용

단계	심박수(bmp)	혈압(3-분)	최대운동검사 (METs)	RPE	종료를 위한 코멘트와 이유
1	63			1	
	68			2	
	68	140/88	2	2	
2	72			3	
	74			3	
	75	168/88	3	4	
3	80			6	
	82	176/90	~4	8	가슴통증과 작열감 (3단계), 목마름

끝지점 심박수 : 82 bpm 끝지점 혈압: 176/90 RPP: 144 RPE: 8

결론 : 검사는 가슴 통증을 위해 3단계(~최대 운동 검사 4)에서 2분 후 종료하고 협심증 음성 반응이다. ST-T는 가벼운 변화를 보이고 환자에게 라녹신을 투여했기 때문에 해석하기가 어렵다. 혈압 반응은 환자가 할 수 있는 범위 내에서 적은 활동을 하고 얼마간 고혈압 현상을 보였음에도 불구하고 아주 정상적이었다. 위험 : 약물 투여

사례 연구 2

환자는 관상동맥질환, 협심증, 심근경색증의 병력이 있는 60세의 여성이다. 환자의 약물처방은 Inderal, Lanoxin, Lasix, Isordil이다. 환자의 체지방은 28%이고 환자의 나이에 적합한 최대 심박동률은 160bpm 이다. 표 9-15에 환자의 단계적 운동검사 결과가 요약되어 있다.

표 9-16 사례 연구를 위한 다단계 운동 검사 자료 3

나이 : 81　성별 : 남자　AAMHR : 139 bpm　70%AAMHR : 97bpm

단기 병력 : 심혈관 질환, 심근경색, 관절염(슬관절), 인공 심박조절기(facemaker implant)

약물 치료 : 프로네스틸(Pronestyl), 라녹신(Lanoxin), 칼디젬(Cardizem), 다이아지드(Dyazide), 피부 패치 니트로 10(Transderm-nitro 10), 클리노릴(Clinoril)

휴식기 심전도 : 느린 맥박 빈도, $1\frac{1}{2}$mm ST-T 감소

휴식기 심박수 : 74 bpm　휴식기 혈압 : 110/70

프로토콜 : 브루스 트레드밀(Bruce Treadmill)의 적용

단계	심박수(bmp)	혈압(3-분)	최대운동검사 (METs)	노력지각도 (RPE)	종료를 위한 코멘트와 이유
1	84			5	
	84			1	
	82	112/70	2	1	
2	86			2	
	86			2	
	88	120/70	3	3	
3	88			3	
	86			4	
	88	124/72	5	4	
4	90		5		
	92			5	호흡곤란(3단계),
	92	132/78	7	6	피로, 역전된 T파

끝지점 심박수 : 92 bpm　끝지점 혈압: 132/78　RPP: 121　RPE: 6

결론 : 마지막 단계 동안 T파는 역전되었고, 허혈을 발견 할 수 있었다. 하지만 증상은 나타나지 않았다. 아마 오래된 협심증 또는 심박동기 이식 후 활동 장애는 약물 때문이라고 해석 된다. 위험 : 약물 투여

사례 연구 3

환자는 동맥경화성 심장질환(ASHD), 심근경색증, 고혈압, 관절염 그리고 심박조율기 삽입의 병력이 있는 81세의 남성이다. 환자의 체지방은 28%이고 환자의 나이에 적합한 최대 심박률은 139 bpm이다. 환자의약물 처방은 Pronestyl, Lanoxin, Cardizem, Dyazide, Clinoril, Transderm-Nitro 10이다. 표 9-16에 환자의 단계적 운동검사 결과가 요약되어 있다.

사례 연구 4

환자는 체지방이 38%의 52세 노인이다. 환자는 고혈압과 심장조율기 삽입의 병력이 있는 흡연자이다. 환자의 약물 처방은 Quinidine, Minipress, hydrochlorothiazide이다. 표 9-17에 환자의 단계적 운동검사 결과가 요약되어 있다.

표 9-17 사례 연구를 위한 다단계 운동 검사 자료 4

나이 : 52 성별 : 남자 AAMHR : 168 bpm 70%AAMHR : 118 bpm

단기 병력 : 고혈압, 심박조절기 이식, 비만, 흡연자

약물 치료 : Quinidine, Minipress, hydrochlorothiazide

휴식기 심전도 : 간헐적인 PVCs(10/분 미만) 심발조절기 스파이크

휴식기 심박수 : 72 bpm 휴식기 혈압 : 120/80

프로토콜 : 브루스 트레드밀(Bruce Treadmill)의 적용

단계	심박수(bmp)	혈압(3-분)	최대운동검사 (METs)	RPE	종료를 위한 코멘트와 이유
1	82			1	2개 커플링 에피소드,
	85			2	빈번한 PVCs, 바
	82	140/82	2	2	이제미니, 비증상
2	85			2	1개 커플링 에피소드,
	86			3	간헐적 PVCs, 비
	86		3	3	증상
3	86	140/90		4	1개 커플링 에피소드,
	90			4	간헐적 PVCs, 비
	96	140/92	5	5	증상
4	102			6	
	102			6	호흡곤란(3+ 수준)
	102	142/92	7	7	다리 피로

끝지점 심박수 : 102 bpm 끝지점 혈압: 142/92 RPP: 144 RPE: 7

결론 : 빈번한 심실 커플링과 단계 3과 4 동안 빈도가 감소되는 바이제미니 에피소드. ST-T 변화 없이 심박조절기 흥분이 간헐적으로 일어났다. 협심증에서는 GXT가 음성이었고, 심실 리듬장애에서는 양성이었다. 달성된 MET 수준은 7이었다. 위험: 중간 정도에서 높은 편이었다.

사례 연구 5

환자는 체지방이 44%인 70세 여자이다. 환자는 고혈압, 비만, 관절염의 병력이 있고, 약물 처방은 Hydrochlorothiazide와 Aldomet이다. 환자는 관절염에 의한 제한 때문에, 자전거 운동량 측정계에서 검사되었다. 표 9-18에 환자의 단계적 운동검사 결과가 요약되어 있다.

사례 연구 6

환자는 고혈압, 만성 폐색성 폐질환, 관절염, 결장암 병력을 가진 73세 여성이다. 환자의 체지방은 30%이고, 약물 처방은 Procainamide, Ativan, Ecotrin, Tylenol이고, 흡연자이다. 표 9-19에 환자의 단계적 운동검사 결과가 요약되어 있다.

사례 연구 7

환자는 관상동맥질환, 심근경색증, 고혈압의 병력이 있는 52세의 남성이다. 환자의

표 9-18 사례 연구를 위한 다단계 운동 검사 자료 5

나이 : 70　　성별 : 여자　　AAMHR : 150 bpm　　70%AAMHR : 105 bpm

단기 병력 : 고혈압, 비만, 관절염(무릎, 손목, 척추)

약물치료 : hydrochlorothiazide, Aldomet

휴식기 심전도 : 정상

휴식기 심박수 : 62 bpm　　휴식기 혈압 : 146/92

프로토콜 : 램핑(자전거형 에르고메터)

단계 (bpm)	운동량	심박수 (3 분)	혈압	METs	RPE (rev)	종료를 위한 코멘트와 이유
1	.5 KP	88		3		두통과 파운딩 감각.
		95		5		운동시 심한 고혈압
		114	220/16	<2	7	때문에, GXT 종료

끝지점 심박수: 113 bpm　　끝지점 혈압: 220/136　　RPP: 248　　RPE: 7

결론　운동에 대한 심한 고혈압 반응 때문에 심각하게 중단되었다. 리듬장애와 가슴통증이 나타나지 않았다. 허혈에 대한 음성 검사(<2METs). 위험: 중간정도에서 높은 편이었다(연령과 나쁜 기능 능력과 운동에 대한 높은 고혈압 반응 때문).

표 9-19 사례 연구를 위한 다단계 운동 검사 자료 6

나이 : 73 　성별 : 남자 　AAMHR : 147 bpm 　70%AAMHR : 103 bpm

단기 병력 : 고혈압, 만성 폐색성폐질환, 관절염, 심동맥, 결장 절개, 고지방혈증, 흡연자

약물 치료 : Procainamide, Atian, Ecotrin, 타이레놀

휴식기 심전도 : 정상

휴식기 심박수 : 76 bpm 　휴식기 혈압 :148/92

프로토콜 : 브루스 트레드밀(Bruce Treadmill)의 적용

단계	심박수(bmp)	혈압(3-분)	최대운동검사 (METs)	RPE	종료를 위한 코멘트와 이유
1	98			5	
	98			5	
	98	. . . .194/98	2	1	
2	102			1	
	106			2	가벼운 호흡곤란
	112	. . . .206/104	3	3	
3	114			4	중간정도의 고혈압
	116			6	반응,호흡곤란(Level 3)
	122	. . . .220/106	5	7	피로

끝지점 심박수: 122 bpm 　끝지점 혈압: 220/106 　RPP: 268 　RPE: 7

결론: 율동부정은 GXT도중에 나타나지 않았으나 치료중에 PAC들이 보였다. ST-T depression(1mm)in leads II, III, and a VF indicate a midly positive GXT suggesting possible coronary artere disease. A moderate hypertensive response to level tested(7METs). 위험 : intermediate to high.

체지방은 25%이고 환자의 약물 처방은 Corgard, Procainamide이다. 환자가 이전에 심장재활 프로그램에 속한 적이 있기 때문에 Bruce protocol은 환자의 단계적 운동검사에 적합한 것으로 보인다. 표 9-20에 환자의 단계적 운동검사 결과가 요약되어 있다.

사례 연구 8

환자는 심근경색증, 관상동맥질환, 관상동맥 우회이식술(CABG, triple vessel), 말초혈

표 9-20 사례 연구를 위한 다단계 운동 검사 자료 7

나이 : 52 성별 : 여자 AAMHR : 169 bpm 70%AAMHR : 118 bpm

단기 병력 : CAD, 심근경색증, 고혈압

약물 치료 : Corgard, Procainamide

휴식기 심전도 : 정상

휴식기 심박수 : 56 bpm 휴식기 혈압 :126/86

프로토콜 : 브루스 트레드밀(Bruce Treadmill)

단계	심박수(bmp)	혈압(3-분)	최대운동검사 (METs)	RPE	종료를 위한 코멘트와 이유
1	76			1	
	76			1	
	80	.... 148/90	5	2	
2	92			3	빈번한 PVS, 이단현상 한 번의 결합
	110			5	(one episode of coupling)
	110	.... 168/94	7	6	

끝지점 심박수: 110 bpm 끝지점 혈압: 168/94 RPP: 184 RPE: 6

결론: 운동 정점지점(7 METs)에서 심실조기수축이 빈번하게 커졌으며 한번의 결합. ST-T는 나타나지 않았지만 율동부정에 의한 GXT는 빈혈로 가능한 것으로 고려. 위험: 상

관질환(PVD), 고지혈증의 병력이 있는 50세의 남자이다. 환자의 체지방은 20%이다. 환자의 약물 처방은 Cardizem, Isordil, Ttransderm-Nitro 5이다. 표 9-21에 환자의 단계적 운동검사 결과가 요약되어 있다.

사례 연구 9

환자는 승모판 탈출(mitral valve prolapse, MVP), 비특이성 협심증, 발생 가능성이 있는 관상동맥 경련, 고혈압, 고지혈증의 병력이 있는 55세의 여성이다. 환자의 체지방은 18%이고, 약물 처방은 Inderal, Hydrochlorothiazide이다. 표 9-22에 환자의 단계적 운동검사 결과가 요약되어 있다.

표 9-21 사례 연구를 위한 다단계 운동 검사 자료 8

나이 : 50　　성별 : 남자　　AAMHR : 170 bpm　　70%AAMHR : 119 bpm

단기 병력 : CAD, MI, CABG, PVD, 고지혈증

약물 치료 : Cardizem, Isordil, Transderm-Nitro 5

휴식기 심전도 : II ,III, 그리고 VFs에서 ST-T가 변화가 없는 비정상

휴식기 심박수 : 28 bpm

프로토콜 : 브루스 트레드밀(Bruce Treadmill)의 적용

단계	심박수(bmp)	혈압(3-분)	최대운동검사 (METs)	RPE	종료를 위한 코멘트와 이유
1	68			2	
	78			2	
	82	.....138/84	2	3	
2	84			3	양쪽 다리에 긴장과 통증
	82			4	(level 1)
	84	.....146/90	3	5	
3	94			6	다리 통증(level 1), ST-T
	94			6	V_5에 기능저하
	94	.....150/94	5	7	
4	98	.....156/98		9	양쪽 다리에 심한 통증
					(3+)
					ST-T 저하 : 3 mm

끝지점 심박수: 98 bpm　　끝지점 혈압: 156/98　　RPP: 158　　RPE: 9

결론: 국소빈혈에 양성의 단계운동검사. V_5에 3mm 의 기능저하가 있었음. 협심증 나타나지 않음. 쩔뚝거림에 대한 검사에서는 양성. 심실조기수축과 우발적인 이단현상이 진정기간과 회복기간에 보여짐 위험: 상

사례연구는 단계적 운동검사 반응 증례를 제공한다. 각 사례에서 검사 종결을 위한 이유는 독자들에게 분명해야 한다. 검사 종결 지침들은 7장과 8장의 표 9-9에 제시되어져 있다.

표 9-22 사례 연구를 위한 다단계 운동 검사 자료 9

나이 : 55 성별 : 여자 AAMHR : 165bpm 70%AAMHR : 116 bpm

단기 병력 : 승모판 탈출증, 불규칙적 협심증, 관상동맥 경련 양성, 고혈압, 고지방혈

약물 치료 : Inderal, Hydrochlorothiazide

휴식기 심전도 : ST-flattening

휴식기 심박수 : 62 bpm 휴식기 혈압 : 150/86

프로토콜 : 브루스 트레드밀(Bruce Treadmill)의 적용

단계	심박수(bmp)	혈압(3-분)	최대운동검사 (METs)	RPE	종료를 위한 코멘트와 이유
1	110			1	
	110			1	
	110	..... 140/88	2	1	
2	112			2	
	114			2	
	114	..... 142/90	3	3	
3	114			4	
	116			5	
	116	..... 158/92	5	5	
4	130			7	
	136			8	
	140	..... 164/94	7	9	

끝지점 심박수: 142 bpm 끝지점 혈압: 164/94 RPP: 232 RPE: 9

결론: 승모판 탈출증에 의한 심장동맥질환 양성의 오진의 가능성이 있었지만 단계운동시험에서는 협심증과 허혈의 결과가 있었다. 최대운동검사 결과 : 7 ; 3 mm의 ST-T저하.장기적 GXT에서 탈륨에 대한 결과에 주목할 필요가 있음. 위험도 : 높음

요약(summary)

심혈관 질환의 환자를 평가하기 위한 과정들이 재고찰 되어졌다. 신중한 임상의사들은 폭넓은 의료 병력을 통해 변화가 심한 환자의 의료적 상태를 평가하는 것에 관심을 가져야 한다. 정보는 개인적, 의료적, 가족의 건강 내력, 일상생활에서 건강유지 습관 그리

고 환자의 주치의사에 의해 가장 최근의 이학적 검사 결과를 포함해야 한다.

임상병리적 평가의 결과는 환자의 의료적 상태에 대한 중요한 정보를 준다. 혈액 검사 결과, 폐의 기능 검사, 심전도를 포함하는 것이 특히 중요하다. 몸무게, 체지방량, 신체비만지수(body mass index), 허리 대 엉덩이 비율과 같은 평가를 통해 모아진 정보는 환자의 의료적 상태의 이해에 중요하다.

단계적 운동검사 전에, 몇몇의 양식을 읽고, 서류를 작성하여야 하며 몇몇의 경우에는 환자가 동의해야 한다. 임상의사들에게 일차적으로 단계적 운동검사나 운동 프로그램이 수행되기 전에 각 환자에 의해 동의되고 법적 상담자의 도움에 의해 증명되어진 제시된 동의를 얻는 것이다.

단계적 운동검사를 통한 심호흡 능력의 평가는 허혈성 심장질환이나 유사한 장애의 진단뿐 아니라 운동 처방을 내리는데 중요하다. 비록 임상의사들은 트레드밀, 자전거, 팔 운동력 측정계를 사용하여 단계적 운동검사를 사용할 수 있으나, 대부분의 사례에서 선택의 방법은 트레드밀이다. 단한번의 검사보다는 적합한 Bruce나 ramping test와 같은 단계적 검사가 선호된다. 그러나 대부분 일반적으로 사용되는 트레드밀 검사는 Bruce protocol이다.

단계적 운동검사를 사용하는 임상의사들은 검사가 종결되어야 함을 나타내는 협심증, 호흡 곤란이나 심전도 변화들과 같은 증상이 있는 환자에 대해 주의해야 한다. 응급상황에 사용될 장비나 약물들은 모든 검사와 운동 기간동안 사용이 가능해야 한다.

심혈관 검사 기술에서의 발전은 관상동맥질환의 진단을 위해 비침습적인 방사핵종영상 기술과 심장초음파조영술에 침습적인 과정, 관상혈관조영술이 개발되었다. 방사핵종영상은 심근 관류와 심실 기능에 대해 중요한 정보를 준다. 초음파심장조영술은 초음파검사법 사용으로 심장의 혈류, 구조적 결함, 해부학적 영상을 제공한다. 그리고 방사선추적물질의 사용을 필요로 하지 않는다. 방사핵종영상과 초음파심장조영술은 약리학검사와 운동부하검사에 사용될 수 있다.

관상혈관조영술은 동맥, 정맥, 동맥과 정맥 그리고 궁극적으로 동맥경화증 관상동맥질환이나 다른 질환이나 결함의 존재나 정도에 관한 정보를 획득하기 위해 심장에 삽입되는 도관을 사용하는 침습적인 과정이다. 관상혈관조영술은 침습적인 과정이기 때문에 그것은 방사핵종영상이나 초음파심장조영술보다 환자에게 더 큰 위험이 있다. 관상혈관조영술은 CABG와 PTCA와 같은 혈관 재생 기술시행 전에 필요하다.

마지막으로, 이 장은 단계적 운동검사로부터 얻어질 수 있는 결과 자료들을 증명하는 사례연구를 포함한다. 이것은 심박수, 혈압, 획득된 MET 수준, 자각노력 비율(rating of perceived exertion), 심박수-혈압적(심박수×혈압, rate-pressure products)을 포함한다. 검사 종결을 위한 원인을 나타내는 기준 또한 포함되었다.

참고문헌

1. American College of Sports Medicine: ACSM's Guidelines for Exercise Testing and Prescription, ed 5. Williams & Wilkins, Baltimore, 1995, pp 29–48.
2. Fletcher, GF et al: AHA medical/scientific statement: exercise standards. Circulation 82(6):2286–2322, 1990.
3. American Association of Cardiovascular and Pulmonary Rehabilitation: Guidelines for Cardiac Rehabilitation Programs, ed 2. Human Kinetics, Champaign, 1995, pp 29–59.
4. Herbert, WG and Herbert, DL: Legal considerations. In: Pollock, ML and Schmidt, DH (eds): Heart Disease and Rehabilitation, ed 3. Human Kinetics, Champaign, 1995, pp 433–444.
5. Herbert, DL and Herbert, WG: Medicolegal aspects of rehabilitation of the coronary patient. In: Wenger, NK and Hellerstein, HK (eds): Rehabilitation of the Coronary Patient, ed 3. Churchill Livingstone, New York, 1992, pp 567–580.
6. McKirnan, MD and Froelicher, VF: General principles of exercise testing. In: Skinner, JS (ed): Exercise Testing and Exercise Prescription for Special Cases, ed 2. Lea & Febiger, Philadelphia, 1993, pp 3–27.
7. Vinsant, MO and Spence, MI: Commonsense Approach to Coronary Care, ed 5. Mosby, St. Louis, 1989.
8. Wenger, NK: In-hospital exercise rehabilitation after myocardial infarction and myocardial revascularization: physiologic basis, methodology, and results. In: Wenger, NK and Hellerstein, HD (eds): Rehabilitation of the Coronary Patient, ed 3. Churchill Livingstone, New York, 1992, pp 351–363.
9. Squires, RW et al: Cardiovascular rehabilitation: status, 1990. Mayo Clin Proc 65:731–755, 1990.
10. Comoss, PM: Standards for cardiac rehabilitation programs and practice. In: Pollock, ML and Schmidt, DH (eds): Heart Disease and Rehabilitation, ed 3. Human Kinetics, Champaign, 1995, pp 287–306.
11. Hamm, LF and Leon, AS: Exercise training for the coronary patient. In: Wenger, NK and Hellerstein, HK (eds): Rehabilitation of the Coronary Patient, ed 3. Churchill Livingstone, New York, 1992, pp 367–402.
12. Balady, GJ et al: AHA medical/scientific statement: cardiac rehabilitation programs. Circulation 90(3):1602–1610, 1994.
13. Froelicher, VF, et al: Exercise and the Heart, ed 3. Mosby-Year Book, St. Louis, 1993, pp 10–31.
14. Wasserman, K et al: Principles of Exercise Testing and Interpretation, ed 2. Lea & Febiger, Philadelphia, 1994, pp 95–111.
15. Thomas, CL (ed): Taber's Cyclopedic Medical Dictionary, ed 17. FA Davis, Philadelphia, 1993.
16. Froelicher, VF and Umann, TM: Exercise testing: clinical applications. In: Pollock, ML and Schmidt, DH (eds): Heart Disease and Rehabilitation, ed 3. Human Kinetics, Champaign, 1995, pp 57–80.
17. Kavanagh, T: Cardiac rehabilitation. In: Goldberg, L and Elliot, DL (eds). FA Davis Company, Philadelphia, 1994, pp 48–75.
18. American College of Sports Medicine: op cit, pp 86–149.
19. Froehlicher, VF, Myers, J, Follansbee, WP, et al: Exercise and the Heart. Mosby-Year Book, St. Louis, 1993, pp 32–47.
20. Froehlicher et al: op cit, pp 71–98.
21. Golding, L, Myers, C, and Sinning, W: The Y's Way to Physical Fitness, ed 3. Human Kinetics, Champaign, 1989.
22. Astrand, PO and Rodahl, K: Textbook of Work Physiology, ed 3. McGraw-Hill, New York, 1986, p 376.
23. American College of Sports Medicine: Guidelines for Exercise Testing and Prescription, ed 4. Lea & Febiger, Philadelphia, 1991, pp 53–72.
24. Myers, J et al: Individualized ramp treadmill. Chest 101:236s-241s, 1992.
25. Hlatky, MA et al: A brief self-administered questionnaire to determine functional capacity (the Duke Activity Status Index). Am J Cardiol 64:651–654, 1989.
26. American Heart Association: Textbook of Advanced Cardiac Life Support. American Heart Association, Dallas, 1994.
27. Ellestad, MH: Stress Testing: Principles and Practice, ed 3. FA Davis, Philadelphia, 1986, p 161.
28. American College of Sports Medicine: op cit, p 189.
29. Humberstone, N: Respiratory therapy and treatment. In: Irwin, S and Tecklin, JS (eds): Cardiopulmonary Physical Therapy, ed 2. Mosby, St. Louis, 1990, p 283.
30. Gettman, LR: Fitness testing. In: ACSM's Resource Manual for Guidelines for Exercise Testing and Prescription, ed 2. Lea & Febiger, Philadelphia, 1993, pp 229–246.
31. Cassady, SL et al: Validity of near infrared body composition analysis in children and adolescents. Med Sci Sports Exerc 25(10):1185–1191, 1993.
32. Clark, RR, Kuta, JM, and Sullivan, JC: Prediction of percent body fat in adult males using dual energy x-ray absorptiometry, skinfolds and hydrostatic weighing. Med Sci Sports Exerc 25(4):528–535, 1993.
33. Douphrate, DI et al: Evaluation of three near-infrared instruments for body composition assessment in an aged cardiac patient population. J Cardpulm Rehabil 14(6):399–405, 1994.
34. Kohrt, WM: Body composition by DXA: tried and true? Med Sci Sports Exerc 27(10):1349–1353, 1995.
35. Van Loan, MD, et al: Evaluation of body composition by dual energy x-ray absorptiometry and two different software packages. Med Sci Sports Exerc 27(4):587–591, 1995.
36. U.S. Department of Health and Human Services: Bioelectrical Impedance Analysis in Body Composition Measurement. NIH Technology Assessment Statement, Dec 12, 1994, pp 1–35.

37. Verrill, D et al: Recommended guidelines for body composition assessment in cardiac rehabilitation. J Cardpulm Rehabil 14(2):104–121, 1994.
38. Organ, LW, Eklund, AD, and Ledbetter, JD: An automated real time underwater weighing system. Med Sci Sports Exerc 26(3):383–391, 1994.
39. Jackson, JS and Pollock, ML: Practical assessment of body composition. The Physician and Sportsmedicine 13(5):76–90, 1985.
40. Harvard Women's Health Watch: The new weight guidelines. Harvard Medical School 3(3):1, 1995.
41. Ades, PA, Ross, SJ, and Poehlman, ET: Body composition-coronary risk factor interactions in older female coronary patients. J Cardpulm Rehabil 15(5):352, 1995.
42. Alexander, JK: Obesity and the cardiovascular system. In: Schlant, RC and Alexander, RW (eds): Hurst's The Heart, ed 8. McGraw-Hill, New York, 1995, pp 297–300.
43. Leon, AS: Scientific rationale for preventive practices in atherosclerotic and hypertensive cardiovascular disease. In: Pollock, ML and Schmidt, DH (eds): Rehabilitation of the Coronary Patient, ed 3. Human Kinetics, Champaign, 1995, pp 115–146.
44. Smith, CR: Fat distribution linked to mortality risk. The Physician and Sportsmedicine 21(5):40, 1993.
45. Hall, LK and Gettman, LR: Policies and procedures in P&R programs. In: ACSM's Resource Manual for Guidelines for Exercise Testing and Prescription, ed 2. Lea & Febiger, Philadelphia, 1993, pp 562–569.
46. American College of Sports Medicine: op cit, pp 101–102.
47. Armstrong, WF: Exercise and other stress echocardiography. In: Wenger, NK and Hellerstein, HK (eds): Rehabilitation of the Coronary Patient, ed. 3. Churchill Livingstone, New York, 1992, pp 183–190.
48. Beller, GA: Radionuclide-based exercise testing. In: Wenger, NK and Hellerstein, HK (eds). Rehabilitation of the Coronary Patient, ed. 3. Churchill Livingstone, New York, 1992, pp 171–189.
49. Beller, GA: Pharmacologic stress imaging. JAMA 265(5):633–638, 1991.
50. Franklin, BA et al: Additional diagnostic tests: Special populations. In: ACSM's Resource Guidelines for Exercise Testing and Prescription, ed 2. Lea & Febiger, Philadelphia, 1993, pp 285–308.
51. Froehlicher, VF, Follansbee, WP, Myers, J, and Labovitz, AJ: op cit, pp 252–322.
52. Hillegass, EA: Cardiac tests and procedures. In: Hillegass, EA and Sadowsky, SH (eds): Essentials of Cardiopulmonary Physical Therapy, Saunders, Philadelphia, 1994, pp 327–353.
53. Lee, RW and Ewy, GA: Diagnostic procedures for patients with coronary heart disease. In: Wenger, NK and Hellerstein, HK (eds): Rehabilitation of the Coronary Patient, ed 3. Churchill Livingstone, New York, 1992, pp 231–255.
54. Morrison, DA and Crowley, ST: Coronary angiography and interventional techniques in the management of patients with coronary artery disease. In: Pollock, ML and Schmidt, DH (eds): Heart Disease and Rehabilitation, ed 3. Human Kinetics, Champaign, 1995, pp 95–104.
55. Schmidt, DH, Port, SC, and Gal, RA. Nuclear cardiology and echocardiography: noninvasive tests for diagnosing patients with coronary artery disease. In: Pollock, ML and Schmidt, DH (eds). Heart Disease and Rehabilitation, ed 3. Human Kinetics, Champaign, 1995, pp 81–94.
56. Williams, BR: Imaging techniques: radionuclide testing, PET, MRI. In: Wenger, NK and Hellerstein, HK (eds): Rehabilitation of the Coronary Patient. Churchill Livingstone, New York, 1992, pp 249–255.
57. Picano, E et al: Safety and tolerability of dobutamine-atropine stress echocardiography: A prospective, multicentre study. The Lancet 344:1190–1192, 1994.
58. Borg, GV: Psychophysical bases of perceived exertion. Med Sci Sports Exerc 14:377–387, 1982.

제 10 장

폐의 평가

환자의 폐 상태의 평가는 폐 재활에 있어 4가지 목적을 가진다.

1. 폐 재활 프로그램에서 환자가 참가할 만한 적합성 정도를 평가하기 위한 것
2. 환자의 치료 프로그램에 가장 적합한 치료적 측정들을 결정하기 위한 것
3. 환자의 운동에 대한 생리적 반응을 관찰하기 위한 것
4. 시간경과에 따라 환자의 치료 프로그램을 적절하게 진전시키기 위한 것

위에 언급된 목적들을 획득하는 것은 전체 재활 과정동안 진행 중에 평가를 필요로 한다. 폐 질환이 있는 환자의 초기 평가는 폐 재활 환자에 대한 조심스럽고 적절한 치료 선택을 가능하게 한다. 환자는 폐 재활치료의 필요성을 증명하기 위해서 또한 구성된 프로그램 안에서 이로움을 얻을 사람들을 예측하기 위해 평가되어져야 한다.

적절한 개별화된 재활치료 프로그램은 광범위한 폐 평가가 수행된 후에 형성될 수 있다. 폐 재활치료 프로그램은 개인의 기능부전과 환자가 인식하고 있는 필요에 맞게 개선되어져야 한다. 상호간에 적합하고 실현 가능한 목표는 환자와 폐 재활 전문가가 함께 일치하여야 한다.

일단 치료 프로그램이 고안되면, 환자는 치료 기간동안 자주 평가되어져야 한다. 각 회기(session) 동안 환자의 수행 평가를 하는 것은 치료적 프로그램에서 의료 전략의 변화와 개인적인 능력의 일상 변화, 또한 기능적인 향상을 반영하는 것을 가능하게 한다. 만약 환자가 계속적으로 평가된다면 각 재활 회기의 성공과 안전성은 보증될 수 있다.

운동 진행과정(progression)은 환자들이 자신들의 운동 회기들을 수행할 수 있는 능력의 평가에 기초를 두고 적절하게 결정되어야 한다. 낮은 수준에서의 심박율과 자각노력 비율(rating of perceived exertion)이 비슷한 운동 강도동안 처방된 수준 아래로 저하될 때 운동은 진행될 수 있다(이러한 운동 진전의 원리는 모든 다른 기준이 안전하고 적합한 범위 안에 있다는 것을 가정한다).

최적의 관리는 지속적으로 제공되나, 치료 프로그램의 전체적인 성공은 환자의 계속적인 평가에 의해서만 확증될 수 있다.

평가에는 많은 형식이 있다. 정보는 환자 인터뷰와 관찰, 조사, 촉지, 청진을 포함하는 신체적 검사를 통해 얻어질 수 있다. 정보는 또한 임상병리 수치, 흉부 x-ray, 폐 기능 검사, 동맥혈 가스 분석 자료 그리고 심전도를 포함하는 검사 결과와 해석에 관한 의무기록 평가와 주치의사로부터 얻어질 수 있다. 단계적 운동검사는 만성 폐 질환에 대한 진단적 운동정도를 측정하기위해 항상 수행되어지는 것은 아니지만 폐 재활 프로그램에 대한 승인 전 요구되는 검사이다.

환자 면접 (Patient interview)

환자 면접은 환자의 "주요 호소(chief complain)"를 묻는 것과, 왜 폐 재활을 해야 하는지에 대한 환자의 인지시키는 것으로 시작한다. 일반적으로, 주요 호소는 기능의 손실 위주로 집중된다. 환자들은 그들 자신에게 폐 재활에 참여하도록 하는 동기유발의 정도가 활동의 손실의 종류와 정도에 따라 달라진다. 주요 호소를 확인하는 것은 재활 과정에서 목표를 정하는 시작이 된다. [1] 활동의 손실은 측정이 가능하고, 획득할 수 있는 목표로 전환할 수 있어야 한다.

병력은 특히 기침, 객담 생성, 천명(wheezing), 짧은 호흡을 가진 환자에게 있는 폐 증상을 포함한다. 환자에게 병력과 관련된 질문을 하면 환자의 같은 질병 진행에 대한 자료를 얻을 수 있다. 병력은 또한 직업적, 사회적, 의료적, 가족의 내력을 나타낸다.

기침의 병력은 폐 질환 환자를 면접할 때 중요한 평가가 된다. 환자들은 종종 기침이나 객담 생성의 정도를 최소화한다. 이것은 증상을 줄이기 위해 의식적으로 속이는 것이 아니라 기침의 잠행적인 발병의 결과이다. 그것이 환자의 생활에 통합되어 환자 자신이 그것의 빈도를 인식하지 못하는 것이다. 다음과 같은 특정한 정보를 묻는 것이 도움이 될 수 있다. 기침을 합니까? 침대에서 일어나면서 아침에 더 자주 기침을 합니까? 객담이 생성됩니까? 만약 그렇다면 그 양은 어느 정도입니까? [2]

환자들은 다음과 같은 질문에 답을 할 때 호흡의 짧음이나 천명에 관한 일화와 연관시켜 답하게 된다. 얼마나 자주 이러한 일이 일어납니까? 이러한 증상의 발병은 언제였습니까? 발병을 촉진시키거나 이러한 증상의 강도를 완화시키는 다른 것이 있습니까? 이 정보는 개인의 적절한 폐 재활 프로그램을 고안하는데 필요하다.

폐 질환이 있는 환자의 직업적 내력은 독이나 자극물의 노출에 관한 정보들을 제공한다. [3] 환자의 현재 직업을 묻는 것은 환자 자신을 과민한 직업적 천식의 위험에 빠뜨릴 수 있는 노출에 대한 정보를 제공할 것이다. 과거 직업 내력은 직업에 기인한 폐 질환이 만성적인 종류를 야기할 수 있는 위험한 물질의 노출에 대한 정보를 포함한다. 석면폐(asbestosis), 규폐증(silicosis), 베릴륨 중독증(beryliosis) 그리고 많은 다른 직업에 기인한 폐 질환들은 독에 대한 노출과 증상의 시작 사이에 긴 잠복기를 가진다. [4]

흡연, 음주량, 여가나 습관적인 마약 사용과 같은 사회적 습관에 대한 정보 또한 제공되어져야 한다. 앞에서 언급한 것의 각각은 폐와 관련이 있다.

흡연 내력은 pack-years(담배 갑 수-흡연 년 수)안에서 계산되어져야 한다. 총 pack-years는 하루에 흡연한 담배 갑의 수와 흡연한 기간과 동등하다. 10년 동안 하루에 3갑을 핀 환자는 30 pack-years 내력을 가지고 있다. 이는 30년 동안 하루에 1갑을 핀 환자와 같다. pack-year 내력이 클수록(특히 60 pack-years를 넘는) 환자는 흡연과 관련된 질환을 가지고 있을 가능성이 더 많다. [2]

과도한 음주량의 소비는 측정치를 얻기 어렵다. 과도한 행동에 대한 질문은 환자가 그들이 소비하는 알코올의 양에 대해 정직하도록 하는 것을 더 쉽게 만든다. 예를 들어, 면접관은 "하루에 맥주를 2~3잔정도 먹어왔습니까?"라고 물어볼 수 있다. [5] 과도한 음주량은 환자가 면역력이 약해 졌을 때 폐 감염을 일으키는데, 이러한 개체군에 특별한 주의가 요구된다.

어떤 종류의 마약을 사용하든지 그것은 건강을 위협한다. 흡연이나 마리화나(marijuana), 크랙 코카인(crack cocaine)과 같이 흡입하는 마약들은 폐에 직접적으로 독을 운반한다. 이러한 독들의 가장 일반적인 급성 합병증은 폐 부종이다. [2]

흡연, 과도한 음주량, 그리고 마약의 사용은 건강을 해치는 것을 알기 때문에 환자는 소비나 사용의 정도를 최소화하거나 줄여서 말하는 경향이 있다. 개인적인 판단을 하지 않도록 유도한다면 정확한 정보를 얻는데 도움이 될 것이다. 만약 정보의 정확성에 의심이 된다면, 가족과 상담을 해야 할 것이다.

병력은 임상의사가 운동을 처방할 때 특정한 고려사항의 필요성에 대해 재활전문가에게 주의시키기 위해 필요하다. 예를 들어, 기관지 경련으로 장기간 스테로이드를 사용해온 환자는 골다공증의 위험이 있다. [7] 골절에 대한 잠재성은 운동의 강도가 낮은 방법을 필요로 할 수 도 있다.

환자의 가족력 또한 중요하다. 간접흡연의 환경은 폐 기능부전을 악화시킨다. [8] 그리고 기관지 경련에 대한 가족력이 있을 수 있다. [9] 부동성섬모증후군(immotile cilia)이나 α1-항트립신 결핍(alpha1-antitrypsin deficiency)과 같은 유전적인 폐 질환이 있을 수 있다. [10]

마지막으로, 환자의 가족이나 가정환경이 평가되어져야 한다. 환자와 그의 가족들 주위의 사회 심리적인 쟁점은 무엇인가? 주거 환경은 어떠한가? 가족 안에서 환자의 의무는 무엇인가? 최근 이 환자를 위해 어떤 종류의 지지체계가 있는가?

이학적 검사 (Physical examination)

생체 징후(Vital sign)

생체 징후는 진단적 목적을 위해 사용되는데, 각각의 폐 호흡 재활 회기에 운동을 시작하기 전에 측정된다. 생체 징후들과 중요성에 대한 점들은 뒤에서 논의할 것이다.

정상 (98.6°F 또는 37°C)보다 높은 체온의 상승은 일반적으로 감염을 의미한다. 비록 폐 질환이 있는 환자에게서 폐 기관계는 감염에 대한 적당한 위치이기는 하나, 폐가 아닌 부위의 감염 또한 폐질환 환자들에게는 치명적일 수 있다.

휴식 시 심박동률 수치는 기관지 확장 약물치료의 결과로 폐 질환이 있는 환자에게서 높아질 수 있다.[11] 심박률은 또한 감염으로 인해 올라 갈 수 있다. 만약 부정맥이 의심된다면, 심박동률은 심전도 기록을 통해 결정하여야 한다.

호흡률과 환기의 특성을 철저히 평가해야 한다. 정상인 휴식 시 호흡률은 분당 12~18회이다. 호흡률은 $PaCO_2$ 수치를 가능한 한 정상에 가깝게 유지하기 위한 노력으로 폐 기능 부전이 있는 환자에게서 높아질 수 있다. 호흡 양상은 호흡주기의 리듬과 크기에 의해서 설명될 수 있다. 환자는 호흡 양상의 비율(rate)과 깊이(depth)에서 증가가 있을 수 있으나, 리듬은 대체로 바뀌지 않는다. 환기의 비율과 특성에서의 변화들은 운동, 고도(altitude) 변화, 개인의 호흡 양상을 의도적으로 바꾸는 것 등으로 정상 사람들에게도 일어날 수 있다. 그러므로 평가자는 환자에게 호흡률을 평가한다는 것을 숨겨야 한다. 정확한 측정을 확증하기 위한 한 가지 방법은 환자가 심박동률이 측정되고 있다고 생각하고 있는 동안 호흡을 측정하는 것이다.

신장과 폐 용적은 직접적인 관련이 있으므로 개인의 신장을 측정해야한다. Stadiometer로 측정하는 것이 권장된다(과정은 9장에서 보시오).

체중은 표준 균형 저울(standard balance scale)에서 측정되어져야 하고, 체중의 각 평가는 같은 저울로 수행되어져야 한다(9장에서 이 과정을 설명하였다). 체중 증가는 심장 기능 감소나 활동 감소의 가능성으로 해석되어야 한다. 설명할 수 없는 체중의 감소는 종양의 징후가 될 수 있다.

휴식 시 혈압은 평균적으로 160/95 mmHg에서 120/90 mmHg 이다. 160/95 mmHg을 초과하는 휴식 시 동맥 혈압은 고혈압으로 간주될 수 있다.[12] 혈압은 나이. 약물 치료, 스트레스, 건강수준 그리고 병리적 상태들에 따라 다양하다. 혈압은 감염성 폐 질환이 있는 환자에서 증가될 수 있다. 흡기동안 수축기 혈압에서 10 mmHg의 과도한 감소나 그보다 더 클 경우인 기이맥(pulsus paradoxus)은 심한 기도 폐색이 있는 환자에서 나타날 수 있다.

관찰, 검사, 촉지(observation, inspection, and palpation)

폐 질환이 있는 환자의 목과 어깨를 관찰해보면, 임상의사는 환기에 대한 보조적 근육들의 사용 정도를 감지할 수 있다. 호흡 고통의 심각성(distress)은 휴식 시 보조 근육의 사용과 독특한 호흡의 존재에 의해 판단될 수 있다.[13] 경정맥 확장(jugular vein distention) 또한 목을 관찰하면 식별할 수 있다. 경정맥 확장은 폐 질환으로부터 우측 환기 부전과 일치되는 증상이다.[14] 우측 환기 부전의 다른 증상은 말초성 부종이다.

흉부의 정상적인 외형은 적절한 환기를 위해 중요하다. 흉부를 관찰하고 측정함으로써, 흉부의 전후 용적과 외측 용적을 평가할 수 있다. 정상 외형(전후와 외측 비율 = 2:1)의 변화는 흉곽 내에서의 구조적 비정상을 나타낸다. 폐기종(emphysema)은 전후 용적에서의 증가와 전후와 외측 비율(1:1)의 감소를 야기하여 결과적으로 폐 실질의 파괴를 야기한다. 폐의 과팽창 때문에 흉부는 더 둥그렇게 되고 이로 인해 "통 흉부(barrel chest)"라고 명명된다. 늑골하 각도(늑연골의 경계부에 의해 전방에 형성되는 각)는 정상적으로 대략 90° 정도 된다. 이 각도의 변화는 근본적인 폐 실질에서의 변화를 반영한다.

흉부는 휴식 시 대칭적이어야 한다. 흡기와 호기동안, 흉부의 양쪽의 외측 움직임은 같아야 한다. 환자의 손을 폐의 전면위에 위치시키고, 엄지를 늑연골 경계부위에 배열함으로써 임상의사는 환기 운동동안 전체적으로 균형 있게 움직이는지를 평가할 수 있다. 척주에 평행하게 엄지를 두고 폐의 후면위에 임상의사의 손을 위치시키는 것은 흉부의 대칭성에 대한 평가를 더 향상 시킬 수 있다(그림 10-1).

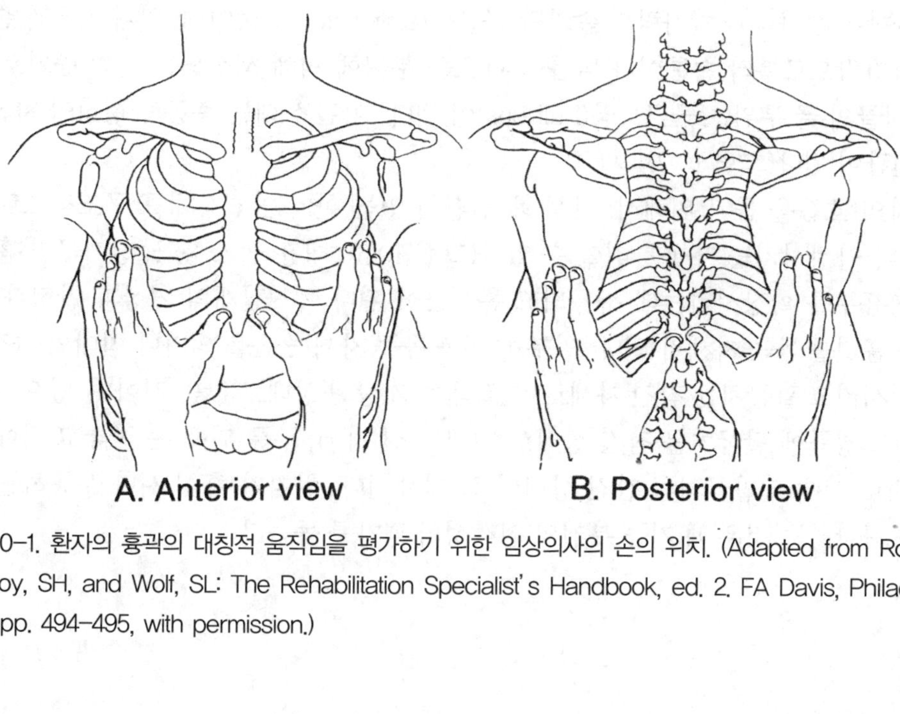

그림 10-1. 환자의 흉곽의 대칭적 움직임을 평가하기 위한 임상의사의 손의 위치. (Adapted from Rothstein, JM, Roy, SH, and Wolf, SL: The Rehabilitation Specialist's Handbook, ed. 2. FA Davis, Philadelphia, 1998, pp. 494–495, with permission.)

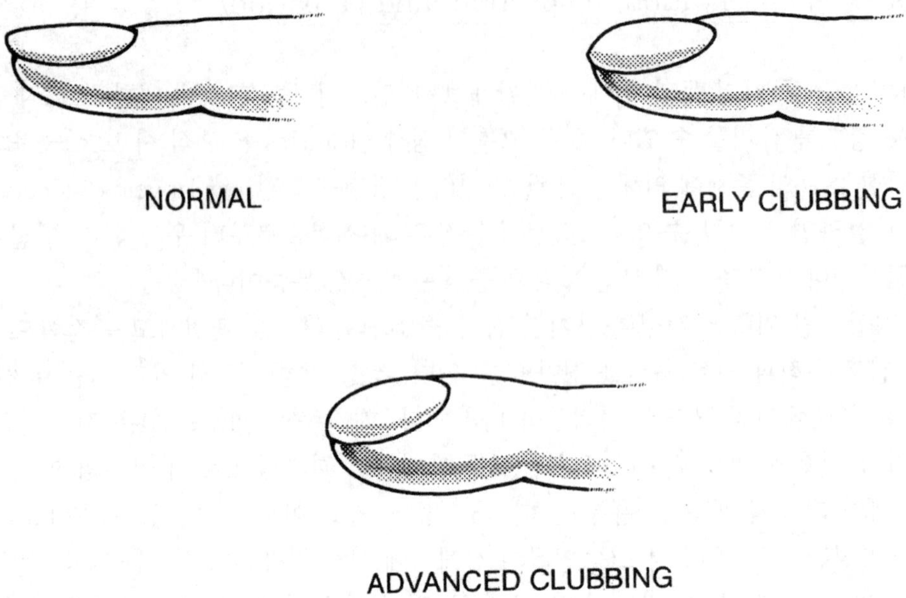

그림 10-2. 손가락에서 손가락 곤봉상(disital clubbing)의 진행(From Bell, C, et al: Home Care and Rehabilitation in Respiratory Medicine. JB Lippincott, Philadelphia, 1984, with permission.)

피부와 손톱 밑바닥의 관찰에서, 폐 질환의 두 가지 특성이 보일 수 있다. 첫째로, 저산소혈증을 나타내는 피부의 푸른빛이 도는 변색인 청색증(cyanosis)이다.[14] 청색증을 관찰하기 위한 일반적인 위치는 입 주위나 안와 주위 그리고 손톱과 발톱 밑바닥이다. 두 번째 관찰은 손가락과 발가락의 손가락 곤봉상(disital clubbing)인데, 원위 지골과 손가락이나 발가락으로부터 손톱이나 발톱이 나오는 부위에 의해 생성되는 각의 증가로 나타난다. 지골의 끝 부위는 구근모양(bulbous)이 된다. 이런 상태는 종종 만성적인 저산소혈증과 연관이 된다(그림 10-2). [14]

환자의 호흡을 돕기 위해서, 만성 폐 질환이 있는 환자는 견갑대를 구조적으로 거상시키거나 안정시키는 자세를 취할 수 있다(그림 10-3). 대흉근, 소흉근, 전거근의 흉부 부착부는 흉부를 확장시키는데 사용되고 흡기근이 된다.[15] 견갑대의 거상과 안정과 함께, 흉부는 흡기를 돕는 자세가 된다. 일부 호흡을 돕는 자세는 손을 의자나 침대의 가장자리에 고정시키고 팔꿈치는 잠긴 자세로, 견갑대는 거상된 상태로 앉는 것이며, 앞으로 약간 기울이고 창틀에 팔꿈치를 잠긴 상태로 기대는 선 자세, 무릎 위에 손을 놓고 벽에 대항하여 뒤로 기대고 팔꿈치는 잠긴 상태의 선 자세이다. 환자가 휴식 시나 운동하는 동안 자세를 관찰하는 것은 폐 기능 부전의 심각성의 평가를 돕는다.

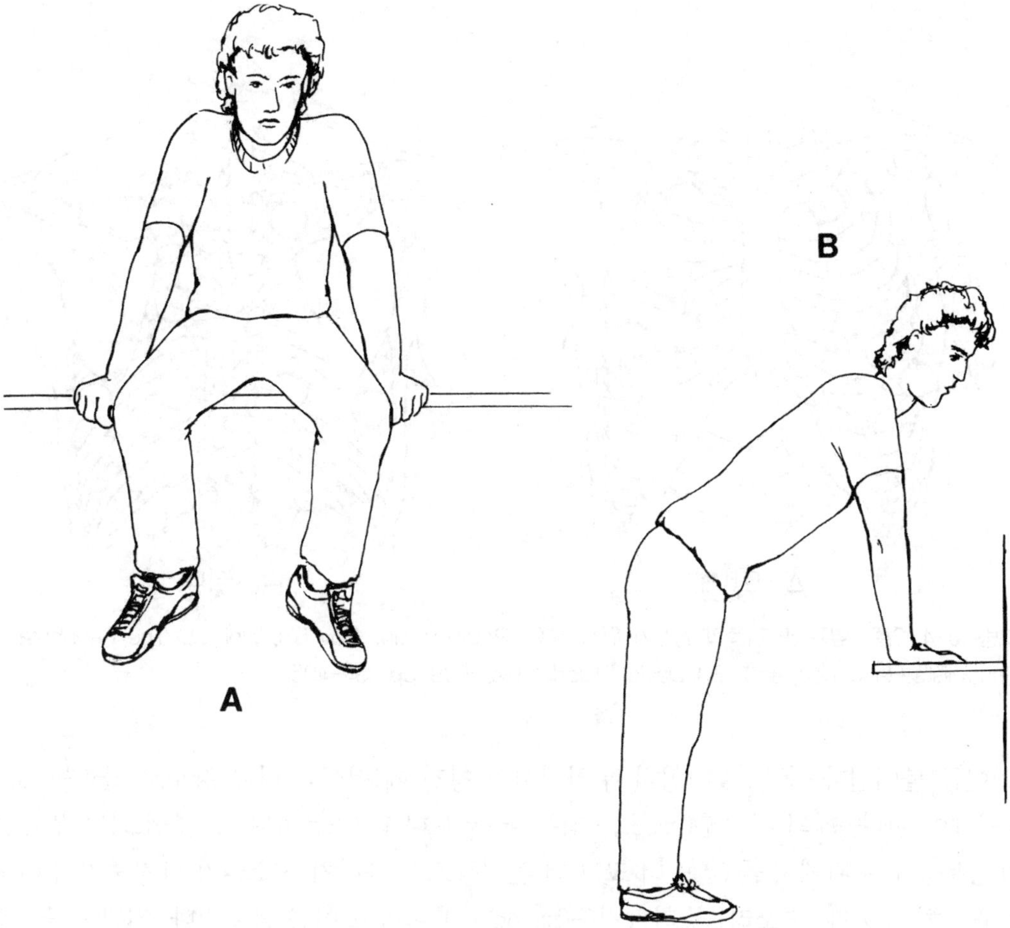

그림 10-3. 폐질환 환자의 흡기를 보조하는 자세들

폐의 청진(auscultation of the lungs)

청진은 공기가 폐에 들어가고 나가는 공기의 소리를 듣는 것이다. 청진기는 폐 조직 위 흉부에 단단히 위치시킨다. 환자는 입을 열고 충분히 흡입하고 그 다음 조용히 숨을 내 뱉도록 지시받는다. [16] 임상의사는 전방, 외측, 후방 흉벽 위에서 숨소리를 들어야 한다. 우측 흉부에서 일어나는 숨소리는 비교할 만한 높이에서 왼쪽과 비교해야 한다. 일반적인 청진 검사는 환자의 피로나 과호흡의 발생위험 없이 환자의 숨소리에 대한 전체적인 평가한다(그림 10-4). 환자는 짧은 휴식 후에, 비정상적인 소리가 들리는 곳에 더 구체적인 청진 검사를 할 수 있다.

흡기와 호기의 시작은 정상적으로 부드러운 살랑거리는 소리(soft rustling sound)를 방출한다. 호기의 끝은 고요하다. 정상적인 숨소리의 특성은 "소포성음(vesicular)" 이라

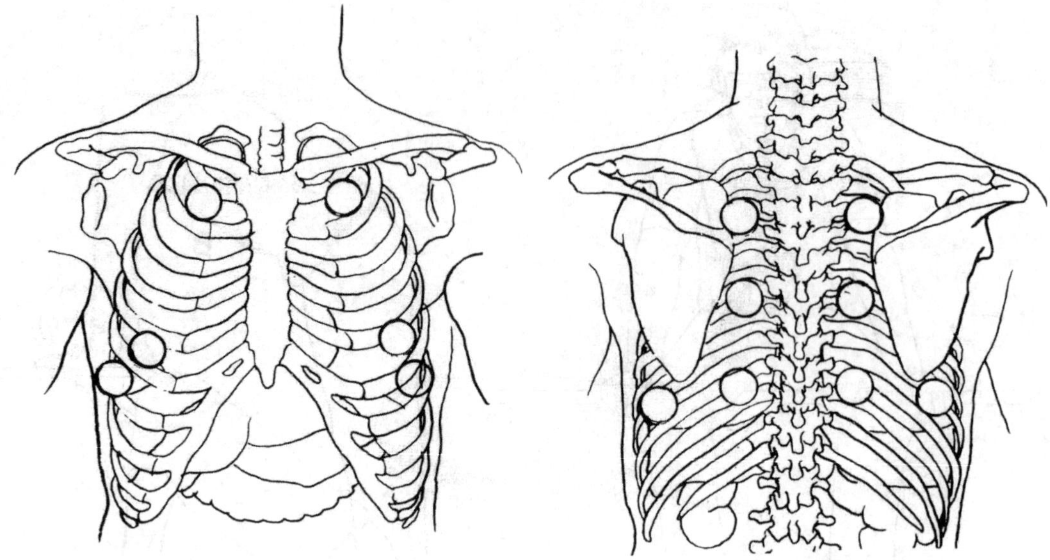

그림 10-4. 앞쪽, 옆쪽 및 뒤쪽의 청진기 위치. 출처: Rothstein JM, Roy SH, Wolf SL: The Rehabilitation Specialist's Handbook, ed 2. FA Davis, Philadelphia, 1998, pp 494-495.

고 이름 붙여진다. 흉부의 다양한 부위에서의 청진 때 정상과 다른 강도로 들리는 것에 주목해야 한다. 폐의 기저부(base)는 첨부(apex)보다 더 조용하다. 큰 숨소리는 우측 전면 상부흉부 부위에서 들린다. 더 크고 더 완전하고 메아리치는 소리가 환기주기의 더 큰 부분을 차지할 때, 숨소리는 "기관지음(bronchial)" 이라고 이름 붙여진다. 기관지 숨소리는 조용한 호흡동안 기관 위에서 정상적으로 들린다. 숨소리가 아주 조용하고 거의 들리지 않을 때, "감소음(diminished)" 이라고 이름 붙여진다. 이 세 가지 용어 소포성음(vesicular), 기관지음(bronchial), 감소음(diminished)으로 숨소리의 강도를 묘사할 수 있다(그림 10-5). [17]

숨소리의 정상과 비정상적인 특성과 더불어 청진동안 다른 소리나 진동(adventitious sounds 우연의 소리)이 들릴 수 있다. 이것들은 앞에서 언급한 숨소리의 강도보다 강력한 것이다. 미국 흉부 내과의학 대학(American College of Chest Physicians)과 미국 흉부단체(American Thoracic Society)에 따르면, 우연한 소리는 두 가지 종류가 있는데, 탁탁거리는 소리(수포음, crackles)와 식식하는 숨소리(천명, wheezes)이다. "수포음(rales)" 이라고 공식적으로 정의된 탁탁거리는 소리(crackles)는 이전에 닫힌 좁은 기도와 폐포가 빠르게 다시 열릴 때 일어난다. [19] 폐포의 붕괴(collapse of alveoli)인 무기폐(atelectasis)와 같은 문제를 가진 환자들은 붕괴는 부위 위에서 탁탁거리는 소리가 난다. [20] 환자가 깊이 숨을 들여 마심에 따라 몇몇의 기도가 열리고 탁탁거리는 소리가 들린다. 폐 부종에서, 폐 실질의 액체는 좁은 기도를 닫히게 할 수 있다. 폐 부종이 있는 환자에서 흡기 시 탁탁

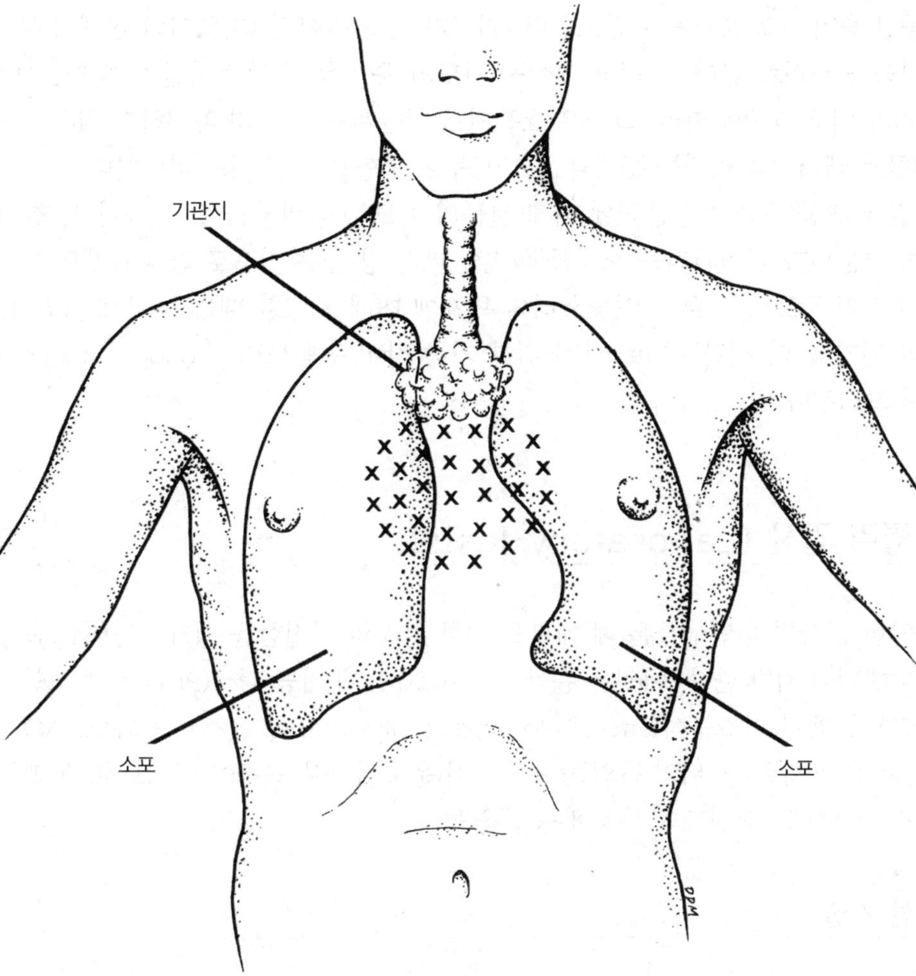

그림 10-5. 흉곽의 다른 위치에서 발견되는 정상 청진음. (From Rothstein, JM, Roy, SH, and Wolf, SL: The Rehabilitation Specialist's Handbook, ed. 2. FA Davis, Philadelphia, 1998, pp. 499, with permission.)

거리는 소리가 들릴 수 있다. 이것은 폐렴, 기관지확장증, 다른 분비물을 생성하는 폐의 병리에서도 같은 현상이 나타난다.[21] 탁탁거리는 소리는 폐의 섬유화와 같은 제한적인 폐 질환에서 또한 들릴 수 있다.[22]

반대로 쌕쌕거리는 소리(wheezes)는 사실상 보다 더 음악적이다. 그것은 풍선을 분 다음 식식거리는 소리를 내기 위해 풍선이 줄어듦에 따라 풍선의 목 부위를 잡아당기는 것과 같다. 식식거리는 소리를 내는 것은 풍선의 줄어든 목 부위 크기 때문인데, 이것은 폐에서도 마찬가지이다. 기도 내강의 크기를 감소시키는 모든 것은 식식거리는 소리를 낼 수 있다. 기관지 수축, 기관지 점막 부종, 증가한 분비물 생성, 천식(asthma)은 전형적으로 식식거리는 소리를 낸다. 기도에서 종양의 성장, 기도에 있는 흡입된 이물질 또는 과도한 분비물 또한 식식거리는 소리를 낸다.[13] 정상적인 상태에서, 기도 내강의 크기는 흡입동안 증가하고 호기동안 감소한다. 기도가 가장 좁아질 때 호기의 끝에서 부드러운 식식거리는 소리가 난다. 그리고 폐쇄는 기도의 용적을 더 감소시킬 수 있다. 식식거리는 소리가 더 악화됨에 따라, 그것은 호흡의 호기단계를 점점 더 차지하고 있음을 의미하고, 심한 쌕쌕거리는 소리는 흡기와 호기 모두에 영향을 끼친 것을 의미한다.

청진에 대한 주관적인 발견에 대해 전문의가 모두 동의하는 것은 아니다. 청진의 신뢰도는 전문의가 식식거리는 소리를 식별할 때 가장 좋은 것으로 판명되었으나, 전문의가 숨소리의 강도나 탁탁거리는 소리의 존재에 대해 보고할 때는 동의가 적었다.[23] 숨소리의 평가를 더 객관적으로 하기 위한 기록 장비 흉음도법(phonopneumography)의 사용이 고려된다.

임상병리 검사 (Laboratory tests)

다양한 임상병리 연구들은 폐 재활을 위한 환자의 적절함을 평가하는데 도움을 주기 위해 수행되어 져야 한다. 이것은 흉곽 x-rays(CXR), 폐 기능 검사(PET), 단계적인 운동검사(GXT), 동맥혈 가스분석(arterial blood gas analysis, ABGA), 산소포화도(SAO_2), 심전도(ECGs)를 포함한다. 뒤의 논의는 연구들이 운동검사와 연관이 있으므로, 동맥혈 가스분석, 산소포화도, 심전도의 사용에 중점을 둔다.

방사선 기술

흉곽 x-rays 는 흉곽뼈, 폐, 심장, 혈관 · 신경이 기관과 접하는 폐문(hilum)의 구조, 횡격막, 늑막내강, 흉곽의 연부조직들에 관한 정보를 제공한다.[25] 그 자체로써 진단적 도구인 흉곽 x-ray은 그 활용을 제한해왔다. 그러나 연속적으로 보면, 흉곽 x-rays는 병의 진전과 해소를 보여줄 수 있고, 병의 과정을 관리하는데 도움을 준다. 임상적 자료와 방사선 사진을 통한 발견을 서로 관련시키는 것은 폐 기관계의 장애들을 진단하는데 매우 유용하다.

폐의 컴퓨터 단층 촬영(CT)은 x-선 단층촬영 기술을 이용하여 컴퓨터에서 발생한 흉곽의 교차단면영상(cross-sectional picture)을 제공한다. 고전적인 컴퓨터 단층 촬영은 10㎜마다 교차 단면영상들이나 단면들을 찍었다. 연속적으로 찍혀진 이런 관찰은 조직의 다양한 종류들(지방, 석회화, 종양)을 차별화 할 수 있어 틀에 박힌 흉곽 x-rays보다 흉곽 내부의 몇몇 질환들을 식별하는데 유용하다. 고해상도 컴퓨터 단층 촬영(high-resolution CT)은 1~2㎜ 두께의 단면들을 사용한다. 이러한 높은 해상도의 사진들은 세포사이의 섬유증, 기관지 확장증, 기종을 진단하는데 있어 유용하다.[26] 컴퓨터 단층 촬영은 일상적인 진단적 사용을 나타내는 것은 아니다. 그러나 만약 폐 용적 복구 수술이 고려되어 진다면, 컴퓨터 단층 촬영은 수포성 질환과 모든 이질성의 기종을 감지할 수 있다. [27]

자기 공명 단층 촬영(MRI)은 흉곽에 적용하는 것을 제한해 왔다. 자기 공명 단층 촬영은 다양한 면에서 사진을 제공하여 폐의 첨부, 척추 그리고 흉복부의 연접부 가까이에서 평가하는 이점이 있다. [26] 자기 공명 단층 촬영은 종격(mediastinum)을 평가할 때 컴퓨터 단층 촬영보다 이점을 가지고 있다. [28]

폐 기능 검사(PFT)

폐 기능 검사는 다음 사항을 보조할 수 있다.

1. 폐 질환의 진단을 내리는 것
2. 비정상의 정도에 대한 범위를 제공하는 것
3. 비정상의 회복 가능성을 결정하는 것
4. 폐 질환을 가진 환자의 예후를 예측하는 것
5. 적절한 운동 검사 프로토콜에 대해 결정하는 것

논의될 다섯 가지 중요한 폐 기능 측정들은 강제 폐활량(forced vital capacity, FVC), 1초 강제 호기량(forced expiratory volume in 1 second, FEV1), 최대분시환기량(maximum minute ventilation, VEmax), 강제폐활량의 25~75% 비율로 강제 호기량(forced expiratory flow rate over 25 to 75 percent of the FVC, FEF25-75%), 일산화탄소에 대한 폐의 확산 능력(diffusion capacity of the lung for carbon monoxide, DLCO)이다. 측정들은 앉거나 서 있는 자세에서 측정값이 얻어져야 한다. [29] 환자가 최대로 노력하는 것이 재생산 가능한 목표 수치를 얻기 위해 필요하다. [29] 용량이나 순환의 측정들은 환자의 체중, 나이, 민족성, 성에 기초하여 정상수치와 비교할 수 있다. 일정기간에 걸친 환자의 폐 기능 검사 수치의 비교는 질병의 안정성과 진전을 증명할 수 있다.

폐활량 (Vital capacity)

폐활량(VC)은 최대 흡입 후에 숨을 내쉴 수 있는 공기의 양이다. 폐활량이 강하고 빠르게 숨을 내쉴 때, 이것은 강제 폐활량(FVC)이라 불린다. 폐활량은 *l* 로 기록되고, 건강한 사람들에게서 예측되는 정상 수치로부터 20% 정도 차이가 있을 수 있다. 폐활량은 또한 의료적 상태, 몸 상태, 기관지 확장 치료, 환자의 노력들의 요인에 따라 같은 사람에서도 시간에 따라 다소 차이가 날 수 있다. 이것은 신장과는 밀접하나, 나이와는 관련이 없다. 폐활량의 정상 수치는 3장의 표 3-12와 표 3-13에 있다. 예측 가능한 수치의 50% 이하

의 폐활량은 심각한 호흡계 손상을 의미한다.[30]

1초 강제 호기량(Forced expiratory volume in 1 second)

1초 강제 호기량(forced expiratory volume in 1 second, FEV_1)은 1초 동안 강제로 내쉬어진 공기의 양(FVC)이다(그림 10-6). 1초 강제 호기량(FEV_1)은 초당 *l* 로 나타나며, 신장과 밀접하게 관련이 있고, 나이와는 관련이 적다. 1초 강제 호기량은 일정 시간동안에 내쉬어진 공기의 양을 측정하기 때문에, 그것은 흐름(flow)의 측정이다. 기도 폐색은 폐활량에서 호기 시간을 늘린다. 순환율(flow rates)을 측정함으로써, 기도 폐색의 심각성을 결정할 수 있다. 예측 가능한 값보다 40% 이하의 강제 호기량을 가진 사람은 심한 호흡계 손상이 있다고 고려되어진다.[30] 1초 강제 호기량의 정상 수치는 3장의 표 3-16과 표 3-17에서 볼 수 있다.

강제 폐활량(FVC)의 %로써($FEV_1/FVC \times 100$에 의해 계산되었으나, 일반적으로

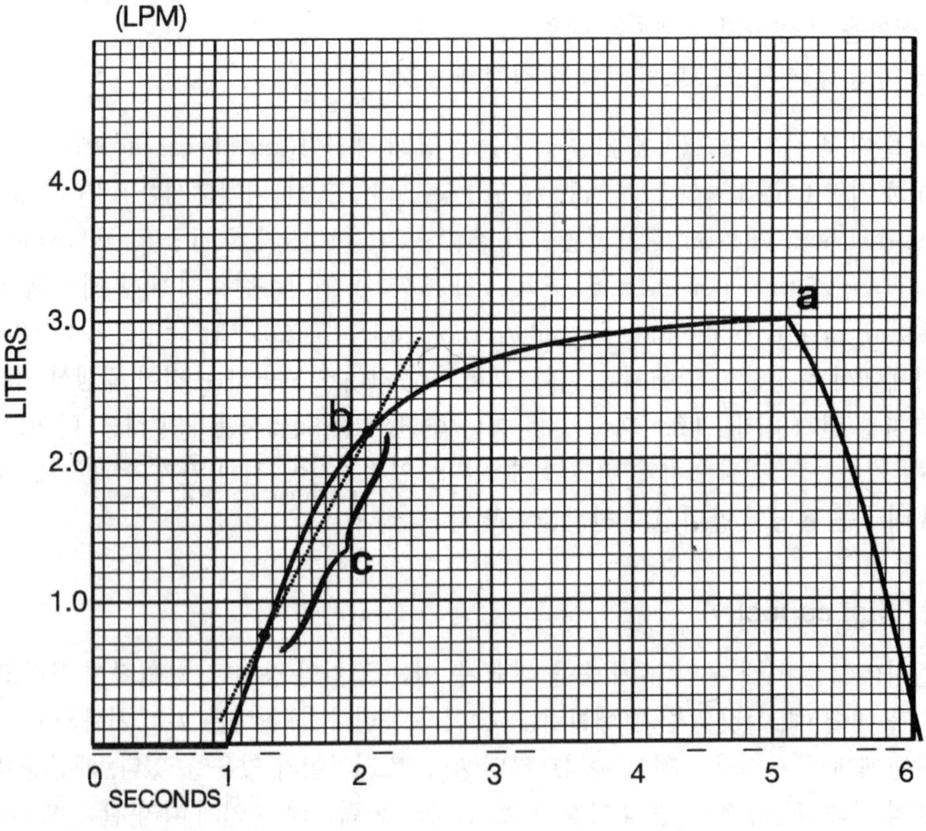

그림 10-6. 강제 폐활량과 함께 평가된 수치들. A, 내쉬어진 공기의 전체량(FVC)은 3ℓ 이다. B, 처음 1초 동안 내쉬어진 공기량(FEV1)은 2.2ℓ 이다. 내쉬어진 전체량의 공기량에 대한 처음 1초 동안 내쉬어진 공기의 양의 비율은 73%이다(FEV1/FVC). C, 강제 호기량 흐름(FEF25–75%)은 초당 1.77ℓ 이다.

FEV1/FVC 로 쓰임) 1초 강제 호기량(FEV_1)을 나타내는 것은 신장, 나이, 성에서의 변수와 폐활량(VC)에서의 변경을 교정한다. [31] 1초 강제 호기량은 강제 폐활량(FVC)과 관련이 있으므로 기도폐색의 유용한 지침이 된다. 예를 들어, 신장이 180 ㎝인 50세의 건강한 남성과 신장이 160 ㎝인 60세 여성의 폐 기능 검사들의 결과를 비교해보자. 남자의 강제 폐활량(FVC)은 4.8 l , 1초 강제 호기량(FEV1)은 초당4.1 l 로 예상된다. 여자의 예측된 수치는 강제 폐활량(FVC)은 2.79 l 이고 1초 강제 호기량(FEV1)은 초당 2.40 l 이다. 비록 두 사람의 강제 폐활량(FVC) 수치는 4.8과 2.79 l 로 아주 다른 수치이고, 1초 강제 호기량(FEV_1)은 초당 4.1과 2.40 l 로 다르지만, 그들은 FEV_1/FVC %에서는 84와 86%로 아주 비슷하다. 22 75%보다 큰 FEV_1/FVC는 건강하다. 40% 이하의 FEV_1/FVC는 심한 호흡계 손상을 나타낸다. [32]

최대 수의적 환기와 최대 분시 환기량 (Maximum voluntary ventilation and maxximum minute expired volume)

최대 수의적 환기(maximal voluntary ventilation, MVV)는 1분 내에 이동 할 수 있는 최대 공기의 양이다. 이것은 다음과 같이 측정된다. 환자는 15초 동안 가능한 힘껏 그리고 빠르게 숨을 쉬도록 요구된다. 용적량은 기록되고 결과들을 분당 l 로 전환시키기 위해 4를 곱한다. 최대 수의적 환기는 또한 1초 강제 호기량(FEV_1)에 35를 곱해준 값으로 예측될 수 있다. [33] 전자의 방식은 연장된 기간동안의 노력에 의존하기 때문에 후자의 방식이 자주 사용된다. 그러나 실제적인 측정이 더 선호된다. [34] 최대 수의적 환기는 특히 만성 폐색성 폐질환 환자(COPD)에서 폐 기관계의 환기의 제한점의 지침이고 운동검사를 평가하는데 유용하다. [35]

분시환기량(minute expired volume, VE)은 분당 내쉬어진 공기의 양이다. 최대 분시 환기량(maximum minute ventilation, VEmax)은 최고도의 운동에서 분당 내쉬어진 공기의 양이다. 운동검사 동안 심지어 그들의 최대 심박률에 가까울 정도로 운동할 때 조차도 건강한 대상들은 그들의 환기 제한점까지 도달하지 못한다. 건강한 사람에서 최대 분시환기량은 최대 운동에서 전체 최대 수의적 환기(maximal voluntary ventilation, MVV)의 대략 60~70%이다(VEmax/MVV = 60~70%).[36] 반대로 폐 기관계에 폐색성 질환이 있는 환자는 예측된 최대 심박률에 도달하기 전에 최대 수의적 환기의 100%에 도달할 것이다. [36]

강제 호기량 (Forced expiratory flow)

강제 호기량의 25~75%(forced expiratory flow rate over 25 to 75 percent of the FVC, $FEF_{25-75\%}$)는 강제폐활량의 중간 절반을 내쉬기 위해 필요한 시간량을 나타낸다. 강제폐

활량(FVC)으로 얻어진 용적량은 4분기로 나뉘어 진다. 첫 번째와 마지막 분기는 무시된다. 그리고 용적량의 중간 두 분기들이 결정된다. 이 용적량은 숨을 내쉬는데 걸리는 시간에 의해 나누어진다.[29] 강제 호기량의 25~75%($FEF_{25-75\%}$)는 초당 *l* 로 기록된다. 강제 호기량의 25~75%($FEF_{25-75\%}$)는 정상 수치가 넓은 범위에 걸쳐 있기 때문에 관찰도구로 사용되는 것이 어렵다. 그러나 대상자들 내에서 이 수치의 감소는 폐 질환의 초기 단계를 나타낸다.[37] 강제 호기량의 25~75%($FEF_{25-75\%}$)는 정상적으로 나이에 따라 감소한다. 이 검사는 또한 최대 중간호기 흐름률(maximum midexpiratory flow rate, MMEFR) 이라고도 불린다.

일산화탄소에 대한 폐의 확산 능력 (Diffusion capacity of the lungs for carbon monoxide)

일산화탄소에 대한 폐의 확산 능력(diffusion capacity of the lung for carbon monoxide, DLCO)은 폐포에서 폐의 모세혈관까지 흡입된 공기를 한번 숨을 참아서 확산시키는 능력에 대한 분석이다.[38] 먼저 대상자는 가능한 모든 폐의 공기를 비우도록 요구받고, 그다음 일산화탄소와 헬륨의 화합물을 가능한 깊게 들이마시고 숨을 10초 동안 유지하도록 한다. 나중에, 그 공기는 모두 내쉬어지고 일산화탄소 내용물은 분석된다. 폐포의 모세혈관 가지를 통과한 일산화탄소의 양은 그 다음 결정된다. 정상적인 확산 능력은 mmHg당 분당 대략 25 *ml* 이다.[12]

비록 일산화탄소에 대한 폐의 확산 능력(DLCO) 검사가 한번의 폐활량 측정에 의해 수행될 수는 없지만 운동동안 동맥혈을 산화시키는 대상자의 능력에 대한 지침으로 유용하다. 정상 수치보다 일산화탄소에 대한 폐의 확산 능력이 55%보다 큰 환자들은 운동동안 산소를 유지할 수 있는 것으로 예측될 수 있다.[39] 운동동안 감압될 가능성이 있는 만성 폐색성 폐질환 환자는 일산화탄소에 대한 폐의 확산 능력의 수치가 55%보다 낮다. Lebecque 등이 낭포성 섬유증의 젊은 환자를 연구한 것40은 80% 이상 보다 큰 일산화탄소에 대한 폐의 확산 능력은 운동동안 산화를 유지하는 능력을 나타내지만, 예상된 DLCO의 65%보다 낮은 DLCO을 가진 환자는 산소 포화도가 감소될 것이라는 것을 보여준다. 심한 손상의 범위는 DLCO가 예상된 DLCO의 40% 이하로 떨어질 때이다.[30,41]

폐 질환 환자에서 운동검사 (Exercise thsting in patterns with pulmonary disease)

폐 질환 환자의 기능적 능력을 부분이다. 단계적 운동검사는 환자의 증상과 신체적 손상을 증명하기 위한 객관적인 정보를 제공할 수 있다. 그것은 또한 폐 재활 프로그램에서 환자의 성공적인 관리를 위한 안전한 운동을 처방하는데 필요한 정보를 제공한다. 운동검사를 다른 용도로 사용할 때는 운동동안 산소포화 감소와 변화들을 증명하기 위한 것이다.

생리적 검사 요인들 (Physiologic Testing Parameters)

폐 기능 검사 (Pulmonary function tests)

운동검사 회기 전에, 이 장에서 이전에 언급된 폐 기능 검사들이 수행되어 져야 한다. 1초 강제 폐활량(FEV1)의 결과들은 단계적인 운동검사를 사용하기 위한 적절한 계획안을 결정하는데 도움을 줄 것이다. 최대 수의적 환기는 검사 종결을 위한 기준 중의 하나이기 때문에 운동 검사 전에 결정되어 져야 한다. 일산화탄소에 대한 폐의 확산 능력(DLCO)은 운동동안 혈액에 충분히 산소를 유지시키지 못하는 환자들을 예측하는데 도움을 줄 것이다. 운동 후에, 폐 기능 검사들은 폐 기능에 대한 운동의 효과를 평가하기 위해 사용된다. Forced expiratory volume in 1 second (FEV_1)이나 강제 호기량의 25~75% ($FEF_{25-75\%}$)의 10%의 감소는 기관지 확장 치료가 필요하다. [42]

동맥혈 가스분석과 산소포화도 (Arterial blood gas analysis and oxygen saturation)

동맥혈 분석(ABG analysis)은 동맥의 산화와 폐포 환기의 적절함을 결정하는데 최고의 방법을 제공한다. 표 10-1은 동맥혈 가스 표본에 의해 얻어진 정상 수치를 보여준다.

표 10-1 동맥혈 내 기체 의 정상 Values

	Sampling with the Subject Breathing Room Air
Fio_2	0.21
Pao_2	95-100 mm Hg
$Paco_2$	35-45 mm Hg
pH	7.35-7.45
HCO^-_3	24 mEq/m

Fio_2= 흡입공기중 산소량, Pao_2= 산소의 분압

$Paco_2$= 이산화탄소의 분압

HCO?$_3$= 중탄산 이온

부분적인 산소의 혈압(Pao_2)과 부분적인 이산화탄소의 혈압($Paco_2$)의 기록은 운동동안 저산소혈증과 탄소과잉증을 감지할 수 있다. 운동동안 동맥혈 가스 표본들은 매 1분~1.5분마다 도관(이전에 요골동맥에 위치했었음)으로부터 출력된다. 분석될 때, 동맥혈 가스 측정은 산소 공급의 필요성에 관한 정보뿐 아니라 혐기성 역치와 환기 보유에 관한 정보를 제공한다.[43]

부분적 산소의 혈압(Pao_2)의 평가는 산소가 결합된 헤모글로빈의 포화 정도(Sao_2)를 측정하는 맥박 산소 측정법을 사용한다. 비록 산소 헤모글로빈 해리 곡선에 따라서 산소 헤모글로빈의 포화(Sao_2)와 부분적인 산소 혈압(Pao_2) 사이에 정비례의 상호관련은 없지만, 두 수치사이의 관계는 존재한다. 산소 헤모글로빈의 포화(Sao_2)에서의 변화는 산소헤모글로빈 해리 곡선의 편평한 부분에서는 산소의 부분적인 혈압에서의 변화와 밀접하게 연관이 있지만, 산소헤모글로빈의 포화가 곡선에서 가파른 경사로 떨어질 때, 산소헤모글로빈의 포화(Sao_2)에서의 작은 감소는 산소의 부분적인 혈압(Pao_2)에서 큰 감소를 야기한다(그림 10-7).[44] 동맥의 산소 포화에 의한 산소의 부분적 혈압을 평가하는 것은 ±4~5%의 신뢰도 제한이 있는 산소 측정법의 정확성에 제한이 있다.[42]

이산화탄소 내용물을 위해 공기의 내쉬어진 양을 측정하는 것은 이산화탄소의 부분적 혈압($Paco_2$)을 예측할 수 있다. 그러나 내쉬어진 공기의 이산화탄소 수치들은 이산화

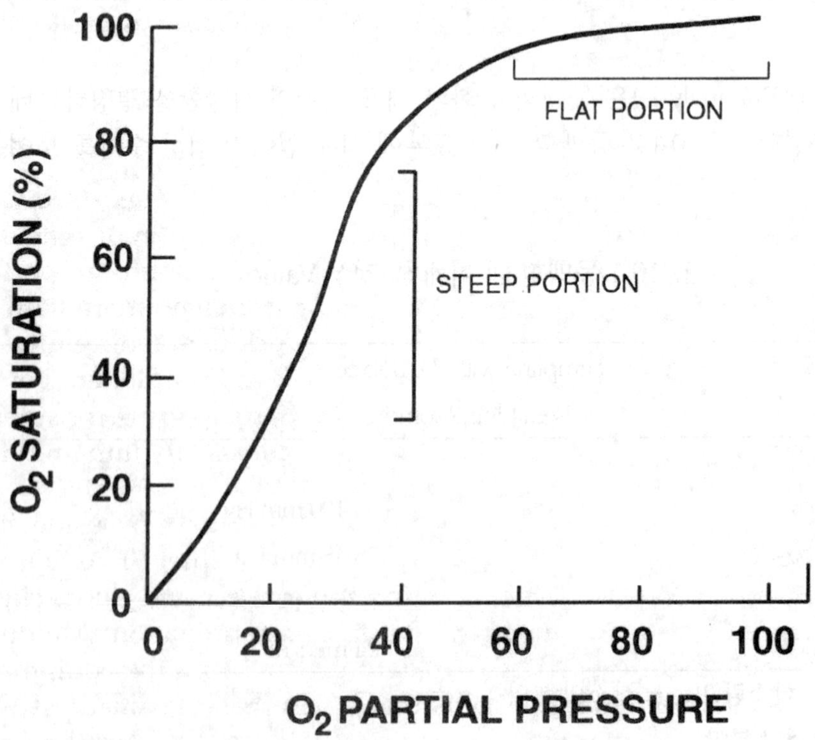

그림 10-7. 산소헤모글로빈 해리 곡선

탄소의 폐포 포화나 혈액에서의 이산화탄소의 부분적 혈압에 대해 정확하게 일치하는 것은 아니다.

비록 동맥혈 가스 분석은 침습적인 검사 과정이지만, 실제로 혈액 가스 측정을 비침습적인 과정을 이용하여 측정된 것보다 훨씬 더 정확하다. 반대로, 산소 측정법은 비침습적이고 자료의 계속적인 흐름을 제공한다. 이 도표들은 몇몇 임상 상황에서 유용할 수 있다.

운동 심전도

심전도는 심장 전도 시스템의 전기적 활동의 기록이다. 심전도는 심장의 부정맥, 전도의 비정상, 심장의 국소빈혈을 감지하기 위해 사용된다. 운동 전에, 환자들은 12-lead 운동 심전도 추적을 위해 준비된다. 전극 위치, 부족한 추적을 검사하기 위한 방법, 기록과 해석을 위한 제시는 8장과 9장에 있다.

혈압

단계적 운동검사 동안, 혈압 측정은 자주 기록되어져야 한다. 측정은 운동 동안이나 검사로부터 회복 동안 2분 간격으로 안정 시 바로 누운 자세, 앉은 자세, 선 자세에서 기록되어야 한다. 운동 검사 동안, 수축기 혈압은 운동부하가 증가함에 따라 증가해야 한다. 그리고 심장이완기 혈압은 같은 상태로 유지되어야 한다. 최고의 수축기 혈압은 최대 운동부하에서 얻어져야하지만, 이 검사는 만약 수축기 혈압이 250 mmHg나 이완기 혈압이 110 mmHg이거나 더 클 때 종결되어야 한다. 이 검사는 또한 만약 수축기나 이완기 혈압이 운동 부하가 증가함에 따라 10 mmHg보다 더 크게 떨어질 때 종결되어야 한다.

최대 산소소비량 (Vo_2max) 측정

최대 산소소비량(Vo_2max)의 측정(4장 참조)은 참여자 능력의 한계 밖이나 안에 있는 직업적 그리고 취미 활동을 식별하기 위해 사용된다. 몇몇 평가에서, 사람은 만약 일의 최대 운동부하가 작업자의 최대 산소소비량의 오직 40%만을 필요로 한다면, 그 사람은 8 시간까지 그 일을 수행할 수 있다.[45] 일하는 곳으로 돌아가거나 장애를 판명하는 것은 최대 산소소비량의 사용에 의해 객관적으로 판단될 수 있다. 만약 최대 산소 소비량이 분당 kg당 15 *ml* 이하이거나 5 METs보다 작으면(9장 참조), 참여자는 중등도의 호흡계 손상을 가졌고,[46] 실제적으로 모든 형태의 직업에 신체적으로 손상된 것으로 고려되어진다.[30]

공식은 특정한 운동 계획안에서 수행되어지는 운동의 양을 사용함으로써 참여자의 최대 산소소비량을 예측할 수 있다(9장 참조). 실제 최대 산소소비량 결정은 실제 최대 산소소비량을 결정하기 위해 필요한 공기 표본을 모으기 위해 입마개와 코 집게와 함께 머리 가리개의 사용을 필요로 한다. 비록 실제 최대 산소소비량은 유용한 측정이지만, 몇몇의 폐질환 환자들이 장비에 대해서 가지는 불쾌함으로 인해 최대 이하의 검사가 야기될 수 있고 이에 따라 정확하지 못한 최대 산소소비량이 얻어질 수 있다. 실제 최대 산소소비량의 수치 대 예측된 수치의 필요성에 대한 결정은 개개인의 차이에 기초하여 만들어져야 한다.

운동검사 계획안 (Exercise-testing protocols)

폐질환 환자의 운동검사는 진단을 위한 것이 아니라, 이미 진단 내려진 상태에 의해 야기된 손상의 정도를 증명하기 위해 사용된다. 운동검사의 목적은 폐 질환 환자의 기능적 능력을 확립하고, 운동 동안 산소 치료의 필요성을 평가하고, 적절한 운동 강도를 처방하는 것이다.

단계적인(점차 강도를 높이는) 운동검사는 생체 징후가 환자의 안정성을 보장하기 위해 관리되는 동안 환자에게 한계점까지 스트레스를 주어야 한다. 수많은 검사 과정들은 폐 질환 환자의 기능적 능력을 평가하는데 유용하다. 기능적 능력을 측정하기 위한 계획안(프로토콜)이나 장비의 요구는 심박동률, 혈압, 시간, 거리를 측정하기 위한 능력만 요구되는 아주 단순한 12분 걷기 검사에서 더 섬세한 트레드밀(treadmill)과 자전거 계획안까지 범위이다. 트레드밀과 자전거 계획안은 다음의 측정들의 모든 것을 포함한다. 최대 산소소비량, 심박동률, 심전도, 혈압, 호흡률, 산소의 부분적 혈압(Pao_2), 이산화탄소의 부분적 혈압($Paco_2$), 산성도(pH), 동맥혈의 산소포화도의 백분율(Sao_2), A-ao_2difference, A-Vo_2difference, 호흡 비율(respiratory quotient, R), 사강용량(dead space volume, VDs), 사강 대 일회호흡용적 비율(dead space to tidal volume ratio, VDs/VT). [47]

검사 연구계획안은 선호도나 검사자의 훈련, 장비의 이용 가능한 정도, 환자의 능력에 따라 다양하다. 폐질환 환자 운동검사에 사용된 연구계획안의 예에 대한 표 10-2를 보시오.

12분 걷기

12분 걷기는 기능적 능력을 평가하기 위한 단순한 방법이다. 대상자는 12분 안에 가능한 많은 거리를 걷도록 한다. [48] 기능적 능력은 훈련과 함께 증가하기 때문에, 12분 내에 걷는 거리도 또한 증가해야 한다. 12분 걷기의 수행은 자전거 운동량 측정계와 트레드밀 검사에 의해 결정되는 강제 폐활량과 최대 산소소비량과 밀접한 연관이 있다. [48,49] 검사 전과 검사 후에 사용될 때, 12분 걷기는 쉽고, 값싸고, 능력 변화의 객관적인 측정이 된다. 폐 질환 환자들에게 12분 걷기는 6분이나 때때로 2분으로 변경될 수 있다. [50,51]

표 10-2 심폐질병 환자들의 운동 시험에 쓰인 실험계획

형식	시행자	실험계획
보행 시험	Cooper	12분 동안 가능한 멀리 이동
	Guyatt et al.	6분 동안 가능한 멀리 이동
자전거 시험	Jone	100 kpm(17 W)로 시작, 매분 마다 100 kpm 증가
	Jones and Campbell	25 W로 시작, 매분15 W증가
	Berman and sutton	100 kpm로 시작, 매분 100 kpm 증가, 혹은 FEV_1가 1 L/s 미만일 때 매분 50 kmp 증가
	Mass.Respiratory Hospital	25 W로 시작, 매초 10 W 증가, 혹은 FEV_1가 1 L/s 미만일 때 매초 20 W 증가
트레드밀 시험	Naughton et al.	경사 없이 3.2 km/h(2 mph)로 지속, 3분마다 3.5% 경사도 높임
	Balke and Ware	경사 없이 5.3 km/h(3.3 mph)로 지속, 2분 마다 3.5% 경사도 높임
	Mass.Respiratory Hospital	경사 없이 2.4 km/h(1.5 mph)로 지속, 2분마다 4% 경사도 높이거나,FEV_1가 1 L/s 미만일 때 2분마다 4% 경사도 높임

자전거 운동량 측정계

자전거 운동량 측정계 계획안(프로토콜)은 민첩성, 협응력, 균형이 부족한 환자들에게 이점이 있다. 환자가 앉아 있기 때문에, 검사는 더 안전하게 수행될 수 있다. 혈압 측정, 동맥혈 공기 표본들, 심전도 추적은 운동동안 체간의 안정성 때문에 자전거 운동량 측정계 검사 동안 더 얻기 쉽다. 자전거 운동량 측정계 계획안 사용의 하나의 주요한 단점은 환자가 최대 능력을 얻기 전에 다리의 피로가 종종 검사의 종결을 야기한다는 것이다. [52]

자전거 운동량 측정계에 대한 여러 가지 검사 계획안이 있다. Jones는 매 분마다 17 Watt(W)의 진행을 이용했다(속도는 50 rpm에서 일정하다). [53] Jones와 Campbell에 의해 제시된 다른 계획안은 25Watt(W)의 운동부하와 같이 시작했고 매분 15 Watt(W)의 증가 시켰다. [54]

각 환자의 능력에 따라, 개별화 된 계획안은 운동 검사 회기를 위해 선택될 수 있다. Berman과 Sutton은 1초 강제 폐활량(FEV1)이 초당 1 *l* 보다 큰 환자의 경우 매분 100kmp

의 증가를 제안했다.[55] 만약 1초 강제 폐활량(FEV_1)이 초당 1 l 보다 작은 경우, 증가는 분당 50 kmp보다 작게 한다.

몇몇 자전거 계획안들은 정적인 상태를 유지하지 못하는 경우, 운동부하에서 "서서히 증가시키고 감소시키는(ramped)" 방법을 사용한다. 페달의 속도는 지속적으로 유지하면서, 운동부하는 20초마다 증가한다. 이러한 결정은 각 환자의 능력에 기초되어져야 한다. 예를 들어, 만약 환자의 1초 강제 폐활량(FEV_1)이 초당 1 l 보다 작다면, 계획안은 20초당 5 Watt(W)의 운동부하를 증가시킨다. 만약 1초 강제 폐활량(FEV_1)이 초당 1 l 보다 크다면, 운동부하는 20초당 10 Watt(W)를 증가시킬 수 있다(부가적인 운동량 측정계 검사를 위해 9장을 보시오).[56]

TREADMILL TESTING

트레드밀 검사는 자전거 운동량 측정계 검사를 하는 것보다 폐 질환 환자의 더 정확한 기능적 평가를 제공한다. 트레드밀 검사에 이용 가능한 연구계획안의 수치는 개인 능력 수치에 따라 수용력이 있다. 예를 들어, 2 mph보다 빠른 걷기에 어려움이 있는 환자는 Naughton protocol을 따를 때 가장 잘 수행할 수 있다. 57,582 mph보다 빠르게 걸을 수 있는 환자는 Balke test protocol에 의해 향상될 수 있다.[37,59] Bruce protocol은 폐질환 환자의 운동검사에 거의 나타나지 않는데 그 이유는 이 검사는 높은 운동부하가 가능한 더 건강한 사람에게 적절하기 때문이다. 몇몇 환자들은 2 mph의 속도를 유지할 수 없고, 1.5 mph나 그보다 낮은 트레드밀 속도를 요구한다.[56,61] 그러나 모든 트레드밀이 2 mph보다 낮은 속도를 수용할 수 있는 것은 아니다(부가적인 트레드밀 계획안은 9장에 있다).

검사와 운동 종결(test and exercise termination)

폐질환 환자를 위한 운동검사 중 발현 증상에 따른 한계 끝 부분은 심장 환자를 위해 앞서 언급한 것과 다소 다르다(9장). 폐 운동 검사를 멈추기 위한 기준에는 포함될지 모르나, 다음과 같은 것을 제한시키는 기준이 되지는 않는다.

1. 호흡의 최대로 짧음
2. 20 mmHg 이상 또는 55 mmHg 이하로 산소의 부분적 혈압(Pao_2)이 떨어짐
3. 10 mmHg 이상 또는 65 mmHg보다 클 때 이산화탄소량의 부분적 혈압($Paco_2$)이 증가함
4. 심장 허혈과 부정맥
5. 피로의 증상들
6. 20 mmHg의 이완기 혈압 눈금의 증가, 250 mmHg 이상의 큰 수축기 고혈압, 운동부

하가 증가함에 따라 혈압의 감소함
7. 다리의 통증
8. 전신적인 피로
9. 불충분한 심장 박출의 증상
10. 최대 환기에 도달함

단계적인 운동검사 결과의 해석

기능적 능력의 평가와 함께, 적절한 직업적 평가는 발생한 장애를 증명하기 위해서 완성되어야하고 서류로 기술되어져야 한다.

만약 환자가 운동검사 회기 동안 저산소가 되면 산소가 공급될 필요가 있음을 식별해야 한다. 20 mmHg 이상이나 55 mmHg 이하의 산소의 부분적 혈압(Pao_2)에서의 감소는 산소 보충의 징후이다. [62] 산소 공급 처방을 위한 안내들은 24~27%의 흡기산소분율(FiO_2, fraction of inspired oxygen)과 함께 빠른 순환율을 포함해야하며, 일반적인 기준에 기초하여야 한다. 즉, 85%보다 높게 동맥혈의 산소포화도의 백분율(SaO_2)을 유지하기에 충분해야 한다.

만약 운동에 기인한 기관지 경련이 나타난다면, 운동 검사 전에 관리되고 운동 검사 후에 재관리되는 폐 기능 검사를 하도록 결정한다.

단계적 운동검사에 기초한 운동 프로그램을 처방하기 위해서는 11장을 보고, 응급 절차를 알려면 9장을 보시오.

폐 검사 사례 연구(Pulmonary testing case studies)

사례 연구 1

환자는 만성 폐색성 폐질환, 천식, 기립성 저혈압의 진단을 받은 61세 여성이다. 환자는 최근에 유방절제술을 받았다. 약물 처방은 Tamoxatrin, Imipramine, Ventolin MDI, Ativan, Slo-phyllin이다. 표 10-3에 환자의 운동검사 결과가 요약되어 있다.

사례 연구 2

환자는 만성 폐색성 폐질환, 천식, 만성 기관지염, 고혈압, 소화성 궤양 질환의 진단을 받은 77세 남자이다. 약물 처방은 Beclovent MDI, Atrovent MDI Robitussin, Maxair MDI

이다. 표 10-4에 환자의 운동검사 결과가 요약되어 있다.

사례 연구 3

환자는 만성 폐색성 폐질환, 진폐증(환자는 이전에 제조공장에서 일했으며 규폐증의 가능성이 있음), 고혈압, 관상동맥질환, 심근경색증(LVEF 43%), 궤양, 좌측 뇌졸중(L CVA), 말초혈관질환(PVD), 통풍의 진단을 받은 69세 남성이다. 약물 처방은 Lasix, ASA, Diltiazem, Alipurinol, Digoxin, Lanoxin, NTG이다. 표 10-5에 환자의 운동검사 결과가 요약되어 있다.

사례 연구 4

환자는 만성 폐색성 폐질환, 녹내장의 진단을 받은 73세 남성이다. 약물 처방은 Maxair MDI, Beclovent MDI, Atrovent MDI, Prednisone, Dilantin, Aminophylline, Pilocar drops이다. 표 10-6에 환자의 운동검사 결과가 요약되어 있다.

요약

폐질환 환자의 평가는 지속적인 과정이다. 철저한 평가는 적절한 치료 프로그램을 시작하고, 안전하고 효과적으로 관리되고, 환자의 필요에 따라 수정할 수 있다(진전 또는 퇴행). 폐 평가를 지속적으로 해야 하는 가치에 대한 중요성이 논의되었다.

폐의 평가는 면접, 이학적 검사, 임상병리 검사를 포함한다. 평가의 각 부분은 임상의사가 환자에 적절한 치료 프로그램을 위해 맞추어 주기 위해 사용할 수 있는 정보를 제공한다. 환자가 할 수 없거나, 지속하지 않을 경우 치료 프로그램의 발전에 이득이 없다.

폐 평가 면접은 주요 호소사항(chief complaint) 즉 환자가 의료적 중재를 찾은 이유, 뿐 아니라 의학적, 직업적, 사회적, 가족 병력을 포함한다.

이학적 검사는 환자의 자세, 호흡 패턴(비율, 리듬, 보조근의 사용), 피부색, 말단 사지의 형태, 흉곽 형태의 관찰을 포함한다. 촉진은 호흡 주기 동안 흉곽의 대칭성과 이탈에 대한 식견을 준다. 청진을 통해 임상의사가 흉곽 안에서 공기의 움직임을 들을 수 있다. 비정상적인 호흡 소리(감소음[diminished] 또는 기관지음[bronchial])와 우연적인 소리(탁탁거리는 소리[crackles]나 쌕쌕거리는 소리[wheezes])가 만약 들린다면, 임상의사에게 비정상의 위치를 알려줄 것이다.

폐 기능 검사, 흉곽 x-rays 그리고 동맥혈 가스 분석을 포함한 임상병리 검사는 폐 질환을 진단하고, 질병의 진전을 관리하는데 사용된다. 비록 진단적 검사에 흔히 수행되진

표 10-3 원 데이터 – 사례연구 1

나이 : 61 성별 : 여자 AAMHR: 159 키: 162.6 cm 몸무게: 56.4 kg

흡연: 연간 45갑, 8년전 금연

직업: 시간제, 점원

휴식기 심전도: 정상; 휴식기 심박수, 108; 휴식기 혈압, 130/70; 휴식기 RR, 16

휴식기 PFTs: FVC, 1.77 liter (57%); FEV_1 0.68 liter/s (28%); FEV_1/FVC, 38% MVV 17.8 L/min

실험방법: 수정된 자전거 타기 실험

시간	운동량 (W)	심박수 (bpm)	혈압 (mm Hg)	RR (br/min)	VE (liter/min)	V_{O_2} (liter/min)	METs	ABG Pa_{O_2}/Pa_{CO_2}/pH
휴식	00.0	108	130/70	16			1.0	55/38/7.14
1:01	25.0	118		18.8	12.3	0.37	1.9	
2:01	40.0	120	136/82	19.1	16.1	0.51	2.6	41/44/7.36
2:14	45.0	123		23.4	16.8	0.55	0.55	

검사를 중단한 이유: 다리 피로

운동 ECG: 정상

최고 수치

	실제값	예측값	예측 %
심박수	123	159	78
V_{O_2}	0.6	1.3	44

호흡 수치

실제 VEmax	16.8
MVV	17.8
예상 VE	23.8
VEmax MVV	94%

운동후 PETs: FVC, 1.55 L (50%); FEV_1 0.60, liter/s (25%); FEV_1/FVC, 39%

코멘트: 운동후에 유의한 심폐 반응이 있었으며 운동중에 산소치의 감소 또한 나타났다.

해석: 최고치화 된 운동은 아님. 적절한 환기(pre- 그리고 Post PFTs) 그리고 확산(ABGs) 제한.

표 10-4 원 데이터 — 사례연구 2

연령 : 77　　성별 : 남성　　AAMHR: 143　　키: 169 cm　　몸무게: 82.3 kg

흡연 : 년간 75 갑, 2년전부터 금연

직업 : 퇴직

휴식기 ECG : 정상; 휴식기 심박수, 61; 휴식기 혈압, 128/82; 휴식기 RR, 18.6

휴식기 PFTs : FVC, 2.76 liter (72%); FEV_1, 1.55 liter/s (53%); FEV_1/FVC, 56% MVV = 44.2 L/min

프로토콜 : 수정된 자전거 타기

시간	운동량 (W)	심박수 (bpm)	혈압 (mm Hg)	RR (br/min)	$\dot{V}_E$ (liter/min)	$\dot{V}O_2$ (liter/min)	METs	ABG PaO_2/$PaCO_2$/pH	$SaCO_2$ %
휴식	00.0	61	128/82	18.6	8.9		1.0	71/34/7.40	94
1:00	25.0	74		19.0	13.8	0.49	1.7		92
2:03	55.0	84	170/86	21.3	20.4	0.83	2.9		90
3:01	85.0	94		21.7	25.4	0.98	3.4		90
4:00	115	111		25.5	32.3	1.20	4.2		87
4:30		123		29.7	39.3	1.31	4.5	57/45/7.33	87

검사를 중단한 이유: 호흡곤란

운동 ECG: 정상

최고 수치

	실제값	예측값	예측 %
심박수	123	146	87
$\dot{V}O_2$	1.3	1.6	80

호흡 수치

실제 $\dot{V}_{Emax}$	39.3
MVV	44.2
예상 $\dot{V}_E$	54.3
$\dot{V}_{Emax}$ MVV	89%

운동후 PETs: FVC, 2.69 L (70%); FEV_1 1.70, liter/s (58%); FEV_1/FVC, 63%

코멘트: 운동후 FEV1,에서 10%의 향상이 있었다. 운동 동안 감소된 산소섭취, $SaCO_2$가 87%로 떨어졌다.

해석: 중등도로 심한 폐쇄성 폐질환으로 최대 검사. 결과: 비정상적인 확산과 함께 중등도 환기의 기계적 제한이 있음. 운동시 ECG에서 뚜렷한 변화가 없었음. 환자는 폐기능 제한 때문에 운동검사를 중단했음.

표 10-5 원 데이터 — 사례연구 3

연령 : 69　　성별 : 남성　　AAMHR: 151　　키: 181 cm　　몸무게: 66.8 kg

흡연 : 년간 70 갑, 11년전부터 금연

직업 : 퇴직; 전 주물공장 노동자

휴식기 ECG : 2-3 ㎜ ST 하강; 휴식기 심박수 : 84 ; 휴식기 혈압 : 140/76; 휴식기 RR : 13.1 br/min

휴식기 PFTs : FVC, 3.88 L(82%); FEVl, 1.61 L/s(44%); FEVl/FVC, 41% MVV = 44.2 L/min

프로토콜 : 트레드밀

시간	운동량 (W)	심박수 (bpm)	혈압 (mm Hg)	RR (br/min)	V_E (liter/min)	V_{O_2} (liter/min)	METs	ABG $Pa_{O_2}/Pa_{CO_2}/pH$	$SaCO_2$ %
휴식		84	140/76	13.1	12.8		1.0	72/29/7.39	96
1:01	1.5 mph 0%	90		16.7	21.0	0.52	2.2		92
2:02		90		20.0	25.4	0.63	2.7		90
2:45		96		23.4	30.8	0.73	3.1		87
3:17	1.5 mph 0%	89	190/84	22.8	31.0	0.70	3.0	57/45/7.33	87

검사를 중단한 이유: 호흡곤란과 피로

운동 ECG: 운동시 뚜렷한 변화가 없음

최고 수치

	실제값	예측값	예측 %
심박수	96.0	152	63
V_{O_2}	0.8	1.9	40

호흡 수치

실제 V_{Emax}	31.0
MVV	36.9
예상 V_E	56.4
V_{Emax} MVV	84%

운동후 PETs: FVC, 3.99 L (84%); FEV_1 1.59, liter/s (44%); FEV_1/FVC, 40%

코멘트: 휴식시 폐활량 검사로 중등도로 심한 폐쇄성 폐질환이 있음을 알 수 있었음. 운동후 뚜렷한 변화가 없었음.

해석: 무산소 역치에 도달하지 않은 최대하 운동검사. 확산성 제한을 가지고 있고, 중등도로 심한 가스 교환 이상. 가장 높은 운동량에서 운동 심박수의 감소를 통해, 심장 문제나 탈컨디셔닝이 있음을 알 수 있었다. 활동시 맥박 산소측정 검사를 제한한다.

표 10-6 원 데이터 — 사례연구 4

나이 : 73　성별 : 남성　AAMHR: 145　키: 178 cm　몸무게: 69.0 kg

흡연: 연간 50갑, 3년전 금연

직업: 전트럭 운전사, 은퇴

휴식기 심전도: 정상; 휴식기 심박수, 93; 휴식기 혈압, 138/80; 휴식기 RR, 22.5

휴식기 PFTs: FVC, 3.13 liter (71%); FEV_1 1.14 liter/s (34%); FEV_1/FVC, 36% MVV 29.2 L/min

프로토콜: 트레드밀

시간	운동량 (W)	심박수 (bpm)	혈압 (mm Hg)	RR (br/min)	VE (liter/min)	VO_2 (liter/min)	METs	ABG PaO_2/$PaCO_2$/pH
휴식		93	138/80	22.5	19.5		1.0	63/43/7.40
1:03	1.5 mph 경사도 0%	96		22.1	20.3	0.47	2.0	
2:01	1.5 mph 경사도 0%	98		19.7	22.0	0.61	2.5	52/45/7.40
3:01	1.5 mph 경사도 4%	114		23.2	24.6	0.68	2.8	44/47/7.38
4:01	1.5 mph 경사도 4%	113	190/84	26.4	28.5	0.78	3.2	42/50/7.36

검사를 중단한 이유: 측정장치에 대한 불편함, 가벼운 호흡곤란

운동 ECG: Few PVCs seen; Nonspecific ST-T-segment changes

최고 수치	실제값	예측값	예측 %
심박수	114.0	148	72
VO_2	0.8	1.7	47

호흡 수치	
실제 VEmax	28.5
MVV	29.2
예상 VE	39.9
VEmax MVV	97%

운동후 PETs: FVC, 3.35 L (76%); FEV_1 1.21, liter/s (36%); FEV_1/FVC, 36%

코멘트: 심폐측정에서는 공기 흐름의 장애가 나타났으며. 운동중에 Pao2의 감소가 유의하게 나타났다. -7mm Hg 감소.

해석: 심폐의 불편과 제한으로 최고치의 운동은 아니였으며, 염기역 도달이 없었음, 심박수는 변화 없었음. 호흡이 좋지 않았고, 운동중에 산소 필요

않지만, 운동 지구력 검사는 운동 처방, 증거 증상, 기능적 능력을 결정하고, 산소 공급의 필요성을 평가하고, 직업과 연관된 능력과 장애를 증명하는데 사용된다. 운동검사와 종결(중단) 기준을 사례를 들어 설명하는 사례 연구가 포함되었다.

참고문헌

1. Payton, O, Nelson, C, and Ozer, M: Patient Participation in Program Planning. FA Davis, Philadelphia, 1990.
2. Hobson, L and Hammon, W: Chest assessment. In: Frownfelter, D (ed): Chest Physical Therapy and Pulmonary Rehabilitation, ed 3. Year Book Medical Publishers, Chicago, 1996.
3. Surveillance for respiratory hazards in the occupational setting: The official ATS statement. American Review of Respiratory Diseases 126:952–956, 1982.
4. Luce, J: Lung Diseases of Adults. American Lung Association, 1986.
5. Cohen-Cole, S: The Medical Interview: The Three Function Approach. Year Book Medical Publishers, Chicago, 1991.
6. Purtilo, R: Health Professional/Patient Interaction, ed 3. Saunders, Philadelphia, 1984.
7. Ciccone, C: Pharmacology in Rehabilitation. FA Davis, Philadelphia, 1990.
8. Fielding, J: Smoking effects and control, part 1. N Engl J Med 313(8):491–498, 1985.
9. Burki, N: Pulmonary Diseases. Medical Examination Publishing, New York, 1982.
10. Farzan, S: A Concise Handbook of Respiratory Diseases, ed 2. Reston Publishing, Reston, Va, 1985.
11. Zadai, C: Pulmonary pharmacology. In: T Malone (ed): Physical and Occupational Therapy: Drug Implications for Practice. Lippincott, Philadelphia, 1989, pp 97–119.
12. Price, S and Wilson, L: Pathophysiology: Clinical Concepts of Disease Processes, ed 2. McGraw-Hill, New York, 1982.
13. Gaskell, D and Webber, B: The Brompton Hospital Guide to Chest Physiotherapy, ed 4. Blackwell Scientific Publications, Oxford, England, 1980.
14. Bell, C et al: Home Care and Rehabilitation in Respiratory Medicine. Lippincott, Philadelphia, 1984.
15. Williams, P (ed): Gray's Anatomy, the anatomical basis of medicine and surgery, ed 38. Churchill Livingstone, New York, 1995.
16. Traver, G: Assessment of the Thorax and Lungs. Am J Nurs 73(3):466–471, 1973.
17. Murphy, R: Auscultation of the lung: Past lessons, future possibilities. Thorax 36:99–107, 1981.
18. Pulmonary terms and symbols: A report of the ACCP-ATS Joint Committee on Pulmonary Nomenclature. Chest 67:583–593, 1975.
19. Forgacs, P: Crackles and wheezes. Lancet 2:203–205, 1967.
20. Ploysongsang, Y and Schonfeld, S: Mechanism of the production of crackles after atelectasis during low volume breathing. American Review of Respiratory Diseases 126:413–415, 1982.
21. Loudon, R: The lung speaks out. American Review of Respiratory Diseases 126:411–412, 1982.
22. Harper, R: A Guide to Respiratory Care: Physiology and Clinical Applications. Lippincott, Philadelphia, 1981.
23. Holleman, D and Simel, D: Does the Clinical Examination Predict Airflow Limitation? JAMA 273(4):313–319, 1995.
24. Mahagnah, M and Favriely, N: Repeatability of Measurements of Normal Lung Sounds. Am J Respir Crit Care Med 149:477–481, 1994.
25. Downie, P (ed): Cash's Textbook of Chest, Heart and Vascular Disorders for Physiotherapists, ed 4. Lippincott, Philadelphia, 1987.
26. Weinberger, S: Recent advances in pulmonary medicine, first of two parts. N Engl J Med 328(19): 1389–1397, 1993.
27. McIvor, A and Chapman, K: Diagnosis of chronic obstructive pulmonary disease and differentiation from asthma. Current Opinion in Pulmonary Medicine 2:148–154, 1996.
28. Pugatch, R: Radiologic evaluation in chest malignancies: A review of imaging modalities. Chest 107(6): 294S–297S, 1995.
29. Cherniack, R: Pulmonary Function Testing. Saunders, Philadelphia, 1977.
30. American Thoracic Society: Evaluation of impairment secondary to respiratory disease. American Review of Respiratory Diseases 126:945–951, 1982.
31. Ruppel, G: Manual of Pulmonary Function Testing, ed 2. Mosby, St Louis, 1979.
32. Report of Snowbird Workshop on standardization of spirometry. American Review of Respiratory Diseases 119:831–838, 1979.
33. Ries, A: The role of exercise testing in pulmonary diagnosis. Clin Chest Med 8:81–89, 1987.
34. Dillard, T: Ventilatory limitations of exercise. Chest 92:195–196, 1987.
35. LoRusso, T et al: Reduction of max exercise capacity in obstructive and restrictive disease. Chest 104:1748–1754, 1993.

36. Weisman, I and Zeballos, R: An integrated approach to the interpretation of cardiopulmonary exercise testing. Clin Chest Med 15(2):421–445, 1994.
37. Guenter, C and Welch, M: Pulmonary Medicine, ed 2. JB Lippincott, Philadelphia, 1982.
38. Jones, R and Mead, F: A theoretical and experimental analysis of anomalies in the estimation of pulmonary diffusing capacity by single breath holding method. Quarterly Journal of Experimental Physiology 46:131–143, 1961.
39. Owens, G et al: The diffusing capacity as a predictor of arterial oxygen desaturation during exercise in patients with chronic obstructive pulmonary disease. N Engl J Med 310:1218–1221, 1984.
40. Lebecque, P et al: Diffusion capacity and oxygen desaturation effects on exercise in patients with cystic fibrosis. Chest 91:693–697, 1987.
41. Epler, G, Saber, F, and Guensler, E: Determination of severe impairment (disability) in interstitial lung disease. American Review of Respiratory Diseases 121:647–659, 1980.
42. O'Ryan, J and Burns, D: Pulmonary Rehabilitation from Hospital to Home. Year Book Medical Publishers, Chicago, 1984.
43. Reis, A: Position paper of the American Association of Cardiovascular and Pulmonary Rehabilitation. Scientific basis for pulmonary rehabilitation. J Cardpulm Rehabil 10:418–441, 1990.
44. Guyton, A: Textbook of Medical Physiology, ed 9. Saunders, Philadelphia, 1996.
45. Hodgkin, J, Zorn, E, and Connors, G: Pulmonary Rehabilitation. Guidelines to Success. Butterworth Publishers, Boston, 1984.
46. Ostiguy, G: Summary of task force report on occupational respiratory diseases. Can Med Assoc J 121: 414–421, 1979.
47. Zadai, C: Rehabilitation of the patient with chronic obstructive pulmonary disease. In: Irwin, S and Tecklin, J (eds): Cardiopulmonary Physical Therapy. Mosby, St. Louis, 1985.
48. Cooper, K: A means of assessing maximal oxygen intake: Correlation between field and treadmill walking. JAMA 203:201–204, 1968.
49. McGavin, C, Gupta, S, and McHardy, G: Twelve minute walking test for assessing disability in chronic bronchitis. BMJ 1:822, 1976.
50. Guyatt, G, Berman, L, and Townsend, M: Long-term outcome after respiratory rehabilitation. Can Med Assoc J 137:1089–1095, 1987.
51. Butland, R et al: Two, six and twelve minute walking tests in respiratory disease. BMJ 284:1007–1008, 1982.
52. American College of Sports Medicine: Guidelines for Exercise Testing and Prescription, ed 4. Lea & Febiger, Philadelphia, 1991.
53. Jones, N: Exercise testing in pulmonary evaluation: Rationale, methods and the normal respiratory response to exercise. N Engl J Med 293:541–544, 1975.
54. Carter, R et al: Exercise gas exchange in patients with moderate severe to severe chronic obstructive pulmonary disease. J Cardpulm Rehab 9(6):243–248, 1989.
55. Berman, L and Sutton, J: Exercise for the pulmonary patient. J Cardpulm Rehab 6(2):55–59, 1986.
56. Massachusetts Respiratory Hospital, Exercise Testing Protocol, Braintree, Mass.
57. Bell, C: Exercise Stress Testing and Physical Conditioning Program in Pulmonary Rehabilitation Medical Manual, University of Nebraska Medical Center, pp 50–91, 1977.
58. Naughton, J, Balke, B, and Poarch, R: Modified work capacity studies in individuals with and without coronary artery disease. J Sports Med 4:208–212, 1964.
59. Balke, B and Ware, R: An experimental study of physical fitness of Air Force personnel. US Armed Forces Med J 10:675–688, 1959.
60. Bruce, R: Methods of exercise testing: Step test, bicycle, treadmill, and isometrics. Am J Cardiol 33:715–720, 1974.
61. Ellestad, M: Stress Testing: Principles and Practice, ed 3. FA Davis, Philadelphia, 1986.
62. Wilson, P, Bell, C, and Norton, A: Rehabilitation of the Heart and Lungs. Beckman Instruments, Fullerton, Calif, 1980.

제 11 장

운동처방

재활 프로그램을 시작하기 위해 먼저 환자들의 개별적인 계획이 수립되어야 한다. 재활팀이 각각의 환자들을 위해 마련한 특수한 계획은 환자의 병력, 예후, 기능적인 활동수준에 근거하여 고안되었다. 그리고 환자 개개인의 필요성, 목표, 예상결과를 반영해야 한다. 종합적인 재활 프로그램은 기능적인 수준을 회복하고, 위험요인을 감소시키며, 건강과 사회 독립성을 가져다주는 긍정적인 정신행동학적 변화를 촉진시키는 것과 같은 다양한 측면을 포함한다. 이번 장에서는 외래로 병원을 찾는 심질환 환자를 위한 운동처방을 작성할 때 고려할 점에 대해 알아본다.

관상동맥질환의 이차적인 예방을 가져다주는 심장 재활치료의 유익한 효과에 대한 많은 보고가 계속 증가함에 따라, 관상동맥질환자들을 위한 재활 치료의 발달에서 중요한 구성요소로서 운동훈련이 널리 인식되고 있다. 선천성 심부전, 좌심판 기능이상, 관상동맥 우회 이식 수술(CABG)을 한 환자의 회복, 심근경색, 판막 대체술, 심장박동조절장치 이식과 같은 다른 심질환에서도 효과가 있는 것으로 나타났다.

심장 재활의 주요 목표는 심장병의 생리학적, 정신학적인 부정적 효과를 제한시키도록 하는 것이다. 그리고 갑작스런 사망을 줄이고, 심장병의 증상을 조절하며, 동맥경화를 안정화시키거나 회복시켜나가는 것이다. 또한, 환자의 심리적인 상태를 개선시키고, 직업적인 신분을 고려해 주는 것이다. 많은 회복기의 심질환 환자들이 삶의 질을 향상시키기 위해 심장 재활을 성공적으로 수행한다. 만성 폐색성 폐질환 환자의 경우 있어서도 많은 사례에서 재활프로그램을 언급하고 있다. 만성 폐색성 폐질환 환자의 재활 프로그램은 폐질환의 증상을 조절시키고 기능적 수준을 향상시키는 것을 보조해 주는 귀중한 의학적 치료를 제공해 준다. 이로인해 환자는 기능적인 독립 수준을 최고로 이끌어 내는 것이 가능하게 될 것이다. 폐질환에 대한 재활의 주요 목표는 병의 진전을 막는 것 보다는 질환으로인한 환자의 장애를 막아보려는 것이다.

심폐계의 재활프로그램의 주요 목표는 최상의 생리학적, 심리적, 사회적, 직업적 상태를 회복시킨다는 점에서 아주 유사하다. 그러나 심폐질환자들을 위한 운동처방에는 몇가지 다른 점이 있다. 이번 장에서 제시한 사례연구는 심장과 폐 질환 환자들에 대해 특수하게 이루어진 것이다.

심폐질환 환자들을 위한 종합적인 운동처방 시, 처방사들은 다음 사항을 유념해야 한다.

1. 정상적인 심폐기능과 신체의 건강을 가져다 주기 위해 반드시 필요한 생리학적인 요인임을 이해시키도록 설명한다.
2. 평가적인 절차를 통해 그러한 요소들과 관련된 개인의 상태를 확인시켜 준다.
3. 환자의 기능적 상태를 향상시키기 위해 생리학적인 적응에 필요한 운동원리를 능숙하게 적용하고 인식한다. 병이 걸리고 난 후, 남아있는 정상적인 기능을 유지시키기 위해 환자를 보조해 준다는 점을 인지한다.

심폐질환 환자를 위해 운동처방을 하는 처방사는 환자의 나이, 성별, 상태, 관련된 의료적인 문제들, 신체 활동, 그리고 근골격계가 전반적으로 완전한지에 대해 고려해야 한다. 제한이되는 증상으로부터 얻은 결과들을 가지고 운동검사를 하는 SL-GXT(9장, 10장)가 심폐 질환 환자의 운동을 위한 좋은 도구가 될 것이다. 이번 장에서는 심폐질환 환자의 운동처방을 위한 생리학적인 기초와 임상기초에 대해 알아본다. 운동처방은 환자 개개인의 발달 정도와 재발여부에 따라 달라질 것이다. 그리고 안전과 기능의 향상을 위해 주기적으로 새롭게 개편되어져야 할 것이다. 이번 장에서는 9장과 10장에서 살펴본 사례를 이용한 운동처방의 예를 들어 본다. 그리하여 훈련원리에 대한 지식이 평가 절차를 통해 얻은 정보와 통합되어 질 수 있다. 운동처방의 형식은 과학적인 근거에 기초하고, 개별적으로 다루어지며, 명료하고, 실용적인 방법으로 운동처방 기록과정을 설명할 수 있다. 심폐질환의 재활팀은 과학의 영역에서 뿐만 아니라, 예술적인 가치로서 운동처방의 결과를 조명해야 한다. 그리고 환자 개개인의 적응과 반응에 따라 운동처방을 수정할 수 있도록 준비되어 있어야 한다.

운동훈련을 통하여 최상의 기능적 상태를 획득하고 유지하기 위해서 필수적인 주요소 들이 향상된다. 심호흡계 능력, 신체 구성요소, 근력과 지구력, 관절가동범위의 유연성과 같은 요소들이 해당된다. 각 요소들의 발전은 특별한 운동기법을 필요로한다. 심호흡계 능력을 향상시키기 위해 고안된 훈련방법이 효과적이기 위해서는 근력과 유연성을 기르기 위한 방법과는 달라야 한다. 훈련방법에 있어 이러한 차이는 "운동훈련의 특이성" 에 따른 원리를 말해준다. 그리고 재활 치료사들은 환자 운동처방에 관한 이러한 원리를 적용하는 것에 대해 이해하고 능숙히 다룰 수 있어야 한다. 운동훈련이 특이적이고, 각각의 운동훈련 프로그램이 서로 다르다 할 지라도, 유형, 강도, 기간, 주기, 운동의 진전율과 관련하여 고유한 원리를 따른다. 이러한 모든 사항들이 운동처방을 하는데에 필수적이다. 그러나 가장 우선시 해야 할 것은 심호흡계 능력의 발달 정도에 따라야 한다는 것이다. 그것은 관상동맥질환(CHD)에 있어서도 일차적인 예방과 이차적인 예방이 될 수 있는 가장 유익한 것으로 보인다. 다음으로 운동처방의 원리에 관해 각각의 요소들이 심폐운동치료에서 어떠한 역할을 수행하고 있는 지를 살펴보자.

위험요소

심각한 관상동맥질환자의 증가와 함께 다른 모든 질환의 경우에 있어서도 종합적인 재활치료가 언급되고 있다. 관례적인 의료적 처치의 보조로서 운동치료를 포함시는 것

표 11-1. 심장질환 환자의 위험단계 가이드라인

위험 수준	특성(characteristics)
낮음(Low)	심각한 좌심실 기능부전 없음(예, 심박출율 ≥ 50%) 휴식시 또는 운동시 협심증 그리고/또는 ST분절 하강 같은 심근 허혈 없음 휴식시 또는 운동시 복합 부정맥(complex arrhythmia) 없음 단순 심근경색(MI), 관상동맥 우회 이식수술(CABG), 경피적 경혈관 관상동맥 확장술(PTCA) 또는 죽상절제술(athrectomy) 기능용량 ≥ 6 METs(GXT 3) 또는 시술(clinical event) 후 수주
중간(intermediate)	경증에서 중간 정도 좌심실기능 저하(심박출율 31%-49%) 기능용량 〈 6 METs(GXT 3) 또는 시술(clinical event) 후 수주 운동처방(exercise intensity prescription)시 기능상실 운동유발 심근경색(ST분절 1-2 ㎜ 하강) 또는 가역적 허혈성 결손(심장초음파검사 도는 핵 방사선촬영술)
높음(High)	중증의 좌심실기능 저하(심박출율 ≤ 30%) 안정시 또는 운동시 증가하는 복합 심실 부정맥 운동동안 수축기혈압의 15 mmHg 이상 감소 또는 작업부하 증가시 기능상실 급성심장사의 생존자 울혈성 심마비에 의한 심근경색 합병증, 심장성쇼크, 그리고/또는 복합 심실부정맥 중증 관상동맥질환과 운동유발 심근허혈(ST분절의 2㎜ 이상 하강)

은 재활과정에 있어 반드시 위험요소를 수반하게 된다. 위험수준에 대한 전반적인 사항은 표 11-1에 제시하였다. 임상적인 경과의 평가는 심장근육의 손상정도, 좌심실의 기능수준, 허혈성 심근의 잔존유무, 심실부정맥등과 같은 여러 검사결과들이 위험요소들에 대한 가이드라인을 제시해 준다. 경색의 재발을 방지하고, 심부전을 예방하고, 심부전 환자의 좋은 예후를 위해서도 이러한 요인들에 대한 세심한 평가가 필요하다. 또한 환자의 기능적인 활동수준을 평가하기 위해서도 이러한 평가는 주의깊게 이루어져야 한다. 의료적인 관리의 유형, 강도,기간, 지속적인 심전도 상의 관찰 주기는 위험수준에 맞추어 이루어져야 한다. 낮은 수준 인지, 중간 정도 인지, 높은 수준 인지 환자를 등급별로 나눈다. 위험요소에 대한 평가는 좀 더 광범위한 심장 검사에 대한 필요성, 심장의 재활, 수술, 기타 다른 의료적인 치료들의 필요성, 그리고 운동처방을 위해 제공되는 의료적 관리의 특성과 같은 사항들을 결정하기 위해 사용되기도 한다. 환자의 기능적인 상태와 심장과 관련된 전반적인 예후에 대한 평가와 더불어, 위험요소에 대한 평가를 단계별로 나누어는 정식으로 관리체계 하에서 운동에 입각한 재활프로그램이 필요한 환자를 구분할 수 있다. 위험수준을 나누는 것은 보통 환자의 심장 재활 프로그램의 시작 전이나 시작 이후 곧바로 시행한다. 위험수준에 대한 추가정보는 12장에서 다룰 것이며, 운동시간, 의료적인 관리의 정도, 지속적인 ECG 검사의 주기에 대한 내용이다. 환자의 위험수준을 나누는 것은 재활 프로그램의 기간과 특성과 같은 의료적인 관리의 지침을 제공하는데 사용된다.

폐 손상의 결정

폐질환이 있는 환자의 상태는 폐와 관련계통의 손상정도에 따라 나눌 수 있다. 신체검진을 통해 호흡부전의 정도, 기침을 반복하는 주기, 가래의 양, 흡연자일 경우 연간 피우는 담배갑의 개수, 청진에 대한 사항, 흉부 X-ray 판독 결과, 직업수행능력 정도를 판별할 수 있지만, 그 중에서도 폐 손상의 정도를 구별하는데 있어서 폐기능 검사결과가 가장 중요한 범주에 속한다. 표 11-2는 미국흉부협회, 미국의학협회, 미국사회보장기관에서 제시한 폐기능 검사 범위를 나타낸다. 1995년 미국 흉부협회에 따르면, 만성폐쇄성폐질환의 단계는 폐기능 검사결과 뿐만 아니라, 동맥 혈액 판막, 삶의 질에 대한 영향이 포함되어져야 한다고 한다. 그리고 건강보호비용의 금액까지도 예측하였다. 이러한 새로운 장애의 단계적인 구분을 표 11-3에서 제시하였다.

폐 손상의 정도를 통하여 폐질환 환자 개개인의 운동 요구량 정도가 달라지기 때문에 재활치료팀에게 주의를 기울일 필요가 있다. 예를 들어, 경도의 폐손상이 있는 환자가 참여할 때에는 운동시 산소이용수준을 유지할 수도 있다. 그러나 중등도 이상의 손상 환자에게 있어서는 운동시 산소이용수준이 감소하거나 증가하기도하고, 유지할 수도 있다는

표 11-2. 폐손상등급 결정을 위한 폐기능검사 기준

검사	정상(%)	경한 손상(%)	중간 손상(%)	중증 손상(%)
폐활량(VC)	80	60-79	51-59	50 또는 이하
1%강제호기량(FEV1)	80	60-79	41-59	40 또는 이하
1%강제호기량/ 노력성폐활량(FEV1/FVC)	75	60-74	41-59	40 또는 이하
일산화탄소폐확산능력 (DLCO)	80	60-79	41-59	40 또는 이하

것을 보여준다. 또한 운동 강도를 처방해 줄 때에도 폐손상 정도를 고려해야 한다(이번 장의 운동강도에 대한 부분 참조).

심호흡계 지구력

기능적 활동수준과 생리적 건강수준의 향상을 위해 단일 운동만을 실시하는 것은 도움이 되지 못한다. 따라서 폐질환 환자에 대한 종합적인 운동처방은 모든 변수에서 변화를 가져오는 것을 포함한다. 그중에서도 '심호흡계 지구력' 이라는 사항은 심호흡계 환

표 11-3. Americian Thoracic Standards의 정의, 역학, 병태생리학 진단 그리고 만성폐쇄성폐질환 환자의 분류와 병기

	I 단계	II 단계	III단계
환자수	다수	소수	소수
1%강제호기량(FEV1)	〉50% 예상	35-49% 예상	〈35% 예상
동맥혈가스 수치 (ABG values)	저산소혈성 아님	동맥혈가스 검사 필요	동맥혈가스 검사 필요
삶의 질 영향력 (Impact of quality of life)	최소(minimal)	중요(significant)	많음(profound)
환자당 건강관리비용 (Per captial health care $)	중간	많음	많음
주치의 (Primary Physician)	일반의사	전문의	전문의

자의 재활과 건강을 위해 강조 되고 있는 점이다. 운동처방을 작성할 시, 심호흡계 지구력 보다 더욱 구체적으로 작성되야 할 것은 없을 정도로 중요시 되는 사항이다. 운동처방의 주목적은 기능적 활동수준을 증가시키거나 유지시키는 것이다.

건강 보호 담당자들의 대다수가 건강유지와 환자의 재활 및 치료를 위해 운동하는 것을 강력히 주장하고 있지만, 모든 환자가 운동생리학적으로 정식적인 운동훈련과정을 받는 것은아니니다. 많은 경우에 있어 심호흡계 훈련 원리와 방법에 입각하지 않고 있다. 따라서 운동처방이 다소 애매모호하게 이루어지는 경향이 있고, 개인별로 차별화 되지 않는 경우도 있다. 모든 운동 유형에 있어 가장 효과를 거둘 수 있게 하는 것은 심혈관계 운동 처방이 강도, 기간, 주기 및 처방된 운동유형에 대하여 구체적이고 특이적이어야 된다는 점이다. 또한 환자 개개인에 맞도록 개별화되어야 한다.

운동강도

심호흡계 지구력을 향상시키기 위해 유산소운동의 강도나 수준에 대한 설정이 필요하다. 비록 강도와 시간은 분리하여 생각하고, 따로 논의 하겠지만, 두 가지 사항이 서로 상호작용하는 것이기 때문에 운동시간을 관리하는 것을 제외하고서 운동강도에 대하여 논의하기는 어렵다. 심장이나 폐에 문제가 생긴 성인이나, 겉으로 보기에 건강해 보이는 성인의 운동강도에 대한 처방은 운동 프로그램을 고안하는데 있어 가장 어려운 작업이다. 왜냐하면 적절한 감독(monitoring)과 개별적으로 차별화(individualization) 하는 것이 처방된 최대 강도를 초과되지 않는 다는 것을 보여주는 것이 필요하기 때문이다. 운동강도는 나이에 따른 심박율의 비율 또는 기능적 수준의 비율로서 상대적으로 표현된다. 실험실에서 얻은 결과값과 임상의 평가(9장, 10장)들을 사용하여 치료사는 재활운동 프로그램의 운동강도를 정하여 처방을 시작할 수 있다. 운동처방시 자주 사용되는 자료에 대한 개요를 표 11-4에 나타내었다.

운동 강도를 처방하고 감독하기 위해 세 가지 기법이 주로 사용된다. 심박율, 대사에너지 소비량(최대 산소소모량), 인지노력비율이 그것이다.

심박율

큰 근육을 사용하는 동적인 운동을 할 때에는 심박율과 산소섭취 사이에 상대적인 선상의 관계에 놓이게 된다. 심폐질환자들에서 뿐만 아니라 외관상으로 건강해 보이는 성인에 대한 목표심박율(THR)과 목표심박율범위(THRR)의 설정을 위해 널리 사용되는 몇 가지 방법이 있다. 운동 처방을 할 때 목표심박율과 목표심박율 범위를 결정하기 위해 고려되는 방법으로 세 가지가 있다. (1) 여유심박율(heart rate reserve) 방식 또는 Karvonen 공식에 의한 방식 (2) GXT(점진적 운동검사)에서 얻은 최대 심박율의 비율 (3) 안정심박

표 11-4. 운동처방 개발(Development of an Exercise Prescription)에서 사용되는 운동검사 자료의 획득

주관적 정보
협심증
호흡곤란
피로-허약
하지 불쾌감
어지러움
객관적 정보
진찰
호흡음
말초 맥박
이상운동 영역, 심장잡음 말달림심장음 검사를 위한 전흉부 검사
혈압 반응
심박수 반응
일반적 양상
산소측정/동맥혈가스 결과
신체 수행력
트레드밀/싸이클 시간
최대작업부하(watt, 분당 kg-m, 분당 kp-m)
운동자각도
심근산소요구량(최대심박수 × 최대 수축기혈압)
심전도검사
재분극 변화 - ST 분절과 J 점
비율 변화
부정맥
전도 이상 - 방실 그리고 심실
심폐/대사 측정(유효성 한정)
무산소 역치(AT)
이산화탄소 생산(VCO2)
가스교환비율(R)
분당환기량(VE)
산소 섭취량(VO2)
호흡지수(RQ)

율에 20에서 30 bpm을 더한 수치 이다. 네 번째 방법으로 심박율과 최대산소소모량 사이의 관계를 기입하여 간단하게 나타낼 수도 있다.

Karvonen 공식이라고도 하는 여유심박율은 점진적 운동검사(GXT)를 시행한 후의 최대 심박율과 앉았을 때의 안정 심박율 사이의 차이가 어느 정도의 비율인지를 먼저 계산하는데 보통 40에서 85%로 나온다. 여기에 안정 심박률의 수치를 더하여 계산해 낸다. 표 11-5는 Karvonen 방식을 사용한 목표심박율의 범위에 대한 계산결과를 보여준다.

목표심박율의 범위(THRR)는 운동시간동안의 안전한 강도를 설정하는데 기본지침을 제공해준다. 만일 기능적 수준이 낮은 환자의 경우라면, 운동시 여유심박율의 40~50퍼센트에서 시작되어야 한다. 심호흡계 지구력 훈련을 통한 효과를 확실히 거두기 위해 구체적으로 환자의 목표심박율을 정하는 것은 처방된 목표심박율범위 내에서 가장 적당한 심박율을 만들어 줄 것이다. 대부분의 환자에게 있어 운동강도는 여유심박율의 60퍼센트 정도가 될 것이다. 중등도와 경도의 폐질환 환자의 경우, 목표심박율은 최대 기능 수준의 최소 50~60퍼센트를 사용하여 측정해야 한다. 중등도 이상의 심한 폐손상 환자의 경우, 심혈관계가 최대에 도달하기 전에 먼저 수의적인 최대환기량에 도달한다. 이러한 환자들은 최대 환기량에 도달하여 제한되는 운동강도나 목표심박율범위의 상위 지점의 운동강도를 사용한다. 하나의 운동을 시행하는 동안 환자의 심박율에서는 정상적으로 약 10퍼센트 정도의 변동이 발생한다.

목표심박율의 범위를 계산하기 위한 두 번째 방법은 점진적인 운동을 통해 얻은 최대 심박율의 고정값을 사용하는 것이다. 일반적으로 목표심박율을 계산하기 위해 사용되는 값은 55퍼센트에서 90퍼센트 사이이다. 목표심박율을 결정하기 위한 이러한 방법은 Karvone 방식을 사용하는 것보다 계산하는 것이 더욱 용이하고, 많은 처방자들이 더욱 선호한다. 연구에 의하면, 최대심박율의 75퍼센트를 목표심박율로 정한 것이 무호흡 환

표 11-5. 목표 심박수 범위를 결정하는 예비 심박수 또는 Karvonen 방법

	하한	상한
최대심박수	140	140
안정심박수	-70	-70
예비 심박수	70	70
희망 강도	×.40	
(심박수 범위 40-85%)		×.85
	28	59.5
안정심박수 더하기	+70	+70.0
목표 심박수 범위	98	129 beat/min

기 역치에서의 심박율과 서로 연관이 있으며, 환기역치의 직접적인 측정이 없을 경우에도 심장 질환자의 목표심박율을 결정하기위한 지침으로서 사용될 수 있다고 한다. 운동강도를 결정하기 위해 점진적인 운동을 시행하여 얻은 최대심박율의 비율을 사용하는 심장 재활프로그램은 평균 65퍼센트를 이용한다고 보고되고 있다. 환자가 재활 프로그램을 시작하기에 앞서 점진적인 운동을 시행하였을 때, 제한적인 증상을 보인 경우라면, 그것이 바로 그 대상자의 최대 심박율이 된다. 그렇게 얻은 최대 심박율은 목표심박율과 목표심박율 범위를 구하기 위해 사용된다. 점진적인 운동시행이 어려운 경우에는 연령별로 구분지어 놓은 최대 심박율(AAMHR)을 이용한다. 연령에 맞춘 최대 심박율은 220에서 단순히 환자 나이만 빼서 구할 수 있다. 최대 심박율을 측정하는데 있어 주요한 문제는 개개인의 다양성에서 비롯될 수도 있고, 안정시 심박율과 최대 심박율에 변화를 줄 수 있는 약물복용으로 발생할 수도 있다.

목표심박율을 설정하기 위해 사용되는 세 번째 방법으로는 환자의 안정시 심박률을 측정하여 그 값에 20~30bpm을 더하여 구하는 것이다. 이것은 지금까지 살펴본 세 가지 목표심박율을 설정하기 위한 방법중 가장 간편한 방법이며, 점진적 운동 검사를 실시 하지 않은 경우에도 적용할 수 있다. 또한, 심장 재활이 필요한 환자의 경우에도 적용할 수 있다.

목표심박율과 목표심박율의 범위를 설정하기 위한 네 번 째 방법은 최대산소소모량을 측정하여 이에 대한 심박율의 결과를 계산하는 것이다. 이 방법은 정확한 최대산소소모량의 결과치가 필요하기 때문에 최대산소소모량이 직접적으로 구해지지 않는 상황에서는 사용할 수 없어 실용적이지 못하다. 최대산소소모량의 측정은 점진적인 운동 검사를 통하여 얻은 최대 MET 수준으로부터 구할 수 있다. 이러한 방식으로 구한 목표심박율의 범위는 보통 최대산소소모량의 50~80퍼센트 사이가 된다.

대사에너지 소비

일부 처방사들은 평가과정을 통해 얻은 최대 MET율이 필요한 활동을 사용함으로써 운동 강도를 처방하는 것을 선호하기도 한다. 이러한 방법으로 처방에 이용되는 활동은 평가시 구하였던 최대 MET의 40~80퍼센트에 상응한다. 표 11-1은 활동 목록을 제시하고 MET에서 평균 운동강도를 나타낸다.

운동처방의 어떠한 유형이라도, 재활 초기의 운동강도는 목표 범위의 최저 수준에서 처방해야 한다. 이 경우 최대 MET의 약 40퍼센트에 해당한다. MET를 사용한 운동처방은 신중히 이루어져야 한다. 또한 재활 초기의 원격측정이나 후기의 촉진시에도 세심한 감독이 필요하다. MET를 통한 처방에서도 심박율 체크를 함으로써 최대 운동이 과도하지 않고 안전하게 이루어질 수 있도록 해 줄 것이다. 특히 자연스럽게 심박율의 증가가 있는 경우 즉, 무덥고, 습한 환경에 있을 때, 그리고 9장에서 살펴본 RPP(rate-pressure

표 11-6. 다양한 활동의 심폐-지구력-증진 가능성

강도 (체중 70kg)	지구력 증진	직업 활동	여가 활동
11/2-2 METs 4-7 *ml*/kg/min 2-21/2 ㎉/min	에너지 수준이 너무 낮음	사무, 운전(자동변속기), 전자계산기, 기계작동, 가벼운 집안일, 가구 광택, 세탁	서기, 산책(1 mph), 비행, 오토바이 타기, 카드 놀이, 바느질, 뜨개질
2-3 METs 7-11 *ml*/kg/min 21/2-4 ㎉/min	환자능력이 너무 낮은 경우 외에는 에너지 수준이 너무 낮음	자동차 수리, 라디오 · 텔레비젼 수리, 관리인, 바텐더, 잔디깍기, 가벼운 목공	평지 걷기(2 mph), 평지 자전거(5 mph), 당구, 볼링, 스키트 사격, 원반밀어치기, 모터보트 타기, 파워 카트로 골프, 카누, 승마(걷기)
3-4 METs 11-14 *ml*/kg/min 4-5 ㎉/min	지속적이거나 목표심박수에 이르면 가능	벽돌쌓기, 회반죽 바르기, 외바퀴 손수레 밀기(하중 100 lb), 기계 조립, 용접(보통 하중), 유리창 청소, 바닥 걸레질, 진공청소기로 청소, 잔디 깎는 기계 밀기	걷기(3 mph), 자전기(6 mph), 편자던지기, 공던지기, 배구(6명, 비경쟁), 골프(가방 수레를 끌면서), 양궁, 작은 보트 항해, 플라이낚시(방수복 착용), 승마(속보), 배드민턴(복식)
4-5 METs 14-18 *ml*/kg/min	여가 활동이 지구력을 개선. 직업 활동은 반드시 2분 이상 지속적이어야 한다.	페인트칠, 벽돌공사, 도배, 가벼운 목수일, 바닥 세광, 낙엽 갈퀴로 긁기, 괭이질	걷기(31/2 mph), 자전거(8 mph), 탁구, 골프(클럽 휴대), 춤추기(폭스트롯), 배드민턴(단식), 테니스(복식), 미용체조, 발레
5-6 METs 18-21 *ml*/kg/min	가능	정원 파기, 삽질	걷기(4 mph), 자전거(10 mph), 카누(4 mph), 승마(속보에서 속주), 흐르는 물에 들어가서 낚시(작은 조류에서 방수복 착용), 아이스 또는 롤러 스케이팅(9 mph)
6-7 METs 21-25 *ml*/kg/min 7-8 ㎉/min	가능	삽질 10번/분(41/2 kg 또는 10 lb), 장작 패기, 제설 작업, 제초 작업(수작업)	걷기(5 mph), 자전거(11 mph), 경쟁 배드민턴, 테니스(단식), 포크 또는 스퀘어 댄스, 스키 활강, 스키 투어링(21/2 mph), 수상스키, 수영(20 yards/min)

강도 (체중 70kg)	지구력 증진	직업 활동	여가 활동
7-8 METs 25-28 ml/kg/min 8-10 kcal/min	가능	도랑 파기, 36 kg 또는 80 lb 운반, 단단한 나무 톱질	조깅(5 mph), 자전거(12 mph), 승마(질주), 원기 왕성한 스키 활강, 농구, 등산, 아이스 하키, 카누(5 mph), 축구, 패들볼
8-9 METs 28-32 ml/kg/min 10-11 kcal/min	가능	삽질 10번/분(51/2 kg 또는 14 lb)	달리기(51/2 mph), 자전거(13 mph), 스키 투어링(4 mph), 스쿼시, 핸드볼, 펜싱, 농구, 수영(30 yards/분), 줄넘기
10+ METs 32 ml/kg/min 11+ kcal/min	가능	삽질 10번/분(71/2 kg 또는 16 lb)	달리기(6 mph=10 METs, 7 mph=111/2 mph, 8 mph=131/2 mph, 9 mph=15 METs, 10 mph=17 METs), 스키 투어링(5 mph), 스쿼시(경쟁), 핸드볼(경쟁), 수영(40 yards 이상/분)

product)의 조건에서 심박율을 체크하는 것은 중요한 사항이 될 수 있다.

힘든 정도를 인지한 등급

환자들은 적절한 목표 수준에서 운동을 했을 때 느낄 수 있는 감정들에 익숙해 진다. 이에 따라 심박율 체크와 같은 객관적인 측정에 대한 필요성이 감소하게 된다. 이 점은 노력을 인지하여 운동강도를 평가하는 주관적인 방법을 제공해 줄 수 있다는 말이 된다. 표 11-7에 소개한 Borg의 인지된 노력의 비율 등급은 심장 질환 환자들에게 운동 활동의 강도를 평가하기 위하여 사용된다. 총 20점의 단계에서 약간 힘든 12에서 13의 수준은 심박율 범위의 대략 60퍼센트에 상응하는 것이다. 반면에 힘든 16수준은 85퍼센트에 해당한다. 만일 총 10점을 기준으로 측정한다면 이러한 등급은 4에서 6사이가 될 것이다. 20점 기준으로 했을 때 각각의 숫자에서 0이 의미하는 것은 환자가 자연스럽게 운동을 수행하고 있다는 것을 말해 준다. 예를 들어, Borg 등급의 13수준은 심박율 130 bpm에 상응한다고 한다.

Borg의 힘든정도를 인지하여 등급화한 RPE(Rating of Perceived Exertion) scale이 특별히 다음과 같은 경우에서 유용하게 사용될 수 있다. 이차적인 환자의 평가시, 약물투여에 대한 반응, 환자의 심방세동을 관찰할 때에 사용된다. 그리고 점진적 운동 시행 검사의

표 11-7. Borg' s 운동자각도와 개정된 10점 자각도

20점 운동자각도		10점 자각도	
6	다수	0	전혀 없다
7	매우 가볍다	0.5	매우 약하다
8		1	상당히 약하다
9	상당히 가볍다	2	약하다
10		3	보통이다
11	가볍다	4	약간 강하다
12		5	강하다
13	약간 힘들다	6	
14		7	상당히 강하다
15	힘들다	8	
16		9	매우 강하다(거의 최대)
17	상당히 힘들다	10	
18			최대이다
19	매우 힘들다		

보조적인 역할을 제공해 주고, 환자가 운동 검사에 대해 얼마나 참아내는 지에대한 가치 있는 정보를 제공해 준다. 또한, 운동을 시행하는 동안 처방사가 운동처방을 적시에 고치거나 평가하기 위해 사용할 수 있는 정보도 제공해 준다.

이와 유사하게 폐질환이 있는 환자의 경우, 표 11-8에 제시된 짧아진 호흡의 정도를 가지고서 구분지을 수 있다. 이러한 환자는 여유 환기량이 부족하지만, 여유 심박률은 적절하게 가지고 있을 수 있다. 다음과 같은 호흡이 짧아진 것을 인식한 것을 토대로 등급한 척도가 주관적으로 운동강도를 체크하는데에 있어 아주 유용한 자료가 될 수 있다. 4에서 6정도의 점수는 중등도 이하의 심하지 않은 호흡의 단출을 나타내는 것으로서, 환자가 일반적인 일을 수행할 수 있는 정도의 범위를 말한다. 심장질환이 있는 환자는 힘든 정도의 자각을 부정하려고 하지만, 폐질환이 있는 환자는 호흡이 짧아지는 것을 쉽게 인정하려 할 것이다. 이렇게 자신의 불가능성을 인식하고 있는 환자들은 가쁜 호흡으로부터 빨리 회복하고자, 호흡이 짧아지는 것을 알아채는 순간 그들의 능력을 초과하지 않고자 이를 과장하려 할 것이다. 운동훈련을 할때, 환자가 숨이 가쁘다는 것을 인식하는 것은 운동생리학적으로 증가하는 요인들과 운동에 대한 동기의식 및 무호흡에 대한 반응이 낮아짐으로 인하여 변화를 가져올 수 있다. 운동을 할 때 발생하는 그러한 변화들로 인하여, 운동을 진행 할 때에는 RPE비율과 똑같은 수준을 유지 시킬 수 있는 보다 더 높은 부하를 필요로 하게 된다.

폐손상 환자는 운동 목표와 운동의 진행을 호흡이 가빠지는 증상에 기초하여 수행하여야 한다. 그리고 고정된 작업 수준이나 심박율보다 피로에 주의를 기울여야 한다. 처방자들은 보통 심박율, RPE, 호흡의 단축 정도를 복합적으로 사용하여 처방함으로써, 심

표 11-8. 짧아진 호흡 10점 척도의 주관적 정의

자각/짧아진 호흡의 정도		
1	안정	짧아진 호흡 없음
2	최소 활동	최소의 짧아진 호흡
3	매우 가벼운 활동	약간 짧아진 호흡
4	가벼운 활동	조금 짧아진 호흡
5	약간 힘든 활동	조금에서 중간 짧아진 호흡
6	힘들 활동	중간 짧아진 호흡
7		중간에서 심한 짧아진 호흡
8	상당히 힘든 활동	격심하게 짧아진 호흡
9		호흡이 조절되지 않음
10	매우 힘든 활동	최대로 짧아진 호흡

장질환과 폐질환이 있는 환자에 대한 운동처방을 한다. 운동처방을 할 때, 치료사는 운동시키고자 하는 범위의 강도를 설명해 주어야 한다. 운동중에는 환자가 처방된 THR이나 MET의 기록값보다 약 10%정도 변동을 가져다 줄 수 있기 때문이다. 또한 최대 유산소 운동 능력은 활동의 강도를 증가시키거나 운동시간을 늘리는 것으로 증대될 수 있다. 기능적 수준이 낮은 환자는 활동의 강도를 증가시키는 것 보다는 일주일의 단위에 걸쳐 저가도로 운동시간을 늘려감으로써 보다 안전하게 운동강도를 증가시켜야 한다.

기타 고려사항

운동 강도를 처방하는데 있어 추가적으로 고려해야 할 사항들은 나이, 성별, 혈압의 반응성, 정형외과적인 제한점과 같은 요소들이 있다. 그러한 사항들은 4장과 12장에서 언급하였으므로 참고하도록 한다. 표 11-9는 운동강도를 처방하기 위해 사용되는 다양한 방법들 사이에서의 관계를 요약하여 나타내었다.

운동의 시간

심호흡계 운동의 각 과정은 준비운동 10~15분, 유산소 운동 20~60분, 정리운동 5~15분으로 구성되어야 한다. 심호흡계 운동을 위한 20~60분 동안은 심박율이 유지되고, 가능하다면 목표심박율 범위 내에서 목표수준으로 시행되어야 한다.

심장 재활의 초기 단계에서는 심호흡계 운동치료 기간이 15~20분 정도의 길이를 유지해야 할 것이다. 일부 환자들은 15~20분 조차 심호흡계 운동치로를 시행 할 수 없을 것이고, 더욱 짧은 운동시간으로 자주 하는 것이 필요할 것이다. 개개인의 진행 과정에 있어서 심호흡계 운동 훈련 시간은 환자가 목표수준에 도달할 때까지 점진적으로 증가시킬 수 있다. 일반적으로 유산소운동을 계속해서 20~30분정도 수행할 수 있기 전까지는 심호흡계 활동강도를 증가시키지 않는 것이 권장된다. 활동의 강도와 지속시간과는 서

표 11-9. 30분에서 60분간 지구력검사를 통한 운동 강도의 분류

최대심박수	최대산소섭취량 또는 예비 최대심박수(%)	운동자각도(20점)	강도
35	30	10	매우 가볍다
35-59	30-49	10-11	가볍다
60-79	50-74	12-13	중간
80-89	75-84	14-16	격렬하다
90	85	16	매우 격렬하다

로 관련이 있고, 심호흡계 활동이 하나의 어떤 활동을 수행하는 동안 소비한 총 에너지에 의존하기 때문에, 현재의 방침은 보다 높은 수준의 강도(고강도, 짧은 시간) 보다는 중간 정도의 수준(낮은 강도, 긴 시간)에서 운동처방을 한다. 심장 질환 환자에 대한 운동처방으로서, 이러한 보통 수준으로의 접근은 근골격계 손상을 줄이고, 심장의 위험도를 감소시킨다. 환자의 기능적 수준이 향상되면, 운동처방도 따라서 조정되어야 한다. 기능적 수준의 향상은 심소흡계 활동의 지속시간과 강도의 증가를 통해 이루어진다. 운동 시간의 적절한 기간은 보통 45분정도로 하는 것이 바람직하다고 보고된다.

심장 재활의 제 2기와 3기에 있는 환자의 운동시간은 보상(reimbursement)정도, 위험요소, 개인의 목표도달수준과 기타 다른 여러 가지 고려사항들에 따라 달라진다. 심장 프로그램을 위한 외래 환자의 경우, 현재 평균 기간 12주로 위험을 구분짓는다. 환자의 위험정도에 따라 분류해 놓은 이 프로그램에서는 낮은 위험군의 환자는 약 2~9주에 걸쳐 심장 재활프로그램에 참여하게 된다. 중간 위험군은 4~12주 동안 이루어지고, 높은 위험군은 평균 7~13주동안 외래 심장 재활프로그램으로 계속된다. 외래환자가 2단계와 3단계에 있다는 것을 예측하기는 어렵다. 환자는 임상적으로 안정된 상태라고 판단되어 질 때에만 3단계로 넘어가야 한다. 그리고 특히 신체활동 기간 동안에 스스로 자기점검을 할 수 있어야 하며, ECG 체크를 더 이상 집중적으로 하지 않아도 되는 수준이어야 한다.

운동주기

운동주기는 환자가 하루나 일주일 단위로 참여하게되는 운동횟수를 말한다. 심장 재활운동의 주기는 각자의 기능적 수용능력에 따라 매일 짧은 시간으로 여러차례 시행하는 것에서부터 매주 3~5회 시행하는 것까지 다양할 수 있다. 환자의 기능적 수준이 MET상 3이하로 나타날 경우, 5분을 하나의 짧은 세션으로 하루에 여러차례 반복할수 있는 처방이 필요하다. MET 수준이 5이상의 환자의 경우, 일반적으로 일주일에 3~5회 운동을 시행한다.

운동처방의 진전

낮은 기능적 수준을 요하는 가벼운 심장재활 활동으로부터 높은 기능적 수준을 요하는 좀 더 어려운 심장재활 활동으로 환자를 진전시키는 속도는 (1)초기단계, (2)향상단계, (3)유지단계로 나눌 수 있다. 물론, 이것은 나이, 기능적 활동수준, 건강상태, 적응정도, 다양한 환자의 요구사항과 고려사항들을 검토하여야 한다. 각 단계동안 환자의 목표와 기대효과는 환자와 운동처방사에 의해 수립되어야 한다.

초기 컨디셔닝 단계

초기 컨디셔닝 단계에서 특히 중요한 것은 각각의 운동세션이 저강도의 수준과 기간으로 이루어지도록 하는 것이다. 이것은 근육통이 발생하는 것을 방지하고, 다른 근골격계의 손상으로부터 방지하도록 도와준다. 초기 컨디셔닝 단계의 처음 몇 주 동안은 환자의 운동이 목표심박율에 적절하게 가까워지도록 수시로 체크해야 한다. 이 때의 목표심박율은 낮은 수준으로 처방되어 있어야 한다. 짧은 시간으로 여러번 운동을 시행할 필요가 있는지의 여부는 환자 개개인의 요구와 능력에 달려있지만, 보통 12~15분으로 구성되는 전체 활동시간은 점차적으로 증가하여 20분에 이르게 한다. 환자의 활동을 적절한 강도와 시간으로 처방하는 운동처방사의 역할은 매우 중요하다. 왜냐하면 처방사는 개개인의 필요에 맞는 운동처방을 조정하여 수립할수 있어야 하기 때문이다. 환자들마다 다양하게 고려해야 할 것들이 있지만, 보통 초기 컨디셔닝 단계는 4~6주간 지속된다.

폐 재활 첫 주는 이러한 초기 컨디셔닝 단계가 운동의 안정함을 살펴보기 위해 시행되고 적절한 운동강도를 알아내기 위해 사용한다. 이 때, 운동으로 숨이차는 것에 대한 내성을 길러주도록 한다. 무호흡은 항상 환자가 활동을 그만두는 지점에서 나타나기 때문에 짧은 호흡을 할 수 있는 활동수준을 유지하도록 환자에게 가르친다.

향상 단계

향상단계는 4개월에서 5개월간 지속된다. 이러한 단계에서는 운동세션의 강도와 시간이 점차 증가된다. 환자가 운동하는 동안 목표심박율의 범위와 기능적 수준의 범위 내에서 이루어지게 한다. 기능적 수준은 보통 VO_2max로 40~80% 수준이다. 또한 2~3주마다 유산소 운동시간을 점차 늘려서 운동세션은 적어도 향상단계가 끝나는 지점까지 20~30분이 되도록 한다. 노인 환자나 질환이 있는 환자들이 이 단계를 시행할 때에는 가능하다면 간헐적으로 시행하는 것이 특히 중요하며, 점차적으로 전진시킨다. 운동강도를 증가시키기 전에 운동세션의 시간을 증가시켜 목표심박율범위의 상위수준에서 운동을 시도해야 한다.

유지 단계

대부분의 환자는 유지단계에 도달하는데에 약 6개월정도의 운동훈련이 필요하다. 이 단계에서는 일반적으로 늘어난 체지방에 대한 주요 원인으로 칼로리 섭취를 통한 에너지 유입과 에너지 소비사이의 불균형이 있다고 믿어왔다. 그러나 최근의 보고에 의하면, 비만과 과체중은 과식으로부터 오는 것이 아니라 높은 지방 대 탄수화물 비율의 식습관과 좌식생활로 인한 것으로 나타났다. 또한 주로 체간과 복부에 축적된 지방이 고혈압, 당뇨, 그리고 CAD로 발전될 수 있는 위험요인이 될 수 있다는 것을 보여준다.

체중감소를 위한 식이요법을 할 때, 그리고, 신체구성성분의 변화를 하고자 할 때에는 다양한 고려사항들이 있지만, 대부분 환자들은 대략 6개월의 운동훈련으로 컨디셔닝 유지에 도달할 수 있다. 대개 이 단계는 증진단계의 끝에 획득된 운동 과정 유지를 포함한다. 건강 수준을 유지하기 위해, 규칙적인 운동 세션이 반드시 계속되어야 한다.

유산소 운동의 형태

심폐지구력을 적용하기 위한 훈련의 특이성의 원칙을, 그리고 임상의는 반드시 기능적 용량을 개선시키는데 가장 유용한 활동을 처방해야 한다. 일반적으로, 어떤 신체적 활동이든지 율동적이고 오랜 시간 지속되고 큰 근육군을 사용하는 것은 유산소 활동으로 분류될 수 있다. 고도의 충격이 있는(예를 들어, 달리기와 도약) 활동들은 활동중 상해의 위험 때문에 일반적으로 심폐지구력을 개선시키는데 추천되지 않는다. 저충격, 비체중부하 활동들은 상해 빈도가 낮으므로 일반적으로 심폐환자들에게 추천되어진다.

적절한 강도의 운동을 유지하는 것은 걷기나 조깅, 고정 자전거, 상지-하지자전거 에르고미터 타기 같은 기능적 용량을 개선시키는데 특히 효율적이기 때문에 필요하다. 환자가 상지 자전거 에르고미터를 사용한다면 목표 심박수는 단계적인 운동검사(GXT)로 계산된 목표심박수 보다 10회 정도 낮아야 한다.

몇몇 연구들의 메타분석에서 강도, 기간, 주기, 운동의 형태가 중추적 그리고 말초적인 생리적 변화들을 통하여 기능적 용량을 개선시키는 역할에 대하여 조사하였다. 데이터에 의하면 처방되는 운동 강도가 기간, 주기보다 중요하고, 적어도 최대산소섭취량의 80퍼센트의 강도로 수행되는 운동이 긍정적인 중추 변화를 유도하였다. 유산소운동에 의한 말초적 적응은 최대산소섭취량의 80퍼센트 이하로 운동이 수행될 때 기능적 용량이 유의하게 개선되는 것으로 나타났다. 대부분 심폐 환자들에서 최대산소섭취량의 80퍼센트의 기능적 용량의 운동은 비현실적이고 위험하며 반드시 주의를 가지고 처방해야 한다. 의심할 바 없이 다음 내용에서는 강도, 주기, 기간 그리고 유산소운동의 형태에 관련된 더 많은 연구들이 준비될 것이다.

대부분의 심폐 재활 프로그램은 하지운동들이 주를 이루고 있지만, 상지 운동이 특히 폐질환 환자들에게 유용하다는 근거들이 늘어나고 있다. 많은 만성폐쇄성폐질환 환자들은 상지 운동에 대해 매우 제한된 지구력을 가지고 있다. 놀랄 것도 없이 그 다음에, 만성폐쇄성폐질환 환자들은 상지 활동으로 유발된 호흡곤란을 보고한다. 일상생활에서 상지가 지지되지 않거나 머리위로 요구되는 활동같이 많은 활동들은 가장 완성하기 힘들다. 폐질환을 가진 환자들은 상지 운동을 꽤 서투르게 인내하는데, 아마도 이들 근육들이 호흡에 보조근으로 사용되기 때문이다. 상지 운동훈련은 만성폐쇄성폐질환 환자들의 환기요구를 감소시키는 것으로 보여진다. 운동의 특이성 때문에 상지 지구력의 증가는 필연적 결과로서 일상 활동중의 호흡곤란을 감소시키지 않는다. 선택된 운동의 형태는 반드시 의도된 결과에 적합해야 한다.

신체구성

여러 가지 요소들이 비만의 발달 또는 과체중에 중요한 역할을 한다. 유전적, 호르몬, 대사 그리고 행동 변수들이 비만의 발달에 기여하지만, 각 개인의 체지방 증가의 가장 중요한 이유는 에너지 투입(칼로리 섭취)과 에너지 산출(에너지 소비)의 불균형으로 보여진다. 그러나 최근의 보고에 의하면, 비만과 과체중은 과식으로부터 오는 것이 아니라 높은 지방 대 탄수화물 비율의 식습관과 좌식생활로 인한 것으로 나타났다. 또한 주로 체간과 복부에 축적된 지방이 고혈압, 당뇨, 그리고 CAD로 발전될 수 있는 위험요인이 될 수 있다는 것을 보여준다.

체중감소를 위한 식이요법을 할 때, 그리고, 신체구성성분의 변화를 하고자 할 때에는 다양한 고려사항들이 있지만, 일반적으로 체중 유지 관리를 위해 발달된 프로그램은 특정 형태의 심폐 지구력 훈련을 포함해야 한다. 심폐지구력 훈련의 이점은 칼로리 소비 증가를 통한 체중 조절, 지방량 감소 그리고 제지방량의 증가를 보조한다. 과다 체지방 조절을 효율적으로 돕기 위해, 심폐 활동은 운동 세션당 최소 300 ㎉를 최소 주당 3회 또는 운동 세션당 최소 200 ㎉를 최소 주당 4회 수행한다. 다음 공식(활동의 MET 단계에 따른)은 임상의의 운동 세션동안 칼로리 소비를 추정을 보조하기 위해 고안되었다.

$$\text{METs} \times 3.5 \times \text{체중 kg}/200 = \text{kcal/min}$$

심폐 운동을 일일 칼로리 섭취 감소와 함께 결합하면 주당 최대 1kg (2.2 lb) 체중감소가 될 것이다. 부가적인 지침은 과체중 환자들을 위한 식이요법 치료에서 효율적이고 신중하게 고려되어진다.

1. 일반적으로 칼로리 섭취를 하루에 1200 ㎉ 이하로 제한하지 않는다.
2. 운동 세션당 약 300 ㎉ 소비로 운동 기간을 제공한다.
3. 대략 주당 1 kg (2.2 lb)의 점진적인 체중감소를 허락한다.
4. 지방의 양을 점진적인으로 감소시키기고 복합 탄수화물과 섬유질의 양을 증가시킨다.
5. 먹기와 운동 행동을 관리하는 행동기술을 포함한다.
6. 동료나 사회적 지지 그룹 참가를 포함한다.
7. 재활프로그램 뿐만 아니라 계속관리 동안에도 정기적인 상담을 포함한다.

폐질환 환자들은 이상적인 체중을 가질 수도 있고, 과체중일 수도 있지만 대개 저체중이다. 영양실조의 발생률은 질환의 중증도에 따라 변화하고 병원치료를 하는 만성폐쇄성폐질환 환자의 40~50퍼센트는 영양부족을 가지는 것으로 보고되고 있다. 영양실조는 근육 소모로 호흡근육에 영향을 주게 된다. 적절한 영양공급이 이루어지면 총체중 보다는 인체측정학 수치가 제지방량 측정에 사용이 된다. 개선된 영양상태는 환자의 건강, 호흡근 기능 그리고 전체적인 안녕(well being)을 개선시킨다.

근력과 지구력

총 신체적성의 두 가지 요소 근력과 근지구력은 하나(근력)의 획득은 보통 다른 하나(지구력)의 증진의 원인(역도 또한 같음)이 되기 때문에 대개 같이 논의된다. 양쪽 다 과부하의 원리에 의해 단순히 설명하면, 각기 능력을 개선하기 위해서 강도, 기간 그리고 활동의 빈도를 증가시켜강도, 기간목표가 근력 획득을 최대화하는 것이면, 각 개인은 저항(강도)를 증가시키고 운동 세트당 반복횟수를 감소키여야 한다. 근지구력의 최대획득은 반복회수의 증가와 저항의 감소가 요구된다.

근력, 지구력 획득에 두 번째 중요한 원리는 훈련의 특이성이다 : 근력과 근지구력의 향상은 오직 저항훈련에 포함된 근육군에 의해 획득된다. 훈련(향상)의 효과는 또한 저항이 이동되거나 들어올린 운동범위에 특이성이 있다. 최선의 결과를 위해서, 저항 활동은 전체 운동범위에 걸쳐 수행되어야 한다.

최근까지, 심폐재활에서 저항훈련의 가능성은 논쟁의 대상이었다. 현재 연구에서는 선택된 심폐 환자들에서, 특히 활동들이 저강도로 충분히 느리게 수행되고 감독하게 될 때 안전할 수 있다고 나타났다.

대부분 환자들이 최소 4-6주 동안 심폐 운동 프로그램에 참여할 때까지 저항훈련의 시작은 추천되지 않는다. 환자들에게 사용되는 부가적인 기준은 적어도 5-6 METs의 기능적 용량, 단계적인 운동검사(GXT) 동안 허혈성 ECG 변화가 없어야 되며, 활동에 따라 적절한 정상 혈압반응, 조절되지 않는 부정맥의 부재 등이 포함된다. 협심증을 가지는 환자나, 조절되지않는 고혈압, 울혈성 심부전, 좌심실기능 부전, 조절되지 않는 부정맥 또는 중증의 판막질환자는 저항훈련에서 제외되어야 한다.

재활 임상의는 반드시 저항훈련 프로그램중인 환자들을 감독해야 한다. 심박율과 혈압은 반드시 모니터 되어야 하고 발살바 현상(무리하게 무게를 들어올리는)을 유발하는 환자들의 증상을 피하도록 해야 한다. 최근 수술 환자는 흉골을 압박하는 활동에 참가하지 않아야 한다.

저항훈련 프로그램을 시작하기 위해 다음은 환자의 근력과 지구력과 환자를 위한 결과 사정에 긍정적인 변화 일으키고 몇 가지 방법이 근력 평가의 기준으로 사용되고 있다.

1. 1회 최대근력 — 호흡을 참지 않고 완전한 1회 동작 중에 들어올릴 수 있는 중량의 최

대 양
2. 1-RM의 90퍼센트 — 호흡을 참지 않고 완전한 2-3회 동작 중에 들어올릴 수 있는 중량의 최대 양
3. 등속성 검사 — 근수축 변화율에 대한 근력정도를 결정

환자가 1회 최대근력에 근접하는 저항훈련을 할 때 더 큰 혈류역학 반응 때문에, 몇몇 임상의들은 처음에 환자가 매우 낮은 저항에서 견디는 만큼 무게를 증가시키는 것을 선호한다. 근력을 위한 최초 기준이 확립되면, 저항 프로그램은 상체와 하체의 대근육군을 포함하는 운동을 8-10번 실시한다. 심장 질환이나 저항이 증가할 때 더 큰 혈류역학 반응을 가진 환자일지라도, 1회 최대근력의 40, 60, 80 퍼센트의 8-15 회 반복은 안전한 것으로 보고되고 있다. 심장질환 환자의 대부분이 1회 최대근력의 40 퍼센트로 12-15 회 반복하는 8-10가지 다른 운동의 수행이 안전한 것으로 보이며, 저항 훈련이 각각 환자들에게 개별적으로 다루어지고 1회 최대근력의 80 퍼센트를 초과하지 않도록 제안된다. 각 운동은 최소 12-15회 반복의 한 세트를 권고하고 주간 2회 또는 3회 수행하도록 한다. 각 활동의 강도는 환자가 스트레스 없이 12-15회 저항을 들 수 있을 때 점진적으로 증가하도록 한다. 표 11-10은 저항훈련 프로그램에 지원한 심장질환 환자를 위한 저항훈련 지침이 제안되었다.

유연성

유연성, 또는 관절내 운동범위는 정상 신체운동에 필요하다. 신체적성의 이 요소는 특히 유연성 부족과 이로 인하여 일상생활 동작 수행에 어려움을 가부족과있는 노인의 재활 과정에 포함하는 것이 중요하다. 재활프로그램에 유연성 운동을 포함할 때, 만성요통이 있다면 요부와 넓적다리뒤부위의 관절운동범위에는 특별한 주의뤔에 어져야 한다. 상부척추와 하부척추, 목, 엉덩이, 하지의 근육을 위한 유연성 면도 또한 처방되어야 한다.

스트레칭 활동은 대개 유산소 활동에 앞서 준비운동의 부분으로나 운동 완료후 마무리 운동 부분으로 수행된다. 유연성 운동은 천천히 더 큰 운동범위로 점진적으로 수행한다. 일반적으로 제안되어지는 유연성 운동은 10-30초 정도 정적인 스트레치 유지 후에 느리고 조절된 동작을 수행한다. 각 유연성 활동은 3-5 번 반복하고 유연성 운동은 주당 최소 3번 정도 수행되어야 한다. 유연성 운동을 수행하는 동안, 관절운동범위는 통증을 일으키는 정도로 크지 않아야한다.

운동 그리고 산소요법

산소 보충(supplemental oxygen)은 만성폐쇄성폐질환 환자의 저산소혈증의 이환률

표 11-10. 저위험 심장병 환자를 위한 근력훈련 지침

- 통증과 상해를 예방하기 위해, 처음에는 안락하게 12~15회 반복할 수 있는 무게, 대략 1회 최대 근력의 30~50%에 상응하는 하중을 선택한다. (주의: 안정되고 유산소성 훈련을 받은 심장 환자들은 최후에는 근력훈련의 전통적 프로그램에 더욱 근접하는 하중[1회 최대근력의 60-80%] 을 사용할 수 있음)
- 각 운동은 1-3 세트 수행한다.
- 무리하지 마라. 들어올리는 동안 운동자각도(6-20척도)의 상당히 가볍다-약간 힘들다를 초과하지 않도록 한다.
- 들어올리는 단계에 노력동안 숨을 내쉰다. 예를 들어, 무게를 머리위로 미는 동안 숨을 내쉬고 아래로 내릴 때 숨을 들이마신다.
- 12-15회 반복을 안정적으로 수행하면 무게를 5-10 lb 증가시킨다.
- 무게는 느리고 조절된 동작으로 올리고; 들어올릴 때 체지의 완전한 신전을 강조한다.
- 대근육군을 소근육군 전에 운동한다. 상지와 하지를 위한 장치도 포함한다.
- 최소 주당 2-3회 근력훈련 한다.
- 손 그립은 가능하면 느슨하게 한다; 계속되는 단단한 그립은 들어올릴 때 과도한 혈압이 발생할 수 있다.
- 주의 신호나 증상이 있는 경우, 특히 현기증, 부정맥, 여느 때와 다른 짧은 호흡, 협심증시에는 중지한다.
- 운동 사이에 근지구력을 극대화하고 유산소 훈련효과를 위해 최소의 휴식(30-60 초)을 허용한다.

과 사망률을 개선시킨다. 산소요법의 생리적인 목표는 저산소증을 역전시키거나 예방하는 것이다. 운동시에만 저산소혈증인 환자를 위한 산소 보충의 장기적 이득은 단지 운동동안 어떤 장기질환 효과를 일으키는 보고가 없기 때문에 여전히 알려지지 않고 있다. 그러므로 운동세션동안 산소 보충의 이론적 근거는 예를 들어, 심장 허혈 또는 리듬장애, 또는 호흡곤란과 같은 저산소혈증의 즉각적인 효과를 예방하고 운동내성을 증가시킨다. Nixon과 동료연구자들은 산소 보충이 운동세션 동안 산소 불포화를 최소화하고 환자가 낮은 환기량과 심혈관 요구를 가지고 운동하게 한다고 보고하였다. 다른 연구자들은 또한 산소보충의 사용과 함께 운동내성을 증가시킨다고 보고하였다.

산소 보충은 운동중 SaO_2가 88퍼센트 포화 아래로 떨어지거나, PaO_2가 55 mm Hg 밑으로 떨어지거나 PaO_2가 운동 동안 20 mmHg 이상 떨어질 때 심방 저산소혈증을 감소를 보장한다. 동맥혈가스는 단계적인 운동검사 동안 모니터 되어야하고 PaO_2의 변화는 기록되어야 한다(10장 참조). 맥박산소측정은 비침습적 방법으로 운동검사 동안 또는 운동세션 동안 환자의 동맥 산소 포화를 평가할 수 있다.

산소 보충은 주치의에 의해 처방된다. 산소 요법은 환자의 진단, 나이와 안정, 운동시, 수면시 등 다른 생활 조건 동안 저산소혈증 정도에 근거해야 한다. 보통 처방은 환자의 활동수준에 따른 liter flow의 변화를 포함한다. 안정시보다 분당 환기량이 높을 때 운동시 산소공급량은 55 mm Hg 또는 SaO_2가 85퍼센트 이상으로 PaO_2가 유지될 수 있는 FiO_2를 증가시켜야 한다. 공급량은 환자가 안정시 또는 수면시에 다시 조정해야 한다. 필수품인 liter flow는 산소 공급 가능성을 지시할 수 있다.

산소 보충은 다양한 방법으로 공급할 수 있다. 재활 세션동안 가장 흔한 장치는 액화산소 또는 휴대용 통의 압축가스 둘 다 사용할 수 있는 코삽입관이다. 산소 공급을 위한 최근 발전은 기관경유 O_2, 저장 삽입관(reservoir cannula) 그리고 흡기시 산소 공급기(oxymizer) 등이다. 이들 방법들이 사용될 때 낭비되는 산소가 없기 때문에 lower liter flow와 휴대용 산소 공급기는 가능한 오랜 기간 동안 사용될 수 있다.

기관경유 공급에 의해, 산소는 목에 있는 입구를 통해 기도로 직접 공급된다. 이 방법은 코삽입관 공급장치 산소의 50퍼센트 만을 사용하는 것으로 보여진다. 기관경유 산소 공급의 다른 이점은 미용상, 편안함을 증가시키고 순응도를 향상시킨다. 그리고 또한 기관경유 산소 공급을 통한 불이익을 고려해야 한다. 외과적 폐공기증, 카테터 골절, 국소감염, 카테터 제거 그리고 점액 전색이 보고되었다. 기관경유 산소를 이용한 운동 연구에서 개선원리는 명백하지 않지만 운동수행력이 다른 전통적인 방법과 비교하여 향상됨이 증명되었다. 저장 삽입관은 코삽입관 튜브 또는 기관경유 산소 펜던트의 collecting chamber에 산소를 저장한다. 흡입 동안, 호흡은 이 chamber 또는 저장 삽입관으로부터 산소를 끌어당기게 된다. 호기 동안, chamber는 다시 채워지게 된다. 저장 삽입관은 연속적으로 공급되는 방법보다 2-4배 산소를 효율적으로 사용하는 것으로 보여진다. 저장소가 연속적으로 공급되는 삽입관 보다 크기 때문에 몇몇 환자들에게는 미용적인 면에서 불리하게 된다.

흡기시 산소 공급 또는 산소수요 공급장치(DODS)는 산소 공급 장치에 부착된 저장소를 사용한다. 흡기는 호기 동안이 아닌, 흡기 초기와 같이 빠른 흡입률 동안 저장소로부터 산소가 이동한다. 산소를 공급하는 이 방법은 코삽입관 공급장치 보다 더욱 효율적이므로 산소가 더욱 적게 낭비된다. 운동 동안 산소수요 공급장치는 전통적인 산소 공급장치에 비해 1/7의 산소만이 사용된다고 보고된다.

운동처방 공식(사례연구)

이 장에서 제시된 정보는 심폐질환 환자를 위한 운동처방 작성시를 위한 지침을 제공한다. 표 11-11에서 11-20은 심폐환자 재활을 위한 포괄적인 프로그램을 처방하기 위하여 적용한 것 같이 강도, 기간, 주기 그리고 활동의 형태를 설명한다. 예제들은 평가(9장

10장)를 통하여 획득된 정보를 통합하는 것을 제공하고, 9장의 사례연구 1, 5, 7, 8은 심폐질환을 가진 4명의 환자를 위한 운동처방을 보여주고 있다. 10장의 사례연구 1, 2, 3, 4는 폐질환 환자를 위한 처방을 포함한다. 표 11-11에서 11-15는 운동처방이 제공되어 있고, 11-16에서 11-20은 평가 후와 운동치료 시작 전을 위한 운동처방을 제공한다. 진행과 운동처방 조정은 12장에 제공될 것이다.

표 11-11. 심장병 환자를 위한 운동처방 양식 예

이름____________ 남 여 나이______ 날짜__________

키(in)________ 체중 (lb)________

진단명: ________________________________

내복약: ________________________________

소견: ________________________________

____

운동점증검사 자료: 시행날짜 / / 장소________________

안정시 심박수______ 절차________________

최대 심박수______ 최대 METs________________

최대 혈압______ 운동자각도(10점 척도)____________

재평가 일정 / /

심폐운동 처방:

기능적 용량(METs) = 최대 METs의 40%에서 80%

= .40에서 .85 × ________

목표예비심박수 bpm = (최대심박수 − 안정시 심박수)(40%에서 85%) + (안정시 심박수)

= (______ − ______)(.4%에서 .85) + (______)

= ______ bpm

운동의 형태______ 자전거______ 노젓기______ 걷기______ 걷기/조깅

운동시간: ______________ 주기: ______________

소견: ________________________________

____

유연성 운동 처방: ____________________________

____

____

근력과 근지구력 운동 처방: ________________________

____

____

% 체지방 바람직한 체지방 남 〈 20%

여 〈 30%

체중______lb 신체질량지수(BMI)________________

______kg 바람직한 체지방(남, 여) 20-24.9

표 11-12. 9장, 사례연구 1의 운동처방

이름 사례연구 1 　 (남) 여 　 나이 57 　 날짜

키(in) 59 　 체중 (lb) 149.5

진단명: 관상동맥질환, 관상동맥우회로술이식, 협심증

내복약: Persantine, Synthroid

소견: 최대 심박수 운동점증검사ST-T 2㎜ 하강 & 호흡곤란, 피로

운동점증검사 자료: 시행날짜 3/19/96 　 장소 X clinic

안정시 심박수 65 　 절차 Bruce TM

최대 심박수 118 　 최대 METs 7

최대 혈압 168/86 　 운동자각도(10점 척도) 7

재평가 일정 6/25/96

심폐운동 처방:

기능적 용량(METs) = 최대 METs의 40%에서 80%

= .40에서 .85 × 7

= 2.8 ~ 6 METs

목표예비심박수 bpm = (최대심박수 − 안정시 심박수)(40%에서 85%) + (안정시 심박수)

= (118 − 65)(.4%에서 .85) + (65)

= 86~110 bpm

운동의 형태 X 자전거 　 노젓기 X 걷기 　 걷기/조깅

운동시간: 20-30분 　 주기: 2~3회/주

소견: 예비 심박수의 하단으로부터 결정된 초기 심박수 = ~86bpm

유연성 운동 처방: 운동전 장딴지부터 시작하여 넙다리뒤, 넙다리네갈래, 엉덩이 굽힘근.
10초 유지, 30초 유지로 진행. 어깨, 몸통, 목, 등을 추가.
가정에서 하루에 한번 운동 이후에 주당 3회 실시.

근력과 근지구력 운동 처방:

% 체지방 32% 　 바람직한 체지방 남 < 20%

여 < 30%

체중 149.5 lb 　 신체질량지수(BMI) 30.063

68 kg 　 바람직한 체지방(남, 여) 20-24.9

또한 영양 교육과 체중감소를 의뢰한다. 중간 위험으로 분류된다면 처음에 연속적으로 모니터하고 간헐적으로 스스로 모니터한다.

표 11-13. 9장, 사례연구 5의 운동처방

이름 사례연구 5   남 여 나이 70   날짜

키(in) 59   체중 (lb) 180

진단명: 고혈압, 비만, 관절염(무릎, 손목, 척추)

내복약: Hydrochlorothiazide, Aldomet

소견: 운동에 심각한 고혈압 반응, 최대혈압 220/136, 심각한 탈컨디셔닝, 정형외과적 제한

운동점증검사 자료: 시행날짜 2/7/96   장소 clinic X

안정시 심박수 62   절차 Ramping-Bike

최대 심박수 113   최대 METs ~2

최대 혈압 220/136   운동자각도(10점 척도) 7

재평가 일정 5/22/96

심폐운동 처방:

기능적 용량(METs) = 최대 METs의 40%에서 80%

= .40에서 .85 × ~2

= .8 ~ 1.7 METs

목표예비심박수 bpm = (최대심박수 − 안정시 심박수)(40%에서 85%) + (안정시 심박수)

= (113 − 62)(.4%에서 .85) + (62)

= 83~105 bpm

운동의 형태 X 자전거   노젓기   걷기   걷기/조깅

운동시간: 20-30분   주기: 3회/주

소견: 환자는 혈압반응에 의해 제한되고 탈컨디셔닝. 초기에 2-3분 운동 그리고 1-2분 휴식으로 중등도 심폐 운동. 견딜수 있는 만큼 연속적인 활동을 진행한다.

심근부담도 = 248

유연성 운동 처방: 관절을 강조한 일반적인 프로그램, 하루에 3번.

근력과 근지구력 운동 처방: 혈압이 조절되면 가벼운 근력과 근지구력 프로그램

% 체지방 44%   바람직한 체지방 남 < 20%

여 < 30%

체중 180 lb   신체질량지수(BMI) 36.196

82 kg   바람직한 체지방(남, 여) 20-24.9

영양 교육과 체중감소를 의뢰한다. 신체질량지수, 낮은 기능적 용량, 혈압 반응 그리고 나이는 환자가 중간에서 높은 위험으로 나타난다. 계속적으로 모니터하고 간헐적으로 스스로 모니터한다.

표 11-14. 9장, 사례연구 7의 운동처방

이름 사례연구 7 남 여 나이 51 날짜

키(in) 74 체중 (lb) 238

진단명: 관상동맥질환, 심근경색, 고혈압, 부정맥

내복약: Corgard, Procainamide

소견: 운동점증 검사동안 가벼운 고혈압, 심실조기수축, 커플링(1), 최대 심박수에서 이단맥

운동점증검사 자료: 시행날짜 1/24/96 장소 Clinic X

안정시 심박수 56 절차 Bruce TM

최대 심박수 110 최대 METs 7

최대 혈압 168/94 운동자각도(10점 척도) 6

재평가 일정 4/25/96

심폐운동 처방:

기능적 용량(METs) = 최대 METs의 40%에서 80%

= .40에서 .85 × 7

= 2.8 ~ 5.5 METs

목표예비심박수 bpm = (최대심박수 − 안정시 심박수)(40%에서 85%) + (안정시 심박수)

= (110 − 56)(.4%에서 .85) + (56)

= 78~102 bpm

운동의 형태 X 자전거 노젓기 X 걷기 걷기/조깅

운동시간: 20-30분 주기: 3회/주

소견: 환자는 운동치료에 앞서 부정맥을 안정화 시키기 위해 의사에게 의뢰되었다.

심근부담도 = 184

유연성 운동 처방: 치료전에 장딴지부터 시작하여 넙다리뒤, 넙다리네갈래, 엉덩이. 10초 유지, 30초 유지로 진행. 어깨, 몸통, 목, 등을 추가. 가정에서 하루에 한번 운동 이후에 주당 3회 실시.

근력과 근지구력 운동 처방: 이번에는 적용 못함, 안정화 된다면 나중에 추가.

% 체지방 25% 바람직한 체지방 남 〈 20%

여 〈 30%

체중 238 lb 신체질량지수(BMI) 30.424

108 kg 바람직한 체지방(남, 여) 20-24.9

영양 교육과 체중감소를 의뢰한다. 부정맥을 안정화하기 위하여 약물 변경을 의사에게 의뢰한다. 계속적으로 모니터하고 간헐적으로 스스로 모니터한다.

표 11-15. 9장, 사례연구 8의 운동처방

이름 사례연구 8　　남 여 나이 50　　날짜

키(in) 69　　체중 (lb) 160

진단명: 관상동맥질환, 심근경색, 관상동맥우회로술이식, 고지혈증, 말초혈관질환

내복약: Cardizem, Isordil, Transderm 5

소견: 운동점증검사동안 가벼운 고혈압, 최대심박수 V5에서 ST-T 3㎜ 하강,

3 MET에서 양하지 파행, 심실조기수축, 정리운동과 회복동안 이단맥

운동점증검사 자료: 시행날짜 2/6/96　　장소 Clinic X

안정시 심박수 48　　절차 Bruce TM

최대 심박수 98　　최대 METs 5

최대 혈압 156/98　　운동자각도(10점 척도) 9

재평가 일정 5/8/96

심폐운동 처방:

기능적 용량(METs) = 최대 METs의 40%에서 80%

= .40에서 .85 × 5

= 2.0 ~ 4.25 METs

목표예비심박수 bpm = (최대심박수 — 안정시 심박수)(40%에서 85%) + (안정시 심박수)

= (98 — 48)(.4%에서 .85) + (48)

= 68~91 bpm

운동의 형태 X　자전거　노젓기 X　걷기　걷기/조깅

운동시간: 20-60분　　주기: 3회/주

소견: 최대심박수에서 주관적인 통증정도(3+), 정리운동을 오래해야 할 수 있음.

심근부담도 = 152

유연성 운동 처방: 운동치료전에 장딴지부터 시작하여 넙다리뒤, 넙다리네갈래, 엉덩이

스트레칭주당 3회. 가정에서 격일로 실시

근력과 근지구력 운동 처방: 이번에는 적용 못함, 환자가 견딜수 있을 때 시작한다.

% 체지방 20%　　바람직한 체지방 남 〈 20%

여 〈 30%

체중 160 lb　　신체질량지수(BMI) 23.524

73 kg　　바람직한 체지방(남, 여) 20-24.9

지질 저하 영양 계획과 영양교육을 의뢰한다. 환자가 고위험군으로 분류되면서부터 계속적으로 모니터하고 간헐적으로 스스로 모니터한다. 처음에 운동 세트사이에 2~3분의 휴식이 필요할 것이고 견딜수 있는 만큼 계속적인 활동으로 진행시킨다.

표 11-16. 심폐운동처방 양식 예

이름________________ 남 여 나이_____ 날짜____________
누적 흡연량__________ 키(in)________ 체중 (lb)________

진단명: ____
내복약: ____
소견: ____

운동점증검사 자료: 시행날짜__/ /__ 장소____________________________
안정시 심박수_____ 절차____________________________
최대 심박수_____ 최대 METs________________________
재평가 일정__//__

심폐기능검사 해석: ____
심폐운동 처방 : ____

기능적 용량(METs) = 최대 METs의 40%에서 80%
= .40에서 .85 ×________
= ________ METs

목표예비심박수 bpm = (최대심박수 − 안정시 심박수)(40%에서 85%) + (안정시 심박수)
= (____ − ____)(.4%에서 .85) + (_____)
= ________ bpm

운동자각도(10점 척도) = ________
운동의 형태________ 자전거________ 노젓기________ 걷기________ 걷기/조깅
________ 계단________ 상지 자전거

운동시간: ______________________ 주기: ______________________
소견: ____

유연성 운동 처방: ____
근력과 근지구력 운동 처방: ______________________________________
모니터링 그리고 산소요구:
원격측정 ____________ 산소측정 ____________
산소보충 ____
소견 : ____

표 11-17. 10장, 사례연구 1의 운동처방

이름 사례연구 1, 10장 남 여 나이 61 날짜

누적 흡연량 45 키(in) 65 체중 (lb) 124

진단명: 만성폐쇄성폐질환, 천식, 기립성 저혈압, 단순유방절제술

내복약: Tymoxatrin, imipramine, Ventolin MDI, Atrovent MDI, Slo-phyllin, Ativan

소견: 운동전후 ECG 정상. 8년전 금연. 절단: 하지

운동점증검사 자료: 시행날짜 4/5/95 장소 Clinic X

안정시 심박수 108bpm 절차 Modified cycle

최대 심박수 123bpm 최대 METs 2.8

재평가 일정 / /

심폐기능검사 해석: 중간강도 운동에 기관지경직 반응, 격심한 기계적 확산 제한.

심폐운동 처방:

기능적 용량(METs) = 최대 METs의 40%에서 80%

= .40에서 .85 × 2.8

= 1.1~2.4 METs

목표예비심박수 bpm = (최대심박수 — 안정시 심박수)(40%에서 85%) + (안정시 심박수)

= 114-121 bpm

운동자각도(10점 척도) = 4~5

운동의 형태 자전거 노젓기 걷기 걷기/조깅

계단 X 상지 자전거

순환식프로그램: 10분 걷기, 5분 자전거(20 watts), 5분 상지자전거,

운동자각도 5를 넘지 않을 것.

운동시간: 총 20분 주기: 4~5회/주

소견: 필요하다면 운동 휴식기간에 Ventolinrhk Atrovent MDIs를 추천. 가정이나 직장에서 16계단이 필요, 실외운동은 아직 안됨.

유연성 운동 처방: 머리, 목, 어깨에 중점을 둔 일반적인 유연성 운동

근력과 근지구력 운동 처방: 이번에는 적용 안됨. METs가 증가하면 가벼운 무게를 고려.

모니터링 그리고 산소요구:

원격측정 산소측정 X

산소보충 3 liters

소견 : 운동시 PaO2를 떨어뜨림. 산소측정은 운동동안 3리터 산소를 평가. 포화도를 85% 이상 유지

표 11-18. 10장, 사례연구 2의 운동처방

이름 사례연구 2, 10장 남 여 나이 77 날짜

누적 흡연량 75 키(in) 67.6 체중 (lb) 180

진단명: 만성폐쇄성폐질환, 만성 기관지염, 고혈압, 소화궤양

내복약: Atrovent MDI, Beclovent MDI, Max Air, Robitussin

소견: 호흡곤란으로 인한 종료로 ECG 유의한 변화 없음. 2년전 금연

운동점증검사 자료: 시행날짜 6/12/91 장소 Clinic X

안정시 심박수 61 절차 Modified cycle

최대 심박수 123 최대 METs 4.5

재평가 일정 / /

심폐기능검사 해석: 중간정도 심하게 폐색. 중간정도 환기시 기계적 그리고 확산 제한.

심폐운동 처방:

기능적 용량(METs) = 최대 METs의 40%에서 80%

= .40에서 .85 × 4.5

= 1.8~3.8 METs

목표예비심박수 bpm = (최대심박수 − 안정시 심박수)(40%에서 85%) + (안정시 심박수)

= 85-114 bpm

운동자각도(10점 척도) = 4~5

운동의 형태 X 자전거 노젓기 X 걷기 걷기/조깅

계단 X 상지 자전거

자전거 60~80 watts로 10분, 걷기 10분, 상지자전거 25 watt로 5분

운동시간: 25분 주기: 3회/주

소견: 필요하다면 순환프로그램의 각 단계마다 휴식 기간을 삽입. 다른 운동 사이에 휴식.

유연성 운동 처방: 허리에 주의하는 일반적인 유연성 운동

모니터링 그리고 산소요구:

원격측정 산소측정

산소보충 포화도를 88% 이상 유지하도록 산소 보충을 유치

소견 : 4.5 METs에서 PaO2 57과 포화도 87%. 포화도 감소와 관련된 호흡곤란.

포화도를 85% 이상 유지

표 11-19. 10장, 사례연구 3의 운동처방

이름 사례연구 3, 10장 (남) 여 나이 69 날짜
누적 흡연량 70 키(in) 72.4 체중 (lb) 147

진단명: 만성폐쇄성폐질환, 진폐증, 고혈압, 관상동맥질환, 단순 심근경색, 좌측 뇌졸중, 통풍, 궤양
내복약: Lasix, ASA, diltiazem, Alipurinol, digoxin, Lanoxin, NTG
소견: 운동 전후로 ST 분절 하강, 심박수 불균형적으로 증가하는 것을 나타냄. 11년간 금연.
종료: 호흡곤란과 피로
운동점증검사 자료: 시행날짜 5/11/95 장소
안정시 심박수 84 절차 Modified treadmill
최대 심박수 96 최대 METs 3.1
재평가 일정 / /
심폐기능검사 해석: 중간정도 심하게 폐색, 운동에 변화 없음.
심폐운동 처방:
기능적 용량(METs) = 최대 METs의 40%에서 80%
= .40에서 .85 × 3.1
= 1.2~2.6 METs
목표예비심박수 bpm = (최대심박수 − 안정시 심박수)(40%에서 85%) + (안정시 심박수)
= 88~94 bpm
운동자각도(10점 척도) = 4
운동의 형태 X 자전거 노젓기 X 걷기 걷기/조깅
계단 X 상지 자전거
자전거 50 rpm, 무저항으로 3분 2세트, 세트간 1~2분 휴식
걷기 3~5분, 1~2분 휴식
운동시간: 12-15분 운동, 4-8분 휴식 주기: 4-5주
소견: 필요하다면 순환프로그램의 각 단계마다 휴식 기간을 삽입. 상지운동은 아직 시행안함.
진행: 15분 연속 운동
유연성 운동 처방: 일반적인 유연성 운동. 왼쪽 상지와 하지에 특별히 주의.
모니터링 그리고 산소요구:
원격측정 X 산소측정 X
산소보충 운동세션동안 포화도를 88% 이상 유지하도록 산소 보충을 유치
소견 : 포화도 87%으로 감소시키고, 저단계 운동에 심박수를 증가시킨다. 운동세션동안
원격측정과 산소측정 제안하고 SaO2를 88% 이상 유지

표 11-20. 10장, 사례연구 4의 운동처방

이름 사례연구 4, 10장 ㊚ 여 나이 73 날짜
누적 흡연량 50 키(in) 71.5 체중 (lb) 152

진단명: 만성폐쇄성폐질환, 녹내장

내복약: Beclovent MDI, Max Air MDI, Atrovent MDI, prednisone, Dilantin, aminophyline
Pilocar drops

소견: 약간의 조기심실수축, ST분절 변화 비특이, 3년간 금연, 종료: 코/입 불편함, .
약간의 호흡곤란

운동점증검사 자료: 시행날짜 4/5/95 장소 Clinic X
안정시 심박수 93 절차 Treadmill
최대 심박수 114 최대 METs 3.2
재평가 일정 / /

심폐기능검사 해석: 심각한 기류 폐색. 운동 전후검사시 변화 없음.

심폐운동 처방:

기능적 용량(METs) = 최대 METs의 40%에서 80%
= .40에서 .85 × 3.2
= 1.3~2.7 METs

목표예비심박수 bpm = (최대심박수 − 안정시 심박수)(40%에서 85%) + (안정시 심박수)
= 101-111 bpm

운동자각도(10점 척도) = 4~5

운동의 형태 ___ 자전거 ___ 노젓기 X 걷기 ___ 걷기/조깅
X 계단 X 상지 자전거
자전거 타본적 없음. 엘리베이터가 없는 3층건물에 살고있어 5분 걷고 1-2분 휴식
목표예비심박수 내에서 2-3분 계단운동

운동시간: 3세트 걷기 주기: 4-5회/주

소견: 5분 걷기 동안 목표예비심박수 유지, 연속적으로 15분 걷기로 진행.
진전이 있으면 상지 자전거를 고려..

유연성 운동 처방: 일반적인 유연성 운동, 하지와 허리로 시작하여 진전이 있으면 상지를 추가

모니터링 그리고 산소요구:

원격측정 ___ 산소측정 X

산소보충 3 liters

소견 : 예비심박수가 적당하고 호흡 예비는 불량. PaO_2 가 42까지 떨어지고 $PaCO_2$ 는
50까지 상승. 포화도를 88% 유지하라.

요약

본 장은 심폐질환 환자를 위한 운동처방 작성에 대한 지침이 제시했다. 포괄적인 재활 프로그램(심폐 지구력, 체지방율, 근력과 근지구력, 유연성)의 각 구성 요소와 관련된 훈련 원칙들을 다루었다. 활동의 강도, 기간, 빈도 및 유형에 대한 원칙을 설명했고, 환자들이 보다 나은 삶을 할 수 있도록 기능 능력의 향상과 일상활동의 정상화에 관련시켜 그들 원칙을 제시했다. 그리고 운동처방, 심혈관질환 환자의 4가지 사례와 폐질환 환자의 4가지 사례의 예들을 다루었다. 학생과 임상가들은 이들 사례연구를 통해 포괄적인 운동처방의 작성에서 제시된 지침들을 적용할 수 있어야 한다.

참고문헌

1. Hall, LK and Gettman, LR: Policies and procedures in P & R programs. In: ACSM's Resource Manual for Guidelines for Exercise Testing and Prescription, ed 2. Lea & Febiger, Philadelphia, 1993, pp 562–569.
2. Pollock, ML, Welsch, MA, and Graves, JE: Exercise prescription for cardiac rehabilitation. In: Pollock, ML and Schmidt, DH (eds): Heart Disease and Rehabilitation, ed 3. Human Kinetics, Champaign, 1995, pp 243–276.
3. American Association of Cardiovascular and Pulmonary Rehabilitation: Guidelines for Cardiac Rehabilitation Programs, ed 2. Human Kinetics, Champaign, 1995, pp 87–95.
4. Balady, GJ et al: Cardiac rehabilitation programs: a statement for healthcare professionals from the American Heart Association. Circulation 90(3):1602–1610, 1994.
5. American College of Sports Medicine: Position stand—Exercise for patients with coronary artery disease. Med Sci Sports Exerc 26(3):i–v, 1994.
6. Butler, RM and Rogers, FJ: Exercise in healthy individuals. In: Goldberg, L and Elliot, DL (eds): Exercise for Prevention and Treatment of Illness. FA Davis, Philadelphia, 1994, pp 3–23.
7. Fletcher, GF et al. AHA medical/scientific statement: Exercise standards. Circulation 82(6):2286–2322, 1990.
8. Hambrecht, R et al: Various intensities of leisure time physical activity in patients with coronary artery disease: Effects on cardiorespiratory fitness and progression of coronary atherosclerotic lesions. J Am Coll Cardiol 22:468–477, 1993.
9. Hamm, LF and Leon, AS: Exercise training for the coronary patient. In: Wenger, NK and Hellerstein, HK (eds): Rehabilitation of the Coronary Patient, ed 3. Churchill Livingstone, New York, 1992, pp 367–402.
10. Hedback, B, Perk, J, and Woodlin, P: Long-term reduction of cardiac mortality after myocardial infarction: 10-year results of a comprehensive rehabilitation program. Eur Heart J 14:831–835, 1993.
11. Kavanagh, T: Cardiac rehabilitation. In: Goldberg, L and Elliot, DL (eds): Exercise for Prevention and Treatment of Illness. FA Davis, Philadelphia, 1994, pp 48–74.
12. LaFontaine, T and Roitman, J: Life style changes can prevent or reverse the progression of atherosclerosis. J Cardpulm Rehabil 12(3):159–162, 1992.
13. Morris, JN: Exercise in the prevention of coronary heart disease: Today's best buy in public health. Med Sci Sports Exerc 26(7):807–814, 1994.
14. Paffenbarger, RS et al: Changes in physical activity and other lifeway patterns influencing longevity. Med Sci Sports Exerc 26(7):857–865, 1994.
15. Rodriguez, BL et al: Physical activity and 23-year incidence of coronary heart disease morbidity and mortality among middle-aged men. Circulation 89(6):2540–2545, 1994.
16. Wenger, NK et al: Cardiac Rehabilitation as Secondary Prevention. Clinical Practice Guideline. Quick Reference Guide for Clinicians, No. 17. Rockville, MD: U.S. Department of Health and Human Services. Public Health Service, Agency for Health Care Policy and Research and National Heart, Lung, and Blood Institute. AHCPR Pub. No. 96-0673, October, 1995.
17. Ben-Ari, E et al: Return to work after successful coronary angioplasty—Comparison between a comprehensive rehabilitation program and patients receiving usual care. J Cardpulm Rehabil 12(1):20–24, 1992.
18. Hare, DL et al: Cardiac rehabilitation based on group light exercise and discussion. J Cardpulm Rehabil 15(3)186–192, 1995.
19. Temes, WC: Cardiac rehabilitation. In: Hillegass, EA and Sadowsky, HS (eds). Essentials of Cardiopulmonary Physical Therapy. Saunders, Philadelphia, 1994, pp 633–675.

20. Bar, FW et al: Cardiac rehabilitation contributes to the restoration of leisure and social activities after myocardial infarction. J Cardpulm Rehabil 12(2):117-125, 1992.
21. Friedman, DB: Exercise and the Heart. Southwestern Medical Center, University of Texas, Dec 9, 1993, p 13.
22. Oldridge, NB: Universal access and insurance coverage: Missing pieces. J Cardpulm Rehabil 15(1):9-13, 1995.
23. Sherman, C: Sudden death during exercise. The Physician and Sportsmedicine 21(9):93–102, 1993.
24. Sherman, C: Reversing heart disease. The Physician and Sportsmedicine 22(1):91-95, 1994.
25. Thompson, PD: Athletes, athletics, and sudden cardiac death. Med Sci Sports Exerc 25(9):981-984, 1993.
26. American College of Sports Medicine: ACSM's Guidelines for Exercise Testing and Prescription, ed 5. Williams & Wilkins, Baltimore, 1995, pp 177-193.
27. Ries, AL: Position paper of the American Association of Cardiovascular and Pulmonary Rehabilitation: Scientific basis of pulmonary rehabilitation. J Cardpulm Rehabil 10:418-441, 1990.
28. American College of Sports Medicine: op cit, pp 153-176.
29. DeVries, HA and Housh, TJ: Physiology of Exercise, ed 5. Brown & Benchmark, Dubuque, 1994, pp 311-333.
30. McArdle, WD, Katch, FI, and Katch, VL: Essentials of Exercise Physiology. Lea & Febiger, Philadelphia, 1994, pp 345-369.
31. American Association of Cardiovascular and Pulmonary Rehabilitation. Guidelines for Cardiac Rehabilitation Programs, ed 2. Human Kinetics, Champaign, 1995, pp 7-25.
32. American College of Sports Medicine: op cit, pp 12-26.
33. American Thoracic Society: Evaluation of impairment/disability secondary to respiratory disorders. American Review of Respiratory Diseases 133:1205-1209, 1986.
34. American Thoracic Society: Definitions, epidemiology, pathophysiology, diagnosis and staging. Am J Respir Crit Care Med 152:S78-121, 1995.
35. Reis, A: Endurance exercise training at maximal targets in patients with chronic obstructive pulmonary disease. J Cardpulm Rehabil 7:594-601, 1987.
36. Carter, R et al: Exercise conditioning in the rehabilitation of patients with chronic obstructive pulmonary disease. Arch Phys Med Rehabil 69:118-121, 1988.
37. Punzal, P et al: Maximum intensity exercise training in patients with chronic obstructive pulmonary disease. Chest 100:618-623, 1991.
38. Gordon, NF and Scott, CB. Exercise intensity prescription in cardiovascular disease. J Cardpulm Rehabil 15(3):193-196, 1995.
39. Joughlin, HM and Digenio, AG: Calculation of exercise prescription using different formulae: Which method provides the best alternative to ventilatory threshold measurement? J Cardpulm Rehabil 14(5):345, 1994.
40. Londeree, BR et al: $\%VO_2max$ versus %HRmax regressions for six modes of exercise. Med Sci Sports Exerc 27(3):458-461, 1995.
41. Swain, DP et al: Target heart rates for the development of cardiorespiratory fitness. Med Sci Sports Exerc 26(1):112-116, 1994.
42. Winslow, A et al: Exercise prescription for cardiac patients: A national survey of outpatient cardiac rehabilitation programs (CRPs). J Cardpulm Rehabil 15(5):358, 1995.
43. Karvonen, M, Kentala, K, and Mustala, O: The effects of training on heart rate: A longitudinal study. Annales Medicinae Experimentalis et Biologiae Fenniae 35:307, 1957.
44. Stamford, Bryant: Tracking your heart rate for fitness. The Physician and Sportsmedicine 21(3):227-228, 1993.
45. Hodgkins, J: Prognosis in chronic obstructive pulmonary disease. Clin Chest Med 11(3):555-569, 1990.
46. Fox, SM, Naughton, JP, and Gorman, PA: Physical activity and cardiovascular health. Modern Concepts in Cardiovascular Disease 41:25-30, 1972, pp 26-27.
47. American College of Sports Medicine: Guidelines for Exercise Testing and Prescription, ed 4. Lea & Febiger, Philadelphia, 1991, p. 102.
48. Borg, GV and Linderholm, H: Perceived exertion and pulse rate during graded exercise in various groups. Acta Med Scand (suppl) 472:194-206, 1967.
49. Borg, GV: Perceived exertion: A note on history and methods. Med Sci Sports Exerc 5:90-93, 1973.
50. Borg, GV: Psychophysical bases of perceived exertion. Med Sci Sports Exerc 14:377-387, 1982.
51. American College of Sports Medicine: op cit, 1991, p. 70.
52. Belman, M: Exercise conditioning in chronic obstructive pulmonary disease. Clin Chest Med 7(4): 585-596, 1986.
53. Reis, A: The importance of exercise in pulmonary rehabilitation. Clin Chest Med 15:327-337, 1994.
54. Pollock, ML and Wilmore, JH: Exercise in Health and Disease: Evaluation and Prescription for Prevention and Rehabilitation, ed 2. Saunders, Orlando, 1990.
55. Franklin, BA et al: Exercise and cardiac complications. The Physician and Sportsmedicine 22(2):56-68, 1994.
56. American Association of Cardiovascular and Pulmonary Rehabilitation. op cit, pp 1-25.

57. Patessio, A, Ioli, F, and Donner, C: Exercise prescription. In: Casaburi, R and Petty, T. (eds): Principles and Practice of Pulmonary Rehabilitation, Saunders, Philadelphia, 1993.
58. LeMura, LM, von Duvillard, SP, and Bacharach, DW. Central versus peripheral adaptations for the enhancement of functional capacity in cardiac patients. A meta-analytic review. J Cardpulm Rehabil 10:217–223, 1990.
59. Celli, B, Rassulo, J, and Make, B: Dyssynchronous breathing during arm but not leg exercise in patients with chronic airflow obstruction. N Engl J Med 314:1485–1490, 1986.
60. Astrand, I, Guhuray, A, and Wahren, J: Circulatory response to arm exercise with different arm positions. J Appl Physiol 25:528–532, 1968.
61. Criner, G and Celli, B: Effect of unsupported arm exercise on ventilatory muscle recruitment in patients with chronic airflow obstruction. Am Rev Respir Dis 138:856–861, 1988.
62. Casaburi, R: Therapeutic modalities in pulmonary rehabilitation. In: Casaburi, R and Petty, T (eds): Principles and Practice of Pulmonary Rehabilitation, Saunders, Philadelphia, 1993.
63. Casaburi, R et al: Reductions in exercise lactic acidosis and ventilation as a result of exercise training in patients with obstructive lung disease. American Review of Respiratory Diseases 143:9–18, 1991.
64. Reis, A, Ellis, B, and Hawkins, R. Upper extremity exercise training in chronic obstructive pulmonary disease. Chest 93:688–692, 1988.
65. American Association of Cardiovascular and Pulmonary Rehabilitation. Round Table: The primary prevention of coronary artery disease. J Cardpulm Rehabil 14(2):79–86, 1994.
66. LaFontaine, T. The role of lipid management by diet and exercise in the progression, stabilization and regression of coronary artery atherosclerosis. J Cardpulm Rehabil 15(4):262–268, 1995.
67. Miller, WC: Introduction: Obesity, diet composition, energy expenditure and treatment of the obese patient. Med Sci Sports Exerc 23:273–274, 1991.
68. Miller, WC: Diet composition, energy intake, and nutritional status in relation to obesity in men and women. Med Sci Sports Exerc 23:280–284, 1991.
69. Schuler, G et al: Regular physical exercise and low-fat diet: Effects on progression of coronary artery disease. Circulation 86(1):1–11, 1992.
70. Shephard, RJ: Physical activity and reduction of health risks: How far are the benefits independent of fat loss? J Sports Med Phys Fitness 34(1):91–98, 1994.
71. American College of Sports Medicine: op cit, pp 206–219.
72. Perri, MG: Confronting the maintenance problem in the treatment of obesity. J Cardpulm Rehabil 13(3):164–166, 1993.
73. Hunter, A, Carey, M, and Larsh, H: The nutritional status of patients with chronic obstructive pulmonary disease. American Review of Respiratory Diseases 124:376–381, 1981.
74. Mancino, J, Donahoe, M, and Rogers, R: Nutritional assessment and therapy. In: Casaburi, R and Petty, T (eds): Principles and Practice of Pulmonary Rehabilitation. Saunders, Philadelphia, 1993.
75. Graves, JE et al: Specificity of limited range of motion variable resistance training. Med Sci Sports Exerc 21:84–89, 1989.
76. Franklin, BA et al: Resistance training in cardiac rehabilitation. J Cardiopulm Rehabil 11:99–107, 1991.
77. Stewart, KJ: Resistive training effects on strength and cardiovascular endurance in cardiac and coronary prone patients. Med Sci Sports Exerc 21:678–682, 1989.
78. American Association of Cardiovascular and Pulmonary Rehabilitation: op cit, pp 27–56.
79. Kelemen, MH: Resistive training safety and assessment guidelines for cardiac and coronary prone patients. Med Sci Sports Exerc 21:675–677, 1989.
80. Stralow, CR, Ball, TE, and Looney, M. Acute cardiovascular responses of patients with coronary disease to dynamic variable resistance exercise of different intensities. J Cardpulm Rehabil 13(4):255–263, 1993.
81. Stamford, B: A stretching primer. The Physician and Sportsmedicine 22(9):85–86, 1994.
82. Tiep, B: Long term home oxygen therapy. Clin Chest Med 11:505–521, 1990.
83. Cox, N et al: Exercise and training in patients with chronic obstructive lung disease. Sports Med 6:180–192, 1988.
84. Liker, E, Karnick, A, and Lerner, L: Portable oxygen in chronic obstructive lung disease with hypoxemia and cor pulmonale. Chest 68:236, 1975.
85. Zack, M and Palange, A: Oxygen supplemented exercise of ventilatory and non-ventilatory muscles in pulmonary rehabilitation. Chest 88:669–675, 1985.
86. Nixon, P et al: Oxygen supplementation during exercise in cystic fibrosis. Am Rev Respir Dis 142: 807–811, 1990.
87. Bradley, B et al: Oxygen assisted exercise in chronic obstructive lung disease: The effect on exercise capacity and arterial blood gas tensions. Am Rev Respir Dis 118:239–243, 1978.
88. Davidson, A et al: Supplemental oxygen and exercise ability in chronic obstructive airway disease. Thorax 43:965–971, 1988.
89. Hodgkin, J: Pulmonary rehabilitation: Structure, components and benefits. J Cardpulm Rehabil 11:423–434, 1991.
90. Stewart, A and Howard, P: Devices for low flow O_2 administration. Eur Respir J 3:812–817, 1990.
91. Russi, E et al: Experiences with long term transtracheal oxygen therapy (abstract). Schweiz Rundsch Med Prax 79:850–853, 1990.

92. Tiep, B et al: Pulsed nasal and transtracheal oxygen delivery. Chest 97(2):364–368, 1990.
93. Walsh, D and Govan, J: Long term continuous domiciliary oxygen therapy by transtracheal catheter. Thorax 45(6):478–481, 1990.
94. Wesmiller, S et al: Exercise tolerance during nasal cannula and transtracheal oxygen delivery. Am Rev Respir Dis 14:789–791, 1990.
95. Soffer, M et al: Conservation of oxygen supply using a reservoir nasal cannula in hypoxemic patients at rest and during exercise. Chest 89:806–810, 1985.
96. Tiep, B et al: Demand oxygen delivery during exercise. Chest 91:15–20, 1987.

제 12 장

운동 치료 기간

재활을 위한 후보자

환자들은 침습적이고 비침습적인 검사 과정을 거쳐 예전에 얻어진 임상적 데이터를 해석 한 후에 심폐계 운동 치료에 아마 참여할 것이다. 임상 평가의 중요한 결과에는 다음과 같은 것이 결정된다:

1. 환자가 운동 훈련으로부터 유익을 얻을 것인지 아닌지
2. 직업에 복귀하는 환자의 능력
3. 현재의 의학적 관리의 성공
4. 운동 기간 동안에 필요한 감독과/또는 감시의 양

환자의 목표와 예상되는 결과는 임상 평가의 결과, 과거력, 질병의 특성, 환자의 개인적 목적에 따라 또한 결정된다.

심장 질환 환자

포괄적인 심장 재활 프로그램은 의학적 평가, 처방된 운동, 위험 요인 변형, 교육, 상담과 행동적 중재 등의 서비스를 제공한다. 이러한 서비스는 심장 질환의 생리적이고 심리적인 효과를 증진시키고, 급사나 갑작스런 경색의 재발의 위험을 감소시키고, 동맥경화의 과정을 안정화시키거나 전환시키고 환자의 심리사회적 상태와 직업적 상태를 향상시키기 위해 기획되었다.

임상 평가의 완료 후에 심장 질환자는 운동 동안에 급성 심혈관계 합병증 위험 정도와 일반적인 예후에 따라 층이 나눠진다(심장 질환자의 위험 분류를 위한 지침을 위해 11장의 표 11-1을 보라). 심혈관계 질환 이후에 환자의 예후를 결정하는데 특히 중요한 것

표 12-1. 운동훈련의 절대 금기증

불안정한 협심증
조절되지않는 울혈성 심부전
혈류역학 상태에 따른 부정맥
조절되지않는 고혈압
급성 심근염
중증 판막 협착증
비대심장근육병증
급성 폐색전증 또는 심부정맥혈전증

은 질환의 형태와 심각성, 좌심실 기능 부전 정도, 심장 조직의 불규칙적인 전위, 운동으로 인해 야기된 허혈과 함께 확실한 ST-우울증, 협심증, 또는 두 가지 증상이 모두 나타난 경우이다. 심장 질환이 있는 몇몇 환자는 운동 치료로부터 유익을 얻기에 매우 불안정(매우 위험성이 높은)하다고 여겨지며 운동 프로그램으로부터 제외되었다. 표 12-1은 언급된 운동 훈련으로부터 제외된 환자의 상태를 요약한 것이다.

위험 분류의 주요한 이유는 환자가 가지기 쉬운 예후를 수립하는 것, 또 다른 주요한 사건의 위험을 예측하는 것, 특히 급성 심근경색 (AMI) 또는 관상 동맥 측부 이식 수술(CABG)후의 첫 해 동안 환자의 생존의 기회를 결정하는 것이다. AMI나 CABG 발병 첫째 해에 중등도의 위험을 가진 환자는 10~25퍼센트의 사망률을 보이는 데 비해 낮은 위험을 가진 환자는 2퍼센트의 사망률을 보였다. 높은 위험을 가진 환자는 발병 첫 째 해에 25퍼센트가 넘는 사망률을 보였다.

위험 분류는 재활 과정 동안에 재활 팀에 환자 관리를 위해 필요한 정보를 제공하는 데에 또한 중요하고 환자가 운동 기간 동안에 지속적으로 감시되어야 하는 지를 결정하는 의사 결정 과정에 사용된다. 중등도와 고위험인 환자는 보통 낮은 위험을 가진 것으로 판명된 사람보다 더 오랫동안, 더 가까이서 감시되는 운동 프로그램이 요구된다. 표 12-2는 환자가 지속적으로 감시되어야 하는 지를 판단하는 데에 사용되는 지침을 나타낸 것이다. II기 심장 재활은 일반적으로 강도 높은 ECG 감시와 감독으로 특징되어지고 III기는 보통 환자가 지속적이거나 잦은 간헐적인 ECG 감시가 필요하지 않을 때에 시작된다. 환자에게서 II기와/나 III기가 유지되는 시간의 길이는 꽤 다양하고 ECG 감시를 위한 개인적인 필요와 임상적인 감독이 요구되는 수준 같은 많은 수의 요인들에 의해 영향을 받는다(II기와 III기 심장 재활에 대한 더 많은 설명은 1장에 나와 있음).

위험 분류의 부가적인 이점은 운동 훈련 기간 동안에 개개의 환자를 위해 추천되는 감독의 양 (직원-환자 비율)을 결정하는 것이다. II기 심장 재활에 추천되는 직원-환자 비

표 12-2. 심장재활동안 계속적인 심전도 모니터링으로부터 이득이 예상되는 환자들의 특징

좌심실 기능의 심각한 약화(박출율 30% 이하)
안정시 복합 심실 부정맥
심실 부정맥이 나타나거나 운동시 증가할 때
급성심장사의 생존자
울혈성 심부전, 심장성 쇼크, 심각한 심실 부정맥에 의한 심근허혈의 생존자
심각한 관상동맥질환과 운동유발 허혈이 기록 될 때(ST분절 2 mm 이상 하강)
심박수를 자가모니터 할 수 없을 때(신체적 또는 지적 장애)

율은 한 명의 직원이 각각 5명의 환자를 감독하는 것이고 두 번째 사람은 응급의 경우에 즉시 유효해야 한다. III기 때의 직원-환자 비율은 1:15이다. 고위험과 중등도 위험 환자를 위한 감독되는 운동 기간 동안에 그러한 감독을 제공받기 위한 진보된 심장 생명 지원(ACLS) 인증과 의료적이고 법적 권위를 가진 최소한 한 사람이 있어야 한다.

폐질환 환자

만성 폐쇄성 폐질환 (COPD)환자는 장해의 정도에 따라 분류되어질 수 있고, 폐 재활 프로그램의 이점을 예견하는 것이 필요할 것이다. (COPD의 분류를 위해서는 표 10-2와 10-3을 보라)

경미한 폐질환 환자 (1단계)는 그들의 질병을 인식하지 못할 것이다. 그들의 신체적 능력에 대한 질병 과정의 영향은 최소이고 대부분의 직업을 수행하는 능력의 감소와는 상관관계가 없다. 환자는 폐 재활 프로그램에 능동적으로 참여해야 되는 필요를 느끼지 않을 수도 있고, 그러므로 그 프로그램으로부터 이익을 얻을 수도 없을 것이다.

중등도에서 중간정도로 심한 장해 (2단계)가 있는 환자는 신체 기능에 확실한 영향이 생기게 된다. 많은 직업을 수행하는 데 필요한 신체적 요구를 충족시키는 능력이 감소된다. 중등도에서 중간정도로 심한 장해가 있는 환자는 보통 신체적 노력을 할 때 호흡 곤란을 경험하게 되고, 운동 저산소증, 허혈성 심장 질환, 심실 부정맥과 폐성심 징후를 보이게 된다. 폐 재활 프로그램에 이러한 종류의 질병이 있는 환자를 참여시키는 것은 신체적 노력을 할 때 더 기능적이고 호흡 곤란을 덜 느끼게 만들며 아마 유익한 직업 활동을 다시 할 수 있게 만들 것이다.

심각한 폐의 장해 (3단계)는 환자의 신체적 능력에 심대한 영향을 끼치고, 보통 유익한 직업 활동을 할 수 없게 되고, 전체적인 장애를 보이게 된다. 이러한 정도의 폐 질환은

적절한 폐 기능 용량의 부족을 초래하게 된다. 폐 기능은 폐 재활 프로그램으로부터 확실한 이익을 얻는 데에 아주 제한적이게 된다.

폐 재활 프로그램으로부터 다음의 환자가 가장 이익을 얻기 쉬울 것이다 :

1. 중등도에서 중간정도로 심한 폐 질환 환자
2. 그들이 가지고 있는 질병에 대한 현재의 의료적 관리에서 안정된 환자
3. 다른 기관 시스템에서 최소한의 질병을 가지고 있는 환자
4. 그들의 질병에 대해 배우려고 하는 환자
5. 운동 프로그램에 참여하기를 희망하는 환자

동기 부여는 모든 요인들 중에서 가장 중요하다고 생각된다.

제한적인 폐 질환과/또는 제한적이고 폐쇄적인 질환이 뒤섞인 환자 또한 폐 재활 프로그램으로부터 이익을 얻을 것이다. 폐 재활은 어떤 환자에게는 적절하지 않는 데, 특히 말기 폐암 환자나 급성 호흡 부전 같은 질환이 있는 환자이다.

환자가 한 번 심폐 재활에 참여하게 되면, 재활 팀은 체중 조절, 영양 상담, 금연, 사회적이고 심리적인 지원, 그리고 물론 운동 프로그램 등의 포괄적인 프로그램을 제공해야 한다. 목표는 환자로 하여금 생산적인 생활 방식으로 되돌아가게 하는 것이고, 질병의 진행 과정을 막거나 (가능하다면) 되돌려놓는 것이다.

이 장은 11장에서 논의된 원리인 운동 처방을 밝힐 것이며 심폐 재활에 적용하는 운동 처방과 진행의 예시를 제공할 것이다. 사례 연구에서는 운동 기간 동안에 일어나는 사건에 대해 밝힐 것이다. 운동 훈련을 하는 데 특별한 필요가 있는 환자에 대한 논의 또한 간략하게 언급될 것이다.

운동 기간의 구성 요소

각각의 운동 기간은 보통 5~15분의 몸 풀기 (warm-up), 20~60분의 심폐(CR)운동 기간, 5~15분의 냉각기 (cool-down), 그리고 아마 약간의 저항 훈련 활동으로 이루어진다. 몸 풀기와 냉각기는 운동 기간의 중요한 구성 요소인데 그 이유는 운동 기간 동안의 심혈관계 합병증이 이 기간 동안에 더 많이 발생하기 때문이다.

몸 풀기 (Warm-up)

몸 풀기 기간은 유연성 운동이 포함되고 표적 심박률 (THR) 수준 아래와 감지된 노력의 운동률 (RPE)아래로 저강도의 심폐 활동이 항상 포함되어야 한다. 목표는 심박률

(HR)을 5~15분간의 몸 풀기 기간 이내에 휴식 상태 수준에서 표적 심박률 (THR) 바로 아래 수준까지 점진적으로 상승시키는 것이다. 심폐 몸 풀기 기간을 위해 선택된 활동은 심폐 지구력 훈련을 위해 사용된 것과 동일하지만, 저강도와 낮은 심박률 하에서 수행된 것이다. 나이가 많고/거나 컨디션이 저하된 환자에게는 더 긴 몸 풀기와 냉각기간이 필요하지만, 낮은 수준의 심폐 활동으로 구성되는 5분간의 몸 풀기는 심폐 지구력 훈련 이전에 몸 풀기의 최소량으로 간주된다.

심폐 지구력 훈련

심폐 지구력 훈련 기간은 몸 풀기 기간 이후여야 한다. 바람직한 심폐 적응 (증가된 기능적 용량 등등)을 유발하기 위해서 심폐 지구력 훈련 기간의 목표는 환자로 하여금 20~60분의 지속적인 유산소 활동을 수행하게 하는 것이다. 그러나 11장에서 언급한 대로, 이것은 특히 심폐 컨디셔닝의 초기 단계에서의 목표이기 때문에 환자는 지속적인 활동을 수행하지 못할 수도 있다. 환자들은 일반적으로 불연속적인 활동(잦은 휴식을 포함한)을 이용함으로써, CR 프로그램을 시작한다. 임상가에게 있어, 운동처방은 CR 활동을 적절하게 처방하는 것보다 어려운 일이 아니다. 환자가 20-30분 동안 지속적인 유산소운동을 할 수 있을 때까지는 CR의 강도를 증가시키기 않고, 활동의 기간을 증가시키는 것이 가장 좋은 방법이다. 근육뼈대계 손상을 피하고 심장 사고를 감소시키기 위해서는, 강한 강도의 CR 활동(높은 강도와 단기간의 활동) 보다는 중등도의 CR 활동(낮은 강도와 장기간의 활동)을 처방해야 한다. 기능 능력이 증가하고 생리적 적응이 향상하면, 그에 맞게끔 운동처방을 적절하게 조절해야 한다(11장 참고).

마무리 운동

심폐 지구력 훈련기간에는 5-15분의 마무리 운동기간을 지켜야 한다. 갑작스러운 운동의 정지는 사지의 혈액 저류를 일으킬 수 있다. 말초 저류의 결과로 뇌, 심장, 장은 불충분한 혈액공급과 현훈, 실신, 심계 항진 또는 오심이 나타날 수 있다. 심장부정맥은 때때로 처방된 심폐운동 후에 나타날 수 있는데, 마무리운동은 운동에 의해 카테콜라민 농도 증가로 초래되는 잠재적인 치명적 불규칙 변화를 예방하는데 유익한 것으로 보인다. 준비운동과 심폐지구력 훈련동안 사용되는 것과 유사한 운동은 적절하게 낮은 강도로 수행되어야 한다. 심박수는 환자가 마무리로 생각되기 전 안정시에 인접한 수준으로 되돌아가야 한다.

저항운동

11장에서 상술한 바와 같이, 저항운동은 주의를 가지고 심폐환자에게 수행된다면 적절할 수 있다. 규정처럼 할때, 저항운동은 대개 심폐 지구력훈련 뒤를 잇는 마무리 운동 후에 수행될 수 있다. 혈압은 수축기 혈압이 크게 증가하여 심근부담도가 증가하기 때문에 저항훈련 전 · 후에 모니터해야 한다. 재활과정의 저항훈련 부분은 환자가 최소 4~6주 유산소 컨디셔닝 후에 처방된다. 강도는 점진적(일반적으로 최대 노력의 30~40 퍼센트)으로 시작하고 환자가 12~15 반복의 1~3 세트를 수행할 수 있을 때까지 진행한다. 저항훈련은 최대노력의 60%까지 점진적으로 증가시킬 수 있지만, 결정은 개개인의 저항훈련 반응에 근거한다.

사례연구

임상의의 운동처방 진행과 수정에 관련된 의사결정 기술을 향상시키기 위해, 이 장에는 심혈관질환 환자를 위한 12주 코스를 설명하는 사례연구와 폐질환을 가진 두 환자의 8주 치료코스가 포함되었다. 각 사례연구는 초기 운동처방과 이론적 설명뿐만 아니라 운동훈련세션동안 운동처방 변경의 근거가 되는 획득된 자료가 요약되어 있다.

이런 방식으로 훈련 기간의 발전적인 진행과 함께, 운동 처방 작성과 조정을 위한 의사 결정 과정에 사용되는 많은 수의 요소들이 더 쉽게 이해될 수 있을 것이다. 환자가 II기나 III기 심장 재활(예를 들어, 환자가 II기에서 III기, IV기로 진행하는 것)에 있는 시간의 길이에 관계없이 각각의 환자에게 특별한 특정한 패턴 후의 운동 처방에 대한 생리적 적응이 강조되어야 한다. 환자가 안정되고, 자가 감시 운동 활동을 할 수 있고, II기와 III기에서 결과를 유지할 수 있을 때, III기로부터 가정으로의 복귀나 공동체에 기초를 둔 IV기 (유지) 심장 재활 프로그램이 이루어져야 한다. 심장 질환자의 IV기로의 진전은 6개월이나 혹은 더 오래 걸릴 것이다(1장과 11장 참조).

사례 연구 5, 9장*

이 부분에서는 9장에서의 사례 연구 5의 환자를 위한 재활 치료를 설명한다. 이 환자를 위해 작성된 초기 운동 처방은 표 12-3에 나와 있다. 그 처방은 그녀의 GXT결과 (표 9-18 참고) 와 완성된 예비 서식과 인터뷰로부터 얻어진 정보에 기초되었다.

이 70세 고혈압 여성이 관상 동맥 질환이 없다 하더라도, 그녀의 의료력의 어떤 특징과 GXT에 대한 반응은 특별한 의미를 갖는다 : 즉, 그녀의 연령, 관절염 상태 (이것은 그녀의 정형외과적인 측면을 제한한다), 운동에 대한 심한 고혈압 반응, 그리고 극도로 컨디션이 저하된 상태 (GXT에서 2MET보다 낮은)는 중간 정도의 위험을 고위험으로 분류되게 한다.

그녀의 심폐 훈련 심박률은 그녀의 기능적 용량의 신중한 고려, 표적 심박률 범위(THRR), 그리고 감지된 노력의 등급 매김 (RPE) 후에 결정되었다 (이 환자를 위한 운동 처방은 표 12-3을 보라). 그녀의 기능적 용량이 대략 2 MET였고, 최대HR 값이 분당 113회였고, 혈압 수치가 220/136 mmHg였기 때문에, 표적 심박률 범위(THRR)는 분당 83에서 105회로 계산되었다 (Karvonen 방법). 극도로 낮은 운동 강도에서 3분 안에 수축기와 이완기 혈압이 모두 급격히 상승 (220/136 mmHg로) 했다는 것을 감안할 때, 그녀의 표적 심박률 범위의 가장 낮은 수치보다 높은 심박률로 운동하는 것이 그녀에게는 위험하다고 생각된다. 그러므로, 그녀의 초기 표적 심박률은 대략 분당 83회 정도로 추정되며, 그녀는 극도로 컨디션이 저하된 상태였기 때문에, 그녀의 심폐 훈련은 간헐적인 훈련과 함께 시작되었다. 심폐 훈련 기간은 간헐적인 운동 기간 사이의 휴식 기간의 수와 길이를 점진적으로 줄임으로써 조정되었다.

운동에 대한 그녀의 고혈압적 반응 때문에, 그녀의 혈압은 심폐 운동 기간 동안에 규칙적인 간격으로 측정되었고, 그녀의 혈압 반응이 그녀의 심폐 운동 강도의 또 다른 지표였기 때문에, 심박률이 아닌 혈압은 그녀의 제한 요인으로 보였다. 120 mmHg의 이완기 혈압은 운동 종료를 위한 하나의 기준이라는 것을 기억하라(9장 참조).

자전거 측력계는 이 환자의 심폐 훈련을 위한 선택의 초기 양식이었다. 그녀의 관절염 상태와 비만 때문에, 그녀의 체중 부하 관절에 대한 압력을 경감시키는 것이 중요했다. 게다가, 낮은 초기 작업 부하와 작은 작업 부하 증가가 손상을 피하고, 그녀의 컨디션 저하 상태에서 향상을 가져오기 위해 처방되었다. Schwinn Airdyne 자전거가 사용되었으나, 환자는 그녀의 작업 부하를 유지하기 위해 팔을 사용하지 않도록 초기에 교육되었다. 각각의 운동 기간 동안에 측력계에서 수행된 작업 부하는 신중히 기록되었다. 체중이 감량되고, 정형외과적 상태와 기능적 용량이 허락되었을 때, 걷기가 그녀의 심폐 훈련 프로그램이 추가되었다 (표 12-4의 10주를 보라).

그녀의 컨디션이 저하된 상태 때문에, 환자는 평균보다 짧은 몸 풀기와 냉각기가 초기에 요구되었다. 그녀의 근 약화는 그녀로 하여금 운동을 지속적으로 하게 하지 않았고, 그녀의 자전거 타기는 1, 2분간의 휴식 이후에 2, 3분간의 운동으로 제한되었다. 환자가 지속적인 운동을 견딜 수 있었을 때, 간헐적인 운동이 지속적인 운동으로 발전했다. 표 12-4에서 사례 연구 5의 환자는 4주의 운동 훈련 후에 20분의 지속적인 심폐 활동을 견딜 수 있었던 것으로 볼 수 있다. 그 환자는 혈압이 통제 하에 놓이고 나서야 가정에서 심폐 운동을 수행할 수 있었다(3주 후에, 표 12-4를 보라).

이 환자를 위한 유연성 프로그램은 그녀의 관절염 관절을 위한 관절가동범위 운동을

표 12-3. 사례연구 8의 운동처방, 9장

이름 사례연구 8　　남　㊛　나이 50　　날짜

키(in) 59　　체중 (lb) 180

진단명: 고혈압, 비만, 관절염(무릎, 손목, 척추)

내복약: Hydrochlorothiazide, Aldomet

소견: 운동에 심각한 고혈압 반응, 최대혈압 220/136, 심각하게 디컨디셔닝
정형외과적 제한

운동점증검사 자료: 시행날짜 2/7/96　장소 Clinic X
안정시 심박수 62　프로토콜 Ramping-Bike
최대 심박수 113　최대 METs 5
최대 혈압 220/136　운동자각도(10점 척도) 7
재평가 일정 5/22/96

심폐운동 처방:

기능적 용량(METs) = 최대 METs의 40%에서 85%
= .40에서 .85 × ~2
= .80~1.7 METs

목표예비심박수 bpm = (최대심박수 − 안정시 심박수)(40%에서 85%) + (안정시 심박수)
= (113 − 62)(.4%에서 .85) + (62)
= ~83 - 105 bpm

운동의 형태 X 자전거　노젓기　걷기　걷기/조깅
(Schwinn Airdyne에 적응할 때까지 상지운동 적용안함)

운동시간: 20 - 30분　주기: 3회/주

소견: 환자는 혈압반응과 탈컨디셔닝에 의해 제한. 간헐적인 심폐운동을 2-3분 운동 1-2분 휴식으로 시작. 환자가 견딜수 있는 만큼 진행. 심근부담도 = 248

유연성 운동 처방: 관절을 강조한 일반적인 프로그램을 하루에 3회 실시

근력과 근지구력 운동 처방: 혈압이 조절되면 가벼운 근력과 근지구력프로그램.

% 체지방 44%　　바람직한 체지방 남 < 20%
여 < 30%

체중 180 lb　　신체질량지수(BMI) 36.196
82 kg　　바람직한 체지방(남, 여) 20-24.9

영양 교육과 체중감소를 의뢰한다. 신체질량지수, 낮은 기능적 용량, 혈압 반응 그리고 나이는 환자가 중간에서 높은 위험으로 나타난다. 계속적으로 모니터하고 간헐적으로 스스로 모니터한다.

표 12-4. 9장, 사례연구 5, 12주 심혈관 운동프로그램

날짜	안정시 심박수/혈압	심박수 목표/준비운동	심폐 훈련: 심폐 운동 형태-분	심폐 훈련: 심폐훈련 심박수	심폐 훈련: 한바퀴 작업부하	마무리운동 심박수/혈압	체중 lb	소견 혈압, 부정맥, 투약 변화, 증상, 등.	
	66	83	B-3, R-2	80	O.5 KP	78		자전거 첫 번째 혈압—170/103	운동은 고혈압반응 때문에 세 번째 세트 자전거운동은 종료.
			B-3, R-3	82	O.5 KP		180	자전거 두 번째 혈압—172/106	
			B-3, R-3	86	O.5 KP			자전거 세 번째 혈압—180/112	환자는 혈압 조절을 위해 재의뢰
1주	162/92	76	B-3, 종료			160/90		9분 심폐운동 중간 강도	10분 마무리 운동
	52	78	B-2, R-2	72	O.5 KP	60		자전거 두 번째 혈압—160/86	투약 변경: Tenormin
			B-2, R-2	76	O.5 KP			자전거 네 번째 혈압—168/90	낮은 목표 심박수
			B-2, R-2	78	O.5 KP		178	10분 심폐운동 중간 강도	좋은 내성
	152/84	68	B-2, R-2	75	O.5 KP	148/82			10분 마무리 운동
2주			B-2, R-2	78	O.5 KP				
	52	78	B-3, R-1	70	O.5 KP	58		자전거 두 번째 혈압—156/82	좋은 내성, 목표심박수 이하
			B-3, R-1	70	O.5 KP		176	자전거 네 번째 혈압—168/90	8분 마무리 운동
	140/78	66	B-3, R-1	70	O.5 KP	138/76	173	12분 심폐운동 중간 강도	
3주			B-3, R-1	70	O.5 KP				

표 12-4. 9장, 사례연구 5, 12주 심혈관 운동프로그램 *(계속)*

날짜	안정시 심박수	안정시 혈압	심박수 목표	심박수 준비운동	심폐 훈련 심폐 운동 형태-분	심폐 훈련 심폐훈련 심박수	심폐 훈련 한바퀴 작업부하	마무리운동 심박수	마무리운동 혈압	체중 lb	소견 혈압, 부정맥, 투약 변화, 증상, 등.
	50	150/74	78	68	B-5, R-1	78	O.6 KP	56	142/74	173	자전거 두 번째 혈압—148/76
					B-5, R-1	72	O.6 KP				자전거 네 번째 혈압—144/74 좋은 내성, 목표심박수
					B-5, R-1	78	O.6 KP				20분 심폐운동 중간 강도
4주					B-5, R-1	78	O.6 KP				8분 마무리 운동
	48	130/82	78	68	B-5	87	0.6-.7 KP	60	132/78	172	자전거 세 번째 혈압—132/80 좋은 내성 6분 마무리 운동
					B-5	73	0.6-.7 KP				20분 심폐운동 연속
					B-5	78	0.6-.7 KP				
5주					B-5	78	0.6-.7 KP				
	50	136-74	78	66	B-5	72	0.7 KP	54	132/72	170	자전거 세 번째 좋은 내성 혈압—130/76
					B-5	72	0.7 KP				25분 심폐운동 연속 6분 마무리 운동
					B-5	73	0.7 KP				
					B-5	72	0.7 KP				
6주					B-5	78	0.7 KP				
	50	130/74	78	66	B-5	78	0.8 KP	54	132/72	168	혈압은 필요에 따라 좋은 내성
					B-5	76	0.8 KP				30분 심폐운동 연속 6분 마무리 운동
					B-5	78	0.8 KP				
					B-5	76	0.8 KP				
					B-5	78	0.8 KP				
7주					B-5	78	0.8 KP				

8주	48 / 150/74	78 / 66	B-5 B-5 B-5 B-5 B-5 B-5	78 78 78 76 78 78	0.8-.9 KP 0.8-.9 KP 0.8-.9 KP 0.8-.9 KP 0.8-.9 KP 0.8-.9 KP	58 / 128/72	165	혈압은 필요에 따라 좋은 내성 30분 심폐운동 연속 5분 마무리 운동
9주	48 / 128/70	78 / 66	B-5 B-5 B-5 B-5 B-5 B-5	76 76 78 76 76 76	1.0 KP 1.0 KP 1.0 KP 1.0 KP 1.0 KP 1.0 KP	60 / 110/70	163	혈압은 필요에 따라 좋은 내성 30분 심폐운동 연속 5분 마무리 운동
10주	50 / 128/72	78 / 64	B-5 W-5 B-5 B-5 W-5 B-5	76 78 76 78 78 76	1.0 KP 5 바퀴 1.0 KP 5 바퀴 1.0 KP 5 바퀴	50 / 114/70	160	혈압은 필요에 따라 심폐운동에 걷기 추가 30분 심폐운동 연속 좋은 내성 5분 마무리 운동
11주	50 / 118/74	78 / 66	B-5 W-5 B-5 W-5 B-5 W-5	76 76 76 78 76 78	1.1 KP 6 바퀴 1.1 KP 6 바퀴 1.1 KP 6 바퀴	40 / 110/70	158	혈압은 필요에 따라 걷기를 심폐운동의 1/2 추가 30분 심폐운동 연속 좋은 내성 5분 마무리 운동
12주	50 / 114/72	78 / 68	W-5 B-10 W-5 B-10	76 76 76 76	7 바퀴 1.2 KP 7바퀴 1.2 KP	48 / 110/68	156	혈압은 필요에 따라 심폐운동 바우트의 길이를 증가 30분 심폐운동 연속 좋은 내성 5분 마무리 운동

B: 자전거, W: 걷기, R: 휴식

강조했다. 대부분의 신장 운동은 그녀의 체중이 지지된 자세 (예, 앉은 자세)에서 초기에 수행되었다. 그녀는 가정에서 매일 유연성 운동을 수행하기를 권장 받았다. 그녀의 기능적 용량이 향상되면서, 적절할 때 유연성 운동이 앉은 자세가 아닌 자세에서 수행될 수 있도록 그녀는 유연성 활동을 변형할 수 있었다.

약한 강도의 근육 강화와 지구력 운동이 지속적인 심폐 활동을 20분간 수행할 수 있고 난 이후 (5주)에 이 환자를 위해 처방되었다. 근육 강화와 지구력 운동을 하는 동안, 그녀의 혈압은 각각의 운동 동안에 초기에 측정되었다. 그녀의 기능적 용량이 향상되면서, 지속적으로 혈압을 감시할 필요성이 없이 그녀는 근육 강화와 지구력 활동을 완수할 수 있었다.

그 환자의 의학적 문제점은 비만으로 밝혀졌고, 그녀는 영양 상담을 받도록 추천되었다(13장). 다행스럽게도, 그녀는 당뇨병도 고지혈증도 아니었고, 칼로리가 감소된 일반적 식사 계획을 견딜 수 있었다.

표 12-4는 사례 연구 5의 환자를 위한 심폐 운동 프로그램을 요약한 것이다. 그 환자는 처음에 3분간의 심폐 운동을 견딜 수 없었고, 프로그램을 계속해야 하는 지에 관하여 그녀의 의사에게 의뢰했다는 것을 보여준다. 재의뢰 양식의 예시는 부록 B에 있다. 그녀의 의사는 혈압 약물을 테노르민으로 바꾸었고, 그녀는 운동 프로그램을 계속하도록 권함을 받았다. 베타 차단 약물인 테노르민은 그녀의 휴식시 심박률을 분당 66회에서 대략 50회로 감소시켰다. 심박률에 대한 베타 차단 약물의 효과에 관한 일반적 지침이 유용하다 하더라도, 실제적인 효과는 그 약물이 용량과 환자 개인의 반응에 의해 영향을 받기 때문에 예측하기 어렵다. 표적 심박률 변화에 대한 실제적인 접근법이 사용되었다. 약물이 바뀌기 전에 그 환자는 같은 작업 부하량으로 운동했고, 표적 심박률 범위는 반응에 기초해 설정되었다. 그 환자의 같은 작업 부하량에 대한 심박률 반응은 베타 차단 약물의 결과로 대략 분당 8~10회 정도 낮아졌다. 따라서, 그녀의 새로운 표적 심박률 범위는 분당 73~95회로 추정된다.

그 환자의 운동 지구력이 향상되면서, 운동 동안의 빈번한 혈압 측정의 필요성은 감소되었다. 심폐 훈련 6주 후에는 운동 동안에 혈압은 측정되지 않았다. 그녀의 유연성과 근육 강화 훈련 역시 이 시기에 조정되었다. 그녀의 심폐 운동으로부터의 향상된 회복은 냉각기에 필요한 시간을 감소시켰다.

그녀의 체중 감량 요법에 대한 순응은 12주가 넘는 기간 동안 24파운드의 체중 감량으로 증명되었다. 그녀의 체중 감량은 심폐 훈련 반응을 강화시켰고, 그녀로 하여금 더 많은 걷기 운동과 더 긴 지속적인 자전거 타기 견디기를 가능케 했다.

사례 연구 8, 9장*

이 부분은 9장의 사례 연구 8의 환자를 위한 재활 치료의 과정을 설명한 것이다. 이 환자를 위해 작성된 초기 운동 처방은 표 12-5에 나와 있다. 그 처방은 그의 GXT결과 (9장의 표 9-21을 보라)와 그의 완성된 예비 서식과 인터뷰로부터 얻어진 정보에 기초되었다.

이 50세 남성 심장 질환자의 병력의 양상은 환자의 운동 처방과 관련하여 냉각기와 회복기 동안에 일어난 운동에 대한 고혈압 반응, V5에서의 ST 3mm 하강 (협심증이 없는), 양측 다리 파행 (3MET에서의 통증 단계 1과 5MET에서의 통증 단계 3+), 그리고 심실 부정맥 등의 특별한 의미를 가진다. 그의 위험도는 높게 분류되었고, 운동 기간 첫 4주 동안에 지속적으로 원격 감시되는 심장 질환 고위험 환자로 분류되었다. 그러고 나서 그는 간헐적인 ECG 감시로 나아갔다.

그의 훈련 표적 심박률 공식화에서, 그의 GXT에 대해 이루어진 기능적 용량 (METs)과 Karvonen 공식 모두가 고려되었다. GXT에 대해 이루어진 MET 단계는 5MET였고, 그의 GXT에 대해 그가 이룬 최대 심박률은 분당 98회였다. GXT에 대해 그가 이룬 최대 심박률 (분당 98회)에서 그의 혈압은 156/98 mmHg 였고, 그가 파행과 ST 하강을 경험했다는 것을 고려하면, 그의 표적 심박률의 가장 낮은 수치에서 초기 운동 처방이 작성되었는데, 그 값은 분당 68회였다 (표 12-5).

이 환자의 지속적인 ECG 감시 뿐 만 아니라, 운동에 대한 혈압 반응도 필요한 만큼 규칙적인 간격으로 감시되었다. 자전거 측력계와 트레드밀 (또는 다른 의미의 걷기)이 심폐 훈련에서의 운동을 위한 초기 형태로 선택되었는데, 그 이유는 걷기와 자전거 타기를 교대로 할 때 다리의 통증이 최소화되기 때문이다 (만약 Schwinn Airdyne 이나 유사한 측력계가 사용되었다면, 그 환자는 작업 부하량을 유지하기 위해 초기에 팔을 사용하지 말도록 교육받아야 하는데, 그 이유는 그렇게 한다면 운동에 대한 혈압 반응이 증가되기 때문이다). 사례 연구 8의 환자의 기능적 용량이 향상되면서, 그는 심폐 활동에서 팔을 사용하도록 허용 된다. 자전거에서 수행된 작업 부하량과 매 운동 시간마다 걸은 거리는 그의 운동 강도에 대한 객관적인 피드백을 환자와 직원에게 제공하기 위해 신중히 기록되었다. 정확한 데이터 기록은 훈련 적응이 어느 지점에서 일어났는지를 확인하기 더 쉽게 만든다. 훈련 적응과 매일의 운동 데이터 변화에 대한 적응의 연결성에 관해 환자를 교육하는 것은 환자로 하여금 훈련을 좇도록 동기를 부여하는 데 도움을 준다.

초기에, 심실 자극을 예방하기 위해 이 환자는 평균적인 몸 풀기와 냉각기보다 더 긴 시간이 요구되었다. 또한, 그의 통증 내성은 지속적인 운동을 허락하지 않았고, 그의 걷기와 자전거 타기는 1,2분간의 휴식 이후에 2~3분간의 운동으로 제한되었다. 그가 견딜 수 있게 되면서, 간헐적인 운동은 지속적인 운동으로 진전되었는데, 이것은 프로그램 2주 후에 일어났다 (표 12-6). 간헐적인 운동에서 지속적인 심폐 운동으로의 진전은 점진

표 12-5. 9장, 사례연구 8의 운동처방

이름 사례연구 8　　　㊚ 여 나이 50　　　날짜 ______

키(in) 69　　　체중 (lb) 160

진단명: 관상동맥질환, 심장동맥우회술, 고지혈증, 말초혈관질환

내복약: Cardizem, Isordil, Transderm 5

소견: 운동점증검사에 가벼운 고혈압 반응, 최대 심박수에 V5에서 ST-T 3㎜하강
3METs에서 양하지 파행, 심실조기수축, 마무리운동과 회복시에 이단맥

운동점증검사 자료: 시행날짜 2/6/96　　　장소 Clinic X

안정시 심박수 48　　　절차 Bruce- TM

최대 심박수 98　　　최대 METs 5

최대 혈압 156/98　　　운동자각도(10점 척도) 9

재평가 일정 5/8/96

심폐운동 처방:

기능적 용량(METs) = 최대 METs의 40%에서 80%
= .40에서 .85 × 5
= 2~4.25 METs

목표예비심박수 bpm = (최대심박수 − 안정시 심박수)(40%에서 85%) + (안정시 심박수)
= (98 − 48)(.4%에서 .85) + (48)
= 68-91 bpm

운동의 형태 X　자전거 ____　노젓기 X　걷기 ____　걷기/조깅

운동시간: 20-60분　　　주기: 3회/주

소견: 최대 심박수에서 주관적 통증(3+). 필요하면 마무리운동을 더 길게 할 수 있음.
심근부담도 = 152

유연성 운동 처방: 운동치료전에 장딴지부터 시작하여 넙다리뒤, 넙다리네갈래, 엉덩이
스트레칭주당 3회. 가정에서 격일로 실시

근력과 근지구력 운동 처방: 적용 안함. 환자가 견딜수 있을 때 시작.

% 체지방 20%　　　바람직한 체지방 남 < 20%
여 < 30%

체중 160 lb　　　신체질량지수(BMI) 23.524

73 kg　　　바람직한 체지방(남, 여) 20-24.9

지질 저하 영양 계획과 영양교육을 의뢰한다. 환자가 고위험군으로 분류되면서부터 계속적으로 모니터하고 간헐적으로 스스로 모니터한다. 처음에 운동 세트사이에 2~3분의 휴식이 필요할 것이고 견딜수 있는 만큼 계속적인 활동으로 진행시킨다.

표 12-6. 9장, 사례연구 8, 12주 심혈관 운동프로그램

날짜	안정시 심박수	안정시 혈압	심박수 목표	심박수 준비운동	심폐 훈련 심폐 운동 형태-분	심폐 훈련 심폐훈련 심박수	심폐 훈련 한바퀴 작업부하	마무리운동 심박수	마무리운동 혈압	체중 lb	소견 혈압, 부정맥, 투약 변화, 증상, 등.	
1주	50	140/84	78	72	B-3, R-2	76-72	0.8 KP	48	128/80	160	자전거 첫 번째 혈압—144/82	환자 내성 좋음
					W-3, R-2	78-74	3 바퀴				자전거 두 번째 혈압—138/82	자전거에서 통증 없음 걷기에서 통증 수준 1
					B-3, R-2	76-72	0.8 KP				20분 중간 강도 심폐운동	7분 마무리 운동
					W-3, R-2	78-74	3바퀴					부정맥 없음
2주	48	138/82	78	70	B-4, R-1	78	0.9 KP	68	118/78	159	자전거 첫 번째 혈압—138/80	환자 내성 좋음
					W-4, R-1	78	5 바퀴				자전거 세 번째 혈압—126/80	걷기에서 통증 수준 1
					B-4, R-1	76	0.9 KP				25분 연속 심폐운동	7분 마무리 운동
					W-4, R-1	80	6 바퀴					
					B-4, R-1	78	0.8 KP					
3주	50	138/74	78-80	72	B-5	76	0.8 KP	70	126/70	158	자전거 두 번째 혈압—132/72	환자 내성 좋음
					W-5	80	6 바퀴					걷기에서 통증 수준 1-2
					B-5	78	0.8 KP					6분 마무리 운동
					W-5	80	5 바퀴					부정맥 없음
					B-5	78	0.8 KP				25분 연속 심폐운동	

표 12-6. 9장, 사례연구 8, 12주 심혈관 운동프로그램 *(계속)*

날짜	안정시 심박수	안정시 혈압	심박수 목표	심박수 준비운동	심폐 훈련: 심폐 운동 형태-분	심폐 훈련: 심폐훈련 심박수	심폐 훈련: 한바퀴 작업부하	마무리운동 심박수	마무리운동 혈압	체중	소견
										lb	혈압, 부정맥, 투약 변화, 증상, 등.
4주	60	126/74	78-80	72	B-5 W-5 B-5 W-5 B-5	78 80 80 80 80	0.9 KP 6 바퀴 1.0 KP 6 바퀴 0.9 KP	60	126/70	158	혈압은 필요에 따라 환자 내성 좋음 6분 마무리 운동 25분 연속 심폐운동 부정맥 없음
5주	54	128/72	80	72	B-5 W-5 B-5 W-5 B-5 W-5	80 78 80 80 80 80	1.0 KP 6 바퀴 1.0 KP 6 바퀴 0.9 KP 6 바퀴	60	124/70	158.5	혈압은 필요에 따라 환자 내성 좋음 6분 마무리 운동 25분 연속 심폐운동 부정맥 없음
6주	72	160/90	76	72	B-5 W-5 B-5 W-5 B-5 W-5	74 76 74 76 74 74	0.7 KP 4 바퀴 0.7 KP 5 바퀴 0.7 KP 4 바퀴	70	128/80	158	자전거 두 번째 혈압—132/84 목표심박수 감소, 환자 피로, 전주 시간초과 걷기 두 번째 혈압—130/80 30분 심폐운동 연속 7분 마무리 운동
7주	54	120/70	80	72	B-5 W-5 B-5 W-5 B-5 W-5	78 80 78 80 78 80	1.0 KP 6 바퀴 1.0 KP 6 바퀴 1.0 KP 6 바퀴	62	118/70	157	혈압은 필요에 따라 환자 내성 좋음 6분 마무리 운동 35분 심폐운동 연속 부정맥 없음

8주	54 / 118/70	80 / 68	B-5 W-5 B-5 W-5 B-5 W-5 B-5 W-5	78 80 80 80 80 80 80 80	1.0 KP 6 바퀴 1.1 KP 6 바퀴 1.1 KP 6 바퀴 1.1 KP 6 바퀴	70 / 114/68	157	혈압은 필요에 따라 40분 심폐운동 연속	환자 내성 좋음 6분 마무리 운동 부정맥 없음
9주	50 / 118/70	80 / 72	B-10 W-5 B-10 W-5 B-10	80 80 80 80 80	1.1 KP 6-7 바퀴 1.1 KP 7 바퀴 1.1 KP	68 / 112/68	156	혈압은 필요에 따라 40분 심폐운동 연속	환자 내성 좋음 6분 마무리 운동 부정맥 없음
10주	48 / 120/70	80 / 74	B-10 W-7 B-10 W-7 B-10	80 80 80 80 80	1.2 KP 10 바퀴 1.2 KP 10 바퀴 1.2 KP	64 / 114/68	156	혈압은 필요에 따라 44분 심폐운동 연속	통증수준 1 파행 5분 마무리 운동 부정맥 없음
11주	48 / 118/68	80 / 68	B-10 W-10 B-10 W-10	78 80 80 80	1.2-1.3 KP 13 바퀴 1.3 KP 14바퀴	62 / 112/64	156	혈압은 필요에 따라 45분 심폐운동 연속	환자 내성 좋음 통증수준 1 5분 마무리 운동 부정맥 없음
12주	46 / 118/70	80 / 72	B-10 W-10 B-10 W-10 B-5	80 80 80 80	1.3 KP 14-15 바퀴 1.3 KP 14-15 바퀴	64 / 110/60	156	혈압은 필요에 따라 45분 심폐운동 연속	환자 내성 좋음 통증수준 1 5분 마무리 운동 부정맥 없음

B: 자전거, W: 걸기, R: 휴식

적으로 휴식 기간을 감소시키고, 각각의 심폐 운동 기간을 증가시킴으로써 이루어 졌다. 전체 심폐 훈련 기간 (몸 풀기와 냉각기를 제외한) 의 시간은 12주가 넘는 기간 동안 초기에 12분에서 45분으로 점진적으로 증가되었다. 1주일에 3번 격일제로 계획된 치료에 더하여, 그 환자는 가정에서 운동하기를 권장 받았다.

이 환자를 위한 유연성 프로그램은 하지 관절과 고관절 근육 조직을 강조했다. 신장은 심폐 훈련 전과 후에 수행되었고, 신장하는 동안에 염좌나 실제적인 통증이 발생하지 않고, 그가 호흡을 천천히 리드미컬하게 하고 있고 숨을 참지 않는다는 것을 확신하기 위해 그는 주기적으로 감시되었다.

근육 조직 강화와 지구력 훈련 프로그램은 이 환자를 위해 초기에 처방되지 않았지만, 이러한 프로그램은 심폐 훈련 7주 후에 시작되었다.

이 환자는 또한 심혈관계 질환과 지질을 낮추는 식이 요법과 관련한 영양 교육을 받도록 하였다 (13장을 보라). 그는 그의 이상적인 체중 범위 내에 있었고, 그의 체지방률과 체 질량 지수 (BMI)또한 조건에 맞는 범위 이내에 있었다.

이 환자의 운동 치료 과정에 대한 요약은 표 12-6에 나와 있다. 운동 훈련에 대한 생리적 반응이 일어나면서, 표적 심박률은 비교적 일정하게 유지되었지만, 작업 부하량은 심폐 지구력 향상을 보상하기 위해 그리고 표적에 대한 심박률을 유지하기 위해 증가된 것으로 나타나 있다.

운동에 대한 그 환자의 혈압 반응이 향상되면서, 운동 기간 동안의 혈압 측정 필요성은 줄어들었다. 그러나, 6주 동안에 그가 과도하게 일을 했고, 그의 혈압과 심박률이 휴식시에 현저하게 높게 나타났을 때에, 그는 자주 감시되었다. 현저하게 높은 휴식시 심박률과 혈압은 표적 심박률과 작업 부하량의 조정을 요한다는 것 또한 나타나 있다(표 12-6을 보라).

12주의 훈련 동안 표적 심박률을 낮게 유지하고 냉각기 기간을 증가시키는 것은 환자로 하여금 심폐 운동을 잘 견딜 수 있게 하고, 부정맥이 나타나지 않게 한다. 걷는 시간을 점진적으로 증가시키는 것은 그로 하여금 다룰 수 있는 통증 (2단계보다 낮은)으로 운동할 수 있게 한다.

사례 연구 1, 10장

이 부분은 10장의 사례 연구 1의 환자를 위한 재활 과정을 설명한 것이다. 초기의 운동 처방은 표 12-7에 요약되어 있다. 그 처방은 증상 제한적인 자전거 측력계 검사의 결과에 기초 한다 (표 10-3은 이 운동 검사의 결과를 보여 준다).

이 환자의 평가는 심각한 폐쇄성 폐질환, 운동 동안의 불포화, 그리고 기록된 운동에 대한 기관지 경련 반응 등으로 주목할 만 했다. 표 10-3을 재검토하면서, 분당 운동 전

FEV_1이 0.68리터라는 점에 기초하여, 최대 분당 호흡률(VEmax)이 분당 23.8리터로 예상되었다 하더라도, ($FEV_1 \times 35$=VEmax) 실제의 최대 수의적 호흡 (MVV)은 단지 분당 17.8리터였다. 이 환자는 운동 검사 동안에 최대 분당 호흡률이 16.8리터로 나타났다. 이렇게 최대 분당 호흡률 대 최대 수의적 호흡의 비가 94%로 계산되었는데, 이것은 그녀가 최대 호흡량에 꽤 근접했다는 것을 보여준다. 일반적인 지침은 만약 환자가 최대 수의적 호흡량이 10리터 이내에 도달한다면, 폐의 끝 지점이 고려된다는 것이다. 짧은 호흡 증상이 나타나면 보통 최대 수의적 호흡이 최대 분당 호흡률과 같아지기 전에 검사를 종료한다.

이 환자는 또한 운동 후에 의미 있는 기관지 경련 반응을 보였다. 그녀의 운동 전의 초당 FEV1값이 0.68리터였는데, 운동 후에는 0.60리터로 나타난 것은 11.7%의 감소를 보여주는 것이다. 10퍼센트 또는 그 이상의 감소는 운동 유발적인 기관지 경련에 대해 의의 있게 고려된다.

동맥 혈액 가스 수치 또한 운동 동안에 꽤 변화했다. 이 환자는 더욱 저산소 증상으로 되어 갔다. 확실히, 약간의 산소 보충은 운동을 위해 필요했다. 이산화탄소 수치가 증가되었고, 그녀가 다소 더욱 산성화되었다 하더라도, 그 수치는 정상 범위 내에 있었다.

그녀의 ECG는 운동 기간을 통틀어 정상이었고, 다리의 피로로 인해 운동을 종료했다. Karvonen 공식을 이용하여, 그녀의 표적 심박률 범위를 계산해 보면 다음과 같다 :

(최대 심박률 - 휴식시 심박률)(40%~50%) +휴식시 심박률 = 표적 심박률

(123-108)(40%~50%) +108 = 분당 114~121회

이 환자는 검사에서 최대 호흡률에 꽤 근접하게 나타났고 복합적인 전신 질환 없이 심각한 폐쇄성 폐질환이 있는 것으로 나타났기 때문에, 그녀는 최대 표적 심박률 범위에 근접하게 운동할 수 있었다고 판단되었다. 표적 심박률이 심박률 예비량의 80%라는 점을 이용하면 표적 심박률은 분당 120회로 나타난다.

그 환자가 운동 전에 계량된 용량 흡입 (MDI) 기관지 확장제를 사용하는 것은 운동에 의해 유도된 기관지 경련을 막는데 도움을 준다는 점이 시사되었다. 그녀는 운동 바로 전에 항상 그러한 약물을 사용하는 것이 권장되었기 때문에, 그녀의 휴식시 심박률은 운동 시작 전에 종종 상승되었다. 그러므로 표적 심박률은 엄밀하게 사용되지 않았다; 대신에, 증상과 RPE가 운동 기간을 결정하였다.

그 환자는 운동 기간 동안에 (참석한 의사에 의해) 분당 3리터의 비부 산소 캐뉼러가 착용되었는데, 이로 인해 산소 포화량이 92%보다 적게 나타났다. 산소 측정법 감시의 초기 필요성 때문에, 운동은 고정된 장비에서 환자를 위해 처방되었다: 트레드밀, 자전거, 그리고 팔 측력계. 운동 둘째 주의 중간에, 산소 측정계 값이 안정되었고 산소 포화는 단지 주기적으로 체크되었다. 그녀는 그런 뒤에 실외 길에서 보행하는 데 자유로워졌다. 실외에서의 걷기 능력은 그녀가 재활 과정을 위해 세운 목표 중의 하나였기 때문에, 실외

표 12-7. 10장, 사례연구 1의 심폐운동처방

이름 사례연구 1, 10장 남 (여) 나이 61 날짜

누적 흡연량 45 키(in) 65 체중 (lb) 124

진단명: 만성폐쇄성폐질환, 천식, 기립성 저혈압, 단순유방절제술

내복약: Tymoxatrin, imipramine, Ventolin MDI, Atrovent MDI, Slo-phyllin, Ativan

소견: 운동전후 ECG 정상. 8년전 금연. 절단: 하지

운동점증검사 자료: 시행날짜 4/5/95 장소 Clinic X

안정시 심박수 108bpm 절차 Modified cycle

최대 심박수 123bpm 최대 METs 2.8

재평가 일정 / /

심폐기능검사 해석: 중간강도 운동에 기관지경직 반응, 격심한 기계적 확산 제한.

심폐운동 처방:

기능적 용량(METs) = 최대 METs의 40%에서 80%

= .40에서 .85 × 2.8

= 1.1~2.4 METs

목표예비심박수 bpm = (최대심박수 − 안정시 심박수)(40%에서 85%) + (안정시 심박수)

= 114-121 bpm

운동자각도(10점 척도) = 4~5

운동의 형태 X 자전거 노젓기 X 걷기 걷기/조깅 계단 X 상지 자전거

순환식프로그램: 10분 걷기, 5분 자전거(20 watts), 5분 상지자전거, 운동자각도 5를 넘지 않을 것.

운동시간: 총 20분 주기: 3회/주

소견: 필요하다면 운동 휴식기간에 Ventolin, Atrovent MDIs를 추천. 가정이나 직장에서 16계단이 필요

유연성 운동 처방: 머리, 목, 어깨에 중점을 둔 일반적인 유연성 운동

모니터링 그리고 산소요구:

원격측정 산소측정 X

산소보충 3 liters

소견 : 운동시 PaO2를 떨어뜨림. 산소측정은 운동동안 3리터 산소를 평가. 포화도를 85% 이상 유지

표 12-8. 10장, 사례연구 1을 위한 8주 심폐운동 프로그램 요약

날짜	안정시		심박수		심폐 훈련						마무리운동		O_2	소견
	심박수	혈압	목표예비 목표	준비운동	심폐 운동 형태-분	심박수	운동 자각도	RR	%포화도	거리 작업부하	심박수	혈압	리터/분	혈압, 부정맥, 투약 변화, 증상, 등.
1주	114	144/92	114-121 120	114	걷기-5 휴식-5 걷기-5 휴식-5 자전거-5 산소-2 휴식-2 산소-2	116 120 120	3-4 5	30	28 92	1400 ft 20 W 15 W	108	136/90	3L	운동하기 전 투약, 15분 준비운동 프로그램동안 죽 포화도 90-93% 유지 점검 & 패들 - 정상동방결절리듬 10분 마무리운동 환자 주 3회 실시
2주	108	130/84	114-121 120	112	걷기-5 휴식-2 걷기-5 자전거-5 휴식-3 산소-3 휴식-2 산소-3	120 120 120	4 4 5	30	92	1800 ft 20 W 15 W	114	134/88	3L	운동하기전 투약, 15분 준비운동 3L에서 포화도 여전히 좋음 야외로 이동시만 산소측정 점검 10분 마무리운동 산소가 집으로 배달되어 휴대용 용기에 채움 가정운동프로그램으로 10-15분 걷기 환자 주 3회 실시

표 12-8. 10장, 사례연구 1을 위한 8주 심폐운동 프로그램 요약 *(계속)*

날짜	안정시	심박수	심폐 훈련				마무리운동	O_2	소견
	심박수 / 혈압	목표예비목표 / 준비운동	심폐 운동 형태-분	심박수 / 운동 자각도	RR / %포화도	거리 작업부하	심박수 / 혈압	리터/분	혈압, 부정맥, 투약 변화, 증상, 등.
3주	114 140/80	114-121 120 114	걷기-10 휴식-2 걷기-10 산소-3 휴식-2 산소-3	120 4 5 120 5	24 30 30	1700 ft 1700 ft	108 15 W 144/86	3L	운동하기전 투약, 15분 준비운동 야외에서 걷기—야외 있는 것을 좋아함 하루에 간헐적으로 20분 걷기 10분 마무리운동 한번에 계단 2걸음 걷기 가르침 호기당 2계단 환자 주 3회 실시
4주	114 134/76	114-121 120	걷기-15 휴식-2 걷기-13 자전거-5 산소-3 휴식-2 산소-3	120 120 5	30	3200 ft 3000 ft 20 W	114 134/80	3L	투약, 15분 준비운동 10분 마무리운동 야외를 좋아함(상지자전거 싫어함) 계속 계단보행 가정프로그램: 항상 20분 걷기
5주	112 128/74	114-121 120 116	걷기 $23\frac{1}{2}$ 산소-4 휴식-2 산소-4	123 5 5	28	4500 ft	120 126/78	3L	운동하기전 투약, 15분 준비운동, 10분 마무리운동 마무리 운동 후 횡격막 호흡 환자 주 2회로 감소

6주	108 126/80	114-121 120 108	걷기-25 자전거-5 산소-3½ 휴식-2 산소-4	120 123 4½	30 28	5000 ft 20 W	114 124/80	3L	투약, 15분 준비운동 계단: 3걸음, 2계단/호흡 걷기 가정운동프로그램을 25분까지 증가 일주일에 5번 걷기 10분 마무리 운동 환자 주 2회 실시
7주	106 134/80	114-121 120 120	걷기-30 산소-5	120 3 120 4	30 30	5000 ft 20 W	110 140/84	3L	투약, 15분 준비운동 계단: 3걸음, 2:1 속도 연속적으로 3걸음 연속 내려가기 10분 마무리운동 가정프로그램 : 훌륭하게 준수 환자 주 2회
8주	108 134/90	114-121 120 110	걷기-30 산소-5	126 118 4	30	5000 ft 20W	112 136/88	2-3	산소측정 조사 운동동안 2L 산소포화도 86%까지 감소 분당 3L로 복귀 모든 목표 충족 재활과정 퇴원 1개월 후 추적검사

걷기는 강력하게 추천되었다. 만약 그 환자의 목표가 재활 프로그램과 일치한다면, 재활 프로그램과 가정 프로그램의 순응은 더욱 잘될 것이다.

이 환자는 어깨와 목 부분의 특별한 주의와 함께 일반적인 유연성 운동 10분을 포함하는 15분의 몸 풀기 기간을 가졌다. 신장은 발살바 현상을 피하도록 호기 시에만 실시되었는데, 이러한 관리를 운동이 적절하게 수행되도록 행해졌다. 신장 운동 사이의 휴식 기간은 필요한 대로 주어졌다. 유연성 운동을 할 때 통증을 느끼면 안 된다. 이 환자는 바닥의 매트에서의 운동을 할 수 있었다. 몸 풀기의 잔여 운동은 감지된 느린 속도로 (RPE가 3)트레드밀에서 행해졌다. 저항 없이 자전거 측력계로 시간당 10~15m 만큼 페달을 밟는 것이 또한 몸 풀기로서 선택될 수 있었다. 그녀의 몸 풀기 기간은 재활 과정을 통틀어 15분으로 유지되었다.

심폐 지구력 훈련은 보행, 자전거 측력계, 그리고 팔 측력계로 시작되었다. 순회 프로그램은 다양한 종류의 운동을 이용해 훈련의 특이성을 증가시키는 것과 함께 활동의 흥미를 유지시킨다. 환자는 첫째 주에 근육통, 피로, 또는 관절통의 증상 없이 세 가지 운동을 완수했다. 프로그램은 중간 중간의 휴식 기간과 함께 5분의 활동으로 구성되었다. 운동 진전은 30분 안에 완수될 때까지 연속적 활동의 양을 증가시킴으로써 이루어졌다. 표 12-8은 운동이 행해진 매주의 개요를 제공한다. 운동 진전은 도표를 재검토함으로써 추론될 수 있다.

냉각기는 트레드밀에서 RPE 3의 속도로 다시 보행함으로써 이루어졌다. 유연성 운동은 반복되었고, 심박률 측정이 실시되었다. 때때로, 이 환자는 10분의 냉각기 이후에 심박률이 상승되었다. 그런 현상이 일어났을 때, 횡격막 호흡이 심박률의 휴식 수준으로의 지속적인 감소와 함께 5~10분간 실시되었다. 그 환자는 심박률이 적당한 휴식 수준으로 돌아가고 나서야 재활 과정으로부터 벗어났다.

2주째에, 펄스형 휴대용 가정 산소 (요구되는 산소 전달 시스템)는 가정 관리 서비스 회사에 의해 공급되었다. 가정 운동 프로그램은 시작되었고, 순응은 적절했다. 그 환자는 가정에서 16계단으로 인해 방해받았다. 그러므로, 3주간의 재활 프로그램 동안에 계단 오르기는 자전거 타기로 대체되었다.

그녀의 폐 재활 프로그램의 마지막 주에 그녀의 의사는 그녀로 하여금 분당 2리터의 감소된 산소량을 이용해서 운동을 실시하도록 했다. 산소 포화는 운동 동안에 86%로 감소되었고, 그 환자는 운동 수행과 RPE 값에서 변화를 보였다. 그 시간에, 비부 캐뉼러에 의해 분당 3리터의 산소가 공급되도록 재설정되었다.

폐 재활 8주에 모든 환자의 목표와 직원의 목표가 충족되었다. 그녀는 30분 내내 실외에서 보행을 하고 있었다. 그녀는 호흡이 짧아짐이 없이 보측 기술을 이용해서 두 계단을 오를 수 있었다. 그녀는 호흡곤란의 징후 없이 두 계단을 내려갈 수 있었다. 모든 공식적인 강좌에 참석했고, 모든 비공식적인 교육이 이루어졌다. 그 환자는 1달 후에 계속되는 계획된 프로그램을 마쳤다.

사례 연구 3, 10장

이 부분은 10장의 사례 연구 3의 환자를 위한 재활 과정을 설명한 것이다. 이 환자를 위한 초기의 운동 처방은 표 12-9에 나와 있다. 그 처방은 증상 제한적인 등급 운동 검사를 포함하는 신체적 평가의 결과에 기초된다. (표 10-5는 운동 검사의 결과를 보여 준다)

이 환자의 평가에 있어서 중요한 고려점은 중간 정도로 심한 폐쇄성 폐질환, 운동으로 변하지 않는 2~3mm의 기준선 ST-부분 하강, 무산소 역치에 도달하지 않은 운동 검사, 작업 부하 비율에 불균형적으로 증가된 심박률 (심장 제한이나 탈컨디션의 징후)과 최대 분당 호흡률/최대 수의적 호흡의 비율이 97%라는 것이다. 검사는 피로와 호흡 곤란 때문에 중단되었다.

Karvonen 공식을 이용해서 그 환자의 표적 심박률 범위를 계산한 것은 다음과 같다:

(최대 심박률 - 휴식시 심박률)(40%~85%) +휴식시 심박률 = 표적 심박률 범위
(96 - 84)(40%~85%) +84 = 분당 88~94회

그 환자가 탈컨디션과/또는 심장 장해 징후가 있어서 그는 피로와 호흡 곤란을 막기 위해 운동 검사를 중단했고, 표적 심박률은 표적 심박률 범위의 가장 낮은 수치, 또는 분당 88회로 맞춰 졌다. 이 환자는 트레드밀에서의 걷기와 운동 양식을 위한 고정형 자전거 사용을 필요로 하는 운동 동안에 원격 측정법과 산소 측정법 모두에 의해 감시되었다. 걸은 거리와 자전거 작업 부하량이 그러한 작업 단계에서 생리적 매개 변수 (주관적이고 객관적인)로써 기록되었다. 기능적 이득이 환자가 운동 프로그램을 계속하도록 동기 부여하는 데 사용되었다. 상지 운동은 그 환자가 심폐 지구력이 발달되었다는 점이 확실해질 때서야 시작되었다. 교육은 단체 (공식적인)와 개인 (비공식적인)모두에서 즉시 시작되었다.

처음에 이 환자는 몸 풀기 기간에 15분이 요구되었다. 그의 몸 풀기는 의자에 앉은 자세에서 운동을 할 수 있게 변형된 유연성 운동을 포함했다. 그 운동을 환자에게 설명해 준 치료사는 각 운동의 실제 신장 동작은 호기 시에 행해져야 하고, 혈압을 상승시키고 기도를 좁아지게 해 호흡에 장애를 주는 발살바 현상을 피해야 한다는 점을 확실히 했다. 처음에 각각의 운동 동안 호흡을 계속하도록 환자에게 일깨워 주는 것이 계속적으로 필요했다. 휴식 기간은 환자가 호흡을 회복하게끔 하는 데 필요했다.

신장 후에 그 환자는 적은 노력으로 심폐 지구력 운동을 위한 활동을 수행함으로써 몸 풀기를 계속했다. 이런 경우에 그 활동은 트레드밀 걷기였고, 몸 풀기 수준은 RPE척도

표 12-9. 10장, 사례연구 3의 심폐운동처방

이름 사례연구 3, 10장 남 (여) 나이 69 날짜
누적 흡연량 70 키(in) 72.4 체중 (lb) 147

진단명: 만성폐쇄성폐질환, 진폐, 고혈압, 관상동맥질환, 단순 심근경색, Lt. 뇌졸중, 말초혈관질환, 통풍, 궤양

내복약: Lasix, ASA, Diltiazem, Alipurinol, digoxin, Lanoxin, NTG

소견: 운동전후 ST분절 하강, 심박수는 부적절하게 증가하는 것이 심장제한을 나타냄, 11년전 금연. 종료: 호흡곤란, 피로

운동점증검사 자료: 시행날짜 5/11 장소
안정시 심박수 84 절차 Modified treadmill
최대 심박수 96 최대 METs 3.1
재평가 일정 / /

심폐기능검사 해석: 중간강도 운동에 기관지경직 반응, 격심한 기계적 확산 제한.

심폐운동 처방:

기능적 용량(METs) = 최대 METs의 40%에서 80%
= .40에서 .85 × 3.1
= 1.2~2.6 METs

목표예비심박수 bpm = (최대심박수 − 안정시 심박수)(40%에서 85%) + (안정시 심박수)
= 88-94 bpm

운동자각도(10점 척도) = 4

운동의 형태 X 자전거 노젓기 X 걷기 걷기/조깅
계단 상지 자전거
자전거 50 rpm으로 저항 없이 3분 2세트, 각 세트간 휴식 1-2분
걷기 3-5분, 1-2분 휴식

운동시간: 12-15분 운동, 4-8분 휴식 주기: 5회/주

소견: 필요하다면 휴식을 산재시킴. 상지운동은 아직 안됨. 진전: 15분 연속운동

유연성 운동 처방: 일반적인 유연성 운동, 좌측 상지와 하지에 특별히 주의.

모니터링 그리고 산소요구:

원격측정 X 산소측정 X

산소보충 운동 세션동안 필요하는 만큼

소견 : 저강도 운동시에 심박수를 증가시키고 O2 포화도를 87% 까지 감소. 운동세션동안 원격측정과 산소측정을 제안.

로 3의 느린 속도였다. (몸 풀기와 심폐 지구력 운동의 대체 운동은 고정형 자전거에서 페달 밟기였다)

심폐 지구력 훈련은 중간 중간에 휴식기가 있는 짧은 유산소 활동으로 구성되었다. 그 환자는 초기에 2분의 휴식으로 운동을 3분간 수행할 수 있었다. 산소 측정계는 Sao2가 96에서 86%로 감소된 것을 보여주었다. 원격 측정계는 일시적인 단일 초점의 PVC와 세쌍을 포함하는 약간의 불규칙한 심박률을 보였다. ST부분은 기준선으로부터 변하지 않았다. 리듬을 이루는 부분은 기록되었고 추가 평가를 위해서 그의 의사에게 보내졌다. 그는 그의 표적 심박률 88을 달성하지 않았다. 그러나, 그의 휴식 심박률이 그의 검사일에 그의 휴식 심박률 아래의 분당 12회였고, 적절한 RPE를 유지하는 동안 이 작업 부하량과 함께 그의 심박률을 선형적으로 증가시켰기 때문에, 심폐 훈련은 적절하다고 느껴졌다.

심폐 지구력 훈련은 준비운동을 장려하고 준비운동이 10분 내로 완료되도록 수정되었다. 이번에, 환자는 벌써 저항 없이 25 rpm으로 자전거 타기가 추가되었다. 마무리 운동에 이어 운동의 모든 단계 동안 연속적인 호흡패턴의 필요를 강조한 유연성 운동이 계속 되었다.

환자는 관절통증, 근육통과 피로 없이 이틀 후에 프로그램에 복귀하였다. 이번에는 프로그램이 환자에게 적절하게 결정되었다. 주치의는 운동세션동안 코삽입관을 통해서 산소 1리터를 처방하였다. 운동 진전은 견딜 수 있는 만큼, 15-30분 연속적인 활동이 수행될 수 있을 때 까지 각 활동의 양을 증가시킴으로써 수행되었다.

폐재활 둘째주전 일요일에, 환자는 호흡곤란과 두통 때문에 응급실에서 진찰을 받았다. 기관지확장제와 코삽입관을 통한 산소 3리터로 치료하였다. 환자의 증상은 해결되었고 응급실로부터 퇴원하였다. 투약계획은 변경되지 않았다.

폐재활 둘째주에 안정시 혈압이 증가하기 시작하였다. 그러므로 혈압이 안정시나 마무리운동후 보다 운동 세션동안에 기록되었다. 혈압은 걷기의 두 번째 세트동안 182/94 mm Hg, 산소포화도는 84% 이였다. 심조율 기록지에 한쌍의 조기심실수축과 다원주기의 조기심실수축이 보였다. 환자는 통상의 재활프로그램의 마무리운동을 시작하였고, 주치의를 불렀다. 환자는 주치의로부터 허락을 받을 때까지 폐재활에서 제외되었다.

환자는 재활 셋째주에 산소용량을 변경하며 복귀하였다. 운동동안 분당 2리터의 산소가 주입되었고 가정에서는 야간 산소가 사용되었다. 환자는 운동프로그램동안 더 이상의 사고 없이 운동을 지속하였다. 패들을 사용하는 spot checking은 하였지만 원격측정은 넷째주 동안 중지하였다. 산소측정은 다섯째주에 중지하였다; 환자는 야외에서 이동과 상지에르고미터가 추가되었다. 운동의 진전은 표 12-10의 예제 데이터에 제시되었다.

폐재활 프로그램의 마지막 동안에, 환자는 프로그램 동안의 모든 장기목표를 달성하

표 12-10. 10장, 사례연구 3을 위한 심폐운동 프로그램 요약

날짜	안정시		심박수		심폐 훈련						마무리운동		O_2	소견
	심박수	혈압	목표예비목표	준비운동	심폐 운동 형태-분	심박수	운동 자각도	RR	%포화도	거리 작업부하	심박수	혈압	리터/분	혈압, 부정맥, 투약 변화, 증상, 등.
1주	72	162/74	88-96 88	82	걷기-3 휴식-3 걷기-3 휴식-3 자전거-3 휴식-3 자전거-3	78 78 86	5 4-6	24 30 30	86	800 ft 50 rpm 무저항	78	162/78	—	15분 준비운동 심박수 불규칙–심조율기록지 자각도에 대한 이해 좋음 산소 포화도가 96에서 86으로 하강 주치의 1 리터/분 산소 운동 처방 10분 마무리 운동 주 3회 실시
2주	108	130/84	88-96 88	82	걷기-4 휴식-3 걷기-2	84 90	5-6	30	84	1200 ft	80	182/94	1 L/분	15분 준비운동 환자가 일요일에 응급실행; 호흡 부족, 두통, 투약변경 없음 금일 혈압 상승 두 번째 세트 걷기동안 혈압 182/94, 심박수 80, 산소포화도 84% 운동과 회복시에 심전도상 때때로 심실조기수축(one coupling) 마무리 운동 시작(10분) 세션 중지, 주치의가 주 1회 운동 공지

3주	78 148/80	88-96 88 80	걷기-9 휴식-3 걷기-9 자전거-5 휴식-3 자전거-5	84 84-90 4½	30 28	2400 ft 20 W	82 160/80	2 L/분	주치의 처방—현재 운동세션시 분당 2L 운동과 수면을 위해 산소 준비 15분 준비운동 장시간 동안 운동에 견딤 원격측정에서 때때로 조기심실 수축, couplet 없음 10분 마무리 운동 환자 주 3회 실시
4주	72 164/80	88-96 88 80	걷기-12 휴식-2 걷기-10 휴식-2 자전거-5	78 84 5	30 90	2600 ft 20 W	78 150/74	2 L/분	15분 준비운동 최대운동에서 2개의 unifocal 조기 심실수축 계단 걷기 시작 심박수 불시검사/원격측정 제거 10분 마무리운동 10분 걷기, 10분 휴식의 가정 프로그램 시작 환자 주 3회 실시

표 12-10. 10장, 사례연구 3을 위한 심폐운동 프로그램 요약 *(계속)*

날짜	안정시 심박수/혈압	심박수 목표예비목표/준비운동	심폐 훈련 심폐 운동 형태-분	심폐 훈련 심박수/운동 자각도	심폐 훈련 RR/%포화도	심폐 훈련 거리 작업부하	마무리운동 심박수/혈압	O_2 리터/분	소견 혈압, 부정맥, 투약 변화, 증상, 등.
5주	66 / 150/74	88-96 88 / 72	자전거-15 휴식-3 자전거-5 산소-3 휴식-3 산소-3	78 / 5 78 / 4-6 86	24 30 30 / 90	2400 ft 20 W	72 / 148/80	2	15분 준비운동 산소측정 중지 정상 동방결절리듬 상지 에르고미터 추가 10분 마무리 운동 상지 에르고미터 15 W로 시작
6주	72 / 166/82	88-96 88 / 74	걷기-15 산소-3 휴식-3 산소-3	84 84 / 5	24 26	2400 ft 15 W	76 / 164/86	2	15분 마무리 운동 정상 동방결절리듬 10분 마무리 운동
7주	72 / 162/82	88-96 88 / 76	걷기-15 휴식-3 걷기-15 자전거-5 산소-3 휴식-3 산소-3	78 88 / 5	30	5000 ft 25 W 20 W	74 / 156/84	2	15분 준비운동 13 계단 걸어서 오르고 내리기 10분 마무리 운동 환자 주 3회 실시

8주	72 156/80	88-96 88 76	걷기-20 자전거-10 산소-5	78 90	30 5	3800 ft 25 W 20 W	76 152/84	2	15분 마무리운동 호흡조절 좋음 일상생활동작시 보행 보고됨 가정프로그램: 20분 연속 운동 10분 마무리 운동 환자 주 2회 실시
9주	74 164/86	88-96 90 78	자전거-25 자전거-10 산소-5	90 90 90	30 5 30	4000 ft 25 W 20 W	78 158/84	2	10분 준비운동 준비운동과 마무리 운동시 독립적 목표심박수 90으로 증가-운동자 각도 5 최대운동시 때때로 조기심실수축 5분 마무리운동 환자 주 1회 실시 가정 프로그램에 순응 좋음
마지막 세션	72 148/84	88-96 90 76	걷기-30 자전거-10 산소-5	90 90 90	27 30 5 30	4800 ft 25 W 20 W	80 154/80	2	10분 준비운동 불시점검에서 unifocal 조기심실 시축 보임 5분 마무리 운동

였다.

환자는 모든 공식적인 강의에 참석하였고 모든 개인 상담세션을 이행하였다. 운동프로그램에 있어서 독립적이었으며, 30분 연속운동을 수행하였고 운동자각도 상에서 성공적이었다. 자신의 기량안에서 의미심장한 증가로 인하여 프로그램 졸업자 중에서 고별사를 읽을 수 있었다. 가정에서 운동법을 계속할 수 있게 격려되고 클리닉에서 격주마다 열리는 공개 운동프로그램에 참여하는 기회가 주어졌다. 공개 운동 프로그램에서 가장 동기유발된 참석자가 되었다.

특별한 고려가 요구되는 환자들

일찍이, 심장재활에 의뢰되는 환자의 대다수는 단순 심근경색이 발견된다. 일반적으로 많은 환자들은 심장재활에 불안정하게 고려되지만 현재는 심폐재활 서비스에 의뢰되고 있다. 심폐재활을 희망하는 환자들은 협심증, 당뇨, 말초혈관질환, 구속성 폐질환, 폐동맥 고혈압, 운동유발 기관지경련, 관절염 또는 다른 정형외과적 제한, 심장 이식, 대상성 심장기능상실 등을 포함한다. 다른 후보자들로는 노인환자, 관상동맥우회로술이식, 경피적 경혈관 관상동맥 확장술 또는 다른 혈관재생수술로 회복되는 환자, 비만환자 등이다. 이들과 유사한 사례에서, 운동처방은 반드시 환자가 가능하도록 수정되어야 하고 생리적으로 심리적으로 운동치료를 적용해야한다. 이번 단락에서는 간단하게 운동치료 세션동안 수정이 필요할 수 있거나 특별한 관찰이 필요한 환자에게 명확한 운동치료를 위한 지침을 다룬다.

협심증

안정된 협심증을 가진 환자는 운동치료를 위한 훌륭한 후보자이다. 운동치료의 목표는 환자의 기능적 용량을 증가시켜 협심증 역치 아래로 더 많은 생리적인 운동을 수행하는 것이다. 이 경우, 특별한 고려는 반드시 협심증의 평가 진행, 준비운동과 마무리운동의 정도, 그리고 심혈관 지구력 훈련기간의 강도가 주어져야 한다. 협심증의 평가는 통증의 형태, 위치, 증상발현에 기여할 수 있는 요소, 통증을 경감하는 방법 등 환자가 묘사하는 것처럼 각 증상발현의 면밀한 기록을 포함해야 한다. 게다가, 임상의는 일반적으로 관찰하고 독특한 버릇 또는 다른 색깔의 미묘한 변화 또는 증상발현동안 환자에 의해 나타나는 태도 등을 기록할 수 있다. 안정된 협심증 환자의 평가 진행은 증상발현의 주기 또는 강도의 어떠한 변화라도 즉시 의학적 조사를 정당화할 수 있기 때문에 중요하다. 반대로 저혈압 반응이 나타날 수 있기 때문에 니트로글리세린 또는 처방된 지속성 니트레이트의 예방 사용하는 환자를 위해 주의 깊은 관찰이 필요하다. 운동세션동안, 환자의 목표 심박수는 협심증 또는 허혈 역치에서 대략 10-15회 아래를 유지해야 한다.

당뇨

운동을 적절히 처방하기 위해, 임상의는 반드시 I 형(인슐린 의존성, IDDM)) 당뇨 인지 II 형(비인슐린 의존성, NIDDM) 당뇨 인지 확인해야 한다. I 형 당뇨는 췌장의 인슐린 생산에 있어서 췌장의 결함의 결과로서 발생하고 I 형 당뇨는 반드시 외인성 인슐린의 정기주입에 의존한다. II 형 당뇨는 증가된 인슐린 저항과 인슐린 분비 장애의 특징이 있는 복합질환이다. II 형 당뇨는 미국에서 모든 당뇨의 90-95 퍼센트를 차지하고, 65-74세 인구의 대략 20퍼센트에 침범한다. II 형 당뇨는 일반적으로 40세 이후에 진단되고, 종종 비만과 관련되며 정형적으로 식이요법, 운동, 경구 저혈당 투약 그리고 몇몇 사례에는 외인성 인슐린 등으로 치료된다.

운동 프로그램은 불충분하게 조절되거나 조절되지 않는 당뇨환자들 예를 들어, 혈당 수치가 300 mg/dL 이상은 금기이다. 운동의 저혈당 효과는 운동하는 당뇨환자들이 만날 수 있는 중대한 문제이다. 이 효과는 운동동안 인슐린 저장소의 동원 증가로 나타날 수 있거나 또는 인슐린 주사 위치가 운동하는 근육일 경우 악화될 수 있다. 왜냐하면 운동이 인슐린 유사효과를 발생시키기 때문에, 운동하는 당뇨환자들은 체내 인슐린이 변하고 운동전 저혈당을 피하기 위한 탄수화물을 섭취한다. 저혈당 사고의 위험은 다음의 주의사항을 따른다면 최소화 할 수 있다.

1. 혈당은 환자가 인슐린 또는 경구당뇨병 약제를 취할 때마다 모니터해야한다.
2. 인슐린 용량은 감소시킨다(주치의에게 처방된 대로 1-2 단위)
3. 당뇨병환자는 식사후 1-2 시간 후에 운동한다.
4. 혈당이 100 mg/dL 이하일 때, 탄수화물 섭취는 운동전 약 30그램까지 증가시킨다.
5. 각 30~60의 중간정도 운동을 위해 당뇨병 환자는 10-15 g의 탄수화물 섭취가 필요하다.
6. 인슐린은 복부 같은 부위에 주사해야 하고 능동적으로 운동하는 근육에 주사하지 않는다.
7. 환자는 저혈당 고혈당의 증상과 징후에 관한 지식이 필요하다.
8. 당뇨병 환자는 파트너와 함께 운동하는 것이 필요하다.

일반적으로 심장질환을 가진 당뇨병 환자는 비당뇨 심장질환 환자와 같은 활동 형태의 활동에 참가할 수 있다. 그러나 환자가운동유발 저혈당이 가능할 수 있는 투약을 받을 때 특별한 주의사항이 필요하다. 예를 들어, 베타 차단제와 다른 약물은 환자의 저혈당 증상을 지각할 수 있는 능력을 감소시킬 수 있다.

I 형 당뇨병 환자는 매일 운동해야 하며 가능하다면, 식이요법과 인슐린용량을 일정한 패턴으로 유지하는 것을 조력해야 한다. 운동빈도가 높기 때문에 운동시간은 20-30분으로 감소시켜야 한다. 운동세션의 강도는 정상 범위(기능적용량의 40-85%) 내에서 처방되어야 하고 심박수에 기초해야 한다. 그러나 자율신경병증을 가진 당뇨병 환자는 심장박동수변동 불충분(변경된 심박수 반응)이 나타날 수 있다. 이런 환자들은 또한 협심증자각이나 다른 허혈 증상을 지각할 수 없다. 그러므로 이들은 반드시 주의깊게 모니터해야하고, 운동자각도 방법(11장)이 운동강도를 처방하는데 도움이 되는 것이 증명되었다.

II 형 당뇨병 환자는 주당 5일간 운동해야한다. 가능하면, 칼로리 소비를 향상시켜야 한다. 체중조절을 돕기 위해 운동 기간은 40-60분이 될 수 있다. II 형 당뇨병 환자를 위한 운동 빈도와 기간이 높기 때문에, 운동의 강도는 목표심박수 말기에 낮은 수준에서 보통 수준으로 유지해야 한다.

당뇨병 환자는 과도한 열이나 추운환경에서 운동을 피해야 한다. 신경병증을 가지는 환자들은 둔감한 발을 가지고 있어서 뛰기를 포함한 잠재적으로 외상을 입힐수 있는 활동을 피해야 한다. 증식당뇨망막병증을 가지는 당뇨병 환자들은 모든 심장 질환 환자들처럼 발살바 방법과 관련된 격렬한 활동을 피해야 한다. 적절한 신는 것을 반드시 착용하고 환자는 매일 운동후 자신의 발을 살피도록 지도해야 한다. 혈당 수준은 운동전, 운동후 처음 30분동안, 운동후 4-6시간동안 모니터하는 것이 필요할 수 있다.

말초혈관질환

말초혈관질환은 사지의 동맥과 정맥의 질환을 나타내는 부정확한 용어이다. 사지의 다양한 질환을 위한 다른 용어들은 말초동맥질환(PAD), 폐쇄동맥경화증(ASO), 폐쇄죽상동맥경화증, 말초동맥폐쇄질환 그리고 유사한 질환들을 포함한다. 이 책에서 사용된 것처럼, 말초동맥질환은 걷기 활동을 수행할 때 발생하는 근육허혈을 설명하는 일반적인 용어이다. 말초동맥질환의 전형적인 증상은 장딴지, 넓적다리, 엉덩이에서 통증, 경련, 쑤시는 것처럼 나타나는 간헐적인 파행이다. 간헐적인 파행은 걷기에 의해 촉진되고 휴식에 의해 즉시 경감된다.

치료의 주요 목표는 간헐적인 파행 증상의 감소, 기능적 용량 개선, 걷기 능력 개선 등이 포함된다. 특히 흡연, 당뇨병, 고지혈증, 고혈압이 말초혈관질환의 주요 원인이기 때문에 위험요소 수정을 위한 교육은 중요하다. 통증의 주관적인 단계(표 12-11)는 기간에 따른 통증을 평가하는 유용한 기술이고 운동내성의 개선을 측정하는 방법중 하나이다. 이 방법은 또한 환자가 더 높은 작업 수준으로 진행하려할 때 운동처방 작성시 도움을 주고, 심장재활 프로그램의 효율성 평가를 위해 결과를 사정하는 부분에 사용될 수 있다.

중대한 말초혈관질환을 가진 환자는 말초혈관 손상이 없는 환자보다 심장과 뇌혈관

표 12-11. 말초혈관질환 환자에서 통증의 주관적 등급

1등급	명확한 불편감 또는 통증 그러나 오직 초기 또는 중간 수준에서만(확인되었지만 최소)
2등급	중간정도의 불편감 또는 통증은 일반적인 자극(예, 대화)에 의해 전환될 수 있다
3등급	심한 통증은 일반적인 자극에 의해 전환될 수 없다(4등급의 부족)
4등급	몹시 고통스럽고 견딜수 없는 통증

질환과 관련하여 고위험에 있다. 그러므로 안정시 수축기 혈압의 증가는 운동세션 동안 목표심박수의 유의한 감소를 가져온다. 정상화하기 위한 혈압의 기능부전은 운동치료세션의 중지를 정당화한다. 파행이 있는 환자는 간헐적인 운동으로부터 초기에는 이득이 있을 수 있지만 환자가 견딜 수 있는 만큼 연속적인 저강도 운동으로 진행해야 한다. 초기에, 하루에 각 세션당 적어도 20분 정도로 두 번의 운동이 유익할 수 있다. 이상적으로, 유산소 운동의 형태는 환자가 견딜 수 있는 가능한 많은 걷기를 포함한다. 간헐적인 파행을 가진 환자를 위한 적합한 다른 대안 활동들은 자전거, 노젓기, 그리고 계단 오르기를 포함한다.

만성 심부전

만성 심부전은 손상된 심실 기능 손상의 복잡 증후군이고 제한된 심장 출력이 저강도 운동에 견딜 수 없는 피로나 호흡곤란 같은 임상증상을 초래하는 특징이 있다. 만성심부전은 심한 좌심실 기능부전으로 인해 빈번하고 종종 울혈성 심부전으로 불린다. 비록 안정 만성심부전 환자는 종종 폐 또는 말초순환에서 울혈의 증거가 보이지 않는다. 만성심부전의 사망률은 연령증가에 따라 증가하고 75세 이상 인구의 10퍼센트는 만성신부전으로 괴로워한다. 그러나 최근에 운동훈련이 심실기능 손상 환자에게 유익하다고 결정되었다. 심장재활의 결과, 만성심부전 환자는 안정심박수 감소, 운동수행력 개선 그리고 행복감의 증대 같은 긍정적인 훈련효과가 나타나게 되었다.

운동훈련에 더하여 포괄적인 재활 프로그램은 식이요법 상담, 약물 치료 그리고 빈번한 추적검사를 포함한다. 운동훈련 전, 만성심부전 환자는 최소 3METs의 기능적 용량과 20퍼센트 이상의 좌심실 구축률을 갖추는 것이 바람직하다. 가능하면, 초기 운동평가는 운동시간으로부터 기능적 용량의 측정은 틀릴 수 있으므로 VO_2를 직접 측정한다.

운동훈련은 예비목표심박수의 하단 또는 기능적 용량(40-60 퍼센트)으로 처방되어야 하고 2-4분 운동후 1-2분 휴식의 간헐적인 유산소활동으로 시작한다. 견딜 수 있으면, 초기 심혈관 운동 세션은 10-15분 지속해야 한다. 환자 반응에 따라서 운동기간은 견딜 수 있는 30-40분의 연속 운동훈련으로 점진적으로 증가시킨다. 만성심부전 환자에서 운동

에 대한 혈압 반응이 손상 될 수 있으므로, 운동자각도와 결합된 혈압과 심전도를 자주 모니터링하는 것이 중요하다. 환자의 반응에 따라, 만성심부전 환자를 위한 훈련 빈도는 주당 3-5회 이어야 한다. 만성심부전 환자는 각 운동세션전 최소 10분간의 준비운동이 필요하고, 운동기간은 강도보다 증가되어야 한다.

임상의는 심혈관 상태의 악화나 만성심부전을 저하시키는 증상과 징후를 인식해야 한다. 이들 증상들은 이틀내에 1 kg(~2 lb)이상의 체중 증가, 심박수의 증가나 호흡곤란, 청진에 의해 나타난 폐부종, 비정상적인 심장음(특히 S_3의 말발굽심음과 역류잡음 등이다) 등이다. 만약 이들 증상이 나타나면, 운동은 즉시 종료되어야하고 환자는 평가와 치료를 의뢰해야 한다. 만성심부전 환자는 근본적으로 심실 빈맥과 심실세동으로 인한 부정맥의 결과 급성심장사의 위험에 있다. 이들 부정맥을 촉진시키는 조건들은 저칼륨혈증, 저마그네슘혈증, digoxin 독성 등이다.

심장 이식

심장이식후 5년 생존률은 72퍼센트로 보고되고 있다. 향상된 생존률에도 불구하고 지난 몇 년간 많은 심장이식 환자들은 운동에 대한 잠재적인 제한으로 인하여 심장재활에 의뢰되지 않았다. 이들 제한들은 이식 거부, 폐동맥 고혈압, 말초혈관과 대사의 비정상, 면역억제약물의 부작용 그리고 수술후 매우 낮은 운동 내성 등이다. 그러나 심장재활 프로그램에 참가한 환자들은 기능적 용량의 증가, 운동 할 수 있는 기간의 증가, 무산소역치의 증가, 운동에 대한 호흡 반응의 향상, 최대심박수의 증가를 보여주고 있다.

심장이식의 결과로서, 이식된 심장은 더 이상 자율신경계에 의해 지배되지 않는다. 심장이식환자에서 안정심박수는 더 이상 미주신경 조절에 지배되지 않기 때문에, 안정심박수는 대략 100 bpm으로 보여진다. 체액조절은 운동훈련에 대한 반응에 있어서 심장출력 증가를 위한 일차적인 생리적 기전이 된다. 심장출력의 증가는 순환하는 카테콜라민의 결과이고 심장이식 환자에서 운동에 대한 반응은 지연되고 둔감한 경향이 있다. 높은 안정심박수와 낮은 최대심박수 때문에, 환자의 심박수범위는 대략 40-50 rpm 이다. 심장이식 환자는 정상군에 비하여 안정시 혈장젖산 수준은 더 높고, 최대 젖산 수준은 더 낮게 된다. 그러나 심장이식 환자는 무산소대사에서 더 빠른 개시를 보이고, 운동치료에 처방된 운동강도가 혈중 젖산집중의 유의한 상승을 일으키지 않는 것으로 권고되고 있다. 안정시와 운동동안 심박수 반응 때문에, 운동자각도 12-14와 호흡역치 이하의 MET 수준을 사용하는 것은 초기 운동처방 강도 확립에 효과적인 것으로 보고되고 있다. 각 운동세션의 기간은 환자에 달려있지만, 30-60분의 간헐적인 또는 주당 3-5회의 연속적인 유산소활동의 범위에 있다. 심장이식 환자를 위한 선택된 운동방법은 심장질환을 가진 다른 환자와 유사하고 걷기, 자전거, 노젓기, 계단보행 그리고 가볍게 달리기 등이다. 또한 좀 더 긴 준비운동과 마무리운동이 제안된다.

임상의는 심장이식 환자의 재활에 책임이 있고 심장이식 환자에게 반드시 일어나는 면역억제 약물을 알고 부작용을 모니터해야 한다. cyclosporin은 고혈압을 일으키고 prednisone은 나트륨과 체액 저류, 근부피 소실, 포도당불내성, 골다공증 사지에서 체간까지 지방 재분포, 위 자극, 식욕 증가, 궤양, 감염 감수성 증가, 칼륨 분비 증가 같은 많은 부작용을 가진다. 또한 임상의는 반드시 장기 거부(생검에 의해 나타난)를 경계하고 상황이 악화되면 운동세션을 종료해야한다.

구속성 폐질환

구속성 질환은 증가하는 작업부하 반응에 있어서 분당 환기량 증가를 적절하게 하는데 무능력하게 한다. 그 결과로 운동시 산소 불포화가 발생한다. 이들 환자집단은 폐재활을 위해 의뢰되어야 한다. 이런 환자 뿐만 아니라 폐쇄성폐질환 환자들도 역시 폐재활 프로그램의 이득을 볼 수 있다. 산소측정의 사용은 구속성 폐질환 환자의 운동 강도의 안전성을 보장하는데 도움을 줄 수 있다. 이들 환자군에서 운동자각도 사용 역시 운동강도 모니터링을 위해 중요하다.

폐동맥 고혈압

폐동맥 고혈압이 나타나는 환자들은 종종 상대적으로 고정된 심장출력을 가진다. 그러므로 운동개시와 함께 호흡곤란, 피로 그리고 기절 등이 나타날 수 있다. 운동은 반드시 저강도 수준으로 맞추고 심박수, 혈압과 산소측정을 모니터해야한다. 이들 집단에서 운동훈련의 이득은 아직 장려되지는 않지만 운동의 적절한 사용은 정당화되고 있다. 호흡 재훈련, 에너지 보존 테크닉, 보측, 교육, 그룹지지 등은 이들 그룹에게 이득이 되는 것을 부인할 수 없다.

운동유발 기관지경련

운동유발 기관지경련(EIB)은 대개 연속적인 고강도 운동 개시 6-8분 후에 발생한다. 운동 환경이 운동유발 기관지경련 환자에게 특히 중요하다. 찬 공기, 낮은 습도, 오염물질들이 이들 증상을 악화시킨다. 잠재적인 위험을 최소화하기 위해, 운동은 수행될 수 있다. 준비운동의 적절한 사용은 기관지확장을 감소시키는데 필요하다. 운동전 기관지확장제 주입은 운동유발 기관지경련을 예방하는데 도움이 된다. 수영은 조절된 환경, 유효성 그리고 유산소성이기 때문에 기관지경련 환자들을 위한 유산소 운동이다.(기관지경련의 더 많은 정보는 6장 참조)

골관절염과 정형외과적 제한

골관절염은 체중부하관절 특히 슬관절에 영향을 미치는 퇴행성 질환이다. 63세 이상 성인의 33% 이상이 슬관절에 골관절염을 가지는 것으로 추산되고, 이 질환의 유병율은 여성노인에서 남성노인 보다 3배 우세하다. 지금까지 근원적인 질병과정에 영향을 미치는 치료는 없고 치료는 대개 통증을 감소시키는 투약, 수술적 방법 등이다. 최근 연구들에서 유산소 활동, 근력훈련 그리고 유연성 운동을 포함하는 운동훈련이 통증과 슬관절염에 관련된 무능을 개선시킬 수 있다고 나타낸다. 골관절염 또는 손상된 관절에서 과도한 스트레스를 생산하는 운동은 피해야하고 운동처방은 관절가동범위, 근력, 기능적 용량을 증가시키는 것을 강조한다. 염증기간동안 체중부하관절에 스트레스를 주는 활동은 금기이다. 초기에는 정형외과적으로 제한된 환자들에서 초기에는 짧은 운동기간과 휴식간격을 특징으로 하는 간헐적인 저강도 심폐운동이 연속적 운동 견딜 수 있는 것으로 나타난다. 체중관리를 위한 영양상담과 교육이 또한 과체중 심장질환환자들을 위해 필요하다.

비만

비만은 고혈압, 고지혈증, 당뇨, 선천심장병을 포함한 질환의 주요 위험요소로 높은 관련을 가지고 있다. 체지방의 감소는 선천심장병의 위험요소 감소에 이득이 있는 것으로 보여지고 심장질환을 가지는 비만환자는 재활치료진에 의해 초기에 영양, 체중조절 중재, 체중 유지를 위한 장기 추적조사와 생활양식 수정에 관하여 조언 받아야 한다. 대부분 사례에서, 적당한 운동이 장시간의 운동에 적절하기 때문에, 비만환자를 위한 운동치료는 긴시간(최대 60분) 이어야하고 체중부하관절에 스트레스를 피하기 위하여 저강도 이어야한다. 운동 강도는 목표심박수에 의해 처방하지만, 비만환자를 위한 최근 연구에서는 최대심박수를 예측하는 공식은 다음과 같다.

$$\text{예측된 최대심박수} = 200 - 0.5 \times \text{나이}$$

예측된 최대심박수가 계산되면, 목표심박수 범위를 예측하는 전통적인 방법이 사용될 수 있다(11장 참조).

환경적 고려

운동치료세션에 더하여, 선택된 환자들은 가정에서 운동할 수 있도록 격려되어야하고, 환자가 정식 재활프로그램을 졸업하면 가정에서 운동요법을 계속할 듯하다. 포괄적

재활프로그램의 부분으로서, 환자에게 자신의 맥박을 촉진, 운동을 적절하게 자가모니터, 운동자각도의 평가하는 것을 가르치는 것이 중요하다. 또한 환자가 운동능력에 영향을 주는 다양한 환경요인의 효과에 대하여 가르치는 것이 중요하다. 중요한 환경관심사는 사지의 체온과 습도이다. 고도와 대기오염은 폐질환 환자에게 주요한 요소이고 공기가 나쁘고 고도가 높은 곳에서 정기적으로 운동하는 환자들에게는 반드시 논의되어야 한다.

열

주위 온도가 40~75°F 범위이고 습도가 65퍼센트 이하일 때, 일반적으로 운동에 알맞은 조건으로 인식된다. 그러나 더운 날씨에는 운동시 체온이 보통보다 빠르게 상승하고 반드시 특별한 주의가 유지되어야 한다. 높은 온도의 유해한 효과는 상대 습도 증가에 의해 악화된다. 고열과 높은 습도 환경에서, 신체는 열을 방산하고 스스로 차가워지는데 노력하게 된다. 땀의 증발을 통한 신체의 자연적인 냉각은 습도가 높을 때 비효율적이다. 중심체온이 증가함에 따라 심박수, 절대 일회박출량, 피부로 혈류량, 정맥 탄성, 중심체온, 체온, 발한이 증가한다. 체온과 습도가 증가함에 따라 감소하는 요소는 일회박출량, 내장 혈류, 신장 혈류, 요생성, 중심 혈류, 혈장량, 총체액량 등이다.

운동시 심박수는 체온 25℃ 이상에서 1-1.5 bpm 증가하는 것으로 산정된다. 덥고 축축한 환경(높은 습도)에서는 대략 3.5 bpm 증가한다. 고온 다습 환경에서 운동 강도를 수립하는데 목표심박수 사용의 장점중 하나는, 심박수는 환경적인 조건 때문에 증가할 것이다. 적절한 예비목표심박수 내에 유지하기 위해서, 운동하는 개인은 운동의 강도를 감소시켜야 한다. 안전을 위해서, 환자에게 심박수를 촉지하고 운동강도 자가 모니터링을 유능하도록 교육하는 것이 중요하다. 환자들은 운동하기 위해 가장 좋은 시간, 과도한 열과 습도를 피하기 위한 방법, 적절한 의복, 열과민성의 증상과 징후를 교육받아야 한다.

냉

찬 온도에 노출되면 말초 혈관수축(증가된 말초저항)을 초래하고, 동맥 혈압의 증가를 일으킨다. 운동시 증가된 심근 요구와 찬 온도 노출에 의해 증가된 말초 저항 때문에 운동하는 심장질환 환자는 허혈 역치에 더욱 빠르게 이를수 있고 결과적으로 협심증을 경험할 수 있다. 추운 환경에서 수행된 활동들은 상체의 대사 요구를 증가시켜 선천심장병 환자에게는 추천되지 않는다.

추움은 또한 한냉-유발 기관지경련의 형태로 폐환자에 영향을 미친다. 찬 공기가 기관기관지분지에 도달하면 기관지수축을 일으키고 운동이 어려워지고 불쾌해진다. 코와 입주위에 스카프 착용은 따뜻한 공기의 저장소를 공급하게 된다. 그러나 고정 자전거, 트레드밀 또는 산책길내의 이동 같은 실내 운동은 심폐질환 환자를 위해 더욱 유리한 것을 알게 된다.

허혈반응이 비록 사지의 체온과 습도에 관련되지만, 같은 반응들이 심장 환자의 안정시와 체온에 오직 적당한 반응이 일어날 때 관찰된다. 모든 환자들은 사지가 기온에 노출될 때에 관련된 위험을 교육받아야 한다. 또한 운동시 사지의 주위 온도 인식에 더하여 모든 일상생활 측면에서 사지 체온의 효과를 완충하는 것을 강조해야 한다. 이것은 목욕, 샤워, 에어컨 빌딩에서 갈 때, 자동차가 극도로 뜨거울 때, 매우 차거나 뜨거운 음료를 마실 때 주의하는 것을 포함한다. 환자는 또한 추운 날씨에 적절한 의복을 지도받아야 한다.

동기, 순응, 정신사회적 문제

외래 재활 프로그램의 목표는 각 환자들을 위해 처방된 치료요법을 가능한 포괄적으로 발달시키고 환자가 희망하는 결과가 달성되도록 순응을 향상시킨다. 재활 프로그램 성공을 위해 환자들은 반드시 정식 프로그램의 종료후 수개월 그리고 수년 동안 그들의 프로그램을 지지해야 한다. 모든 노력은 반드시 추적검사에 알맞아야 하고 환자들은 순응행동을 포함하는 요소를 이해해야하며 계획들은 반드시 언제 어디서든 가능하도록 성공적 전략으로 통합해야 한다.

성취된 운동요법의 동의에 관한 자료는 다소 혼란스럽다. 몇몇 연구들에서 심장 재활 운동프로그램에 처음 3개월에 80 퍼센트, 12개월에 약 60 퍼센트, 장기치료에는 단지 50 퍼센트만이 순응한다고 보고하였다. 심장재활프로그램의 장기 추적조사로부터 획득된 다른 자료에서 5년 이상 20 퍼센트로 낮고 '힘든 운동' 으로 6~9년 후에는 90 퍼센트로 높은 비순응을 나타내었다. 재활의 운동요소에 대한 장기 순응은 환자가 운동을 왜 그리고 어떻게 하는지에 대한 교육의 결과로 보인다. 아마도 순응과 동기에 관한 의문은 이 분야에서 미래의 연구를 통해 풀릴 것이다.

교육스태프

어떤 프로그램이든 성공의 열쇠는 교육스태프의 능력이다. 포괄적인 재활프로그램에 책임이 있는 임상의는 반드시 운동생리학의 정확한 지식, 평가와 운동처방의 원칙을 알아야 한다. 임상의는 재활의 교육적 요소를 장려하고 환자의 정신사회적 상태와 요구를 다뤄야한다. 환자들에게 동기부여를 위해 사용된 많은 기법은 간단하고 환자 자신에게 헌신하는 결과의 성취를 도울 수 있는 열망에 있어서 진실한 각 개인에게 천성이다.

교육스태프는 반드시 환자를 위해 긍정적인 역할모델을 제공해야하고 운동을 향한 열광적인 태도와 다른 생활 변화를 항상 유지해야 한다. 이런 형태의 행동은 재활과정에 대한 환자들의 태도를 강화시켜 준다. 환자들은 그들의 운동과 다른 습관들에서 만들어지는 변화를 지각하고 일생동안 수행하게 된다.

환자 순응의 개선은 순응하기 위한 장벽을 극복하고 강화, 외적과 내적, 긍정적인 건강 행동에 의해 환자 순응의 유발을 포함한다. 이들 목표를 성취하기 위해 사용된 방법들은 교육적일 뿐만 아니라 행동적이다.

교육 기법

교육은 다수의 공식적 · 비공식적 환경에서 공급될 수 있다. 재활프로그램에 의해 제공되는 교육 경험의 형태는 스태프, 시설, 프로그램의 장소에 의해 제한 될 것이다. 경험의 형태는 환자 교육 지침(적절한 지식수준에 의해 쓰여진), 비공식적 환자 교육 세션(운동치료 세션 전 · 동안 · 후 토론, 게시판), 공식적 환자 교육(강의와 배우자 동반 · 비동반 개인상담세션) 등 이다. 심폐 환자를 위한 추천되는 강의 주제는 표 12-12와 12-13에 제시되어 있다.

행동 기법

일찍이, 행동 치료는 행동의 변화와 행동변화를 유도하기 위한 고전적 조건반응(Pavlovian) 의존에 집중하였다. 최근에는 또한 치료시설에서 사용되는 행동변화 모델은 사회적 · 인지적 요소의 중요성에도 집중하고 있다. 사회학습이론은 행동, 인지, 환경적 요소에 관련된 인간 기능을 묘사하고 있다. 행동변화에 영향을 미치기 위해, 사람들은 자신감 결핍일 때 성공할 것이라는 행동변화를 인정하지 않기 때문에 사회학습이론은 자기유용성 또는 자기 과신의 중요성을 강조한다. 다음의 네가지 요소들은 자기유용성에 영향을 미치는 것을 볼 수 있다.

1. 정보와 설득. 정보전파, 긍정적 생각, 평가에 따른 현실적인 기대, 태도, 변화 효과 등에서 보건의료 전문가의 역할은 행동 수정에 있어서 최고로 중요하다.
2. 다른 사람의 관찰. 생활 양식 변화는 때때로 다른 사람들을 지켜보는 결과로서, 재활 스태프 들은 반드시 그들의 환자에게 긍정적인 역할 모델이 되어야 한다.
3. 행동의 성공적 수행. 환자들은 그들의 실수를 더욱 기억하기 때문에, 행동 수정 프로그램은 종종 그들에게 그들의 예전 행동 변화 시도를 물어보고 다음번에 그들이 어떻게 다르게 할 수 있는지 결정한다.

표 12-12. 심장재활 프로그램을 위한 주간 강의 주제

선천성 심장질환과 관련된 위험 요소
심장의 해부학과 생리학: 심장병이란 무엇인가?
협심증: 흉통은 무엇인가?
심장질환을 위한 식이요법 관계
인간 성별과 심장질환
식이요법과 체중관리
스트레스와 스트레스 관리
심장질환에서 흡연의 관계
심장질환 관리에 사용되는 약물과 운동과의 관계

4. 생리적 피드백. 환자운동세션의 일상기록은 기능적 용량, 무게 관리, 각 환자의 운동세션 동안 다른 변수들의 증가의 제시가 쉽기때문에 환자에게 긍정적 피드백을 제공할 수 있다. 다단계운동검사 후 상담과 빈번한 추적조사도 또한 재활치료시 환자의 자기유용성, 행동, 순응에 있어서 강하게 영향을 미친다.

표 12-13 폐재활 프로그램을 위한 주간 강의 주제

호흡질환의 해부학과 생리학
만성폐쇄성 폐질환(COPD)
폐질환의 위생 기법
운동의 효과
영양과 폐질환
에너지 보존 기법
스트레스관리와 이완
흡연과 환경 요소
만성폐쇄성 폐질환의 정신사회적 측면
진단 기법
만성폐쇄성 폐질환의 일반 관리
지역 서비스
영화: 나는 조의 폐
폐렴의 증상과 징후

정신사회적 변수, 삶의 질 문제, 성과

정신사회적 변수는 재활치료환자의 순응과 환자 삶의 질에 중요한 영향을 미친다. 심리적 상태와 환자의 행복은 기분, 걱정, 우울, 감정적 행복을 포함한다. 자존심, 미래에 관련된 생각, 개인 관계에 관한 감정, 위기의 일생 사건 등의 평가는 환자의 심리적 상태와 행복을 나타내는데 사용된다.

사회적 상호작용과 역할 기능은 공동생활에 기초적인 개인대 개인간 상호작용을 나타내는 환자의 능력을 가리킨다. 가족, 친구, 직장동료, 주위 공동체와의 환자 상호작용의 평가는 환자의 사회적 상태를 결정하는데 중요하다.

이상적으로, 정신사회적 문제의 평가는 급성 심장질환 동안 발생하는데 격심한 정신사회적 혼란의 위험성은 적절한 중재가 주어질 수 있다. 급성 심장 증상별현 후 정신사회적 어려움의 확인(특히 역으로 기분이 변경)과 제공되는 운동재활에 있어서 지체는 운동훈련의 이득의 감소와 관계된다.

삶의 질 평가는 정신사회적 평가뿐만 아니라, 신체적 능력상태의 평가도 포함한다. 삶의 질은 개인의 기능적 능력, 증상과 그들의 결과, 사람이 느끼고 기능하는 방법을 설명하는 다차원적인 개념이다. 삶의 질 측정은 심폐재활 프로그램의 효과나 결과를 평가하는데 중요하다. 심장재활후의 공통 결과는 생존, 직장으로 복귀, 금연, 다른 위험 요소 변경, 기능적 용량의 개선, 삶의 질 개선 등이 포함된다. 표 12-14는 심장 재활중재 후의 건강, 임상적 · 행동학적 결과가 설명되어 있다. 심장 재활프로그램의 결과를 평가하는 몇몇 도구들과 심혈관질환 환자의 삶의 질 평가를 위해 재활 스태프들이 이용가능한 질문표가 제시된다.

재활 스태프는 환자 상태와 결과 사정을 위한 기초로서 심폐프로그램의 진전을 주의깊게 기록해야 하는 것은 명확하다. 모든 운동치료는 작업에 관하여 양(예, METs, 거리, 속도), 환자의 운동에 대한 반응(예, 심박수, 혈압, 산소포화도), 지원 정도(예, 보조 산소의 사용, 니트로글리세린), 해로운 징후(통증, 부정맥) 등을 표시해야 한다. 주치의, 다른 보건 전문인, 가족들과의 모든 연락은 기록되어야 한다. 마지막으로, 퇴원 요약(discharge summary)은 치료의 과정, 결과, 환자를 위한 미래 계획 등을 설명해야 한다.

요약

심혈관 질환을 가진 환자 2명과 폐질환을 가진 환자 2명의 상세한 사례 연구는 주치의가 매일 심장과 폐 운동치료 세션 원칙의 적용, 목표심박수, 운동자각도에 관련된 보다 많은 이해를 도울 수 있도록 제시되었다. 운동처방의 재조정의 예는 운동세션으로부터

표 12-14 결과 영역

건강	임상의	행동요법
	I. 신체검사	
	A. 체중	
	B. 혈압	
	C. 지질	
	D. 산소섭취	
	E. 기능적 용량	
	F. 혈중 니코틴 수준	
	G. 혈중 약물 수준	I. 약물 요법
	1. Theophylline	II. 식이요법
I. 사망율	2. Digoxin	III. 운동
II. 이환율	H. 증상 관리	IV. 금연
III. 삶의 질	1. 기침	V. 호흡 훈련
	2. 호흡곤란	VI. 사회적 기술
	3. 협심증	VII. 임박하는 합병증 인지
	II. 정신사회	
	A. 개인간 기능과 기능장애	
	B. 정신사회적 상태	
	C. 직업과 독립생활 복귀	
	III. 약물 이용	
	A. 투약법	
	B. 입원기간	
	C. 주치의/응급실 방문	

획득된 피드백(예, 혈압, 투약 변화, 혈액의 산소 포화도)에 기초한다. 이들 예들은 주치의에게 각 개인의 생리적 측정이 비정상으로 보일 때 목표심박수 또는 운동자각도의 주기적인 재조정의 필요성을 충고한다. 운동처방의 부가적인 수정은 협심증, 당뇨, 말초혈관질환, 정형외과적 제한, 비만 등을 가진 심폐질환 환자를 위해 필요할 수 있다. 심장이식, 좌심실 기능부전, 구속성 폐질환, 폐동맥 고혈압, 운동유발 기관지경련을 가진 환자를 위한 운동처방 지침이 포함되었다.

초기에는 고위험 그리고 선택된 중간위험 환자들은 연속적으로 모니터해야한다. 심혈관 합병증을 가진 환자들을 위한 심조율기록지는 각 운동세션동안 획득되어야 한다. 연속적인 모니터링은 환자의 진전에 따라 간헐적인 모니터링으로 점차 줄인다. 모든 환자들은 심박수와 혈압반응에 있어서 주위 체지의 효과를 배워야 한다. 자신의 맥박을 촉진과 운동자각도를 교육시켜 2단계에서 3단계로 그리고 가정운동을 안정하게 진행시킬 수 있어야 한다. 수립된 재활치료내에서 환자 순응의 유지를 위한 제안은 교육적 · 행동학적 기법을 포함하고 삶의 질, 순응, 결과에 있어서 정신사회적 문제에 영향을 미친다. 재활 중재의 결과 측정은 생존과 심폐재활의 미래에 중요하다.

참고문헌

1. Hall, LK and Gettmen, LR: Policies and procedures in P&R programs. ACSM's Resource Manual for Guidelines for Exercise Testing and Prescription, ed 2. Lea & Febiger, Philadelphia, 1993, pp 562–569.
2. Wenger, NK et al: Cardiac Rehabilitation as Secondary Prevention. Clinical Practice Guideline. Quick Reference Guide for Clinicians, No. 17, Rockville, Md: U.S. Department of Health and Human Services, Public Health Service, Agency for Health Care Policy and Research and National Heart, Lung, and Blood Institute. AHCPR Pub. No. 96-0672. October, 1995.
3. Balady, GJ and Weiner, DA: Risk stratification in cardiac rehabilitation. J Cardpulm Rehabil 11(1):39–45, 1991.
4. American Association of Cardiovascular and Pulmonary Rehabilitation: Guidelines for Cardiac Rehabilitation Programs, ed 2. Human Kinetics, Champaign, 1995, pp 1–26.
5. Pashkow, FJ: Issues in contemporary cardiac rehabilitation: A historical perspective. J Am Coll Cardiol 21(3):822–834, 1993.
6. Leon, AS et al: Position paper of the American Association of Cardiovascular and Pulmonary Rehabilitation. Scientific evidence of the value of cardiac rehabilitation services with emphasis on patients following myocardial infarction—Section I: Exercise conditioning component. J Cardpulm Rehabil 10(3): 79–87, 1990.
7. Hall, LK: Guidelines for cardiac rehabilitation: 1987 to 1990. J Cardpulm Rehabil 11(2):79–83, 1991.
8. Pollock, ML, Welsch, MA, and Graves, JE: Exercise prescription for cardiac rehabilitation. In: Pollock, ML and Schmidt, DH (eds): Heart Disease and Rehabilitation, ed 3. Human Kinetics, Champaign, 1995, pp 243–276.
9. Parmley, WW: Position report on cardiac rehabilitation: Recommendations of the American College of Cardiology. J Am Coll Cardiol 7(2):451–453, 1986.
10. American College of Sports Medicine: ACSM's Guidelines for Exercise Testing and Prescription, ed 5. Williams & Wilkins, Baltimore, 1995, pp 177–193.
11. American Association of Cardiovascular and Pulmonary Rehabilitation: op cit, p 94.
12. Herbert, WG and Herbert, DL. Legal considerations. In: Pollock, ML and Schmidt, DH (eds): Heart Disease and Rehabilitation, ed 3. Human Kinetics, Champaign, 1995, pp 433–439.
13. Herbert, DL and Herbert, WG. Medicolegal aspects of rehabilitation of the coronary patient. In: Wenger, NK and Hellerstein, HK (eds): Rehabilitation of the Coronary Patient, ed 3. Churchill Livingstone, New York, 1992, pp 566–580.
14. American Thoracic Society: Definitions, epidemiology, pathology, diagnosis, and staging. Am J Respir Crit Care Med 152:S78–S110, 1995.
15. American Thoracic Society: Evaluation of impairment/disability secondary to pulmonary disorders. American Review of Respiratory Diseases 133:1205–1209, 1986.
16. Reis, A: Position paper of the American Association of Cardiovascular and Pulmonary Rehabilitation. J Cardpulm Rehabil 10:418–441, 1990.
17. Berra, K: Cardiac and pulmonary rehabilitation: Historic and future needs. J Cardpulm Rehabil 11:8–15, 1991.
18. Franklin, BA et al: Hospital and home-based cardiac rehabilitation outpatient programs. In: Pollock, ML and Schmidt, DH (eds): Rehabilitation of the Coronary Patient, ed 3. Churchill Livingstone, New York, 1995, pp 209–227.
19. American College of Sports Medicine: Guidelines for Exercise Testing and Prescription, ed 4. Lea & Febiger, Philadelphia, 1991, pp 121–159.
20. Stamford, B: A stretching Primer. The Physician and Sportsmedicine 22(9):85–86, 1994.
21. Stamford, B. How to warm up and cool down your workout. The Physician and Sportsmedicine 23(9): 97–98, 1995.
22. American College of Sports Medicine: ACSM's Guidelines for Exercise Testing and Prescription, ed 5. Williams & Wilkins, Baltimore, 1995, pp 153–176.
23. Franklin, BA et al: Exercise and cardiac complications. The Physician and Sportsmedicine 22(2):56–68,

1994.
24. Franklin, BA et al: Resistance training in cardiac rehabilitation. J Cardpulm Rehabil 11(2):75–77, 1991.
25. Stralow, CR, Ball, TE, and Looney, M: Acute cardiovascular responses of patients with coronary disease to dynamic variable resistance exercise of different intensities. J Cardpulm Rehabil 13(4):255–263, 1993.
26. American Association of Cardiovascular and Pulmonary Rehabilitation: op cit, pp 27–56.
27. Squires, RW et al: Cardiovascular rehabilitation: Status, 1990. Mayo Clin Proc 65:731–755, 1990.
28. Temes, WC: Cardiac rehabilitation. In: Hillegass, EA and Sadowsky, HS (eds): Essentials of Cardiopulmonary Physical Therapy. Saunders, Philadelphia, 1994, pp 633–675.
29. Karvonen, M, Kentala, K, and Mustala, O. The effects of training on heart rate: A longitudinal study. Annales Medicinae Experimentalis et Biologiae Fenniae 35:307, 1957.
30. American Association of Cardiovascular and Pulmonary Rehabilitation: op cit, pp 103–109.
31. American College of Sports Medicine: op cit, pp 206–219.
32. Gordon, NF: Exercise guidelines for patients with non-insulin dependent diabetes mellitus: An update. J Cardpulm Rehabil 14(4):217–220, 1994.
33. Helmrich, SP, Ragland, DR, and Paffenbarger, RS: Prevention of non-insulin dependent diabetes mellitus with physical activity. Med Sci Sports Exerc 26(7):824–930, 1994.
34. Kriska, AM, Blair, SN, and Pereira, MA: The potential role of physical activity in the prevention of non-insulin dependent diabetes mellitus: The epidemiological evidence. In: Holloszy, JO (eds): Exercise and Sport Sciences Reviews, Vol 22. Williams & Wilkins, Baltimore, 1994, pp 121–143.
35. Maki, KC, Abraira, C, and Cooper, RS: Arguments in favor of screening for diabetes in cardiac rehabilitation. J Cardpulm Rehabil 15(2):97–102, 1995.
36. Potera, C. When to eat. The Physician and Sportsmedicine 21(11):87–91, 1993.
37. American College of Sports Medicine: Guidelines for Exercise Testing and Prescription, ed 4. Lea & Febiger, Philadelphia, 1991, pp 161–186.
38. Hanson, P: Diabetic patients. In: Pollock, ML and Schmidt, DH (eds): Heart Disease and Rehabilitation, ed 3. Human Kinetics, Champaign, 1995, pp 357–365.
39. Thomas, CL (ed): Taber's Cyclopedic Medical Dictionary, ed 17. FA Davis, Philadelphia, 1993.
40. Hirsch, AT and Munnings, F: Intermittent claudication. The Physician and Sportsmedicine 21(6): 125–138, 1993.
41. Allen, RC and Smith, RB: Diseases of the peripheral arteries and veins. In: Schlant, RC and Alexander, RW (eds): Hurst's The Heart, ed 8. McGraw-Hill, New York, 1995, pp 381–388.
42. Regensteiner, JG, and Hiatt, WR: Exercise rehabilitation for patients with peripheral arterial disease. In: Holloszy, JO (ed): Exercise and Sport Sciences Reviews, Volume 23, Williams & Wilkins, Baltimore, 1995, pp 1–24.
43. Williams, LR et al: Vascular rehabilitation: Benefits of a structured exercise/risk modification program. J Vasc Surg 14:320–326, 1991.
44. Gardner, AW et al: Stair climbing elicits a lower cardiovascular demand than walking in claudication patients. J Cardpulm Rehabil 15(2):134–142, 1995.
45. Hanson, P: Exercise testing and training in patients with chronic heart failure. Med Sci Sports Exerc 26(5):527–537, 1994.
46. Balady, GJ et al: AHA medical/scientific position statement: Cardiac rehabilitation programs. Circulation 90(3):1602–1610, 1994.
47. Kavanaugh, T: Cardiac rehabilitation. In: Goldberg, L and Elliot, DL (eds): Exercise for Prevention and Treatment of Disease. FA Davis, Philadelphia, 1994, pp 48–75.
48. Normandin, EA et al: A comparison or conventional versus anaerobic threshold exercise prescription methods in subjects with left ventricular dysfunction. J Cardpulm Rehabil 13(2):110–116, 1993.
49. Brubaker, PH et al: Relationship of lactate and ventilatory thresholds in cardiac transplant patients. Med Sci Sports Exerc 25(2):191–196, 1993.
50. Badenhop, DT: Therapeutic role of exercise in patients with orthotopic heart transplant. Med Sci Sports Exerc 27(7):975–985, 1995.
51. Ehrman, J et al: Ventilatory threshold after exercise training in orthotopic heart transplant recipients. J Cardpulm Rehabil 12(2):126–130, 1992.
52. Shephard, RJ et al: Kinetics of the transplanted heart. J Cardpulm Rehabil 15(4):288–296, 1995.
53. Messier, SP: Osteoarthritis of the knee: an interdisciplinary perspective. Med Sci Sports Exerc 26(12): 1427–1428, 1994.
54. Martin, DF: Pathomechanics of knee osteoarthritis. Med Sci Sports Exerc 26(12):1429–1434, 1994.
55. Ettinger, WH and Afable, RF: Physical disability from knee osteoarthritis: The role of exercise as an intervention. Med Sci Sports Exerc 26(12):1435–1440, 1994.
56. Messier, SP: Osteoarthritis of the knee and asociated factors of age and obesity: Effects on gait. Med Sci Sports Exerc 26(12):1446–1452, 1994.
57. Ballor, DL, Harvey-Berino, J, and Ades, PA: A healthy lifestyle is the treatment of choice for obesity in coronary patients. J Cardpulm Rahabil 15(1):14–18, 1995.
58. Perri, MG: Confronting the maintenance problem in the treatment of obesity. J Cardpulm Rehabil 13(3):164–266, 1993.
59. Miller, WC, Wallace, JP, and Eggert, KE. Predicting max HR and the HR-VO relationship for exercise pre-

scription in obesity. Med Sci Sports Exerc 25(9):1077–1081, 1993.
60. Folinsbee, LJ: Heat and air pollution. In: Pollock, ML and Schmidt, DH (eds): Heart Disease and Rehabilitation, ed 3. Human Kinetics, Champaign, 1995, pp 327–342.
61. American College of Sports Medicine: ACSM's Guidelines for Exercise Testing and Prescription, ed 5. Williams & Wilkins, Baltimore, 1995, pp 288–296.
62. Pandolf, KB and Young, AJ: Altitude and cold. In: Pollock, ML and Schmidt, DH (eds): Heart Disease and Rehabilitation, ed 3. Human Kinetics, Champaign, 1995, pp 309–326.
63. Emmett, JD: A review of heart rate and blood pressure responses in the cold in healthy subjects and coronary artery disease patients. J Cardpulm Rehabil 15(1):19–24, 1995.
64. Burkett, PA: Practical issues for increasing exercise adherence. J Cardpulm Rehabil 12(1):18–19, 1992.
65. Vidmar, PM and Rubinson, L: The relationship between self-efficacy and exercise compliance in a cardiac population. J Cardpulm Rehabil 14(4):246–254, 1994.
66. Oldridge, NB: Patient compliance. In: Pollock, ML and Schmidt, DH (eds): Heart Disease and Rehabilitation, ed 3. Human Kinetics, Champaign, 1995, pp 393–404.
67. Miller, NH and Taylor, CB: Behavior modification for cardiovascular risk factor reduction. In: Pollock, ML and Schmidt, DH (eds): Heart Disease and Rehabilitation, ed 3. Human Kinetics, Champaign, 1995, pp 161–168.
68. American Association of Cardiovascular and Pulmonary Rehabilitation: op cit, pp 57–102.
69. Wenger, NK: Future directions in cardiac rehabilitation. In: Pollock, ML and Schmidt, DH (eds): Heart Disease and Rehabilitation, ed 3. Human Kinetics, Champaign, 1995, pp 447–453.
70. Loose, MS and Fernhall, B: Differences in quality of life among male and female cardiac rehabilitation participants. J Cardpulm Rehabil 15(3):225–231, 1995.
71. Guyatt, G et al: Assessing quality of life in cardiovascular disease: A general approach and an example in patients with myocardial infarction. Quality of Life in Cardiovascular Care 83:304–318, 1986.

제 13 장

위험인자조절

지난 30년 동안 관상동맥 심장질환으로 인한 사망의 비율이 감소하였다고는 하지만, 관상동맥 심장질환(coronary heart disease, CHD)은 미국에서 여전히 조기 사망과 장애의 원인으로 남아있다. 관상동맥질환(coronary artery disease, CAD)은 관상동맥 심장질환으로 인해 사망하게 되는 주요 원인이다.[1,2] 발달된 의료기술로 인해 급성 심장질환 환자의 생존율을 증가했지만, 아울러 의료비도 증가하였다.[3] 건강관리 비용을 줄이기 위한 노력으로, 관상동맥 심장질환에 대한 일 · 이차적 예방을 더욱 강조하게 되었다.[3,4] 관상동맥 심장질환에 대한 일 · 이차적 예방 프로그램들은 생활방식을 긍정적으로 변화시킴으로써 심혈관질환에 대한 위험 인자들을 조절하도록 강조한다. 관상동맥 심장질환에 대한 위험요소를 조절할 수 있는 긍정적인 생활방식으로 변화시킴으로서 사망률과 이환율을 감소시킬 수 있고, 관상동맥 심장질환의 일 · 이차적 예방을 위한 행동적 접근에 중요하다고 최근 연구에서 밝혀졌다.[5~23]

미국심장협회(The American Heart Association; AHA)는 위험인자들은 동맥내막 죽종형성(atherogenesis)과 직접적으로 관련이 있으며 심혈관질환을 유발한다고 확인하였다. 이러한 주요 위험인자들로는 유전, 나이, 남성, 흡연, 고혈압, 혈중 콜레스테롤 상승, 신체적 비활동을 들 수 있다. 유전, 나이, 남성은 바꿀 수 없는 위험요소로 분류되며, 흡연, 고혈압, 혈중 콜레스테롤 상승 및 신체적 비활동은 바꿀 수 있는 위험요소로 여겨진다. 관상동맥 심장질환의 원인으로 믿어지는 인자들로는 당뇨병(12장), 비만(12장) 및 과도한 정신적 스트레스가 있다.[23,24]

일부 사례에서 이러한 인자들은 위험의 원인이 되는 인자들 보다 오히려 더 중요한 위험 인자들로 분류되어져 왔었다.[25,26] 위험인자가 직 · 간접적으로 위험에 영향을 주는지 아닌지를 알아보는 것 뿐만 아니라, 주요 위험인자들로 알려진 요인들에 대해 토의하는 것이 이 장의 목적이다. 흡연의 중지, 혈압 조절, 혈장 지질 감소, 신체적 활동 조절은 일 · 이차 예방에 중요한 요인일 뿐만 아니라, 중재에도 유용하다는 증거들이 증가하고 있으며, 관상동맥 심장질환의 퇴행과 지속적인 삶을 촉진할 수도 있다.[8,13,16,20,22,27~36] 결과적으로, 이장의 목적은 미국심장협회에서 말하는 주요 바꿀 수 있는 위험인자에 대해 토론하는 것이며, 따라서 이러한 인자들은 관상동맥 심장질환 환자들이 가능하면 최적의 기능과 심혈관 질환의 재발 위험을 감소시키기 위해 변화시켜야 만하는 인자들이다.

흡연 (Cigarette smoking)

미국에서, 흡연은 예방 가능한 사망 원인 중 하나로 확인되어 왔으며 6명의 사망자 중 1명이상, 연간 400,000명 이상을 차지하는 것으로 밝혀졌다.[1] 사망자 중 115,000명 이상은 흡연과 관련된 관상동맥 심장질환이 원인이었고, 27,000명은 뇌혈관질환의 원인이 되었다.[37,38] 또한 흡연은 암과 관련해 130,000명 이상의 사망자를 만드는 원인이 되었다.[38] 성인 남성들에게서, 폐암, 기도암, 기관지암으로 사망한 전체 사망자의 약 90%에서 흡연이 원인인 것으로 밝혀졌다. 또한 흡연으로 인해 만성폐쇄성폐질환(chronic obstructive pulmonary disease, COPD), 만성 기관지염, 폐공기종(emphysema)으로 연간 약 60,000명이 사망하는 것으로 밝혀졌다[38](14장).

미국에서 만성 질환에 대한 사망률 평가에 대한 최근연구에서, 아홉 가지 위험인자가 아홉 가지 다른 질환으로 사망하는 원인을 각각 조사했다. 전체 사망자 중 33%는 흡연이 원인이 되었다. 다양한 만성 질환과 관련해 위험인자가 원인이 된 사망자 숫자와 비율은 표 13-1에 소개하였다.

하루에 담배를 한 갑이나 그 이상 피우는 사람은 비흡연자에 비해 심장발작의 위험이 2배가 된다. 또한 흡연자들은 관상동맥 심장질환의 정도가 70% 이상, 돌연사 비율이 3배에 달한다. 하루에 2갑 이상 흡연하는 사람은 비흡연자에 비해 관상동맥질환의 위험이 4배, 관상동맥질환에 의한 사망률이 2배에 달한다.1,40 더욱 많은 연구가 필요하겠지만, 간접 흡연에 노출된 사람(담배 끝에서 나는 연기 또는 무의식적인 흡연)도 관상동맥질환으로 사망하는 비율이 높다고 알려져 왔다. 매년 간접 흡연으로 인한 폐암으로 사망하는 비흡연자는 3,800명 정도로 추산된다.[38]

지난 25년 간 미국에서 흡연율이 많이 감소했지만, 감소는 여성보다 남성에서 더 많았다.[41,42] 또한 여성들은 다른 종류의 담배보다 더 안전하다고 믿었기 때문에 순한 상표의 담배를 더 선호했다. 그러나 많은 연구에서 순한 담배를 피우는 여성은 독한 담배를 피우는 여성에 비해 심근감염(myocardial infection; MI)의 위험이 실제로 똑같다고 지적한다.[41] 최근에 흡연자의 숫자가 감소함에도 불구하고, 미국에서 모든 성인의 거의 1/3이 흡연을 계속한다.[42] 최근 흡연은 흑인과 사회경제적 수준이 낮은 사람들에게서 더 일반적이다.[37,38,42]

표 13-1. 9가지 만성 질환 위험요소의 사망자수와 사망률

위험 요소	관상동맥 심장질환	뇌졸중	만성폐쇄성 폐질환	폐암	자궁경부암	유방암	직장결장암	간경화	당뇨	종합
총 사망자수	593,111	149,204	71,099	125,511	4,543	40,534	55,811	26,151	37,178	1,103,142
현재/예전 흡연, %	148,879	35,931	57,791	108,164	1,443				9,703	361,911
	(25.1)	(25.1)	(81.3)	(86.2)	(31.8)				(26.1)	(32.8)
콜레스테롤 수치	253,194									253,194
≥5.20 mmol/L, %	(42.7)									(23.0)
고혈압(확장기혈압	171,121	47,431							7,409	225,962
≥140 mm Hg), %	(28.9)	(31.8)							(19.9)	(20.5)
비만(≤110/130%	190,456	68,483							3,049	261,988
적정 체중), %	(32.1)	(45.9)							(8.2)	(23.7)
규칙적 운동 없음,	205,254	43,063					8,369			256,686
%	(34.6)	(28.9)					(15.0)			(23.3)
알콜(≥ 1 oz 에탄								8,385		8,385
올/일								(32.1)		(0.7)
당뇨, %	77,709	6,903								84,701
	(13.1)	(4.7)								(7.7)
유방조열술 사용						7,823				7,823
없음						(19.3)				(0.7)
Papanicolaou					1,658					1,658
선별검사 없음, %					(36.5)					(0.2)

병태생리학적 영향(Pathophysiologic Effects)

약리학적으로 활동성, 유독성, 발암성, 항원성 물질이 포함된 약 4,000가지 화합물이 담배연기에서 확인되었다. 담배연기의 흡입은 건강한 사람에게서 수축기 혈압과 이완기 혈압 모두를 증가시키고, 심박동율을 증가시키며 말초 혈관의 혈관수축을 증가시키는 심혈관 반응을 초래한다. 니코틴은 국소적, 전신적으로 카테콜라민(catecholamine)의 유리를 초래해 교감신경계를 자극함으로써 이러한 반응들을 만들어내는 요인으로 밝혀졌다.[43] 이러한 심혈관 반응들은 심실전이(ventricular ectopy)를 유발해 협심증을 악화시킬 수 있는 심근 산소 요구량 증가의 원인이 되며 돌연사를 일으킨다.[1,43]

담배연기에 있는 일산화탄소는 관상동맥질환의 주요 원인으로 밝혀져 왔다. 일산화탄소는 헤모글로빈(hemoglobin), 마이오글로빈(myoglobin), 사이토크롬 산화효소(cytochrome oxidase)와 같은 헴단백질(hemoprotein)과 결합한다. 대체로, 흡연자는 비흡연자에 비해 일산화탄소헤모글로빈 농도가 5배 증가한다. 일산화탄소헤모글로빈은 산소운반 능력을 가지지 못하는 헤모글로빈의 비활성 형태이다. 일산화탄소헤모글로빈이 증가함에 따라, 헤모글로빈 해리곡선은 왼쪽으로 이동하며 조직으로 산소를 운반하는 헤모글로빈의 능력이 감소한다(10장). 감소된 산소운반능력을 보상하기 위해, 흡연자들은 비흡연자들 보다 높은 평균 헤모글로빈 농도를 유지한다. 여성 흡연자들은 담배를 끊은 여성이나 담배를 전혀 피우지 않는 여성에 비해 매우 높은 평균 헤모글로빈 농도를 유지한다.[44] 평균 헤모글로빈과 일산화탄소 농도는 하루에 소비하는 담배의 숫자에 따라 점차적으로 증가한다고 보고 되고 있다. 흡연의 이러한 영향은 빈혈의 발견을 어렵게 할 수 있다.[44] 정맥 일산화탄소헤모글로빈 농도는 협심증, 심근감염, 간헐적 파행의 발병과 실질적으로 관계가 있다고 보고 되어 왔다.[1]

니코틴과 일산화탄소의 복합적인 영향은 혈장 고비중지질단백질(high-density lipoprotein, HDL) 농도를 감소시키고, 혈소판 응집을 증가시키며 혈장 섬유소원(fibrinogen) 농도 증가 및 혈전증 발생 경향 증가가 보고되었다. 부정맥과 돌연사의 빈도 증가를 초래하는 담배연기는 자동능(automaticity)을 증가시키며 심실역치를 감소시킨다.[1]

관상혈관질환이 있을 때, 담배연기는 산소 수송과 이용에 장애를 유발함으로써 일차적으로 심근 산소 공급과 요구량 사이에 불균형을 초래한다. 흡연과 관련된 폐기능장애는 조직 저산소증을 유발하고 관상동맥의 혈액 흐름을 감소시킨다(14장).

흡연 행동에 대한 임상적 평가(Clinical Assessment of Smoking Behavior)

심폐 재활에 종사하는 임상의들은 그들의 환자들에게 흡연 행위를 변화시킬 기회를 가지며 변화시키라고 말한다. 심근 감염 이후 흡연을 중단한 환자들은 흡연을 계속한 환자들과 비교했을 때 경색의 재발, 갑작스런 심장사 및 전체적인 사망률이 감소하였다.[24,41,45] 환자가 이용하는 모든 종류의 담배에 대한 상세한 이력은 재활프로그램에 참여함과 동시에 평가했으며 3에서 6개월 마다 세밀히 검사하였다. 자가 보고서와 임상의가 채택한 의학적 병력이긴 하지만, 대부분의 환자들은 그들의 습관에 대해 정직했으며 흡연의 해로운 영향을 기꺼이 인정했다.

폐활량 측정과 초당 강제호기량(FEV1)을 포함하는 폐기능 평가(10장)는 담배를 많이 피우는 사람(하루에 2갑 이상)의 초기에 실시해야 한다. 또한 담배를 많이 피우는 사람은 일상적으로 흉부 X-선은 일년마다 찍으라고 권고한다.[46]

금연은 관상동맥 심장질환과 다른 죽상경화질환(atherosclerotic disease)의 위험을 감소시키는데 가장 효과적인 방법이다. 또한 암과 심장질환의 위험은 금연 이후 빠르게 감소한다. 금연한 지 2년 반 이후에 폐암의 위험은 50% 감소한다. 심장 발작의 위험은 금연 후 3에서 5년 이내에 비흡연자와 같게 된다. 5에서 10년 내에 주요 건강 문제들의 위험은 흡연경험이 없는 사람의 위험과 거의 비슷한 수준까지 감소한다.[48]

흡연의 중지와 금연이 지속되면 생리적, 심리적 의존으로 특징지어지는 복잡한 현상이 나타난다. 니코틴은 매우 중독적이며, 양에 따라 자극 효과와 신경안정 효과 모두를 가지고 있다. 니코틴이 엔돌핀(endorphin)의 생산을 증가시킬 수 있다는 일부 증거들이 있으며, 통증 지각을 감소시키고 행복한 감정을 증가시키는 이유가 니코틴이라고 설명한다. 흡연의 심리적 영향은 사람의 삶에 있어 담배를 필요로 하는 계기(trigger)가 되는 많은 상황과 감정적 측면과 관련이 있다. 이러한 상황의 예로는 커피나 알코올의 섭취, 식사 후, 분노, 권태, 기호가 있다.[8,48]

환자가 금연할 수 있도록 돕기 위해, 약물학적 중재, 행동의 중재, 침이나 최면과 같은 기법을 통해 접근할 수 있다.

약물 요법 (Pharmacologic agents)

금연에 가장 성공적인 약물 요법은 nicotine polacrilex(Nicorette)와 경피 니코틴 패치(Habitrol, Nocoderm, Nicotrol, Prostep)이다. 이러한 약물들은 담배에서 섭취되는 니코틴을 부분적으로 대치하고 금연 초기에 오는 금단증상을 줄인다. Nicorette(니코틴 껌)를 씹을 때, 니코틴은 약물에서 빠져나와 점막을 통해 흡수된다.[48] Nicorette는 처방전없이 이용이 가능하며 사용하는 방법은 행동조절(behavioral modification) 프로그램에서 설명할 것이다.

경피 니코틴 패치는 여러 가지 강도로 사용할 수 있고 점점 줄여가며 사용하는 것이 이상적이다. 니코틴 패치를 처방받은 사람이 6개월 동안 금연한 비율은 위약(placebo)

처방을 받은 사람들이 12%인데 비해 26%였다.[49] 경피 니코틴 패치의 사용은 금단증상의 강도를 줄여주지만 또한 행동조절 프로그램을 함께 실시해야 한다.

금연을 시도하는 환자에게 니코틴을 공급하는 두 가지 새로운 방법으로는 니코틴 스프레이(nicotine spray)와 니코틴 흡입기(nicotine inhaler)가 있다.[50] 금연에 도움을 주기 위한 니코틴 스프레이와 니코틴 흡입기의 효과에 대한 자료는 아직 부족하다.

행동 조절 (Behavioral interventions)

환자 상담과 다양하게 상담을 병행하는 금연 기법, 문헌 배포, 니코틴 대치 치료의 효과에 대한 임상적 시도가 있었다.[37,38] 금연 상담은 담배, 시가(cigar), 파이프 담배를 피우는 모든 환자들과 연기가 나지 않는 담배를 이용하는 사람들에게 반복해서 제공되어야 한다. 행동조절의 효과는 나이, 교육 수준, 금연을 한 연수(years), 중재의 종류에 따라 다양하다.[42,51,52]

금연 프로그램에서 효과를 보인 한 가지 중재 방법은 빠른 흡연이다. 이 방법은 더 이상 담배 연기를 흡입하겠다는 욕망이 생기지 않을 때까지 6초 마다 담배를 흡입하는 것이 특징이다. 이 중재는 흡연에 대한 혐오감을 만들어 내지만 숙련된 건강관리 전문가의 지도를 받아야만 한다.[48]

한 번 금연을 한 이후에, 금연을 유지하도록 도와주기 위해 사용되는 행동기법은 재흡연을 막아주는 것이다. 이 기법은 흡연을 다시 시도할 상황을 예상하도록 환자들에게 가르치는데 금연자들이 그러한 상황에서 재흡연을 피할 수 있는 전략을 상상하도록 하는 것이다.[48]

추가 기법 (Additional techniques)

흡연자들(체중 감소를 원하는 사람)은 그들의 행동조절을 위해 쉬운 방법을 찾으려 하고 바쁜 습관을 바꾸려 한다. 일부 사람들은 최면, 침, 약물, 행운, 이완 훈련 및 금연을 쉽게 할 수 있는 다른 기법을 발견하는데 관심을 가진다.

금연에 참여하는 환자들을 도와주는 건강관리 전문가는 다음의 지침을 유용하게 사용할 수 있다.[48]

1. 흡연자들이 금연하도록 충고하라.
2. 금연을 위해 특별한 계획이나 자료를 개발하도록 환자와 함께 노력하라.
3. 금연하기 위한 환자의 노력을 격려하고 힘든 시기 동안 도와주라.
4. 체중증가에 대한 걱정에 반응하고 환자의 신체적 활동을 증가시키며 저지방 음식과 저칼로리의 가벼운 식사를 하도록 제안하라.

금연 기법에 대한 최근 연구의 주요 결론은 다음과 같다.[38,45]

1. 대부분의 흡연자들은 스스로 금연한다.
2. 복합적이고 반복적인 보강을 통한 중재는 한 가지 중재 기법에 의지하는 것보다 더욱 효과적이다.
3. 금연 프로그램의 가장 중요한 문제는 재흡연이며, 금연에 대한 준비는 전반적인 금연 전략이 포함되어야 한다.
4. 다른 중재와 병행했을 때, 니코틴 대치는 금연 비율을 증가시킬 수 있다.
5. 건강관리 전문가는 행동기법과 스케줄 보강을 이용한 복합적인 전략을 세워야 한다.

심폐 질환을 가진 환자에게 금연하도록 돕는 일은 재활 종사자에게서 가장 우선되어야 한다. 흡연의 유해한 영향에 대해 환자에게 정보를 알려주어야 한다. 정보는 환자교육 자료에 포함되거나 개인 혹은 그룹 상담 동안 나누어 주는 추가자료로 제공될 수 있다. 공식적인 그룹 치료는 대부분 환자가 담배를 끊을 수 있는 도움을 요구하지는 않는다. 많은 심폐질환 환자들은 공식적인 운동 재활 프로그램에 참여하기 전에 의사의 충고에 따라 금연을 하게 될 것이다. 그러므로, 재활 관계자의 역할은 우선 환자들이 자발적으로 동기유발된 행동 변화에 대한 순응도(compliance)를 강화시켜주는 것이다. 긍적적인 행동 변화에 대한 순응도는 환자에게 금연의 동기를 깨닫게 함으로써 강화시킬 수 있다. 가장 일반적인 이유는 다음과 같다:

1. 건강에 대한 관심(특히 반복되는 심장질환에 대한 공포)
2. 금연자를 본보기로 한 동기유발
3. 흡연의 좋지 않은 점을 인식, 예, 니코틴 착색, 옷에서 나는 불쾌한 냄새, 담배값
4. 자기 관리 욕구

흡연은 관상동맥 심장질환과 관련해 가장 심각한 위험 인자중의 하나이기 때문에, 재활 관관계자는 금연하려는 환자의 동기유발과 교육에 노력을 기울여야 하며 금연하려는 환자들을 격려해야 한다(14장을 보라).

흡연 결과 측정(Measurement of Smoking Outcomes)

금연과 재흡연 방지는 자가 보고서(self-reporting)와 생화학적 측정을 이용하여 측정할 수 있다. 자가 보고서(설문지, 인터뷰, 일지)의 불리한 점은 환자들이 그들의 흡연 행동을 정확히 기입하지 않는다는 것이다. 흡연 상태를 지적해주는 생리학적 측정은 혈청 티오시안산염(serum thiocyanate), 호기 일산화탄소 및 타액, 소변, 혈장 코티닌(cotinine) 농도를 포함한다. 코티닌은 니코틴의 대사산물이며 16에서 20시간의 반감기를 가진다.

시안화수소(hydrogen cyanide)의 대사산물인 티오시안산염은 14일 동안 혈장에 머무른다. 생화학적 정보가 유용하지 못할 경우, 흡연 상태의 확인은 배우자나 가족들에 의해 도움을 받을 수 있다.[53]

고혈압 (Hypertension)

수축기 혈압이 140 mmHg 이상이거나 수축기 혈압이 90 mmHg 이상인 고혈압 혹은 이미 항고혈압 약물을 복용하는 사람은 미국에서 거의 5천만에 달한다.[54] 지난 몇 년간 고혈압을 가진 사람의 숫자가 감소하기는 했지만, 고혈압은 가장 일반적인 심혈관 질환으로 남아있으 전체 인구의 약 20%가 고통받고 있다. 그러나 흑인 인구의 고혈압 이환율은 25에서 30%에 달한다.[55]

고혈압은 관상동맥 심장질환, 뇌혈관 질환, 울혈성 심부전, 신장 질환의 일차적 위험 인자로 잘 알려져 있다.[56] 고혈압 환자의 숫자는 나이가 들면서 증가하며, 모든 원인으로 인한 사망률은 수축기와 이완기 혈압 모두가 높아짐으로써 점차적으로 증가한다. 수축기 혈압, 이완기 혈압 혹은 두 가지 모두의 증가는 이완율, 사망률, 기능 장애의 위험이 증가함을 의미한다.[54] 또한 고혈압은 과도한 지방 섭취, 비만, 고지방, 흡연, 당뇨병, 과도한 알코올 섭취, 항상 앉아있는 생활습관과 같이 잘 알려진 다른 위험 인자들 보다 더 널리 유행하고 있다.[45,54]

고혈압의 발견, 평가, 치료에 관한 공동 국제 위원회(The Joint National Committee on Detection, Evaluation, and Treatment of High Blood Pressure)에서 1993년 혈압의 분류와 기준을 개정했다.[54]

새로운 분류에서는 두 번 이상의 방문을 통해 두 번 이상 측정하여 결정함으로써 고혈압의 단계를 설명했다. 고혈압의 모든 단계들은 치명적이지 않은 위험 증가, 치명적인 뇌혈관 질환(cerebrovascular disease, CVD) 및 신장 질환과 연관이 있다(표 13-2). 수축기 혈압과 이완기 혈압을 각각의 등급에 따라 분류했을 때, 개인의 혈압 상태를 분류하기 위해 높은 범주를 선택해야 된다. 예를 들어, 환자의 혈압이 160/94 mmHg 이었다면, 그 사람은 등급 2(stage 2)로 분류된다. 혈압이 180/120이었다면, 그 사람은 등급 4로 분류된다(표 13-2).[54] 고립성 수축기 고혈압(isolated systolic hypertension, ISH)은 140 mmHg. 이상의 수축기 혈압과 90 mmHg 이하의 이완기 혈압으로 정의된다. 170/85 mmHg의 혈압을 가진 사람은 등급 2 고립성 수축기 고혈압으로 분류된다. 이상적으로 수축기 혈압은 120 mmHg 이하, 이완기 혈압은 80 mmHg 이하여야 한다.[54,57]

표 13-2. 18세 이상 성인 혈압의 분류범주수축기

이완기	mmHg,	mmHg
정상	〈 130	〈 85
높은 정상	130 - 139	85 - 90
고혈압*		
등급 1(경함)	140 - 159	90 - 99
등급 2(중등도)	160 - 179	100 - 109
등급 3(심함)	180 - 209	110 - 119
등급 4(매우 심함)	≥ 210	120

두 번 이상 방문하여 두 번 이상 측정한 평균

Source : From The Fifth Report of the Joint National Committee on Detection, Evaluation, and Treatment of High Blood Pressure. US Department of Health and Human Services, National Heart, Lung, and Blood Institute, Bethesda. Publication No. 95-1995, p.4

임상적으로, 고혈압은 원발성(primary)과 이차성(secondary) 고혈압으로 분류된다. 원발성 고혈압은 본태성 고혈압(essential hypertension)으로 알려져 있으며, 높은 혈압이 유지되는 환자들의 약 95%를 차지한다. 원발성 고혈압의 원인은 잘 알려져 있지는 않지만, 몇 가지 조절 기전이 원발성 고혈압의 발생 원인으로 알려져 있다. 이러한 요인들로는 심박출량과 말초저항에 대한 비정상적인 교감신경 조절, 비정상적인 신장과 혈관용적(vascular volume)에 대한 비정상적인 대사 조절, 내피 매개성 혈관확장의 비정상적인 조절이 있다.[55,58] 신경액성과 대사과정의 이상이 복합되면 혈관 저항이 점차적으로 증가하며, 이것은 교감신경계의 활성과 엔지오텐신(angiotensin)과 같은 호르몬의 기능이 항진된 결과이다. 혈중카테콜라민(circulating catecholamine) 증가, 고인슐린혈증(hyperinsulinemia), 레닌 농도(renin level) 변화, 혈관 평활근 내의 Ca^{++}과 Na^{+} 농도 불균형은 원발성 고혈압 발생의 요인들로 밝혀졌다.[55,58]

이차성 고혈압은 고혈압이 지속되는 환자들 중 약 5%를 차지한다. 이차성 고혈압의 주요 원인은 신장, 내분비, 혈관 장애이다. 신장 혈관 질환은 레닌의 분비를 증가시키고, 레닌은 혈장 엔지오텐시노겐(angiotensinogen)을 엔지오텐신-II로 전환되도록 자극하며, 알도스테론(aldosterone)의 분비를 자극하고 Na+과 물의 신장 정체를 야기하는 강력한 혈관수축제이다. 흔하지는 않지만 부신 수질과 부신 피질의 종양은 이차성 고혈압의 원인이 된다.[55,58]

원인에 상관없이, 고혈압은 관상동맥 심장질환의 유력한 위험 요인으로 알려져 왔다.

최근 Framingham의 연구에서 혈압이 서서히 상승했을 때 돌연사의 위험이 두 배 이상으로 증가한다고 강조했다.[59] 더욱 중요한 것은 고립성 수축기 고혈압이 대부분 심혈관 질환의 예후인자라는 점의 발견이다. 고립성 수축기 고혈압은 고혈압의 가장 일반적인 형태로 보고되었으며, 65세 이상의 모든 남성 고혈압 환자의 57.4%, 65세 이상 여성의 65.1%를 차지한다.[59]

고혈압의 평가(Evaluation of Hypertension)

혈압 측정의 실수는 장비, 측정자 및 환자에 의해 생긴다. 미국심장협회는 부담이나 스트레스 상황 직후에 혈압을 측정하지 말라고 언급했다. 환자들은 적어도 30분 동안 흡연, 음식물 섭취, 카페인 섭취를 삼가야한다. 환자는 팔의 옷을 걷고, 받친 다음 심장 높이에서 편안하게 앉아서 두 번 이상 측정하여 평균을 낸다. 처음 두 번 측정에서 5 mmHg 이상 차이가 난다면, 추가 측정을 실시한다. 고혈압은 세 번 이사 방문하여 각각 측정해 확진한다.[54,60]

고혈압 치료를 위한 생활습관 조절 (Lifestyle Modification for Treatment of Hypertension)

고혈압 환자의 치료 목적은 이환률과 사망률을 제시하고 가능한 최소한의 침습적 방법을 통해 혈압을 조절하는 것이다.[54] 일단 고혈압으로 밝혀지면, 포괄적 병력, 신체 검사, 병리학적 평가를 실시해야만 된다. 고혈압의 약물 치료는 유해한 부작용, 비용 및 사망률과 관련이 있기 때문에, 생활습관 조절(이전에 비약물적 치료로 언급했던)에 의해 경하거나 중등도 및 심한 고혈압 환자 치료에 대한 관심이 증가하고 있다. 몇 가지 생활습관 중재를 통해 혈압조절이 관상동맥 심장질환을 일, 이차적으로 예방할 수 있다는 사실은 재검토 해 볼만 하다.[61,62] 초기 생활습관 중재들에는 Na^+ 섭취 감소, 과체중인 사람은 체중 감소, 알코올 섭취 조절, 규칙적인 유산소운동 프로그램 시작이 포함된다. 고혈압과 직접적으로 관계는 없지만, 흡연은 뇌혈관 질환의 주요 위험인자이며, 고혈압 환자들은 흡연을 하지 않도록 권장해야 한다. 생활습관 중재는 약물치료를 고려하기 이전에 3에서 6개월 동안 시도해야 한다.[54,57]

Na^+ 섭취 감소 (Sodium reduction)

Na^+ 제한을 통한 혈압 저하 효과는 이전부터 알려져 왔다. 염분에 대한 연구에서 세계적으로 만 명 이상의 사람에 대해 전해질 배설과 혈압의 관계를 조사했다. 멀티센터

(multicenter) 역학 연구 자료에서 Na^+ 섭취와 혈압과의 관계를 명확하게 보여주었다. Na^+과 Na^+/K^+ 비율은 다른 요인들과 관계가 없는 환자들의 혈압과 밀접한 관계가 있었다. 하루에 100mg의 Na^+ 섭취 감소는 3.5 mmHg의 수축기 혈압 감소를 보였다. 다른 결과들에서도 다양한 조절 이후에 체중지수와 알코올 소비 모두에서 긍정적인 효과를 보였으며, 혈압과 무관했다.[63,64]

최근 몇 년 간 두 가지 의견 때문에 혈압에 대한 Na^+의 역할에 대해 재평가되어 왔다. 첫째로, 모든 사람들이 과도하게 Na^+을 섭취한다고 해서 혈압이 상승하는 것은 아니다. 둘째로, 모든 사람들이 Na^+ 섭취 감소로 혈압이 감소하지 않으며 규정된 Na^+ 제한이나 이뇨제 투여로 세포외액량이 감소하지는 않는다.[65] Na^+ 감수성이나 혈압에 대한 저항은 유전의 결과이거나 비정상적으로 획득되며, 더 많은 연구가 필요하다는 새로운 의견들이 제시된다.

보통 미국의 음식에는 하루에 Na+이 약 5에서 10g이 포함되며 이는 권장량인 1100에서 3,300 mg보다 거의 두, 세 배에 달한다. 음식에 포함된 Na^+의 약 30에서 50%는 음식을 만드는 과정이나 식탁에서 추가된 소금이다. 음식에 포함된 잉여 Na^+은 음식 자체에 남아 있거나 추가된 방부제나 화학약품이다. 겉으로 보기엔 건강한 사람, 고혈압에 대한 가족력이 있는 사람, 특히 관상동맥 심장질환 기록이 있는 사람은 고혈압의 발생을 감소시키기 위해 Na^+ 조절에 신경을 써야 한다. 임의적인 이든 아니든 간에 소금을 줄이는 것과 Na^+이 많이 들어간 음식을 줄이는 것이 대부분의 환자들에게 권장할 만하다. 하루에 1.5에서 2.5 g(소금은 약 5에서 6 g)으로 Na^+ 섭취를 제한하면 심각하게 유해한 결과를 초래하지 않는다고 알려져 있다.[66] 등급 1(stage 1) 고혈압 환자들에게서 혈압은 Na^+ 제한의 정도에 따라 조절될 수 있고 약물 치료를 받고 있는 일부 환자들도 약물 의존도를 줄일 수 있다.[54] 심장 질환자들은 음식 형태를 분석하고 음식의 구성성분을 확인함으로써 자주 먹는 음식의 Na^+ 함양을 알아야 하며, 건강에 도움이 되는 저염도 음식의 양을 알아야 한다.

체중 감소(WEIGHT REDUCTION)

비만과 고혈압은 서로 밀접한 관계가 있기 때문에, 체중 감소는 생활습관 중재에서 중요하다.[54,67,68] 고혈압을 동반한 살찐 환자들의 40에서 80%에서, 조금의 체중 감소 조차도 혈압의 지속적인 감소나 정상 수치 가까이 감소하는 결과를 가져온다.[67] 허리 대 엉덩이 비율이 여성에서는 0.85, 남성에서는 0.95 이상 증가하는 복부의 과도한 지방 침착은 고혈압 뿐만 아니라 고지혈증장애, 당뇨와 밀접한 관계가 있으며, 관상동맥 심장질환으로 인한 사망률을 증가시킨다[1,69~72] (9장과 12장을 보라).

체중 감소와 관련해 혈압이 줄어드는 기전은 완전하게 밝혀지지 않았으며, 고혈압이 있는 과체중 환자들에게서 발생하는 심혈관 합병증 발병률에 대한 장기간 체중 감소의 영향도 완전하게 평가되지 않았다. 포화 지방산과 콜레스테롤이 낮은 음식 섭취를 통한 체중 감소는 중요한 죽종형성(atherogenic) 위험 인자들을 감소시켜 위험을 줄인다. 등급 1 고혈압에 해당되는 과체중 환자들의 고혈압을 조절하기 위한 노력으로, 다른 생활습관 조절과 병행한 체중 감소 프로그램은 적어도 초기 약물 치료 이전에 3에서 6개월 동안 실시해야 한다.[54]

알코올 섭취 감소 (Alcohol reduction)

상승된 혈압은 알코올 섭취 증가와 관련이 있으며 항고혈압 치료의 효과를 떨어뜨리는 원인이 될 수 있다.[73] 또한 알코올 섭취는 체중, 트리글리세라이드(triglyceride) 농도, 요산 농도를 증가시키는 원인이 되며, 심실 기능을 손상시킬 수 있고 심방, 심실 부정맥을 유발할 수 있다.

합병증들은 약물에 의해 발생하며 약물 부작용은 대부분의 심장질환자들은 알코올 절제를 통해 약물 부작용을 줄일 수 있다. 환자들은 알코올 소비와 관련된 위험들에 대해 알아야 하고, 주치의와 협력해서 알코올을 섭취할 것인지를 결정해야 한다. 알코올 음료를 마시는 고혈압 환자들에게는 50% 알콜 도수의 음료는 1온스 내지 2온스, 와인은 8온스, 맥주는 24온스에 포함된 에탄올 양으로 그들의 일일 섭취량을 제한해야 한다.[54]

신체 조절과 고혈압 (PHYSICAL CONDITIONING AND HYPERTENSION)

일부 논란의 여지는 있지만, 규칙적인 유산소 운동은 고혈압의 예방과 치료에 유익하다고 밝혀졌다.[54,55,58,74~76] 권장 방식, 강도, 빈도, 운동 시간은 일반적으로 건강한 사람들과 같다. 운동 강도는 일주일에 3에서 5일, 30에서 60분 동안 중간 이하(최대산소섭취량의 40에서 60%)로 실시한다. 고강도 유산소 운동과 등척성 운동은 권장하지 않는다.[54,77]

추가적인 고려점들 (Additional concerns)

AHA Task Force에서 스트레스는 혈압을 상승시킨다고 보고했지만, 지속적인 고혈압 상태로 이끌지는 않는다.[78] 최근에, 이완기법이나 생체되먹임(biofeedback)이 경한 고혈압, 중등도 고혈압, 심한 고혈압의 치료에 효과적인 방법이라는 이론을 지지하는 일부 증거가 있다.[62]

최근 연구에서 고혈압의 경우 세포질 자유 칼슘(cytosolic free calcium)의 농도가 상승함으로써 세포내 이온이 비정상적으로 작용함을 알아냈다.[78] 고농도 자유 칼슘은 혈압

상승과 관련이 있는 것으로 보고 되었으며, 고혈압은 세포질 자유 칼슘이 과도한 상태라 할 수 있다. 반대로, 다른 연구들에서는 음식물에 포함된 칼슘과 혈압 사이에는 반대의 관계가 있다고 보고했다.[79] 고농도 자유 마그네슘(free magnesium)에 대한 관찰연구에서는 수축기와 이완기 혈압의 저하가 동시에 보고 되었다.[78] 최근 연구들은 Mg^{++}, Ca^{++}, Na^{+}, pH, 자유 수소이온이 고혈압과 다른 대사성 증후군에 미치는 영향에 대한 연구들이다.[78] 논란의 여지는 있지만, 고혈압의 조절은 위에서 언급한 비약물적 중재들과 병행해서 관상동맥 심장질환 환자를 위해 가능한 안전한 방법으로 이루어져야 한다는 점은 동의한다.[54]

고혈압에 대한 약물 치료(Pharmacologic Treatment of Hypertension)

고혈압에 대한 약물 치료는 몇 가지 유용한 약물들을 중심으로 이루어진다. 이뇨제, 베타 차단제(beta-blocker), 칼슘 길항제(calcium antagonist), 엔지오텐신 전환효소(antiotensin-converting enzyme; ACE) 억제물질(inhibitor)은 고혈압 치료에 광범위하게 사용된다. 약물의 선택은 고혈압의 심한 정도, 표적기관 손상의 존재, 당뇨병의 존재, 관상동맥 심장질환과 뇌졸중에 대한 위험 요인에 따라 달라진다.[54,57,80,81] 약물 치료의 일차적 목표는 부작용을 최소화하여 정상이나 정상에 가깝게 혈압을 조절하는 것이다.

고혈압의 발견, 평가, 치료에 관한 공동 국제 위원회의 다섯 번째 보고서에서 고혈압의 약물 치료에 대한 기준을 개정했다. 그림 13-1은 고혈압에 대한 치료 체계를 보여준다.[54] 적절하게 생활습관을 조절한 지 3에서 6개월 후에, 혈압이 140/90 mmHg 이상으로 유지된다면 약물 치료를 시작하라고 권장한다. 등급 1과 등급2 고혈압 환자를 위해, 단일 약품을 통한 초기 약물 치료를 권장한다. 공동 국제 위원회는 초기 약물 치료를 위해 사용될 수 있는 두 종류의 약물은 이뇨제와 베타 차단제라고 발표했다.

선택한 약품이(칼슘 길항제, 엔지오텐신 전환효소 억제물질, 알파-수용체(alpha-receptor) 억제물질, 알파-베타 억제물질) 혈압을 떨어뜨리는 효과를 보이긴 하지만, 이뇨제나 베타 차단제는 별로 연구가 되지 않았고 알파-수용체 억제물질과 알파-베타 억제물질은 별로 효과적이지 못하다고 소개했다.[54]

등급 3과 4 고혈압 환자들은 하나의 약물로는 반응하지 않을 수 있으며, 고혈압을 조절하기 위해 두 번째 세 번째 항고혈압 약물이 추가적으로 필요할 수 있다. 공동 국제 위원회는 등급 1과 2에서 설명했던 것처럼 등급 3과 4에 대한 약물 치료 과정을 권고했다.[54]

고혈압 치료의 초기에 선택하는 약물인 이뇨제와 베타 차단제를 공동 국제 위원회의 권고에 따라 사용하는 데는 주의해야 한다. Thiazide 이뇨제와 베타 차단제는 혈중 지질 농도, 포도당, 요산에 대산 대사에 악영향을 미칠 수 있다; 이러한 요인들은 약물 치료에 대한 권고 이전에 고려해야 된다. Thiazide 이뇨제는 전체 콜레스테롤, 트리글리세라이드(triglycerides), 저밀도지질단백질(low-density lipoprotein, LDL) 콜레스테롤 및 초저밀도지질단백질(very-low-density lipoprotein, VLDL)의 증가를 초래한다. 다른 역효과로는 저칼륨혈증(hypokalemia)와 부정맥이 있다. 혈장 K^+ 농도의 빈번한 증가 뿐만 아니라 주의 깊은 음식 상담과 추가적인 K^+이 필요할 수 있다. 이뇨제는 많은 고혈압 환자들에게 최우선적 치료제이지만 운동을 하는 환자들에게는 최선의 선택이 아닐 수 있다.[82,83]

고혈압 치료에 대한 선택적 베타 차단제와 비선택적 베타 차단제의 효과는 잘 알려져 있다. Thiazide 이뇨제와 마찬가지로, 선택적, 비선택적 모두 베타 차단제는 트리글리세라이드와 고밀도지질단백질(HDL)에 악영향을 줄 수 있다.[82,83]

칼슘 통로 차단제와 엔지오텐신 전환효소 억제물질은 이뇨제와 베타 차단제에서 나타나는 지질 대사에 대한 역효과를 가지고 있지 않다. 게다가, 좌심실 기능장애나 만성심부전을 가지고 있는 심근감염 이후의 환자에서, 엔지오텐신 전환효소 억제물질은 베타

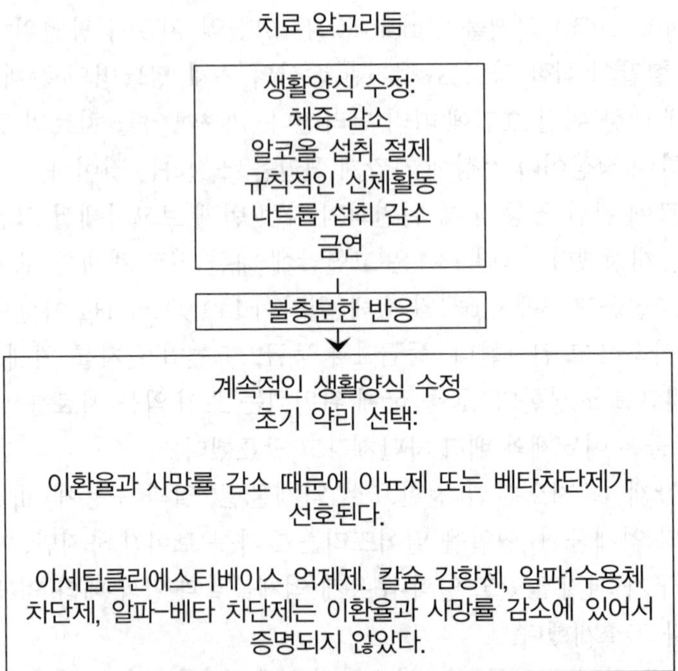

그림 13-1. 고혈압의 치료 알고리듬. 출처, 미국 보건, 인적 서비스. 고혈압의 발견, 평가와 치료를 위한 합동위원회. 미국국립보건원 출판 No. 95-1088, Bethesda, MD, 19955, p. 16.

표 13-3 항고혈압 약물

약물 유형	일반적인 복용량 (총 ㎎/일)	빈도(일회/일)	기전	소견
초기 항고혈압 약물				
이뇨제				
Thiazides 와 관련 약물				• 티아지드와 고리형 이뇨제를 위해 낮은 복용량과 식이요법 상담이 대사변화를 피하기 위하여 사용되어야 한다. • 고리형 이뇨제보다 더욱 효과적인 항고혈압 환자는 혈청 크레아틴 ≥221 ㎛ol/L 인 환자를 제외한다.
Bendroflumethiazide	2.5-5		혈장량을 감소시키고 세포외액량을 감소, 그리고 초기 심방출량을 감소, 다음이 심박출량의 정상화와 함께 총 말초 저항의 감소. 만성적인 효과는 세포외액량의 약간의 감소를 포함한다.	
Benzthiazide	12.5-50			
Chlorothiazide	125-500	2회		
Chlorthaildone	12.5-50			• Hydrochlorothzide 또는 chlorthalidone은 일반적으로 선호된다; 대부분의 임상에서 사용
Cyclothiazide	1.0-2			
Hydrochlorothiazide	12.5-50			
Hydroflumethiazide	12.5-50			
Indapamide	2.5-5			
Mehtyclothiazide	2.5-5			
Metolazone	0.5-5			
Polythiazide	1.0-4			
Quinethazone	25.0-100			
Trichlormethiazide	1.0-4			
고리형 이뇨제			*thiazides 참조*	• 고리형 이뇨제의 높은 복용량은 신장장애 또는 울혈성심장기능상실 환자를 위해 필요할 수 있다.
Bumetanide	0.5-5	2회		
Ethacrynic acid	25.0-100	2회		
Furosemide				• 에타크린산은 오직 티아지드와 황을 포함하는 이뇨제에 알레르기인 환자들을 위해 대안이다.

포타슘 보전:			포타슘 재흡수 증가	• 약한 이뇨제 • 주로 다른 이뇨제와 조합해서 사용하고 다른 이뇨제로부터 저칼륨혈증을 피하거나 전환시킨다.
Amiloride	5-10	1회 또는 2회		
Spironolactone	25-100	2회 또는 3회	알도스테론 길항제	
Triamterene	50-150	1회 또는 2회		
				• 혈청 크레아틴≥221 μmol/L (2.5 mg/dL)일 때 피한다. • 고칼륨혈증을 일으킬수 있고 ACE 억제제 또는 포타슘 보충제와 결합되면 악화시킬 수 있다.
아드레날린 억제제				
베타차단제:			심박출량 감소와 총말초저항 증가. 혈장 레닌 활동 감소. Atenol, betaxolol, bisoprolol, metoprolol은 심장선택성.	• 선택성 약품은 고용량에서 베타2 수용기를 억제한다. 예) 모든 약품이 천식을 악화시킬 수 있다.
Atenolol	25-100 †			
Betaxolol	5-40			
Bisoprolol	5-20			
Metoprolol	50-200	1회 또는 2회		
Metoprolol(서방정)				
Nadolol	20-240 †			
Propranolol	40-240	2회		
Propranolol(장시간 작용)	60-240			
Timolol	20-40	2회		
내인성 교감신경 유사작용(ISA)의 베타차단제:				
Acebutolol	200-1200 †	2회	Acebutolol은 심장선택성.	• 베타차단제를 필히 복용해야하는 느린맥환자 외에는 내인성 교감신경 유사작용의 분명한 장점은 없다.
Carteolol	2.5-10 †			
Penbutolol	20-80 †			
Pindolol	10-60 †	2회		
알파베타 차단제				
Labetalol	200-1200	2회	베타차단제와 동일 + 알파1 봉쇄	• 아마 다른 베타차단제 보다 결점에 있어서 더욱 효과적이다. • 체위 효과를 일으킬 수 있어서 적정은 반드시 기립시 혈압에 기초해야한다.
알파1수용기 차단제			연접후 알파1수용기 차단과 혈관확장을 일으킨다.	• 체위 효과를 일으킬 수 있어서 적정은 반드시 기립시 혈압에 기초해야한다.
Doxazosin	1.0-16			
Prazosin	1.0-20	2회 또는 3회		
Terazosin	1.0-20			

표 13-3 항고혈압 약물 *(계속)*

약물 유형	일반적인 복용량 (총 mg/일)	빈도(일회/일)	기전	소견
안지오텐신전환효소 억제제				
Benazepril	10.0-40 +	1회 또는 2회	안지오텐신II의 형성을 차단, 혈관이완 촉진과 알도스테론 감소. 또한 브래디키닌과 혈관이완성 프로스타글란딘을 증가시킨다.	• 안지오텐신전환효소를 시작하기 위해 이뇨제는 감소되거나 중지하여야한다.
Captopril	12.5-150 +	2회		
Cilazapril	2.5-5.0	1회 또는 2회		
Enalapril	2.5-40 +	1회 또는 2회		• 혈청 크레아틴≥221 ㎛ol/L (2.5 mg/dL)인 환자는 + 표시된 약물의 복용량을 감소시킨다.
Fosinopril	10.0-40	1회 또는 2회		
Lisinopril	5.0-40 +	1회 또는 2회		
Perindopril	1.0-16 +	1회 또는 2회		
Quinapril	5.0-80 +	1회 또는 2회		• 신장장애 또는 포타슘 보전약물을 복용하는 환자에서 고칼륨혈증을 일으킬 수 있다.
Ramipril	1.25-20 +	1회 또는 2회		
Spirapril	12.5-50	1회 또는 2회		• 중증의 양측성 신동맥협착 또는 단신으로 향하는 동맥의 협착 환자는 중증의 급성 신부전증을 일으킬 수 있다.
칼슘 길항제				
Diltiazem	90-360	3회	칼슘이온의 세포막으로 이동을 차단하고 평활근육 이완을 일으킨다.	• 이들 약물들은 또한 심장의 느린채널을 차단하고 sinus rate 감소와 심장차단을 일으킬 수 있다.
Diltiazem(지효성)	120-360	2회		
Diltiazem(서방정)	180-360			
Verapamil	80-480	2회		
Verapamil(지속성)	120-480	1회 또는 2회		
Dihydropyridines				• Dihydropyridines는 diltiazem과 verapamil 보다 말초 혈관이완의 잠재성이 크고 어지럼, 두통, 홍조, 말초부종과 빈맥을 일으킬 수 있다.
Amlodipine	2.5-10			
Felodipine	5-20			
Isradipine	2.5-10	2회		

Nicardipine	60-120	3회		
Nifedipine	30-120	3회		
Nifedipine(GITS)	30-90			
보조항고혈압 약물				
중추성 알파2-작용제				
Clonidine	0.1-1.2	2회	중추성 알파2 수용기를 자극해서 원심성 교감 신경활동을 억제한다.	• Clonidine 패치는 주 1회 교환된다. • 이들 약물중 아무것도 갑작스럽지 않다. 비지지환자들은 피한다.
Clonidine TTS(패치)**	0.1-0.3	주 1회		
Guanbenz	4-64	2회		
Guanfacine	1-3			
Methyldopa	250-2000	2회		
말초성 아드레날린 길항제				
Guanadrel	10-75	2회	신경세포성 저장부위로부터 카테콜라민 유리를 억제한다.	• 심각한 기립성 · 운동유발성 저혈압을 일으킬 수 있다.
Guanethidine	10-100			
라우월피아 알칼로이드				
Rauwolfia root	50-200		카테콜라민 조직저장의 감소	
Reserpine	0.05§-0.25			
직접 혈관확장제				
Hydralazine	50-300	2회-4회	평활근 혈관확장을 일으킨다.	
Minoxidil	2.5-80	1회 또는 2회		• Hydralazine은 측정된 대사(아세틸화)에 종속한다. • 두 약물을 위해: 이뇨제를 동반하고 체액 저류와 반사빠른맥 때문에 베타차단제를 투여한다.

* 낮은 복용량은 초기 복용량을 높은 복용량은 최대 일일복용량을 나타낸다. 대부분 약물은 완전한 효과를 위해 2-4주가 요구되고 더욱 빈번한 투약 조정은 중증 고혈압을 제외하고 권하지 않는다. 복용량 범위는 의사처방참고서(PDR) 또는 약제사용설명서에 추천된 복용량과 약간 다를 수 있다.

† 표시된 약물은 신장에 의해 배설되는 약물이고 신장 장애(혈청 크레아틴≥221 μmol/L (2.5 mg/dL))시 복용량 감소가 필요하다.

** 주간 패치 1,2,3은 하루당 0.1-0.3 mg에 상당한다.

§ 0.1mg 복용량은 매일 복용하여 복용량을 달성할 수 있다.

차단제의 수명연장 효과를 향상시킨다는 사실을 알아냈다.[57,82~84] 고혈압 치료를 위한 약물의 선택에 대해서는 더 많은 연구가 필요하다. 표 13-3은 공동 국제 위원회가 권고하는 고혈압 약품에 대한 개요이다.

개요에서, 심폐 재활 프로그램은 혈압을 지속적으로 감시하고 약물을 관리할 수 있는 기회를 제공한다. 만약 규칙적인 지구력 운동, Na^+ 제한, 알코올 절제, 금연, 체중 감소(과체중인 사람에서)와 같은 생활습관 조절이 혈압조절에 부적절 하다면, 고혈압의 일, 이차 예방에 있어 약물치료가 바람직하다.

고혈압에 대한 결과 측정 (Measurement of Outcomes in Hypertension)

다양한 생활습관 조절이나 수축기, 이완기 혈압에 대한 약물 치료의 효과는 환자가 앉아서 5분의 동안 휴식한 후에 혈압을 측정한다.[53] 심장 재활 종사자는 혈압을 관리해야 하며 생활습관 중재나 약물이 고혈압 조절에 효과적인지를 주목해야 하고 적절한 지시를 통해 적절한 치료를 권유해야 한다.

혈장 콜레스테롤, 지질단백질 및 트리글리세라이드 (Plasma, cholesterol, lipoproteins and triglycerides)

미숙한 관상동맥 심장질환의 증가 비율과 죽상경화증을 동반한 질환의 진행에 대하여 콜레스테롤 농도 증가가 원인이 된다는 사실은 더 이상 의심할 여지가 없다.[1,25,56,85~88] 바람직한 혈중 콜레스테롤 농도는 200mg/dL 이하이다. 혈중 콜레스테롤 농도가 200에서 239mg/dL면 고농도의 한계로 분류되며 240mg/dL 이상이면 상당한 고농도이다.[25] 임상적 시도들에 의하면 혈청 콜레스테롤 농도 저하는 관상동맥 심장질환 환자와 관상동맥 심장질환이 없는 사람 모두에게서 이환률과 사망률을 감소시킨다는 사실을 밝혔다. 그러므로, 교육, 음식 조절, 신체 활동, 위험 인자 감소를 통한 콜레스테롤 저하 식이요법은 관상동맥 심장질환을 위한 일, 이차 예방법으로 권장된다.[25]

혈정 콜레스테롤 농도 상승과 관상동맥 심장질환의 위험 증가 사이에는 전체 콜레스테롤에 대한 저밀도지질단백질의 양과 직접적인 관계가 있으며 고밀도지질단백질과는 반비례 관계가 있다.[87]

콜레스테롤과 지질단백질(Cholesterol and Lipoproteins)

콜레스테롤은 세포막에서 발견되는 지방과 같은 물질(지질)이며 신체 에너지의 수송과 저장, 스테로이드 호르몬과 담즙산을 만드는 것과 같이 정상적인 신체 기능에 필수적이다. 콜레스테롤은 지질과 단백질(지질단백질)이 모두 포함된 과립 상태로 혈액 내에서 순환한다. 혈장 지질단백질은 내인성 및 외인성 지질이 간, 장, 말초조직 사이를 이동할 수 있도록 해주는 복잡한 수송체계를 구성하는 주로 성분이다. 지질단백질은 수용성이 아니기 때문에, 순환계 내에서 이동하기 위해 다른 물질(아포지질단백질, apolipoprotein)과 결합해야 한다. 지질단백질은 주로 카일로마이크론(chylomicron), 저밀도 지질단백질, 고밀도 지질단백질, 초저밀도 지질단백질로 분류된다.[25,89]

카일로마이크론 (Chylomicrons)

카일로마이크론은 음식에 포함된 지방과 콜레스테롤에서 유래하며 장점막에서 합성된다. 크리글리세라이드는 지질구성(트리글리세라이드가 풍부한 카일로마이크론)의 약 85%를 차지한다. 음식을 통해 새롭게 섭취한 트리글리세라이드가 소장으로 들어갔을 때, 췌장 리파제(pacreatic lipase)에 의해 지방산과 모노글리세라이드(monoglyceride)로 가수분해된다. 카일로마이크론은 순환계와 신체를 통해 전환 지질 형태로 빠르게 이동한다. 수 초 내에 말초 세포로 지방산의 대부분이 이동하며 식후 2에서 4시간이 경과하면 혈장 내에서 최대 농도에 도달한다. 카일로마이크론 잔여물은 음식물 섭취 후 10에서 12시간이 경과하면 혈액순환에 의해 간에서 제거된다. 따라서, 믿을 수 있는 트리글리세라이드 측정을 위해 14시간 공복 혈액 표본(14-hours fasting blood sample)을 권장한다.[89,90]

저밀도 지질단백질 (Low-density lipoproteins)

저밀도 지질단백질은 혈장 내 콜레스테롤의 주요 운반체이며, 전체 혈장 콜레스테롤의 약 60에서 75%는 저밀도 지질단백질에서 발견된다. 결론적으로, 전체 혈장 콜레스테롤 농도의 증가는 대개 저밀도 지질단백질 콜레스테롤이 증가한 결과이다. 저밀도 지질단백질 중심부는 거의 대부분이 콜레스테롤 에스테르(ester)로 구성된다. 혈청 저밀도 지질단백질의 약 75%는 간에서 제거되며 나머지는 간 이외의 조직에서 제거된다.[91] 저밀도 지질단백질은 트리글리세라이드가 풍부한 지질단백질, 초저밀도 지질단백질, 초저밀도 지질단백질 잔여물의 이화작용에 의해 형성된다. 초저밀도 지질단백질과 초저밀도 지질단백질 잔여물의 약 30에서 40%는 저밀도 지질단백질로 전환된다. 나머지는 간 지질단백질 수용체(hepatic lipoprotein receptor)에 의해 제거된다. 저밀도 지질단백질은 특이적, 고친화성 저밀도 지질단백질 수용체를 통해 조직으로 콜레스테롤을 운반하며, 이 수용체들은 세포를 통해 콜레스테롤을 흡수할 뿐만 아니라 세포내 콜레스테롤 합성을 통해 조절한다. 저밀도 지질단백질 수용체의 활성은 저밀도 지질단백질 콜레스테롤 농도를 조절하는 열쇠로 생각된다.[89] 저밀도 지질단백질 분자들은 크기가 작고 초기에 혈관

내막을 통해 통과하고 죽상경화의 과정으로 이어진다고 여겨진다. 변형이나 산화 저밀도 지질단백질은 내피세포와 평활근 세포에서 원래의 저밀도 지질단백질 보다 3에서 10배 빠르게 흡수되며, 따라서 내피 손상과 손상의 진행을 촉진할 수 있다.[92,93] 세 가지 기본적인 이상(basic abnormality)이 고 혈청 콜레스테롤 농도의 발달이 원인이 되어 나타나며 각각 주요 구성요소는 저밀도 지질단백질이다. 저밀도 지질단백질 증가의 첫 번째 원인은 저밀도 지질단백질 수용체 활성의 감소이며, 이는 저밀도 지질단백질과 초저밀도 지질단백질 잔여물의 제거를 지연시키게 된다. 이러한 제거 지연은 초저밀도 지질단백질을 저밀도 지질단백질로 전환을 증가시키는 결과를 초래한다. 두 번째 이상은 간에서 아포지질단백질 B의 과생산(이 장의 아포지질단백질에 대한 부분을 보라)과 초저밀도 지질단백질이나 초저밀도 지질단백질 잔여물의 흡수 감소에 의해 초래되는 저밀도 지질단백질의 과생산이다. 고콜레스테롤혈증(hypercholesterolemia)에 대한 마지막 기전은 콜레스테롤 에스테르와 동시에 저밀도 지질단백질 분자들의 과부하이다.[91,94]

임상 검사실에서 저밀도 지질단백질에 대한 정확한 정량화는 어렵다. 혈장 내의 모든 콜레스테롤은 지질단백질 상태로 존재하기 때문에, 공복 혈장에서 저밀도 지질단백질 콜레스테롤 농도는 전체 콜레스테롤, 전체 트리글리세라이드 및 고밀도 지질단백질 콜레스테롤의 측정으로 예측할 수 있다. 만약 트리글리세라이드 값이 400 mg/dL (4.5 mmol/L) 이하라면, 초저밀도 지질단백질 콜레스테롤 농도를 예측하기 위해 트리글리세라이드 값을 5로 나눌 수 있다. 전체 혈청 콜레스테롤은 저밀도 지질단백질 콜레스테롤, 고밀도 지질단백질 콜레스테롤 및 초저밀도 지질단백질 콜레스테롤의 총합이기 때문에, 저밀도 지질단백질 농도는 다음 식에 의해 예측할 수 있다:[25]

$$\text{저밀도 지질단백질 - 콜레스테롤} \\ = \text{전체 콜레스테롤} - \text{고밀도 지질단백질 - 콜레스테롤} - \frac{\text{트리글리세라이드}}{5}$$

트리글리세라이드 농도가 dL 당 400 mg 이상이라면, 저밀도 지질단백질 콜레스테롤은 예측할 수 없지만 특수 검사실에서 혈청 초원심분리를 실시하면 보다 정확한 저밀도 지질단백질 콜레스테롤 농도를 측정할 수 있다.[25]

혈장 저밀도 지질단백질 농도는 공복 상태에서 9에서 12시간 이후에 측정된다. 관상동맥 심장질환이나 다른 죽상경화 질환이 없는 사람의 경우 바람직한 저밀도 지질단백질 농도는 130 mg/dL 이하이다. 130에서 159 mg/dL와 두 가지 이상의 위험 인자를 가진 사람은 한계 고위험(borderline-high-risk) 저밀도 지질단백질 콜레스테롤이 발생된다. 고위험 저밀도 지질단백질 콜레스테롤은 160 mg/dL 이상일 때 발생한다. 관상동맥 심장질환이나 다른 죽상경화 질환을 가진 환자에서, 최적의 저밀도 지질단백질 콜레스테롤은 100 mg/dL 이하이다. 관상동맥 심장질환의 일차적 예방에 있어, 한계와 고위험을 가진 환자들은 식이요법과 운동치료를 지시해야 한다. 만약 식이요법과 운동치료가 효과가 없고, 두 가지 추가적인 위험인자를 가지지 않은 환자에서 저밀도 지질단백질 콜레스테롤이 190 mg/dL 이상이거나 두 가지 이상의 관상동맥 심장질환 위험 인자를 가진 환자에서 160 mg/dL 이상이라면 약물 치료를 시작해야 한다.[25]

관상동맥 심장질환으로 알려진 환자와 최적 저밀도 지질단백질 콜레스테롤 농도(100 mg/dL 이상)보다 높은 환자에게 약물 중재는 필수적일 수 있다. 저밀도 지질단백질 콜레스테롤이 100 mg/dL 이하이면서 관상동맥 심장질환을 가진 환자는 식이요법과 운동치료를 통한 이차예방을 권유한다.[25]

증가된 저밀도 지질단백질 콜레스테롤이 관상동맥 심장질환의 원인이 된다는 증거는 역학조사, 유전적 조사 및 동물 연구를 통해 잘 알려져 있다.[70,95] 음식 및 약물 중재를 통한 저밀도 지질단백질 콜레스테롤 저하가 관상동맥 심장질환의 발병률을 감소시킨다는 임상적 시도들이 발표되었다.[1,25,89] 이 영역에서 더 많은 연구가 필요하겠지만, 규칙적인 신체 활동은 저밀도 지질단백질 미립자의 구성을 좋은 쪽으로 변화시킨다고 알려져 있다.[96]

고밀도 지질단백질 (High-density lipoproteins)

고밀도 지질단백질들은 지질단백질들 중에 가장 작은 미립자이며, 가장 큰 밀도를 가지고 있다. 고밀도 지질단백질은 대략 단백질 50%, 콜레스테롤 18%, 소량의 트리글리세라이드로 구성되어 있다. 고밀도 지질단백질은 간과 소장에서 합성되고 세포들에서 간으로 콜레스테롤 운반을 통해 지질 대사에 중요한 역할을 한다. 고밀도 지질단백질은 간에서 담즙이나 담즙염으로 변환되고 나중에 장을 통해 소화와 분비에 사용된다. 이러한 역콜레스테롤 수송(reverse cholesterol transport)은 아마도 죽상경화로 발전하는 것을 고밀도 지질단백질이 막아주는 방법일 수도 있다.[89] 고밀도 지질단백질 콜레스테롤은 두 가지 주요 하부분획(subfraction)으로 구성된다: 고밀도 지질단백질2와 고밀도 지질단백질3. 고밀도 지질단백질3는 고밀도 지질단백질2의 전구물질로 생각되며, 고밀도 지질단백질2는 역콜레스테롤 수송 과정에서 콜레스테롤의 최종 수용체이다.[89,90]

고밀고 지질단백질의 농도가 감소하면 관상동맥 심장질환에 대한 위험은 증가하고 관상동맥 심장질환에 대한 위험 인자로 생각해야 된다. 반대로, 고밀도 지질단백질의 농도 증가는 관상동맥 심장질환의 발병률을 감소시킨다고 알려져 있다.[25,89,97~100] 논쟁의 대상이 되기는 하지만, 고밀도 지질단백질2와 고밀도 지질단백질3 둘 다의 혈장 농도는 심장을 보호하는 것으로 생각된다.

고밀도 지질단백질 콜레스테롤 농도가 35mg/dL 이하이면 저농도로 여겨진다. 비만 환자의 체중 감소, 금연 및 유산소 운동 증가를 포함하는 행동조절은 고밀도 지질단백질 콜레스테롤의 농도를 증가시키는 것으로 알려져 있다.[25,97,100,102] 주의 사항은 고밀도 지질단백질 농도를 떨어뜨리는 약물(예, 베타 아드레날린성 차단제, beta-adrenergic blocker)도 함께 섭취해야 된다는 것이며, 대체 약품들의 처방이 필요할 수 있다.

초저밀도 지질단백질(VERY-LOW-DENSITY LIPOPROTEINS)

초저밀도 지질단백질은 트리글리세라이드가 풍부한 지질단백질로 간에서 만들어지고 지방조직이나 근육으로 이동하여 저장되거나 사용된다. 초저밀도 지질단백질의 지질 구성 성분은 약 50%의 트리글리세라이드와 22%의 콜레스테롤이다. 초저밀도 지질단백질의 파괴는 트리글리세라이드가 조직 지질단백질 분해효소에 의해 점차적으로 제거되는 동안 단계적으로 일어난다. 일단 트리글리세라이드들이 가수분해 되면, 초저밀도 지질단백질 잔여물은 두 가지 경로 중 한 가지를 따른다. 초저밀도 지질단백질 잔여물은 간에서 직접 흡수되거나 저밀도 지질단백질로 전환된다. 대개, 초저밀도 지질단백질의 약 60에서 70%는 간에서 흡수되고 나머지는 저밀도 지질단백질로 전환된다. 따라서, 초저밀도 지질단백질은 저밀도 지질단백질의 전구물질이다. 초저밀도 지질단백질 잔여물들이 저밀도 지질단백질로 전환하는 기전이나 죽종형성(atherogenesis)이나 관상동맥 심장질환 위험에 대한 초저밀도 지질단백질의 정확한 역할에 대해서는 잘 알려져 있지 않다.[25,89,97,102,103]

아포지질단백질 (Apolipoproteins)

아포지질단백질들은 지질단백질의 표면에 있는 단백질 하부구성성분(subcomponent)이며 대사와 분해(degradation) 부위로 지질단백질을 수송하는데 도움을 준다. 아포지질단백질은 지질단백질의 구조적 형태 유지와 대사 효소의 조절에 중요한 역할을 한다. 14가지 아포지질단백질들이 밝혀졌으며, 다양한 아포지질단백질들의 생물학적 기능에 대한 연구가 이루어지고 있다.[89,97]

정량분석과 관상동맥 심장질환에 대한 위험이 밝혀진 사람에게서 아포지질단백질의 역할은 많은 관심을 끌고 있다. 가장 유력한 연구에서 관상동맥질환으로 발달할 수 있는 위험과 관련된 두 가지 아포지질단백질에 초점을 맞추었다: 아포지질단백질 A-Ⅰ(apo A-Ⅰ)과 아포지질단백질 B(apo B). 아포지질단백질 A-Ⅰ은 고밀도 지질단백질 그룹의 주요 단백질 구성성분이고 아포지질단백질 B는 저밀도 지질단백질의 일부이다. A-Ⅰ의 농도가 올라간 사람에게서 관상동맥질환의 발병률이 감소한다는 사실을 발견했다; 아포지질단백질 B는 관상동맥질환에 대한 위험이 증가한다고 알려져 있다.[89,97] 최근 연구에서 아포지질단백질 A-Ⅰ과 아포지질단백질 B의 측정은 혈장 지질이나 고밀도 지질단백질, 저밀도 지질단백질 콜레스테롤의 농도 보다 관상동맥 심장질환에 대한 강력한 징조를 제공할 수 있다고 제안했다.[1,89,104] 최근에 아포지질단백질에 대한 측정이 별 도움이 되지 않는다 해도, 일부 지질 질환에서 측정은 근본적인 원인의 발견 뿐만 아니라 다양한 중재의 효과에 도움을 준다. 아포지질단백질 A- I 과 아포지질단백질 B의 농도에 대한 식이요법과 규칙적인 신체 활동의 효과는 확실한 결론을 제공하지 못하며 이 부분에 대한 더 많은 연구가 이루어지고 있다.[1,89,97,105]

트리글리세라이드(Triglycerides)

트리글리세라이드는 글리세롤(glycerol)과 지방산의 결합체이다. 이러한 지질들은 물에 녹지 않기 때문에, 트리글리세라이드는 단백질(지질단백질)과 결합해 순환하여 이동된다. 트리글리세라이드는 탄수화물을 근원(source)으로 하여 간에서 만들어지며 또한 섭취한 음식에서 발견된다. 혈액 내 트리글리세라이드 농도 증가는 유전결함에 의해 유발되거나 다양한 내분비와 대사 장애(예, 당뇨)에 의해 이차적으로 유발될 수 있다. 혈정 트리글리세라이드 농도와 심혈관 질환 사이의 관계는 아직 논란의 대상이 된다. 대부분의 인구조사(population study)에서, 혈청 트리글리세라이드 농도는 총 혈정 콜레스테롤, 낮은 고밀도 지질단백질, 흡연, 인슐린, 나이, 공복 혈장 포도당, 신체활동 및 알코올 섭취와 같은 관련된 위험 요인들을 통계학적으로 교정한 이후 독립적으로 관상동맥 심장질환에 대해 예측하지 못했다.[1,25,106] 죽종형성의 직접적인 원인이 된다기 보다는 오히려, 트리글리세라이드 농도 상승은 대개 작고, 밀도가 높은 저밀도 지질단백질 미립자와 저농도 고밀도 지질단백질 콜레스테롤과 같이 관상동맥 심장질환과 더 직접적으로 관계가 있는 다른 죽종형성 지질단백질 이상을 초래한다.[107] 한계 농도나 높은 트리글리세라이드 농도 및 미성숙 심혈관 질환에 대해 높은 가족력을 가진 일부 환자들은 가족성 복합 고지질혈증(familial combined hyperlipidemia)이 발생될 수 있으며, 또한 관상동맥 심장질환의 위험은 증가한다. 고트리글리세라이드혈증(hypertriglyceridemia)에 의해 생기는 가장 일반적인 지질단백질 이상은 카일로마이크론 잔여물과 초저밀도 지질단백질 잔여물의 농도 증가뿐만 아니라, 고밀도 지질단백질 콜레스테롤의 농도 감소이다.[25]

혈액 내 트리글리세라이드 농도에 따른 분류는 다음과 같다:[25]

기준	**Serum triglyceride 수치**
정상 범위의 triglyceride	200 ㎎/*dl* 미만
약간 높은 triglyceride	200 - 400 ㎎/*dl*
높은 triglyceride	400 - 1000 ㎎/*dl*
매우 높은 triglyceride	1000 ㎎/*dl* 이상

증가된 트리글리세라이드가 구성성분이 되는 비정상적인 혈액 지질에 대한 중요한 치료가 생활습관 조절이라고 권유한다. 권유하는 조절들은 표준 체중, 규칙적인 유산소

운동, 금연, 알코올 섭취 규제, 포화 지방과 콜레스테롤이 적은 음식 소비가 포함된다. 또한 지질강하(lipid-lowering) 약물 치료는 개개 환자 상황에 따라 고려할 수 있다.[25]

고콜레스테롤혈증의 중증 형태들 (Severe Forms of Hypercholesterolemia)

가족성 고콜레스테롤혈증 (Familial hypercholesterolemia)

가족성 고콜레스테롤혈증은 저밀도 지질단백질 수용체에 유전자 부호화(gene encoding) 결함으로 특징지어지는 상염색체 우성질환(autosomal-dominant disorder)이며 수용체의 부재나 비기능(nonfunction)이 발생한다. 저밀도 지질단백질 수용체 유전자는 정상적으로 양쪽 부모에게서 유전된다. 매우 드물게, 저밀도 지질단백질 수용체에 대해 두 가지 비정상적인 유전자가 유전되고 세포내 콜레스테롤 생산은 비정상적인 조절을 받게 된다. 이것은 혈정 콜레스테롤 농도가 dL 당 600에서 1,000 mg의 범위에 이르는 원인이 된다. 질환은 백만 명에 한 명이 발생하고 10대에 죽상경화증이 발병하여 발병 후 20년간 생존하기 힘들다.94 고콜레스테롤혈증의 이종집합체 형태(heterozygous form)는 비정상적인 저밀도 지질단백질 수용체 유전자를 한 쪽 부모에게서만 유전받은 사람 500명 당 1명이 발생한다. 병에 걸린 사람은 전체 저밀도 지질단백질 수용체의 1/2이며, 혈정 콜레스테롤 농도는 dL 당 350에서 450 mg 범위 내에 있다. 이종집합체 고콜레스테롤혈증 환자들은 미성숙 관상동맥 심장질환에 걸리기 쉬우며, 대개 음식을 통한 치료 하나로는 적절하게 반응하지 않고 저밀도 지질단백질 콜레스테롤을 떨어뜨리기 위해 지질저하 약물을 필요로 한다.[25]

가족성 복합 고지질혈증 (Familial combined hyperlipidemia)

가족성 복합 고지질혈증은 단일 가족에게 발생하는 고지질혈증 표현형의 다발성 형태로 특징지어지는 또 다른 상염색체 우성질환이다. 병에 걸린 환자들의 1/3은 초저밀도 지질단백질 콜레스테롤 증가, 1/3은 저밀도 지질단백질 콜레스테롤 만의 증가, 나머지는 초저밀도 지질단백질과 저밀도 지질단백질 증가 혹은 초저밀도 지질단백질과 카일로마이크론의 증가를 동반하여, 미국 인구의 약 1에서 2%에서 가족성 복합 고지질혈증이 나타난다. 일차적인 결함은 간에서 초저밀도 지질단백질의 과생산이 나타나며, 또한 환자들은 아포지질단백질 B의 농도가 높아진다. 60세 이전에 심근감염을 가진 환자의 약 10에서 15%는 가족성 복합 고지질혈증을 가지고 있다.[25,94] 가족성 복합 고지질혈증의 치료에는 체중 감소, 당뇨 조절(당뇨가 있다면), 음식을 통한 지방과 콜레스테롤의 제한이 포함된다. 생활습관 변화가 효과가 없을 때, 약물 치료를 시작할 수 있다.[25]

중증 원발성 고콜레스테롤혈증 (Serve primary hypercholesterolemia)

중증 원발성 고콜레스테롤혈증을 종종 증가된 저밀도 지질단백질 콜레스테롤(220 mg/dL 이상)의 단일유전자 유전을 확실하게 설명할 수 없기 때문에 다유전자(polygenic)라 부른다. "다유전자"란 단어는 몇몇 다른 결함들이 중등도 고콜레스테롤혈증의 단일 유전자 형태를 야기한다는 의미라 생각할 수 있다. 저밀도 지질단백질 수용체 기능의 경한 결함, 아포지질단백질 B-100의 과생산, 콜레스테롤 흡수 증가와 같은 몇몇 대사 이상은 밝혀졌으며, 다유전자 고콜레스테롤혈증에 대한 반응으로 생각된다. 종종 이러한 범주에 속한 환자들은 음식을 통한 치료에 반응하지 않고 저밀도 지질단백질 콜레스테롤을 떨어뜨리기 위한 약물 중재가 필요하다.[25,94]

가족성 베타지질단백질혈증이상 (Familial dysbetalipoproteinemia)

가족성 베타지질단백질혈증이상(type3 hyperlipoproteinemia)은 비교적 일반적이지 않으며 미국에서 약 5,000명 당 1명이 발생한다. 비정상적인 아포지질단백질 E는 아포지질단백질의 축적할 뿐만 아니라 콜레스테롤과 트리글리세라이드의 농도를 증가시켜는 초저밀도 지질단백질과 카일로마이크론의 정상적인 대사를 방해한다. 대개 콜레스테롤 농도는 300에서 600 mg/dL의 범위이고 트리글리세라이드는 400에서 800 mg/dL 이상의 범위이다. 고지질혈증 환자들은 손바닥 결절 황색종의 신체적 소견, 미성숙 관상동맥 심장질환, 말초 혈관 질환이 특징이다. 흔히 이러한 환자들은 비만, 포도당 불내성(glucose-intolerant), 고요산혈증(hyperuricemia)이 있다. 치료는 포화 지방과 콜레스테롤을 낮추는 음식과 체중 조절을 위한 프로그램이 포함된다. 약물 중재는 순환 초저밀도 지질단백질과 칼일로마이크론 잔여물을 감소시키는 것이 필요할 수 있다.[25]

환자 위험 요인 조절의 평가 (Evaluation of patient resk-factor modification)

위험 요인 조절을 준수하여 환자를 정기적으로 평가하는 것은 환자가 공식적인 관리 프로그램에 참여하는 동안 이루어지는 일반적인 과정이다. 그러나, 환자가 관리 프로그램을 떠나고 지역사회의 시설이나 가정에서 프로그램을 계속한 이후, 위험 인자 조절, 운동 및 사회심리적 문제에 대해 처방받은 계획을 준수하는 지는 정기적으로 예정된 협의(conference)와 평가를 통해 사정(assess)될 수 있다. 이러한 추적평가(follow-up evaluation)(본인의 방문 또는 전화를 하든지)는 환자의 의학적 상태에 따라 결정함으로써 일정한 간격으로 예정되어야 한다. 추적평가를 받는 첫 일년 동안은 년 4회, 그 이후

에는 년 1회(필요하다면 그 이상)의 영양 상담을 받도록 환자에게 권유한다.[25]

재활팀은 재활의 초기 단계에 주의를 기울여야 하며, 너무 과도한 변화는 행동 조절의 목표를 좌절시킬 것이다. 환자들은 그들의 생활습관을 변화시키려는 요구에 대해 당황하지 않아야 한다. 행동변화에 대한 성공을 확신하기 위해, 관리는 목표 설정에 따라 발전적인 방침을 적용해야만 한다.

음식 중재(Dietary Intervention)

일반적으로, 음식 통재의 목표는 저밀도 지질단백질 콜레스테롤의 저하가 관상동맥 심장질환의 발병률을 감소시킨다는 증거 때문에 혈정 콜레스테롤, 특히 저밀도 지질단백질 콜레스테롤의 농도를 감소시키는 것이다. 세 가지 주요 인자들이 혈청 콜레스테롤의 농도를 상승시키는 원인으로 밝혀졌다:

1. 음식을 통한 콜레스테롤의 과도한 섭취
2. 포화지방의 과도한 섭취
3. 과체중과 비만의 원인이 되는 칼로리 섭취와 에너지 소비 사이의 불균형

높은 혈액 콜레스테롤의 치료를 위한 일차적 접근으로 음식 조절, 체중 조절 및 신체 활동 증가를 들 수 있다.[1,25,108-116]

음식 추천(Dietary Recommendations)

혈청 콜레스테롤 농도를 관리하기 위해 가장 널리 추천되는 식이요법 조절은 Step I과 Step II 다이어트(Diet)로 언급된다. 둘 다 포화 지방산과 콜레스테롤의 섭취를 줄이고 과도한 칼로리 섭취를 막기 위해 고안되었다. 식이요법 치료가 적용되었을 때, 대개 치료는 매일 지방은 전체 칼로리의 30% 이하로 섭취, 포화 지방산은 전체 섭취의 10% 이하, 콜레스테롤은 하루에 300mg 이하의 섭취를 추천하는 Step I Diet로 시작된다(표 13-4). 대개 환자는 3개월 동안 이 식이요법을 실시한다. 마지막에, 콜레스테롤 농도가 높게 유지된다면, 환자는 Step II Diet를 진행한다. Step II Diet는 포화 지방산 섭취는 전체 칼로리의 7% 이하, 콜레스테롤은 하루에 200mg 이하로 줄인다. 대개 환자들은 적어도 6개월 동안 식이요법 치료(운동과 병행해서)를 유지한다. 그 이후, 콜레스테롤 농도가 높다면, 약물 치료를 고려할 수 있다.[25] 표 13-5는 Step I과 Step II Diet를 위해 선택하거나 줄여야하는 음식의 예를 보여준다.

추가적인 식이요법들이 다양한 형태의 고지질혈증 질환의 치료에 사용되어 왔다. 관상동맥 심장질환의 치료를 위한 초기 식이요법들은 Pritikin Diet였다.[115] 이 식이요법은

표 13-4 고콜레스테롤에 대한 식이 치료

영양*권장 섭취	단계 I 식이요법		단계 II 식이요법
전체 지방		전체 칼로리의 30%이하	
포화 지방산	전체 칼로리의 8-10%	전체 칼로리의 7% 미만	
다불포화지방산			전체 칼로리의 10% 이상
단불포화지방산	전체 칼로리의 15% 이상		
탄수화물		전체 칼로리의 55% 이상	
단백질		전체 칼로리의 약 15%	
콜레스테롤	하루에 300 mg 미만		하루에 200 mg 미만
전체 칼로리		희망 체중 도달과 유지를 위해	

* 알코올에서 섭취되는 칼로리는 포함되지 않았다.

Source : From U.S. Department of Health and Human Services. The Second Report of the Expert Panal on Detection, Evaluation, and Treatment of High Blood Cholesterol in Adults. National Heart, Lung, and Blood Institute, Bethesda. Publication No.93-3095, 1993, p11-2.

일일 콜레스테롤과 전체 음식을 통한 지방 섭취 감소, 소량의 물고기와 닭고기를 제외한 육류 소비 금지가 특징이며, 일일 칼로리 섭취의 75에서 80%를 일차적으로 복합 탄수화물에서 얻는다. Pritikin Diet에 대한 일부 지침은 다음과 같다:[115]

100 mg 이하로 일일 콜레스테롤 감소
음식을 통한 지방은 전체 칼로리의 10% 이하로 한다.
소량의 물고기나 닭고기를 제외하고, 육류 소비는 권장하지 않는다.
단백질은 일일 칼로리의 10에서 15%로 제한하고 우선적으로 채소에서 섭취한다.
카페인이나 알코올 섭취는 권장하지 않는다.
섬유는 하루에 35 g 이상 섭취한다.
Na^+ 섭취는 하루에 1600 mg으로 제한한다.

또다른 식이요법 즉, Ornish Diet는 5개의 범주로 음식을 그룹화한 것이 특징이며, Group 1은 가장 건강한 그룹이고 Group 5는 가장 적게 건강한 그룹이다. Ornish의 "역(reversal)" 식이요법은 다음과 같은 특징이 있다:

채소 식이요법이다.
일일 칼로리 소비의 10% 이하는 지방에서 얻는다.
콜레스테롤은 하루에 5 mg 이상 섭취하지 않는다.
지장을 뺀(nonfat) 재품과 계란 흰자위를 제외한 동물 생성물은 권장하지 않는다.
기름(oil)은 하루에 식탁용 큰 숟갈로 한 숟갈 이상의 섭취를 권장하지 않는다.

관상동맥 심장질환의 일, 이차 예방을 위한 음식 조절의 주요 특징은 매일 음식 속에 포함되어 있는 지방의 감소이다. 표 13-6은 저지방 음식물의 요약이다. 영양사나 영양학자, 의사는 환자의 식이요법을 결정하는데 중요한 역할을 한다. 그러나, 모든 재활팀은 관상동맥 심장질환 환자의 음식 관리에 대해 최근 경향과 연구에 맞추어 보살펴야 할 책임을 가지고 있다.

약물 치료

적어도 6개월 동안 식이요법과 운동치료를 실시한 후에도 저밀도 지질단백질 콜레스테롤 농도가 높게 유지되는 환자들은 대개 약물 치료를 권장해야 한다. 관상동맥 심장질환의 일차적 예방을 위한 약물 치료 대상자는 저밀도 지질단백질 콜레스테롤이 190 mg/dL 이상 유지되고, 관상동맥 심장질환을 가지고 있지 않으며, 한 가지 이상의 추가적인 위험인자를 가지고 있지 않는 사람이다; 그리고 저밀도 지질단백질 톨레스테롤이 160 mg/dL 이상 유지되고, 관상동맥 심장질환을 가지고 있지 않으며, 두 가지 이상 추가적인 위험인자를 가지고 있는 사람.[25]

혈청 저밀도 지질단백질 콜레스테롤 농도가 130 mg/dL 이상인 관상동맥 심장질환 환자들은 대개 약물 중재를 적용시킨다. 관상동맥 심장질환 환자에 대한 목표는 저밀도 지질단백질 콜레스테롤 농도를 100 mg/dL 이하로 떨어뜨리는 것이다. 대부분의 환자에서, 식이요법과 병행한 단일 약품을 통한 약물 치료가 효과적이다. 단일 약물로 3개월 이내에 약물 치료의 목표(100 mg/dL)에 도달하지 못했다면, 두 번째 약물을 추가하는 것이 적절할 것이다.[25]

혈액 지질 투약의 세 가지 주요한 분류는 지질 관리에 유용하다: 답즙산 분리제(bile acid sequestrant), 니코틴산(nicotinic acid), 폐경여성성선자극호르몬 코엔자임 A 산화효소 억제제(HMG CoA reductase inhibitor).

담즙산 분리제(Bile acid sequestrants)

유용한 담즙산 분리제는 cholestyramine과 colestipol이다. 이러한 분리제들은 저밀도 지질단백질과 관상동맥 심장질환 위험을 감소시키는데 효과를 보여왔으며, 장기간 사용

표 13-5 I 단계와 II단계 식이요법을 위한 선택 또는 줄이는 음식의 예

음식군	선택	감소
지방질이 적은 살코기와 생선 ≤5-6 oz/일	쇠고기, 돼지고기, 양고기 - 요리전 살코기 손질 껍질 없는 가금류 생선, 조개 육가공품 - 지방질이 적은 살코기로 준비, 예., 저지방 햄, 저지방 프랑크푸르트 소시지, 콩단백질 또는 카라게닌으로 된 저지방 고기	쇠고기, 돼지고기, 양고기-보통 저민 쇠고기, 지방 조각, 돼지갈비, 내장 고기 껍질 없는 가금류, 후라이드치킨 튀긴 생선, 튀긴 가금류 보통 런천미트, 예) 볼로냐 소시지, 살라미, 소시지, 프랑크푸르트 소시지
달걀 ≤4 노른자위/주, I 단계 ≤2 노른자위/주, I 단계	흰 자위(조리법에서 달걀 흰 자위 2개는 하나의 완전한 달걀 하나로 대치된다.), 무콜레스테롤 달걀	노른자위(I 단계에서 주당 4개 이상 또는 II단계에서 주당 2개 이상); 요리와 빵 포함
저지방 유제품 2-3 그릇/일	우유-탈지유, 1/2%, 1% 지방(액체, 분유, 연유), 버터밀크 요구르트-무지방 또는 저지방 요구르트 또는 요구르트 음료 치즈-저지방 자연치즈 또는 가공치즈	전유(액체, 연유), 2% 지방우유(저지방우유), 대용 우유 보통 치즈(아메리칸, 블루, 브리, 체다, 콜비, 에담, 몬테레이 잭, 전유 모짜렐라, 파마산, 스위스), 크림치즈, 뇌샤텔 치즈) 커티지 치즈(4%)
	저지방 또는 무지방 품목, 예., 코티지 치즈-저지방, 무지방, 또는 건조(0-2% 지방)	
	냉동 유제품 디저트-아이스 밀크, 냉동 요구르트(저지방 또는 무지방)	아이스 크림
	저지방 커피크림 저지방 또는 무지방 사워크림	크림, half & half, 휘핑크림, 비유제품 크림, 포립대용 크림, 사워크림
지방과 기름 ≤6-8 티스푼/하루	불포화지방유-잇꽃, 해바라기, 옥수수, 콩, 목화씨, 카놀라, 올리브, 땅콩	코코넛유, 팜커널유, 팜유
	마가린-위에서 언급한 불포화지방 기름으로 만든, 저지방 또는 식이요법 마가린, 특히 연성 또는 액체형태	버터, 라드, 쇼트닝, bacon fat, 경성 마가린
	샐러드 드레싱-위에서 언급한 불포화지방유로 만든, 저지방 또는 무지방	노른자위로 만든 드레싱, 치즈, 사워크림, 전유
	씨앗과 견과류-피넛버터, 다른 나무열매기름으로 만든 대용버터 코코아 가루	코코넛 밀크초콜렛

표 13-5 I 단계와 II단계 식이요법을 위한 선택 또는 줄이는 음식의 예

음식군	선택	감소
빵과 시리얼	빵-통밀빵, 잉글리쉬 머핀, 베이글, 번, 옥수수 또는 밀가루 토틸라	달걀, 지방 그리고/또는 버터가 주성분인 빵; 크루아상
6회 또는 이상 / 일	시리얼-귀리, 밀, 옥수수, 잡곡	대부분의 그래놀라
	파스타	
	쌀	
	건조 콩 그리고 완두콩	
	크래커, 저지방 - 동물형, 전맥, 소다 크래커, 브레드스틱, 비스킷, 콘브레드 머핀, 멜바 토스트	고지방 크래커
	불포화지방유, 무지방우유 또는 1% 지방우유, 달걀 대체품을 사용한 수제 제과-퀵브레드, 비스킷, 콘브레드 머핀, 브란 머핀, 팬케이크, 와플	시판용 패스트리, 머핀, 비스킷
수프	감소 또는 저지방 그리고 저염도 상품, 예) 치킨 또는 비프 누들, 미네스트로네, 토마토, 야체, 감자, 무지방우유로 만든 저지방 수프	전유, 크림, 미트 비프, 가름류 지방, 가름류 껍질을 함유한 수프
야채	신선, 냉동 또는 캔, 지방 또는 소스 무첨가	프라이한 또는 버터, 치지 또는 크림 소스로 준비된 야채
3-5 회 / 일		
과일	과일-신선, 냉동, 캔 또는 건조	프라이한 과일 또는 버터 또는 크림소스로 준비된 과일
2-4회 / 일	과일쥬스-신선, 냉동, 또는 캔	
사탕과 변형된 지방 디저트	음료-과일향 음료, 레모네이드, 후르츠 펀치	
	사탕-설탕, 시럽, 꿀, 잼, 설탕 조림, 무지방 캔디(캔디 콘, 검드롭, 하드 캔디), 과일향 젤라틴	밀크 초콜렛, 코코넛유, 팜커넬유, 팜유로 만든 캔디
	냉동 디저트-저지방 또는 무지방 요거트, 아이스 밀크, 셔버트, 셔벗, 후르츠 아이스, 팝시클	아이스 크림 그리고 아이스 크림으로 만든 냉동제품
	쿠키, 케이크, 파이, 푸딩-흰자위, 달갿 대체품, 무지방 우유 또는 1% 지방우유, 불포화지방유 또는 마가린; 생강 쿠키; 무화과와 다른 과일 쿠키, 무지방 쿠키; 에인절 케이크	시판용 파이, 케이크, 도너츠, 고지방 쿠키, 크림 파이

* 가공식품의 세심한 선택은 나트륨 ≤ 2400 ㎎ 가이드라인 내에서 유지되는 것이 필요하다.

해도 안전하다. 분리제들은 위장관에서 흡수되지 않기 때문에 전신 독성(systemic toxicity)을 야기하지 않는다. 저밀도 지질단백질 콜레스테롤이 단독으로 160에서 220 mg/dL의 범위로 증가된 45세 이하의 남성과 55세 이하의 여성에게 약물 치료가 필요할 때 담즙산 분리제들은 우선적으로 선택되는 약물들이다. 일부 환자들에게서, 분리제는 혈정 트리글리세라이드를 증가시킬 수 있기 때문에, 높은 트리글리세라이드(500 mg/dL 이상) 환자들에게 단일 약물 치료를 권장하지 않는다. 또한 다수의 위험인자와 확실한 관상동맥 심장질환을 가진 경계 고위험 저밀도 지질단백질 콜레스테롤 농도 환자들에게는 분리제가 효과적임을 발견했다. 스타틴(statin)과의 병행에서(HMG CoA 산화효소 억제제에 대한 부분을 보라), 또한 분리제들은 중증 고콜레스테롤혈증 환자들에게 효과적임을 발견했다.[25] 표 13-7은 담즙산 분리제들에 대한 요약이다.

표 13-6 저지방 목표 요약

1. 쇠고기, 돼지고기, 양고기 섭취를 줄인다.
2. 가금류 대용품, 생선 그리고 쇠고기, 양고기, 돼지고기를 위한 고기 대용품
3. 지방 첨가 없이 가금류와 해산물을 준비한다.
4. 고기 없는 식사 섭취를 증가시킨다.
5. 지방 첨가 없이 쌀, 마카로니 그리고 다른 곡물을 준비한다.
6. 지방 첨가 없이 야채를 준비한다.
7. 마가린 섭취와 빵과 롤을 위한 스프레드로서 땅콩버터를 줄인다.
8. 버터를 완전히 배제한다.
9. 오직 무지방 샐러드 드레싱을 사용한다.
10. 오직 저지방 빵과 시리얼을 사용한다.
11. 오직 무지방 또는 저지방 유제품을 사용한다.
12. 난황을 피한다.
13. 시판용 제과(케이크, 파이, 쿠키)를 피한다.
14. 나트륨이 많은 식품을 피하고 음식에 소금을 추가하지 않는다.
15. 커피, 차, 시리얼에서 설탕 사용을 제한한다.
16. 잼, 설탕절임, 젤리, 꿀, 시럽, 당밀을 위한 과일 토핑 대용품
17. 오직 추천된 디저트 조리법을 사용한다.
18. 카페인을 제거한 커피와 무카페인 차를 마신다.
19. 알콜음료를 제한한다.

표 13-7 담즙산염 격리제에 대한 요약

이용 가능한 약물	Cholestyramine, colestipol
지질/지질단백질 효과	저밀도 지질단백질-콜레스테롤 - ↓ 15-30%
고밀도 지질단백질-콜레스테롤 - ↑ 3-5%	
트리글리세라이드 - 효과없거나 증가	
주된 사용저밀도	지질단백질-콜레스테롤을 떨어뜨리기 위해
금기증	
완전 금기	가족성 이상베타지방단백혈증
트리글리세라이드 〉 500mg/dL	
상대적 금기	트리글리세라이드 〉 200mg/dL
CHD 위험 감소	예
장기간 안전	예
주요 부작용/역효과	상, 하부 위장관 합병증
다른 약물 흡수 감소	
일반적인 하루 용량	Cholestyramine - 4-16g
Colestipol - 5-20g	
하루 최대 용량	Cholestyramine - 24g
Colestipol - 30g	
이용가능한 조제약	
Cholestyramine	9g packets(4g drug)
378g bulk	
Cholestyramine	5g packets(4g drug)
'light'	210g bulk
Colestipol	5g packets(4g drug)
500g bulk	

Source: From The Second Report of the Expert Panel on Detection, Evaluation, and Treatment of High Blood Cholesterol in Adults. National Heart, Lung, and Blood Institute, Bethesda. Publication No. 93-3095, 1993, p. III-4.

니코틴산(Nicotinc acid)

니코틴산 또는 니아신(niacin)은 수용성 비타민 B이다. 하루 비타민 요구량 이상을 모든 지질과 지질단백질에 긍정적인 영향을 준다고 밝혀졌다. 니코틴산은 혈청 총 콜레스테롤, 저밀도 지질단백질 콜레스테롤, 트리글리세라이드의 농도를 떨어뜨리고 고밀도 지질단백질 콜레스테롤의 농도를 증가시킨다고 밝혀졌다. 또한 재발성 심장감염의 위험을 감소시키고 관상동맥질환 환자의 사망률을 감소시킨다고 알려져 있다.[25] 트리글리세라이드 상승과 고밀도 지질단백질 콜레스테롤 저하로 저밀도 지질단백질 콜레스테롤이 중등도로 상승된 환자들에서 니코틴산은 특히 유용하다고 알려져 있다. 니코틴산 치료에는 네 가지 중요한 부작용이 있다: 메스꺼움, 구토, 소화궤양을 포함하는 위장 증상; 고요산혈증과 통풍; 고혈당증. 니코틴산은 인슐린 비의존성 당뇨에는 조심해서 사용해야 한고, 니코틴산을 복용하는 모든 환자들은 건강 전문가에 의해 정기적으로 측정해야 한다. 지효성 약제가 간독성을 증가시킨다는 보고 때문에 결절성 니코틴산(crystalline

표 13-8 니코틴산에 대한 요약

이용 가능한 약물	Crystalline nicotinic acid 지속적으로 방출되는(천천히 방출) 티코틴산(FDA 비 승인)
지질/지질단백질 효과	저밀도 지질단백질-콜레스테롤 - ↓ 10-25% 고밀도 지질단백질-콜레스테롤 - ↑ 15-35% 트리글리세라이드 - ↓ 20-50%
주된 사용	대부분의 지질과 지질단백질 이상에 유용
금기증	
완전 금기	만성 간질환
상대적 금기	인슐린비의존성 당뇨병, 중증 통풍, 고요산혈증
CHD 위험 감소	예
장기간 안전	결정형태에 대해서는 예, 지속적 방출 형태는 확실치 않음
주요 부작용/역효과	홍조, 간독성, 고혈당증, 고요산혈증이나 통풍, 상위장 합병증; 특히 지속적 방출형에 대한 간독성 다른 약물 흡수 감소
일반적인 하루 용량	Crystalline nicotinic acid - 1.5-3g Sustained-release nicotinic acid - 1-2g
하루 최대 용량	Crystalline nicotinic acid - 6g Sustained-release nicotinic acid - 2g
이용가능한 조제약	결절형과 지속적 방출형 티코틴산 모두 다양한 제조회사에서 많이 조제됨

Source: From The Second Report of the Expert Panel on Detection, Evaluation, and Treatment of High Blood Cholesterol in Adults. National Heart, Lung, and Blood Institute, Bethesda. Publication No. 93-3095, 1993, p. III-6.

표 13-9 HMG Co 산화효소 억제제에 대한 요약

이용 가능한 약물	Lovastatin, pravastatin, simvastatin
지질/지질단백질 효과	저밀도 지질단백질-콜레스테롤 - ↓ 20-40%
고밀도 지질단백질-콜레스테롤 - ↑ 5-15%	
트리글리세라이드 - ↓ 10-20%	
주된 사용	저지방 지질단백질을 떨어뜨리기 위해
금기증	
완전 금기	급성 또는 만성 간질환
상대적 금기	Cyclosporine, gemfibrozil, niacin과 동반 사용
CHD 위험 감소	예*
장기간 안전	광범위한 임상 사용과 대조실험에서 1, 2년 안전, 5년은 비대조실험에서만 이용
일반적인 하루 용량	Lovastatin - 10-40mg
Pravastin - 10-40mg	
Simastatin - 5-20mg	
하루 최대 용량	Lovastatin - 80mg
Pravastin - 40mg	
Simastatin - 40mg	
이용가능한 조제약	
Lovastatin	10, 20, 40mg 알약
Pravastin	10, 20, 40mg 알약
Simastatin	5, 10, 20, 40mg 알약

* 스태틴(statin) 및 니토틴산의 병행치료를 실시한 환자에 대한 혈관조영술에서 관상동맥 병변의 진행 감소와 퇴행 증가를 보여 주었다.

Source: From The Second Report of the Expert Panel on Detection, Evaluation, and Treatment of High Blood Cholesterol in Adults. National Heart, Lung, and Blood Institute, Bethesda. Publication No. 93-3095, 1993, p. III-8.

nicotinic acid)은 니코틴산 관리에 우선되는 형태이고 단지 특수한 상황에서 권유된다.[25] 표 13-8은 니코틴산에 대한 요약이다.

페경여성성선자극호르몬 코엔자임 A 산화효소 억제제

HMG CoA 산화효소 억제제는 "statins" 즉, lovastatin, pravastatin, simvastatin이라 불린다. HMG CoA 산화효소 억제제는 콜레스테롤 합성시에 속도 조절 효소를 억제하고 콜레스테롤의 생합성을 감소시킨다. 이런 억제 때문에, 간세포는 혈장에서 저밀도 지질단백질의 제거를 향상시키는 저밀도 지질단백질 수용체의 방출을 증가시킨다. Statin들은 저밀도 지질단백질 콜레스테롤 저하, 트리글리세라이드와 초저밀도 지질단백질 콜레스테롤 감소 및 일부 사례에서는 고밀도 지질단백질 콜레스테롤을 증가시킨다고 보고 되었다. Statin들은 대개 중증 고콜레스테롤혈증이나 확실한 관동동맥 심장질환 환자에게서 저밀도 지질단백질 콜레스테롤을 감소시킨다고 설명한다. 장기 복용에 대한 안정성에 대한 자료가 부족하기 때문에, 중증 고콜레스테롤혈증이 아니라면, 대개는 statin 보다 분리제를 젊은 성인에게 초기에 선택하는 약물이다. 간 아미노전이효소와 근육병증(cyclosporine, gemfibrozil, niacin의 동반 사용과 함께 근육통과 근력약화)의 증가를 야기하고 크레아틴키나아제값(creatine kinase value)을 10배 이상 증가시킨다고 알려져 있긴 하지만, 위장관 장애들이 가장 일반적인 부작용이다. Statin들은 근육병증이나 활성 간질환(active liver disease) 환자에게는 권장하지 않는다.[25] 표 13-9는 HMG CoA 산화효소 억제제를 요약하였다.

추가 약물 중재(Additional pharmacologic interventions)

몇 가지 약물들은 혈액 지질 농도를 치료하는데 유용하지만, 효과와 안정성은 잘 밝혀지지 않았다. 섬유산 유도체(fibric acid derivative), gemfibrozil, clofibrate는 일부 환자들에게서 트리글리세라이드 농도를 떨어뜨리고 고밀도 지질단백질 농도를 증가시키는데 효과적이다. Clofibrate는 췌장염에 대한 위험을 가진 트리글리세라이드 농도가 매우 높은 환자에게 권장된다. Gemfibrozil은 트리글리세라이드 농도가 매우 높은 환자의 치료와 저밀도 지질단백질 콜레스테롤, 고 트리글리세라이드와 병행된 환자에 대해 관상동맥 심장질환의 일차 예방에 사용되며 관상동맥 실장질환으로 알려지지 않은 저 고밀도 지질단백질 콜레스테롤에 사용된다. 섬유산 유도체는 콜레스테롤 농도를 떨어뜨리고 관상동맥 심장질환의 위험을 감소시키기 위해서는 일반적으로 사용하지 않는다. 섬유소 유도체의 효과와 안정성을 알아보기 위해, 더 많은 연구가 필요하고 고혈청 콜레스테롤의 약물 치료에 대한 관심이 증가함에 따라 곧 연구 결과가 나올 것이다.[25]

Probucol은 항산화제(antioxidant)로 저밀도 지질단백질 미립자의 산화 변화를 지연시키고 죽상경화성 병변에 중요한 구성성분인 포말세포(foam cell)의 형성을 막아준다고 생각된다. 일반적으로 Probucol은 다른 콜레스테롤 저하 약물로 치료를 성공하지 못한 환자를 치료하는데 사용된다. 일부 환자들에서 혈청 저밀도 지질단백질 콜레스테롤을 떨어뜨린다고 밝혀졌지만, 대부분의 환자에서 고밀도 지질단백질 콜레스테롤을 떨어뜨린다고 밝혀졌다. 최근에, Probucol의 사용에 대한 규정은 없으며 효과와 안정성에 대한 많은 연구가 필요하다.[25]

비관리화 실험(uncontrolled study)에서, 에스트로겐 보충(estrogen replacement)은 여성에서 관상동맥 심장질환의 비율을 감소시킨다고 밝혀졌다. 또한 에스트로겐은 골다공증에 긍정적인 효과를 보인다고 보고되어 왔다. 그러나, 관상동맥 심장질환의 일, 이차적 예방에 대한 에스트로겐 보충의 잠재적 발암 영향은 잘 알려지지 않았고, 에스트로겐 보충치료(replacement therapy)를 받는 여성은 자궁과 유방암의 발생을 잘 관찰해야 한다.[25]

최근 많은 새로운 콜레스테롤 저하 약품이 다양한 과정에서 개발과 실험을 하고 있다. 지방을 낮추는 음식(특히 포화 지방), 규칙적인 유산소 운동, 체중 감소(필요하다면), 금연, 이완 기법, 약물 중재(필요하다면)를 포함하는 강력한 생활습관 조절에 관한 연구에서 이러한 것들이 관상동맥 심장질환의 일, 이차적 예방에 좋은 결과를 미친다고 보고했다. 의학, 임상 운동 생리, 간호, 물리치료, 사회심리 분야에서 전문 재활팀 및 행동 분야와 영양(nutrition)은 질병 진행의 지연, 안정, 개선을 위해 개인의 목표를 성취하려고 하는 환자를 도울 수 있는 좋은 기회를 가진다.[117,118]

지질 측정 결과(Measurement of Lipid Outcomes)

완전한 공복 지질 프로필(fasting lipid profile)은 심장 재활 중재 전과 후에 권한다. 프로필은 전체 콜레스테롤, 트리글리세라이드, 고밀도 지질단백질 콜레스테롤 및 저밀도 지질단백질 콜레스테롤의 혈액 농도를 포함한다.[53] 주의할 점은 지질 수치에 에러를 초래하기 때문에 급성심근경색, 관상동맥 우회술, 감염 이후 너무 빨리(8주 이내) 혈액 지질 결과를 해석하는 것이다.[119] 각 환자에 대한 정기적인 추적조사는 개인의 환경에 따라 조절되어야 한다.

신체적 무활동 (Physical inactivity)

최근 미국심장협회는 관상동맥 심장질환에 대한 주요 위험으로 무활동을 분류했다.[23] 활동과 건강에 대한 최초 공중위생국장 보고서(Surgeon General's report)[120]에서 건강의 실제적인 개선 상태를 명시했고 삶의 질은 매일 일상적으로 적당한 양의 신체 활동을 통해 성취할 수 있다. 또한 보고서에서는 규칙적인 신체 활동이 조기 사망률, 관상동맥 심장질환, 고혈압, 결장암, 당뇨병의 위험을 감소시킨다고 진술했다. 또한 규칙적인 신체 활동은 정신 건강을 개선시키고 근육, 뼈, 관절의 건강에도 중요하다고 보고 되었다.[120]

유산소 운동에 대한 신체의 생리학적 적응, 환자 사정(assessment) 방법, 운동 처방에 대한 지침 및 운동 치료는 이 책의 다른 장에서 상세하게 다루고 여기서 반복하지는 않을 것이다. 운동 치료에 대한 정보는 4, 9, 10, 11, 12장을 참고하라.

요약

관상동맥 심장질환의 발병률 증가와 관련해 일차적으로 조절 가능한 위험 인자들은 밝혀져 있다. 금연, 고혈압, 혈청 콜레스테롤 농도 상승(특히 저밀도 지질단백질 콜레스테롤) 및 신체적 무활동이 그것이다. 이러한 것들은 일차적인 생리학적 효과와 관련해 검토되어 왔으며 최근에 이러한 인자들을 발견, 관리 및 치료하는 경향이다. 대부분의 사례에서, 치료는 내과적 관리 뿐만 아니라 운동, 체중의 정상화, 식습관 변화, 이완 기법과 같은 생활습관 조절을 포함한다. 관상동맥 심장질환 환자에 대한 내과적, 외과적 관리를 보조함으로써 여러 전문 분야적 접근을 이용한 심장 재활 프로그램이 필요하다는 증거들이 늘어나고 있다.

참고문헌

1. Leon, AS: Scientific rational for preventive practices in atherosclerotic and hypertensive cardiovascular disease. In: Pollock, ML and Schmidt, DH (eds): Heart Disease and Rehabilitation, ed 3. Human Kinetics, Champaign, 1995, pp 115–146.
2. Agency for Health Care Policy and Research: Ischemic heart disease PORT publishes latest findings. Research Activities No. 183:1, Mar/April, 1995.
3. American Association of Cardiovascular and Pulmonary Rehabilitation: Secondary prevention of cardiovascular and pulmonary diseases under health care reform. In: News & Views, 9(3):3, summer, 1995.
4. American Association of Cardiovascular and Pulmonary Rehabilitation: Health care reform in the 1990s. J Cardpulm Rehabil 14(1):11–12, 1994.
5. American Association of Cardiovascular and Pulmonary Rehabilitation. Guidelines for Cardiac Rehabilitation Programs, ed 2. Human Kinetics, Champaign, 1995, pp 57–85.
6. Burnett, RE and Blumenthal, JA: Biobehavioral aspects of coronary artery disease: Considerations for prognosis and treatment. In: Pollock, ML and Schmidt, DH (eds): Heart Disease and Rehabilitation, ed 3. Human Kinetics, Champaign, 1995, pp 41–55.
7. Eaton, CB et al: Physical activity and coronary heart disease risk factors. Med Sci Sports Exerc 27(3):340–346, 1995.
8. Foster, C, Schrager, M, and Cohen, J: The value of cardiac rehabilitation: Secondary prevention. In: Pollock, ML and Schmidt, DH (eds). Heart Disease and Rehabilitation, ed 3. Human Kinetics, Champaign, 1995, pp 177–183.
9. Frasure-Smith, N: The Montreal heart attack readjustment trial. J Cardpulm Rehabil 15(2):103–106, 1995.
10. Frasure-Smith, N, Lesperance, F, and Talajic, M: Depression after myocardial infarction. Circulation 91:999–1005, 1995.
11. Hare, DL et al: Cardiac rehabilitation based on group light exercise and discussion. J Cardpulm Rehabil 15(3):186–192, 1995.
12. Kannel, WB: Epidemiologic insights into atherosclerotic cardiovascular disease—from the Framingham study. In: Pollock, ML and Schmidt, DH (eds): Heart Disease and Rehabilitation, ed 3. Human Kinetics, Champaign, 1995, pp 3–16.
13. LaFontaine, T: The role of lipid management by diet and exercise in the progression, stabilization, and regression of coronary artery atherosclerosis. J Cardpulm Rehabil 15(4):262–268, 1995.

14. DeBusk, RF et al: A case-management system for coronary risk factor modification after acute myocardial infarction. Ann Intern Med 120:721–729, 1994.
15. Nelson, DV et al: Six-month follow-up of stress management training versus cardiac education during hospitalization for acute myocardial infarction. J Cardpulm Rehabil 14(6):384–390, 1994.
16. Niebauer, J et al: Five years of physical exercise and low fat diet: Effects on progression of coronary artery disease. J Cardpulm Rehabil 15(1)L47–64. 1995.
17. Powell, KE and Blair, SN: The public health burdens of sedentary living habits: Theoretical but realistic estimates. Med Sci Sports Exerc 26(7):851–856, 1994.
18. Taylor, CB and Berra, K. Assessing depression. J Cardpulm Rehabil 14(6):376–377, 1994.
19. Joreteg, T et al: Evaluation of outcomes in patients post cardiac event following participation in cardiac rehabilitation or conventional medical management. J Cardpulm Rehabil 15(5):366, 1995.
20. Rosenson, RS: Reversing coronary artery disease. Phys Sports Med 22(11):59–64, 1994.
21. American Association of Cardiovascular and Pulmonary Rehabilitation: Round table: The primary prevention of coronary artery disease. J Cardpulm Rehabil 14(2):79–86, 1994.
22. Friedman, DB: Exercise and the Heart. U of Texas, Southwestern Medical Center, Dec 9, 1993.
23. American Heart Association: 1993 Heart Facts. American Heart Association Publication No. 550362, Dallas, 1993.
24. American College of Sports Medicine Position Stand: Exercise for patients with coronary artery disease. Med Sci Sports Exerc 26(3):i–iv, 1994.
25. US Department of Health and Human Services: National Cholesterol Education Program. Second Report of the Expert Panel on Detection, Evaluation, and Treatment of High Blood Cholesterol in Adults (Adult Treatment Panel II). National Institutes of Health, Bethesda. NIH Publication No. 93–3095, 1993.
26. American College of Sports Medicine: ACSM's Guidelines for Exercise Testing and Prescription, ed 5. Williams & Wilkins, Baltimore, 1995, pp 12–26.
27. American Heart Association. Position statement: Cardiac rehabilitation programs. Circulation 90(3):1602–1610, 1994.
28. Froelicher, VF et al: Exercise and the Heart. Mosby-Year Book, St. Louis, 1993, pp 347–377.
29. Hambrecht, R et al: Various intensities of leisure time physical activity in patients with coronary artery disease: Effects of cardiorespiratory fitness and progression of coronary atherosclerotic lesions. J Am Coll Cardiol 22:468–477, 1993.
30. Ornish, D et al: Can lifestyle changes reverse coronary heart disease? Lancet 336(8708):129–133, 1990.
31. Paffenbarger, RS and Blair, SN: Exercise in the primary prevention of coronary artery disease. In: Pollock, ML and Schmidt, DH (eds): Heart Disease and Rehabilitation, ed 3. Human Kinetics, Champaign, 1995, pp 169–176.
32. Paffenbarger, RS et al: Changes in physical activity and other lifeway patterns influencing longevity. Med Sci Sports Exerc 26(7):857–865, 1994.
33. Paffenbarger, RS et al: The association of changes in physical-activity level and other lifestyle characteristics with mortality among men. N Engl J Med 328:538–545, 1993.
34. Sherman C: Reversing heart disease: Are lifestyle changes enough? The Physician and Sportsmedicine 22(1):91–95, 1994.
35. Schuler, G et al: Regular physical exercise and low-fat diet: Effects on progression of coronary artery disease. Circulation 86:1–11, 1992.
36. Hurst, JW: Coronary heart disease: The overview of a clinician. In: Wenger, NK and Hellerstein, HK (eds): Rehabilitation of the Coronary Patient, ed 3. Churchill Livingstone, New York, 1992, p 14.
37. US Department of Health and Human Services: Reducing the health consequences of smoking: 25 years of progress. A report of the Surgeon General. Publication No. DHHS PHS 89–8411, Rockville, MD, 1989.
38. US Preventive Services Task Force: Counseling to prevent tobacco use. In: Guide to Clinical Preventive Services: An Assessment of the Effectiveness of 169 Interventions Report of the US Preventive Services Task Force. Williams & Wilkins, Baltimore, 1989, p 289.
39. Hahn, RA et al: Excess deaths from nine chronic diseases in the United States, 1986. JAMA 264:2654, 1990.
40. Caspersen, CJ and Heath, GW: The risk factor concept of coronary heart disease. In: ACSM's Resource Manual for Guidelines for Exercise Testing and Prescription, ed 2. Lea & Febiger, Philadelphia, 1993, pp 151–167.
41. Rosenberg, L, Palmer, JR, and Shapiro, S: Decline in the risk of myocardial infarction among women who stop smoking. N Engl J Med 322:213, 1990.
42. Fiore, MC et al: Trends in cigarette smoking in the United States: The changing influence of gender and race. JAMA 261:249, 1989.
43. American College of Sports Medicine: Guidelines for Exercise Testing and Prescription, ed 4. Lea & Febiger, Philadelphia, 1991, pp 121–159.
44. Nordenberg, D, Yip, R, and Binkin, NJ: The effects of cigarette smoking on hemoglobin levels and anemia screening. JAMA 264:1556, 1990.
45. Miller, HN et al: Position paper of the American Association of Cardiovascular and Pulmonary Rehabilitation: The efficacy of risk factor intervention and psychosocial aspects of cardiac rehabilitation.

J Cardpulm Rehabil 10(6):198–209, 1990.
46. Grundy, SM et al: Cardiovascular and risk factor evaluation of healthy American adults: A statement for physicians by an ad hoc committee appointed by the steering committee. American Heart Association. Circulation 75:1340A, 1987.
47. LaCroix, AX et al: Smoking and mortality among older men and women in three communities. N Engl J Med 324:1619–1625, 1991.
48. Gottlieb, AM, Sachs, DP, and Newman, BR: Smoking Cessation. In: ACSM's Resource Manual for Guidelines for Exercise Testing and Prescription, ed 2. Lea & Febiger, Philadelphia, 1993, pp 483–488.
49. Transdermal Nicotine Study Group: Transdermal nicotine for smoking cessation: Six-month results from two multicenter controlled clinical trials. JAMA 266:3133, 1991.
50. Silagy, C et al: Meta-analysis on efficacy of nicotine replacement therapies in smoking cessation. Lancet 343(8890):139–142, 1994.
51. US Department of Health and Human Services: The health benefits of smoking cessation: A report of the Surgeon General. Public Health Service, Rockville, Publication No. DHHS 90–8416, 1990.
52. Morbidity and mortality weekly report 39:653, 1990. Smokers' belief about the health benefits of smoking cessation, US Committee, 1989. JAMA 264:1933, 1990.
53. Pashkow, P et al: Outcome Measurement in Cardiac and Pulmonary Rehabilitation: by the AACVPR Outcomes Committee. J Cardpulm Rehabil 15(6):394–405, 1995.
54. US Department of Health and Human Services: The Fifth Report of the Joint National Committee on Detection, Evaluation, and Treatment of High Blood Pressure. National Institutes of Health, Bethesda, NIH Publication No. 95–1008, 1995.
55. Hanson, P: Pathophysiology of chronic diseases and exercise training. In: ACSM's Resource Manual for Guidelines for Exercise Testing and Prescription, ed 2. Lea & Febiger, Philadelphia, 1993, pp 187–196.
56. Goldberg, L and Eliott, DL: Exercise as treatment for essential hypertension. In: Goldberg, L and Eliott, DL (eds): Exercise for Prevention and Treatment of Illness, FA Davis, Philadelphia, 1994, pp 27–47.
57. Roffman, DS: JNC V: Implications for management of hypertension. J Cardpulm Rehabil 14(1):21–24, 1994.
58. Hanson, P and Rueckert, P: Hypertension. In: Pollock, ML and Schmidt, DH (eds). Heart Disease and Rehabilitation, ed 3. Human Kinetics, Champaign, 1995, pp 343–356.
59. Kannel, WB: CHD risk factors: A Framingham Study update. Hosp Pract (Off Ed) 25:122, 1990.
60. Frohlich, ED et al: Recommendations for human blood pressure determination by sphygmomanometers. Report of a special task force appointed by the Steering Committee, American Heart Association. Hypertension 11:209A–222A, 1988.
61. Treatment of Mild Hypertension Research Group: The treatment of mild hypertension study: A randomized, placebo-controlled trial of a nutritional-hygienic regimen along with various drug monotherapies. Arch Intern Med 151:1413–1423, 1991.
62. Trials of Hypertension Prevention Collaborative Research Group: The effects of nonpharmacologic interventions on blood pressure of persons with high normal levels: Results of the Trials of Hypertension Prevention, Phase I. JAMA 267:1213–1220, 1992.
63. Stamler, J et al: INTERSALT study findings: Public health and medical care implications. Hypertension 14:570, 1989.
64. Sanders, E (ed): Lifestyle factors may affect hypertension, data shows. National Medical Association News, July/Aug:1, 1990.
65. Weinberger, MH: Salt intake and blood pressure in humans. Contemporary Nutrition 13:1, 1988.
66. Melby, CL, Lyle, RM, and Hyner, GC: Beyond blood pressure screening: A rationale for promoting the primary prevention of hypertension. American Journal of Health Promotion 3:5, 1988.
67. Alexander, JK: Obesity and the cardiovascular system. Hypertension 16:43, 1990.
68. Alexander, JK: The heart and obesity. In: Hearst, JW (ed): The Heart, ed 7. McGraw-Hill, New York, 1990.
69. Verrill, D, et al: Recommended guidelines for body composition assessment in cardiac rehabilitation. J Cardpulm Rehabil 14(2):104–121, 1994.
70. Ades, PA, Ross, SJ, and Poehlman, ET: Body composition-coronary risk factor interactions in older female coronary patients. J Cardpulm Rehabil 15(5):352, 1995.
71. Alexander, JK: Obesity and the cardiovascular system. In: Schlant, RC and Alexander, RW (eds): Hurst's The Heart, ed 8. McGraw-Hill, New York, 1995, pp 297–300.
72. Smith, CR: Fat distribution linked to mortality risk. The Physician and Sportsmedicine 21(5):40, 1993.
73. World Hypertension League: Alcohol and hypertension—implications for management: A consensus statement by the World Hypertension League. J Hum Hypertens 5:1854–1856, 1991.
74. Martin, JE, Dubbert, PM, and Cushman, WC: Controlled trial of aerobic exercise in hypertension. Circulation 81:1560–1567, 1990.
75. Kelemen, MH et al: Exercise training combined with antihypertensive drug therapy. Effects on lipids, blood pressure, and left ventricular mass. JAMA 263:2766–2771, 1990.
76. World Hypertension League: Physical exercise in the management of hypertension: A consensus statement by the World Hypertension League. J Hypertens 9:283–287, 1991.

77. American College of Sports Medicine: ACSM's Guidelines for Exercise Testing and Prescription, ed 5. Williams & Wilkins, Baltimore, 1995, pp 206–219.
78. Resnick, LM: Ionic hypothesis: The link between hypertension, obesity, insulin resistance, and left ventricular hypertrophy. Practical Cardiology 16(1):36, 1990.
79. Hamet, P et al: Interactions among calcium, sodium, and alcohol intake as determinants of blood pressure. Hypertension 17(Suppl I):I-150–I-154, 1991.
80. Ames, RP: Antihypertensive therapy and risk factors for coronary heart disease. Pract Cardiol 15(10): 49, 1989.
81. Tanji, JL: Hypertension. Part 2. The role of medication. The Physician and Sportsmedicine 18(8):87, 1990.
82. Ames, RP: op cit.
83. Tanki, JL, and Batt, ME: Management of Hypertension. The Physician and Sportsmedicine 23(2):47–55, 1995.
84. Roffman, DS: Angiotensin converting enzyme inhibitors in cardiovascular disease, part two. J Cardpulm Rehabil 13(2):83–86, 1993.
85. Fletcher, BJ, et al: Dietary intake and blood cholesterol in an active elderly population. J Cardpulm Rehabil 13(2):80–82, 1993.
86. Johnson, CL et al: Declining serum total cholesterol levels among US adults: The national health and nutrition examination surveys. JAMA 269(23):3002–3008, 1993.
87. Kannel, WB: Epidemiologic insights into atherosclerotic cardiovascular disease—from the Framingham Study. In: Pollock, ML and Schmidt, DH (eds): Heart Disease and Rehabilitation, ed 3. Human Kinetics, Champaign, 1995, pp 3–16.
88. Rifkind, BM and Rossouw, JE: Lowering cholesterol. J Cardpulm Rehabil 12(2):87–91, 1992.
89. Durstine, LJ and Haskell, WL. Effects of exercise training on plasma lipids and lipoproteins. In: Holloszy, JO (ed): Exercise and Sport Sciences Reviews, Vol 22. Williams & Wilkins, Baltimore, 1994, pp 477–521.
90. Grundy, SM: Metabolism of triglyceride-rich lipoproteins. In: Cholesterol and Coronary Disease: Reducing the Risk. Science and Medicine, New York, 1988, p 4.
91. Grundy, SM and Vega, GL: Causes of high blood cholesterol. Circulation 81:412, 1990.
92. Steinberg, D and Witztom, JL: Lipoproteins and atherogenesis: Current concepts. JAMA 264:3047, 1990.
93. Steinberg, D et al: Beyond cholesterol: Modifications of low-density lipoprotein that increases its atherogenicity. N Engl J Med 320:915, 1989.
94. Grundy, SM: Classification of Lipid Disorders. Gower Medical Publishing, New York, 1990, pp 2–3.
95. American Heart Association Task Force on Cholesterol Issues: The cholesterol facts: A summary of the evidence relating to dietary fats, serum cholesterol, and coronary heart disease. A joint statement by the American Heart Association and the National Heart, Lung, and Blood Institute. Circulation 81:1721, 1990.
96. Houmard, JA et al: Effects of exercise training on the chemical composition of plasma LDL. Arterioscler Thromb Vasc Biol 14:325–330, 1994.
97. Goldberg, L and Elliot, DL: The use of exercise to improve lipid and lipoprotein levels. In: Exercise for Prevention and Treatment of Illness. FA Davis, Philadelphia, 1994, pp 189–209.
98. Rifkind, BM: High-density lipoprotein cholesterol and coronary artery disease: Survey of the evidence. Am J Cardiol 66:3A–6A, 1990.
99. Friedman, DB: Exercise and the Heart. Southwestern Medical Center, University of Texas, December, 1993, pp 6–7.
00. Lavie, CJ, Milani, RV, and Boykin, C: High-density lipoprotein cholesterol is the strongest lipid risk factor in elderly coronary patients. J Cardpulm Rehabil 13(5):334, 1993.
01. Stampfer, MJ et al: A prospective study of cholesterol, apolipoproteins, and the risk of myocardial infarction. N Engl J Med 323:373–381, 1991.
02. Spate, TL and Keyser, RE: Effects of exercise intensity on HDL profile. J Cardpulm Rehabil 13(5):340, 1993.
03. Havel, RJ: Role of triglyceride-rich lipoproteins in progression of atherogenesis. Circulation 81:694, 1990.
04. Scanu, AM and Fless, GM: Lipoprotein (a): Heterogeneity and biological relevance. J Clin Invest 85:1709, 1990.
05. Rauramaa, R et al: Inverse relation of physical activity and apolipoprotein AI to blood pressure in elderly women. Med Sci Sports Exerc 27(2):164–169, 1995.
06. American College of Sports Medicine. ACSM's Guidelines for Exercise Testing and Prescription, ed 5. Williams & Wilkins, Baltimore, 1995, pp 29–48.
07. Grundy, SM: Cholesterol and coronary heart disease: Future directions. JAMA 264:3053, 1990.
08. American Heart Association: The American Heart Association Diet. American Heart Association, Dallas, 1991.
09. Barnard, ND, Scherwitz, LW, and Ornish, D: Adherence and acceptability of a low-fat, vegetarian diet among patients with cardiac disease. J Cardpulm Rehabil 12(6):423–431, 1992.

110. Hiser, E: The Mediterranean diet and cardiovascular disease. J Cardpulm Rehabil 15(3):179–182, 1995.
111. Ornish, D: Eat More, Weigh Less. HarperCollins, New York, 1993.
112. Pritikin, R: The New Pritikin Program. Simon & Schuster, New York, 1990.
113. Rosati, KG and Spencer, M: Implementing progressive "reversal" cardiac diets in a hospital setting. J Cardpulm Rehabil 12(1):13–20, 1994.
114. U.S. Department of Health and Human Services. Step by Step: Eating to Lower Your High Blood Cholesterol. National Institutes of Health, Bethesda. NIH Publication No. 94–2920, 1994.
115. Pritikin, N: The Pritikin Program for Diet and Exercise. Bantam Books, New York, 1979.
116. Dattilo, AM: Reinforcing the Step II Diet in patients with coronary heart disease. J Cardpulm Rehabil 14(2):97–101, 1994.
117. Haskell, WL et al: Effects of intensive multiple risk factor reduction on coronary atherosclerosis and clinical events in men and women with coronary artery disease: The Stanford Coronary Risk Intervention Project (SCRIP). Circulation 89:975–990, 1994.
118. LaFontaine, T: loc cit.
119. Snyder, P: Cholesterol measurement following a cardiac event. J Cardpulm Rehabil 14(6):371–372, 1994.
120. Physical Activity and Health. A Report of the Surgeon General (Executive Summary). U.S. Department of Health and Human Services, National Institutes of Health, Bethesda, Md, 1996.

제 14 장

폐재활의 추가적 요소

유산소운동은 폐재활에 있어 필수적인 훈련으로써, 폐질환 환자에게는 그들의 운동 능력을 최적화하고 삶의 질을 증가시키기 위해 추가적으로 필요하다. 다음의 주제들은 폐재활에 있어 추가적인 것들로 그것이 보조적으로 중요한 특정 방법이라는 추측은 정확하지 못하다. 따라서 폐재활 프로그램의 본질적인 요소를 뒷받침하기 위해 검토된 것들로는 분비물 제거기법, 환기 근육 훈련, 숨쉬기 재교육, 금연이 있다.

분비물 제거 기법 (Secretion-removal techniques)

점액을 분비하는 기관과 기관지의 배상세포와 점액선에 의한 분비물의 양이 증가했을 때, 낭포성 섬유증 처럼 분비물의 조직구성이 변화했을 때, 또는 섬모의 자동적인 움직임이 없거나 흡연으로 인해 기관이나 기관지의 섬모의 움직임이 감소했을 때 분비물의 이상 정체가 발생할 수 있다(기관지 확장증, 만성 기관지염, 천식처럼). 그 예로 분비물의 증가는 환기나 산소와 이산화탄소의 확산작용을 방해할 수 있다. 폐에 대한 평가는 분비물의 이상정체 부위로 확인할 수 있다(10장 참조). 그 부위에 대한 직접적인 분비물 제거 기법의 개별적인 프로그램은 환자의 호흡과 가스교환 능력을 향상시키는 데 최대한 활용할 수 있다.

만약 분비물의 이상정체가 있는 환자에게 운동 전 적당한 기법으로 분비물을 제거해 준다면 운동수행 능력이 증가할 것이다. 다음에 말하는 것은 체위배담법(postural drainage), 타진법(percussion), 진탕법(shaking), 진동법(vibration), 자가관리(self care), 폐질환 재활 프로그램에 참여하는 외래환자에 적용되는 기도청소 등이다. 급성 폐기능 장애를 가진 모든 환자에게 적용할 수는 없다.

체위배담법(Postual drainage)

각각의 체위배담 방법에 대한 환자의 기본 자세는 해당 폐엽을 둘러싼 기관지를 지면에 수직으로 위치시키는 것이다. 중력은 그 자세를 통해서 기관지의 과도한 점액성 물질을 제거하는 점액성 물질 이동 시스템을 도와준다. Lomin과 Denning에[1] 의하면 점액성 물질 제거는 낭포성 섬유증 환자에게서 기침만 할 때보다 기침과 체위배담법을 동반하여 실시한 결과 더 효과적이라는 것을 알아냈다. 체위배담법을 이러한 치료적 프로그램으로 사용될 수 있다. 각각의 알맞은 체위배담법은 최소한 5분 동안 유지하고 배담량이 많을 경우 최대 20분 정도로 한다. 기침과 같은 공기를 통한 알맞은 제거 방법은 각각의 체위배담법을 하는 동안 또는 그 후에 촉진적으로 작용할 수 있다. 체위배담법은 이 장에서 말하는 치료 프로그램과 같은 다른 도수치료 기법과 병행하여 실시할 수 있다. 일반적인 체위배담법은 그림 14-1에 있다.

각 그림은 폐의 각 부분에 따른 중력을 이용한 배담법의 최적자세이라고는 하지만 몇몇의 환자에게는 그렇지 않을 수 있다. 체위배담의 표준적인 자세는 환자의 호흡기계 상태 또는 더 나쁜 부수적인 문제에 따라 적용한다. 표준자세에 대한 변경은 바람직하지 못한 결과를 예방할 수 있고 배담능력을 향상시킬 수 있다. 심폐재활 프로그램에 참여하는 외래환자에게 체위배담법을 실시하기 전에 아래의 주의점들을 검토해야 한다. 아래의 주의점들은 절대적으로 금기증이라기보다 상대적인 주의점이다.

A. Trendelenberg 자세 즉, 침대를 끝까지 올리고 머리를 아래로 하는 자세에 대한 주의점
  1. 순환계 장애 : 폐부종, 울혈성 심부전증, 고혈압등
  2. 복부문제 : 비만, 복부팽창, 탈장, 구역질, 최근 음식 섭취량
  3. Trendelenberg자세로 인해 숨쉬기가 짧거나 나쁜지 본다.

B. 옆으로 눈운자세에서의 주의점
  1. 혈관 문제 : 액와대퇴 우회술(axillofemoral graft)
  2. 근골격계 문제 : 관절염, 최근의 늑골 골절, 견부 활액낭염, 건염, 불편한 자세

이와같은 경우를 모두 포함하는 것은 아니지만, 체위배담법을 하기전에 고려해야 할 기능부전의 정도를 알고 실행해야 한다.

타진법(Percussion)

타진법은 환자의 흉과벽을 그림 14-2에 나타난 것처럼 손을 컵모양으로 해서 두드린다. 타진법은 흉곽의 폐엽이 밑으로 가도록 특정 부분에 실시한다. 타진법 적용을 위한 적당한 방향자세는 그림 14-1에서 보여주고 있다. 이 방법은 각각의 폐엽에 2~5분 정도

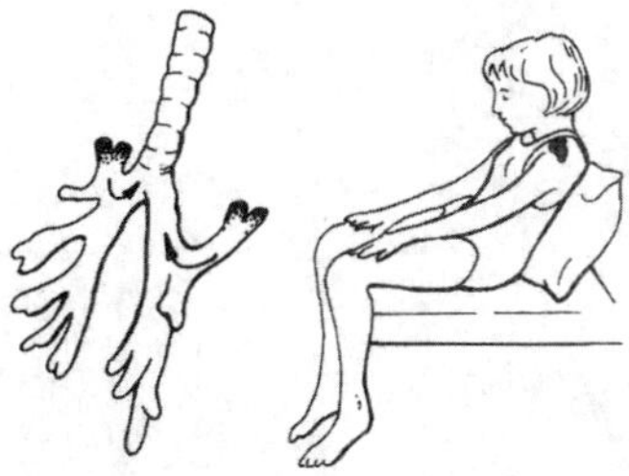

윗엽 - 꼭대기 분절

침상 또는 배담 테이블 판.
환자는 치료사를 마주보고 30° 각도로 베개에 등을 기댄다.
치료사는 양쪽 쇄골과 견갑골의 윗면 사이를 완진한 컵모양의 손으로 가볍게 두드린다.

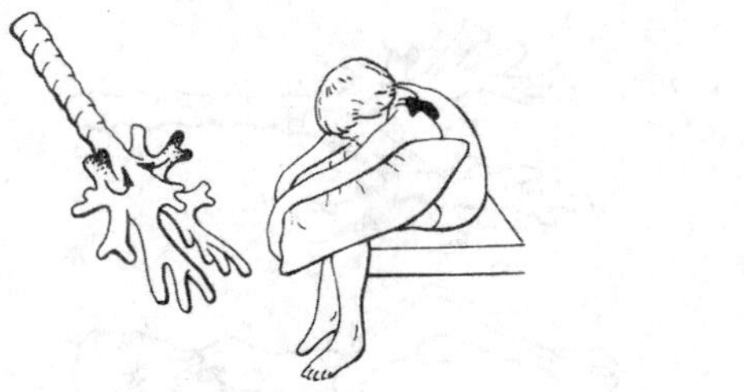

윗엽 - 뒤쪽 분절

침상 또는 배담 테이블 판.
환자는 30° 각도로 베개의 모서리에 엎드려 기댄다.
치료사는 뒤에 서고, 양쪽의 위쪽 등을 손으로 가볍게 두드린다.

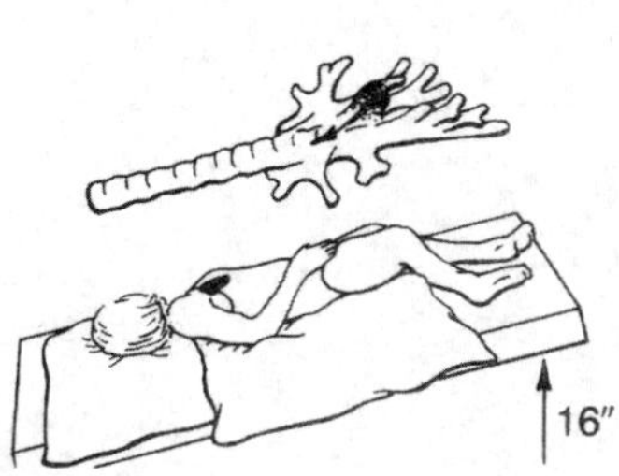

오른쪽 중간엽

테이블의 다리나 침대를 16인치 들어올린다..
환자는 왼쪽 면으로 머리를 두고, 몸통을 뒤쪽으로 1/4 정도 회전한다. 베개는 어깨에서부터 엉덩이까지 뒤에 위치시킨다. 무릎은 굴곡시켜야 한다.
치료사는 오른쪽 유두부를 가볍게 두드린다. 가슴이 크거나 압통을 가진 여성에서는, 컵모양을 한 손으로 겨드랑이 아래는 손의 근위부(heel)를 이용하고 가슴 아래쪽은 신전한 손가락을 이용하라.

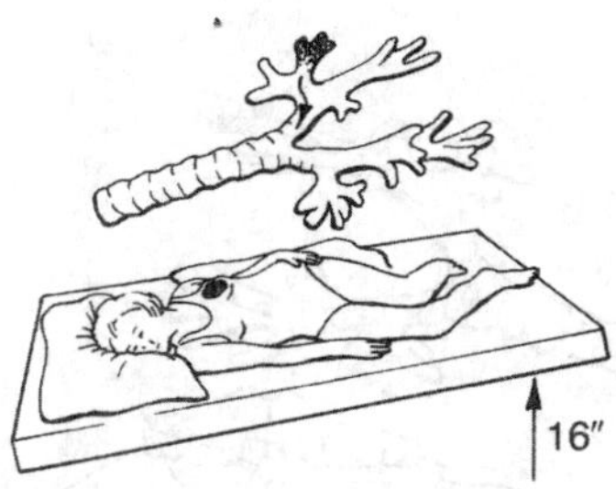

왼쪽 윗엽 - 혀 분절

테이블의 다리이나 침대를 16인치 들어올린다..
환자는 오른쪽 면으로 머리를 두고, 몸통을 뒤쪽으로 1/4 정도 회전한다. 베개는 어깨에서부터 엉덩이까지 뒤에 위치시킨다. 무릎은 굴곡시켜야 한다.
치료사는 왼쪽 유두부를 중간정도의 컵모양을 한 손으로 가볍게 두드린다. 가슴이 크거나 압통을 가진 여성에서는, 컵모양을 한 손으로 겨드랑이 아래는 손의 근위부(heel)를 이용하고 가슴 아래쪽은 신전한 손가락을 이용하라.

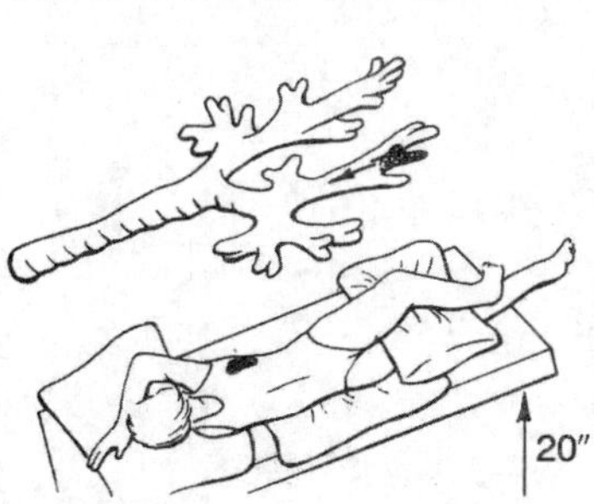

아랫엽 -가쪽바닥 분절

테이블의 다리나 침대를 20인치 들어올린다.
환자는 머리를 아래쪽으로 하여 엎드려 누운 후 몸통을 위쪽으로 1/4 정도 회전한다. 상부하지는 지지를 위해 베개 위에 올려놓고 굴곡 시킨다.
치료사는 하부 늑골의 가장 윗부분을 가볍게 두드린다(그림의 자세는 오른쪽 외측 기저 부분의 배담를 위한 것이다. 왼쪽 외측 기저 부분을 배담시키기 위해서는, 환자는 같은 자세로 오른쪽으로 누워야 한다).

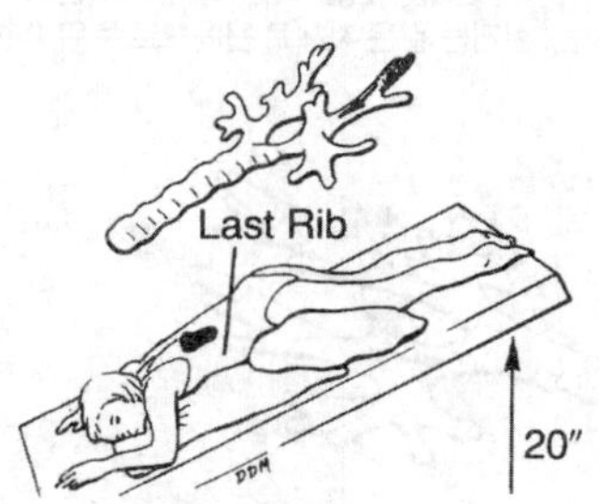

아랫엽 - 뒤쪽바닥 분절

테이블의 다리나 침대를 20인치 들어올린다.
환자는 엉덩이 아래에 베개를 깔고 머리를 아래쪽으로 하여 엎드려 눕는다. 치료사는 양쪽에서 척추와 가까운 아래쪽 늑골 위를 가볍게 두드린다.

그림 14-1. 체위배담법

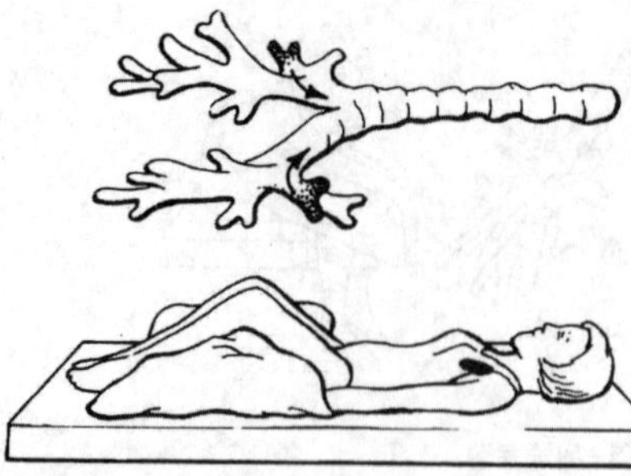

윗엽 - 앞쪽 분절

침상 또는 배담 테이블 판.
환자는 무릎 아래에 베개를 두고 바로 눕는다.
치료사는 양쪽의 쇄골과 유두부 사이를 가볍게 두드린다.

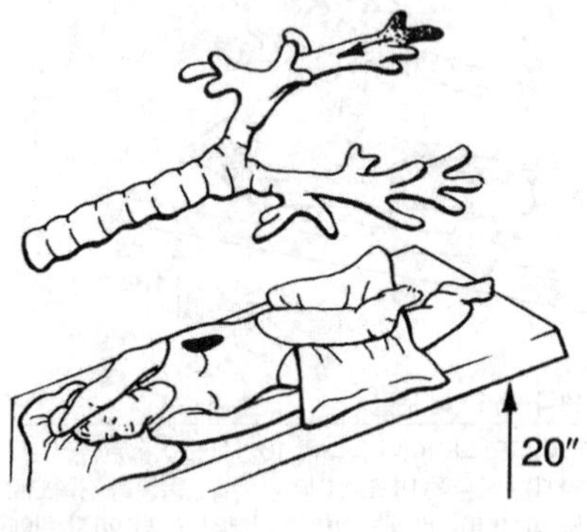

아랫엽 - 앞쪽바닥 분절

테이블의 다리이나 침대를 20인치 들어올린다.
환자는 무릎 아래에 베개를 넣고 머리는 아래쪽으로 하여 옆으로 눕는다.
치료사는 아래쪽 늑골을 가볍게 컵모양을 한 손으로 가볍게 두드린다.(그림의 자세는 왼쪽 앞쪽 기저 부분의 배담을 위한 것이다. 오른쪽 앞쪽 기저 부분을 배담하기 위해서는, 환자는 같은 자세로 왼쪽으로 누워야 한다.)

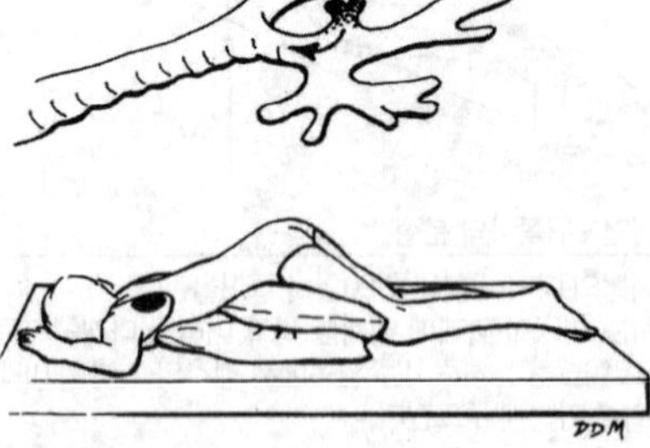

아랫엽 - 위쪽 분절

침상 또는 배담 테이블 판.
환자는 엉덩이 아래에 두 개의 베개를 받치고, 엎드려 눕는다.
치료사는 척추의 어느 한 쪽 면 견갑골의 첨부에서 등의 중간을 가볍게 두드린다.

그림 14-1. *(계속)* 체위배담법

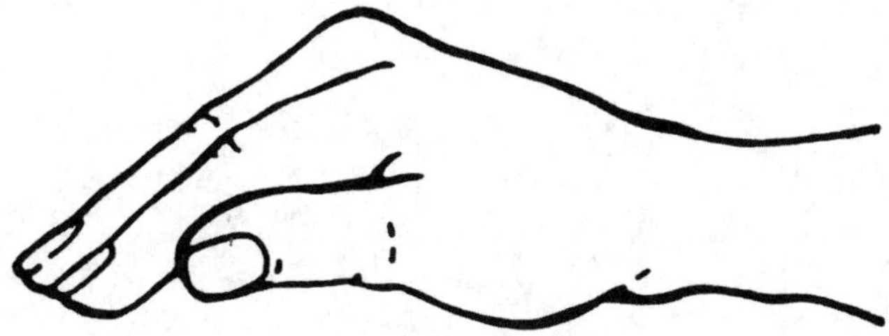

그림 14-2. 타진법을 위한 컵모양의 손.

실시한다. 일반적으로 인내력 · 내성력에 따라 어떤 연구에서는 30초에서 20분정도 타진한다.[2,3] 타진법은 기관 · 기도 내강안과 기관벽으로부터 폐 분비물의 방출을 유도한다. 유감스럽게도 이러한 방법은 직접적이지 않고, 즉, 분비물은 움직이거나 또는 폐실질조직 더 깊이 들어갈 수도 있다. 타진법이 특정 폐엽에 체위배담법과 병행하여 실시될 때 점액성 분비물 제거가 더 효과적일 것이다.[5-7] 타진법은 흉곽에 직접적으로 힘을 가하기 때문에 실시 전에 다음을 고려하여야 한다.

A. 타진법의 주의점

1. 순환계 : 객혈, 응고이상(부분적인 PTT, PT 증가, 혈소판이 50,000개 이하로 감소, 응고 방해 약물)
2. 근골격계 : 늑골 골절 등, 동요가슴(flail chest), 퇴행성 골 질환

즉, 이러한 것들은 모든 경우를 포함한다는 의미는 아니다. 타진법이 치료법의 한 부분이 될 때 고려해야할 일반적인 지침을 제공한다. 환자에게 내성이 생겼을 때 이 기법의 부분적 변형이 필요하다는 사실에 주목해야 한다.

진탕법(Shaking)

진탕법은 점액질 이동 시스템을 이용한 분비물 제거를 촉진한다. 깊게 들이쉰 후 호기시 힘차게 흉곽을 흔들어 준다. 진탕법은 손상된 폐가 있는 쪽이 밑으로 가게끔 하여 누운 다음 흉곽의 특정부분에 실시한다(그림 14-3). 이것은 적절한 체위배담법 자세에서 타진법 이후에 사용한다.[8,9] 다섯 번에서 일곱 번 크게 숨을 들이쉰 후, 호기시에 흔들어 줌으로서 과환기의 위험없이 분비물 청소를 적절히 촉진한다. 이 기법은 흉곽에 강하게 적용하기 때문에, 타진법에서 언급한 것과 같은 주의사항이 필요하다.

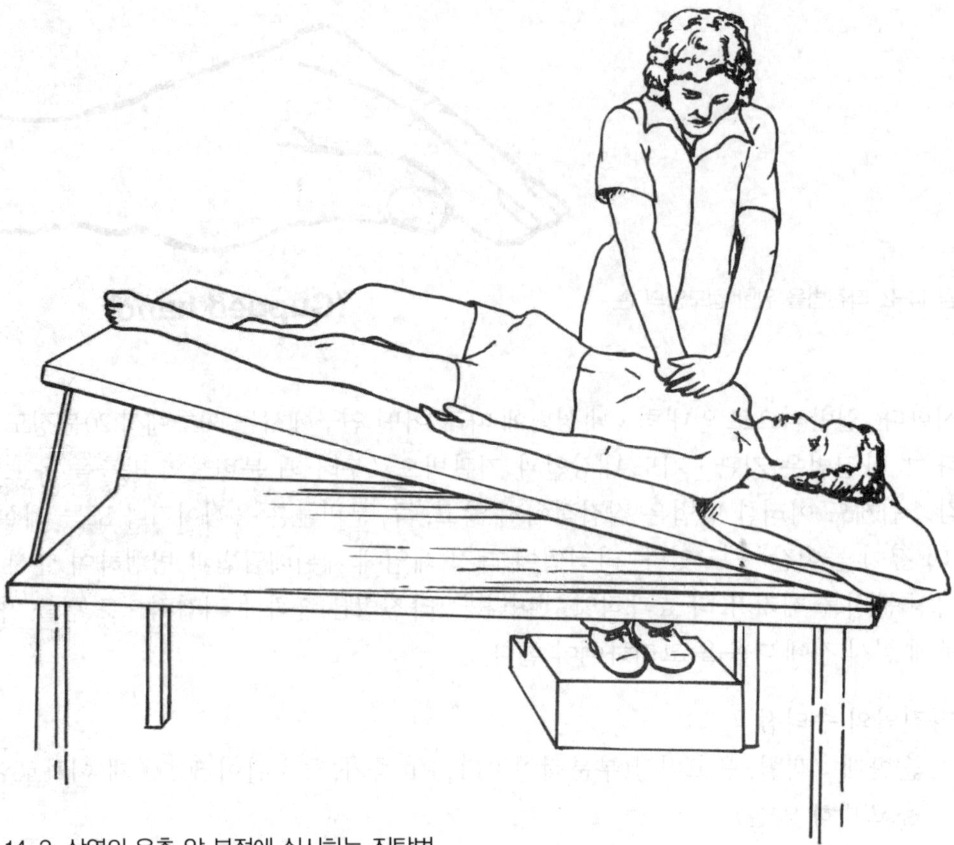

그림 14-3. 상엽의 우측 앞 분절에 실시하는 진탕법.

진동법(Vibration)

치료사 상지의 협력수축(co-contracture)은 호흡의 호기동안 치료사의 손에서 환자의 흉곽에 전해지는 진동을 일으킨다. 또한 진동은 기계적 도구에 의해 만들어 질 수 있고 환자의 흉곽에 전달될 수 있다. 다시 말해, 이것은 해당 폐엽을 밑으로 하여 누운 다음 흉곽의 특정한 부분에 실시한다. 진동법은 점탄성 물질 이동 시스템을 강화한다. 진동기술을 흉곽에 적용하는 동안 압력이 조금 또는 거의 없기 때문에 금기증은 없다. 진동법은 타진법이나 진탕법의 금기증에도 사용할 수 있다. 체위배담시 진동법을 함께 실시할 경우 가장 효과적이다.

기도청소 (Airway clearance)

분비물이 체위배담법, 타진법, 진탕법, 진동법 등으로 이동됐다면, 기도에서 제거해야 한다. 기침은 기관청소의 가장 일반적이고 쉬운 방법이다. 기침 방법은 다양하다. 폐재활 프로그램에 참가한 환자들에게 기침, huff, 강제호기법이 가장 자주 사용된다.

기침

기침은 상기도에서 분비물을 제거하는데 가장 단순한 방법이다. 이것은 깊이 들어마시기-성문(glottis) 닫기-복근 수축에 의한 흉곽 내 압력 증가-성문 이완-지속적인 복부근 수축 동안 공기 강하게 내뿜기 단계의 공동작업에 의해 일어난다.[10] 기침을 하는 동안 호기 비율은 70 mph 만큼 일어날 수 있다. 바로 앉은 자세에서 호기비율이 가장 높고 기침에 가장 효과적인 자세이다.[11]

HUFF

Huff는 성문을 닫지 않은 상태로 기침을 하는 단계에서 많이 사용된다. 환자에게 숨을 깊게 들어마시고 복근을 빠르게 수축하면서 기관을 열고 힘차게 숨을 내쉬라고 한다. 이것은 환자가 '하 하 하' 하는 것과 같다. 이것은 만성 폐쇄성 폐질환이 있는 환자에게 높은 흉곽 내압을 야기시킨다. 만약 공기가 닫혀진 기도 뒤쪽으로 이동한다면, 기침은 기침으로 인해 작은 기도가 압박 받은 경우 그 공기가 닫혀진 기관 뒤로 나온다면 기침에는 효과가 없다. Huff는 손상될 수 있는 기관 벽을 안정되게 하고, 호기를 유발하며 환자군의 분비물 제거에 더 큰 효과를 보여준다.[12]

강제호기법 (Forced expiration technique; FET)

능동주기 호흡법(active cycle of breathing technique; ACBT)이라 불리는 강제호기법은 중간 정도의 폐용량에서 낮은 폐용량으로 호흡조절과 huffing을 실시하는 것이 특징이다. 환자는 먼저 하흉부 호흡(횡격막 호흡)부터 배워야 한다. 심호흡의 중간 정도를 마신 다음, Huff를 유발하기 위해 복부근육을 수축시킨다.[13] 이 방법을 실시하는 순서를 요약하면 다음과 같다.[14]

1. 호흡조절
2. 흉부팽창운동 (타진과 진탕을 하든지 안하든지)
3. 호흡조절
4. 중간 폐용량에서 낮은 폐용량으로 한두 번의 huff
5. 호흡조절

기도로 분비물이 좀더 쌓였을 때 높은 폐용량으로 한두 번의 huff과 기침을 분비물을 제거하기 위해 사용할 수 있다.

FET는 분비물을 더욱 기도말단부로 이동시키고 모든 폐를 더 효과적으로 깨끗하게 만든다.[15] 이 기법은 단독으로 사용되어 왔고 다른 분비물 제거법들과 함께도 시행되어 왔다. 이것은 만성폐쇄성 폐질환, 천식, 낭포성 섬유증 환자들에게 효과적이고, 잉글랜드의 많은 낭포성 섬유증 센터에서 최근 치료법으로 사용되고 있다.[16]

자가 관리 분비물 제거법 (Self-Administered Secretion-Removal Technique)

새로운 다양한 도구와 기법들이 환자들 스스로 과도한 분비물을 기도에서 제거할 수 있도록 발달되어 왔다. 이러한 새로운 기법들 중 가장 좋은 방법(예, 적절한 환자군, 질환의 정도)이 최근에 연구되고 있다.

VRP1은 내부에 쇠구슬로 된 볼 베어링을 가진 파이프 모양의 기구이다. 그 장치를 통한 호기는 빠르고 반복적으로 올라가고 내려가는 파이프 내부의 볼 베어링에 의해 이루어지며 기도로 전달되는 진동을 만들어 낸다. 이 진동은 그들의 기도에서 과도한 분비물을 자발적으로 제거할 수 있는 능력을 촉진할 것이다. 진동 기구를 이용한 분비물 제거 효과에 대한 결정적인 연구 자료는 없다.[17-19] 앞으로 장 · 단기간 주목해야할 연구이고 임상실험이 필요하다.

호기양압(positive expiratory pressure; PEP) 마스크는 환자에게 호기저항을 줄 수 있는 꼭끼는 얼굴마스크로 보통 15~20 mmHg 정도의 압력이다. 양압은 열린 기도를 유지하는데 이용되며 분비물이 더 잘 제거되게끔 한다.

몇몇의 연구자들은 마스크를 호흡 주기(8~10호흡)를 조절하는데 사용하였고,[20] 기침, huff와 같은 기도 청소 기법으로 실시하였다. 다른 연구자들은 수분 동안 다른 장애물없이 마스크를 사용했다. 아직까지는 이 기 술을 적용하는 방법에 대한 의견 일치를 보이지 않고 있고 또한 환자 집단에서 최선의 결과가 나타나지 않고 있다.

자동적인 배담법은 3단계의 호흡방법이 있다.

1단계 : 연속적인 호흡은 기도에서 분비물을 떼어내는데 이용될 것이라 생각된다. 첫 번째 단계는 중간 정도의 1회 호흡량에서 예비호기용적까지 낮은 폐용적에서의 호흡이 필요하다.

2단계 : 연속적인 호흡은 기도 중간 부위에 점액성 물질이 쌓이게 도와줄 것이다. 낮은 예비흡기용량에서 예비호기용량까지 높은 폐용량에서의 호흡에 의해 이루어진다.

3단계 : 호흡의 마지막 단계로 기도 중심부에서 분비물을 제거한다. 이 단계는 높은 폐용적으로 (흡기예비용적)으로 작은 한 차례의 기침과 함께, 일회호흡량의 마지막 단계에 폐의 공기량을 감소시킨다.

각각의 단계는 흡기를 조절하고 흡기를 유지하며 잠깐 멈춘 후 호기를 실시한다. 1, 2단계에서, 호기는 빠르게 조절하고, 기도의 손상을 초래할 수 있는 많은 양의 공기 흐름

은 피한다. 3단계는 기침을 실시한다.[22]

다양한 연구들에서 다른 형태의 분비물 제거 방법과 다른 결과를 보여주는 자발적인 배담법을 비교하고 있다.[23-25] 자동 배담법에 있어 주로 고려해야할 사항은 독립적이기 이전에 필요한 훈련량과 치료동안 요구되는 집중력이다.[24]

자가관리는 폐재활의 주요 목적이다. 다음 몇 년 동안의 연구에서는 독립적이고 자가관리가 필요한 그들의 환자 집단에게 이러한 도구의 적용을 결정하는 폐재활팀에게 도움을 줄 것이다.

요약해서, 체위배담법, 타진법, 진탕법, 진동법, 자가관리기법 그리고 기도청소의 결합은 분비물이 과도하게 이상 정체되는 것을 제거하고 호흡을 증가시키며, 그 결과 가스교환을 증가시킨다. 폐질환 재활프로그램에 참여한 분비물 정체가 있는 환자는 운동 이전에 분비물 제거기법을 배움으로서 잇점을 가질 것이다.

환기근 훈련과 호흡 재교육 (Ventilation muscle training and breathing re-education)

충분하게 환기를 증가시킬 수 없는 것은 폐기능부전 환자의 활동을 제한하는 요소나 운동내성 때문이다. 호흡기능을 가장 효과적으로 하기 위해서는 운동내성과 작업 수행능력을 증가시키는 것이다. 환기근 훈련은 환기근의 근력과 지구력을 증가시키고 그 결과 운동능력을 향상시키는 것이다. 호흡 재교육은 일부 환자들에게 호흡수와 숨이 찬 느낌이 감소될 수 있도록 더욱 효과적인 환기 형태를 가르친다.

환기근 훈련(Ventilatory Muscle Training)

환기근은 생리학적으로 다른 골격근들의 훈련과 유사한 방법으로 훈련할 수 있다. 전통적으로, 골격근은 근력을 키우기 위해서 강한 저항을, 지구력을 향상시키기 위해서 자주 반복하여 훈련하였다. 일반적으로 특히, 호흡근인 골격근은 특수한 훈련량이 있다. 단순히 일반적인 유산소운동은 환기근의 근력과 지구력을 증가시킬 것이다.26 이들 근육에 대한 특별한 훈련법이 제안되어왔다.[27] Leith와 Bradley는 5주 훈련프로그램을 통해 근력이 55% 증가하고 지구력이 19% 증가한다고 보고했다.[28]

흡기근 훈련기구들(inspiratory muscle trainers, IMTs)은 등급별로 구분된 틈을 통해 흡기근에 부하를 줄 수 있는 특수한 도구를 가지고 있다. 환자는 흡기근에 부하를 줄 수있도록 좁은 입구를 통해 호흡하고, 그것에 의해 흡기근을 훈련시킨다.[29] 호기는 대부분의 IMT에서 저항을 받지 않는다. 운동 프로그램은 흡기근의 근력과 지구력이 모두 향상될 수 있게끔 한다. 훈련시간은 한번에 15~30분 동안 하루에 한두 번 정도 실시하도록 권한다.[29,30] 입구의 크기 변화에 의해 훈련 강도를 조절할 수 있다.

적당한 훈련 강도는 각각의 두 가지 방법에 의해 결정된다. 먼저, 기능적 잔기량부터 최대정적 호기구강압(maximum static inspiratory mouth pressure, MSIP)을 결정한다. 그리고 나서 흡기근 근력 강화 프로그램은 훈련과정에서 처럼 높은 %에서 정밀검사한 MSIP의 15~30% 사이 저항을 주는 입구 크기로 시작한다.[31-33] 몇몇의 연구에서 훈련을 위해 MSIP의 80%를 사용했다.[34] 운동강도를 결정하기 위한 두 번째 방법은 환자가 10분 운동 기간 동안 견딜 수 있는 가장 작은 기구(입구)를 선택하는 것이다.[29] 지구력 훈련은 MSIP의 낮은 %나 또는 장시간 운동할 수 있는 입구를 이용하는 것이다.

근골격계 여러 운동방법과 마찬가지로, 운동은 원하는 결과를 적당히 이루어야한다. 환자는 흡기근 훈련기구, 대개는 느리고 깊은 호흡에 의해 환기 계통에 저항을 줄이는 다른 호흡형태로 발전시킬 수 있다. 호흡패턴 조절은 프로그램을 통해 적절한 흡기 강도를 유지하도록 해야만 한다.

이 훈련의 목적은 환기동안 흡기근의 산소 소모를 감소시키고, 그것에 의해서 운동수용력을 개선시키는 것이다.[35] 흡기근 훈련을 통해 환자는 호흡 노력과 흡기 시간을 줄이고[36](더 오랜 호기시간을 가지고), ADL 수행능력을 증가시키고,[37] 따라서 호흡곤란을 감소시킬 수 있을 것이다.[38] 하지 운동이나 일반적인 운동 훈련과 병행한 흡기근 훈련은 운동내성을 증가시킬 것이다.[32,39] 환자는 또한 환기근 피로에 더 저항할 수 있을 것이다. 이것은 운동 기간뿐만 아니라 호흡기질환이 악화되는 시기에 도움이 된다.

호흡 재교육(Breathing Re-edeucation)

횡격막 호흡(Diaphragmatic Breathing)

생리학적 훈련기법이 아닐지라도, 횡격막 호흡 훈련은 낮은 호흡비율, 호흡당 일회 호흡량 증가 그리고 몇몇 환자에게 있어서의 호흡곤란의 느낌 감소를 보여준다. 환자에게 횡격막 호흡 훈련은 환자가 편안하게 기대어 앉은 자세에서 시작한다. 환자의 손은 늑연골(costochondral angle)에 둔다. 그리고 나서 코로 숨쉬기(sniffing)는 횡격막의 수축을 촉진시키기 위해 이용되고, 환자가 근육을 촉진할 수 있도록 해주며 적절한 손 위치를 확보해 준다. 손을 흡기동안 올리고 호기동안 내리는 것으로 편안하고 효율적인 환기 패턴을 촉진시킨다. 코로 흡기하는 것이 가장 바람직하다. 따라서 천천히, 규칙적으로 흡기한다. 입으로 들어마시는 것은 최소한의 공기 저항을 유발한다.

또한 보조근의 사용감소는 호흡 노력을 감소킨다. 생체되먹임(biofeedback)은 환기주기 동안 횡격막의 적절한 사용을 강조하고 보조근의 사용을 억제시킬 수 있다.

설사, 호흡법을 편안하게 반 누운자세에서 가르친다하더라도 경과는 좋아진다.[31] 앉고, 서고, 걷고, 의자에 기대어 앉아 있는 동안 계속적으로 같은 호흡패턴을 유지하는 것이 폐질환이 있는 환자의 전반적인 재활에 유용한 호흡 재교육에 필수적이다.

모든 환자에게 있어 횡격막 호흡이 이로운 것은 아니다.[40] 환자가 그 기법을 배울 때, 가르치는 사람은 흉곽의 모순된 움직임(또는 모순된 움직임의 증가)을 관찰해야 한다. 만약, 환자 또는 치료사에 의한 횡격막 호흡법이 이점이 없다면, 환자의 일반적인 호흡패턴이 더 효과적일 수 있다.

입술을 오므린 호흡(Pursed-Lips Breathing)

입술 오무힌 호흡법은 코로 들이쉬고 입술을 오무려 내쉬는 방법(환자가 휘파람을 불듯이)이다. 복근은 호기시 사용될 수도 있고 안 될 수도 있다. 많은 환자들이 지도자 없이 할 수 있다. 치료사는 입술 오무려 호흡하기를 정확하게 하도록 하고 운동과 호흡을 짧게 만드는 다른 활동을 하는 동안 그것을 유지하도록 한다.

입술 오무려 호흡하기를 만성 폐쇄성 폐질환 환자에게 적용 시 호흡비율 감소, 일회호흡량 증가,[35] 호흡곤란 감각 감소41를 보였다. 몇몇 연구자들은 동맥의 산소 공급 증가를 증명했다.[42] 그것은 기도 손상을 늦추거나 방지하고 가스교환을 촉진한다.[43]

환기근 훈련, 호흡 재교육 훈련 둘 다 호흡 노력을 감소시키기 위한 수단이다. 이러한 것들이 운동 기간에 병행되었을 때, 더욱 효과적인 운동프로그램이 될 수 있다.

에너지 절약 기법(Energy-saving techniques)

폐기능 부전을 가진 환자는 다양한 수준의 ADL의 종류에 따라 호흡곤란이 일어날 수 있다. 따라서 호흡곤란을 일으키는 활동을 피해야 한다. 육체적, 정신적 결과 모두가 영향을 미칠 수 있다. 초기 평가 동안, 치료사는 어떤 ADL이 문제가 되는지를 결정해야 한다. 재활프로그램의 각각의 목적은 어려움을 반영하고 문제에 대한 해결 방안을 제공해야 한다. 에너지 절약 기법에 대한 교육은 환자 치료 계획의 한 부분이다. ADL을 회복하도록 함으로서 환자의 독립심을 높이고 행복감을 되찾도록 할 수 있다.

ESTs는 일반적으로 활동시 호흡곤란이 일어날 때 실시하여야 한다. EST는 보조기법과 적응장비, 활동 계획과 준비, 조율(pacing), 효율적인 호흡패턴과 병행한다. 또한 EST는 활동시 적은 에너지 소모와 적은 산소 소비 기법이다.

보조장비와 적응장비(Assistive and Adaptive Equipment)

보조장비와 적응장비의 사용은 환자가 홀로 활동할 수 있도록 한다. 복부에 중등도의 비만이 있는 폐질환 환자는 신발이나 양말을 신는 동안 호흡곤란을 느낄 수 있다. 신발이나 양말을 신을 때, 스타킹 보조기구나 길이가 긴 구두주걱을 사용함으로서 호흡곤란없이 신을 수 있다. 종종 중등도나 심한 호흡곤란 환자에게서 샤워가 매우 어렵다는 사실을 발견할 수 있는데, 그 이유는 서있거나 굽히거나 상지의 이용, 호흡을 멈추어야하는 시간이 길어질 때가 있기 때문이다. 이런 환자는 샤워벤치, 끈에 메단 비누, 손으로 들 수 있는 샤워 꼭지, 길이가 긴 목욕솔, 목욕 가운을 사용함으로서 샤워를 할 수 있다. 요리 시간을 줄이고 요리 동안 신경을 적게 쓸 수 있으며 호흡곤란의 정도를 줄임과 동시에 영양식을 준비할 수 있도록 하기 때문에 전자렌지도 보조장비로 포함될 수 있다. 이러한 것들은 보조장비와 적응장비가 폐재활에 어떻게 사용될 수 있는가하는 일부 예일 뿐이다.

활동계획과 준비(Activity Planning and Preparation)

활동계획과 준비는 에너지 절약법의 또 다른 중요한 요소이다. 과제에 대한 목록작성, 계획설정, 우선순위결정은 폐질환 환자의 기능적 능력에 따라 차이를 보인다.[44] 활동에 대해 효과적으로 목록을 작성함으로서 대부분의 호흡곤란 기간을 피할 수 있다. 가장 확실하게 심폐계통의 요구가 증가되는 활동은 활동 사이에 최대로 안정되고 회복되는데 필요한 시간을 일, 주, 월 단위로 구분해야 한다. 또한 좀더 힘든 활동을 할 때 주위에서 도와줄 수 있는 친구와 친척의 목록을 작성해야 한다. 대부분의 폐질환 환자는 아침에 가장 힘들다. 저녁 이전에 가능한 많은 활동을 하고 우선적인 과제에 대한 계획 설정은 쉬운 일을 아침에 계획한다. 종종 음식준비도 호흡곤란 때문에 적절하게 실행하지 못하는 중요한 활동이다. 심지어 음식을 준비할 때, 환자는 지나치게 피곤해질 수 있다. 음식준비의 시작 단계에서부터 적절한 계획설정은 활동을 최소화 시킬 수 있다. 적절한 계획은 냉장고나 찬장에 필요한 하나의 단순한 움직임도 확실히 할 수 있다. 일반적으로 사용하는 요리 재료나 요리 기구는 준비된 장소에 둠으로서 접근하기 쉬울 것이다. 음식은 서있는 것보다 앉아서 준비한다. 활동에 대한 주의 깊은 계획과 준비를 통해 호흡곤란이나 피로없이 과제를 완벽하게 할 수 있다. 요리와 같은 활동은 환기가 잘되고 산소 공급이 잘 되는 장소에서 해야 한다.

조율(Pacing)

조율은 EST와 심폐재활의 또다른 필수 구성요소이다. 그것은 사실상 너무 간단해서 환자들은 아무래도 직관적으로 개념을 알고 사용한다고 예상된다. 그러나 이것은 사실이 아니며 조율은 가르쳐야만 한다. 조율은 환자의 호흡능력의 제한이나 범위 내에서 활동을 수행하는 것으로 정의한다. 가끔 조율은 구성요소로 나뉘어지는데 환자의 호흡 제한을 초과하지 않는 속도로 수행되어야 한다. 예를 들어, 계단 오르기는 오직 호기에 실시하며 한번에 하나 또는 두 계단을 오른다. 환자는 완전히 호흡이 회복될 때 까지 그 계단에서 머물러있어야 한다. 호흡이 회복되기 위한 휴식 기간 이후에 호기를 다시 획득하고 그 다음 둘 또는 세 계단을 오른다. 순서는 호흡곤란 없이 계단을 완전히 올라갈 때까지 반복한다(입을 오므린 호흡과 회복 호흡은 필요할 때 조율과 함께 사용될 수 있다).

가끔 환자는 이런 활동 수행에 너무 많은 시간이 소비되어 그런 식으로의 걸음이 어리석게 느껴진다고 불평할 수 있다. 환자를 위해서, 조율은 느리게 실시되어야 한다. 이것은 종종 환자들의 기능향상에 도움이 되어 조율기법이 실제로 시간을 절약할 수 있다. 첫째로, 환자가 자기만의 방법으로 계단을 한번에 오르는 것이 가능한지 묻는다. COPD 환자는 전형적으로 다음과 같은 방법으로 계단을 올라 간다: 두려운 과제 앞에 위를 쳐다보고, 처음 몇 계단을 오르고, 몇 번 짧게 호흡하고 나서 오르는 속도를 증가시켜 정상에 도달할 것이다. 환자가 정상에 이르면, 호흡곤란이 눈에 띄게 나타나고 호흡조절 회복까지 몇 분이 소요될 것이다. 계단을 오르기 시작한 시점부터 계단의 정상에서 호흡이 회복되기까지의 시간을 측정한다. 이제 조율을 하면서 과제를 반복한다. 조율을 하면, 과제는 틀림없이 적은 시간이 소요되고 환자는 전반적으로 편안할 것이다. 환자가 숨을 할딱거리며 계단의 정상에 나타나는 것이 얼마나 어리석은가? 환자는 또한 이런 활동이 연습과 함께 더욱 잘 조절될 것이라고 기대한다.

조율의 목표는 안전하고 호흡곤란 없이 활동을 완전하게 일어나도록 하는 것이다. 조율은 호흔곤란이 생기지 않고 모든 활동일 일어나도록 해야 하고 그렇게 할 수 있다. 활동들을 구성요소로 나누고 구성요소 사이에 휴식 시간을 배분함에 따라, 전체 활동은 호흡곤란이나 피로 없이 달성할 수 있다.

조율은 ADL, 보행, 계단 오르기 그리고 들어올림 같은 과제에 사용될 수 있다. 이 기법은 폐재활 프로그램의 유산소 부분 동안에는 사용되지 않는다. 운동 동안, 짧은 호흡이 발생될 것이다.

금연(SMOKING CESSION)

흡연은 COPD의 주요 원인[45]일 뿐만 아니라 다른 많은 질병의 원인이 된다.[46] 그러므로 모든 폐재활 프로그램에 금연은 포함되어야 하다. 금연의 이익은 오랫동안 가정되어 왔다. 폐 건강 연구의 참가자들, 금연한 경도나 중등도의 공기 흐름이 차단된 환자들은 나이가 듦에 따라 흡연자 그룹보다 FEV_1의 감소를 보였다.[47] 다시 말해, 폐 기능은 흡연할 때 보다 금연할 때 나아질 것이다. 비록 단지 경도나 중등도의 공기 흐름이 차단된 환자에게서 연구되었지만, 결론은 폐질환을 가진 모든 환자를 위해 금연은 장려되어야 할 것으로 보여 진다.

환자들은 흡연 습관에 따라 네 가지 범주로 분류된다: 흡연을 하지 않은 사람, 흡연을 하고 있는 사람, 현재 흡연을 하고 있지만 금연할려는 사람, 마지막으로 현재 흡연을 하고 있으며 계속 흡연을 하려는 사람. 비흡연자의 두 그룹에 대해, 직접 흡연과 간접 흡연의 위험을 강조해야 한다. 흡연의 효과와 금연의 잇점을 강조해야만 한다.[48]

현재 흡연 환자들은 심사숙고 해야한다. 금연을 원하는 환자는 행동 양상을 바꾸는 것이 가장 효과적이다. 많은 금연 기법들이 있다; 예를 들어, 즉시 끊기, 행동 수정,[49] 빠른 흡연,[50] 인지적 접근[51] 및 니코틴 대치 섭취가 있다(표 14-1; 또는 13장 참조).[52,53] 한 가지 방법으로 장기간 성공하는 비율은 높지 않다. 다양한 금연 전략이 병행된 치료 접근이 한 가지 특정 기법보다 더 높은 금연율을 보인다.[54-57] 금연 프로그램에 참가한 사람들도 5년 후에 금연하는 %는 낮다고 알려져 있다(폐건강연구에서 22%).[47] 종종 환자들은 성공적으로 금연하기 위해 여러 번 반복을 한다.

환자에게 금연을 유도하는 것이 임상의의 역할이지만 반드시 서비스를 제공하지는 않는다. 미국폐학회(Americal Lung Association)와 미국암학회(Americal Cancer Society)는 금연 센터를 운영한다. 임상의가 금연의 과정 동안 호의적으로 격려해주는 전문가가 되는 것이 중요하다.

금연에 대한 의지가 없는 환자는 완전히 다르게 다루어야 한다. 흡연의 결과나 질병의 정도를 어떻게 변화시키는 지를 완전하게 이해시켜야 한다. 그래도 환자가 흡연을 계속한다면, 폐재활 프로그램에 계속 참여했을 때의 잇점을 알지 못하는 것이다. 행복이나 자신의 건강에 대한 책임, 폐재활에 동의할 의사가 없거나 매우 적을 수 있다.

표 14-1 금연법의 형태

광고	치료 프로그램
대중매체	금연 클리닉
포스터	그룹치료
팜플렛	개인 상담
	심리치료
	최면술
약물	행동수정
Lobeline	자가 감시

Dextroamphetamine	자극 조절
Imipramine	우발적인 흡연 관리
Nicotine gum	자가 관리
	흡연욕구 억제
반감	역할 연기
빠른 흡연	자가 징계
상상	유용성 설명
얼굴이나 입에 연기 내뿜기	감각
전기 충격	점진적 감소
	문제 해결
인지 접근	
정보	기타
책	기도
잡지	명상
의사 처방	이완
	운동
감정적 접근	침
두려움	

영양 공급(NUTRITION)

만성 폐쇄성 폐질환 환자는 호흡 활동의 증가로 인해 휴식시에 에너지 소비가 15% 증가한다. 그래서 이러한 환자들은 폐질환이 필요하지 않은 사람들보다 하루에 더 많은 칼로리를 필요로 한다. 영양 흡수 불량과 호흡활동 증가의 연합된 문제를 가지는 낭포성 섬유증 환자는 평균적인 사람들보다 하루에 50% 더 많은 칼로리를 필요로 하게 될 것이다.[58] 그러나 편식과 폭식은 많은 폐질환 환자를 어렵게 만든다. 음식의 조리, 음식을 삼키는 동안 호흡 정지의 필요성, 약물 섭취의 부작용, 가득 찬 위장으로 인한 횡격막 편위 운동의 제한은 음식 섭취를 불편하고 불쾌하게 할 수 있다. 결과적으로 환자들은 식욕을 잃어버리고, 몸무게가 감소하게 될 것이며, 환자들은 영양실조가 될 수 있다. 근력, 근 지구력, 감염에 대한 방어 능력이 영향을 받는다. 적은 양으로 자주하는 식사나 쉽게 할 수 있는 가벼운 식사들은 더 많은 영양, 환자의 편리함을 주게 될 것이다. 환자의 식이 요법에서, 지방에서 탄수화물 비율 조절의 유용성은 아직까지 그 유익함을 보여주지 못했다.

개인적인 식이 요법의 필요성을 확인하기 위한 영양적인 계획은 전체적인 건강을 위해 중요하다.

요약(SUMMARY)

요약에서, 폐질환 재활은 운동치료 기간 보다 더 길다. "환자의 폐질환 장애와 전체적인 생활 상황에 의해 고려되는 가능한 가장 높은 기능적인 능력을 환자에게 되돌려 줄"[59] 포괄적인 관리 계획은 폐질환 재활의 목표이다. 운동 기간, 분비물 제거 기법, 환기 근육 훈련과 호흡 재교육, 에너지 절약 기법, 금연, 영양학적인 계획들은 목표 달성에 필수적이고 이것은 토의를 통해 보여주었다.

참고문헌

1. Lorin, M and Denning, C: Evaluation of postural drainage for measurement of sputum volume and sistency. Am J Phys Med 50(5):215–219, 1971.
2. Murphy, M, Concannon, D, and Fitzgerald, M: Chest percussion: Help or hindrance to postural drainage? Ir Med J 76:189–190, 1983.
3. Zidulka, A et al: Clapping or percussion causes atelectasis in dogs and influences gas exchange. J Appl Physiol 66(6):2833–2838, 1989.
4. Kigin, C: Advances in chest physical therapy. In: Current Advances in Respiratory Care. American College of Chest Physician, Park Ridge, 1984.
5. Chopra, S et al: Effects of hydration and physical therapy on tracheal transport velocity. American Review of Respiratory Diseases 115:1009–1014, 1977.
6. Denton, P: Bronchial secretions in cystic fibrosis. Am Rev Respir Dis 86:41–46, 1962.
7. Mazzocco, M et al: Physiologic effects of chest percussion and postural drainage in patients with bronchiectasis. Chest 88:360–363, 1985.
8. Frownfelter, D: Chest Physical Therapy and Pulmonary Rehabilitation: An Interdisciplinary Approach, ed 2. Year Book Medical Publishers, Chicago, 1987.
9. Zack, M and Oberwaldner, B: Chest physiotherapy: The mechanical approach to antiinfective therapy in cystic fibrosis. Infection 15(5):381–384, 1987.
10. Starr, J: Lesson 8, In Touch Series. American Physical Therapy Association, Alexandria, Va, 1990.
11. Starr, J: The effect of position and trial on the effectiveness of cough in the postoperative patient. Boston University, 1980. Unpublished thesis.
12. Hietpas, B, Roth, R, and Jensen, W: Huff coughing and airway patency. Respiratory Care 24(8):710–713, 1979.
13. Partridge, C, Pryor J, and Webber, B: Characteristics of the forced expiration technique. Physiotherapy 75:193–194, 1989.
14. Pryor, JA: Respiratory Care. Churchill Livingstone, New York, 1991, pp 80–82.
15. Sutton, P et al: Assessment of the forced expiratory technique: Postural drainage and directed coughing in chest physiotherapy. European Journal of Respiratory Disease 64:62–68, 1983.
16. Prasad, S: Current concepts in physiotherapy. J R Soc Med 86 (suppl 20): 23–29, 1993.
17. Konstan, M, Stern, R, and Doershuk, C: Efficacy of the flutter device for airway mucus clearance in patients with cystic fibrosis. J Pediatr 124:689–693, 1994.
18. Pryor J et al: The flutter VRP1 as an adjunct to chest physiotherapy in cystic fibrosis. Respir Med 88: 677–681, 1994.
19. Swift G et al: Use of flutter VRP1 in the management of patients with steroid dependent asthma. Respiration 61:126–129, 1994.
20. Pfleger A, et al: Self administered chest physiotherapy in cystic fibrosis: A comparative study of high pressure PEP and autogenic drainage. Lung 170:323–330, 1992.
21. Larsen K et al: Mask physiotherapy in patients after heart surgery: A controlled study. Intensive Care Med 21:469–474, 1995.

22. Schoni, M: Autogenic drainage: A modern approach to physiotherapy in cystic fibrosis: J R Soc Med 82 (suppl 16): 32–37, 1989.
23. Giles D et al: Short term effects of postural drainage on oxygen saturation and sputum recovery in patients with cystic fibrosis. Chest 108(4):952–954, 1995.
24. Miller S et al: Chest physiotherapy in cystic fibrosis: A comparative study of autogenic drainage and the active cycle of breathing techniques with postural drainage. Thorax 50:165–169, 1995.
25. Thomas, J, Cook, D, and Brooks, D: Chest physical therapy management of patients with cystic fibrosis: A meta-analysis. American Review of Respiratory Diseases 151:846–850, 1995.
26. Keens, T et al: Ventilatory muscle endurance training in normal subjects and patients with cystic fibrosis. American Review of Respiratory Diseases 116:853–860, 1977.
27. Kim, M: Respiratory muscle training: Implications for patient care. Heart lung 13:333–340, 1984.
28. Leith, D and Bradley, M: Ventilatory muscle strength and endurance training. J Appl Physiol 41:508–516, 1976.
29. Sonne, L and David, J: Increased exercise performance in patients with severe COPD following inspiratory resistive training. Chest 81:436–439, 1982.
30. Chen, H, Dukes, R, and Martin, B: Inspiratory muscle training in patients with chronic obstructive pulmonary disease. American Review of Respiratory Diseases 131:251–255, 1985.
31. Darbee, J and Cerney, F (eds.): Exercise testing and exercise conditioning for children with lung dysfunction. In: Irwin, S and Tecklin J: Cardipulmonary Physical Therapy, ed 2. Mosby, Philadelphia, 1990, pp 469–470.
32. Weiner, D, Azgad, Y, and Ganam R: Inspiratory muscle training combined with general exercise reconditioning in patients with COPD. Chest 102:1351–1356, 1992.
33. Weiner, P et al: Inspiratory muscle training in patients with bronchial asthma. Chest 102:357–361, 1992.
34. Berry, M et al: Inspiratory muscle training and whole body reconditioning in chronic obstructive pulmonary disease: A controlled randomized trial. Am J Respir Crit Care Med 153:1812–1816, 1996.
35. Belman, M and Mittman, C: Ventilatory muscle training improves exercise capacity in chronic obstructive pulmonary disease patients. American Review of Respiratory Diseases 121:273–280, 1980.
36. Flynn, M et al: Threshold pressure training, breathing pattern and exercise performance in chronic airflow obstruction. Chest 95:535–540, 1989.
37. Dekhurzen, P, Folgering, H, and van Herwaarden, C: Target flow inspiration muscle training during pulmonary rehabilitation in patients with COPD. Chest 99:128–133, 1991.
38. Harver, A, Mahler, D, and Daubenspeck J: Targeted inspiratory muscle training improves respiratory muscle function and reduces dyspnea in patients with chronic obstructive disease. Ann Intern Med 111:117–124, 1989.
39. Wanke, T et al: Effects of combined inspiratory muscle and cycle ergometer training on exercise performance in patients with COPD. Eur Respir J 7:2205–2211, 1994.
40. Sachner, M et al: Effects of abdominal and thoracic breathing on breathing pattern components in normal subjects and in patients with chronic obstructive pulmonary disease. American Review of Respiratory Diseases 130:584–587, 1984.
41. Mueller, T, Petty, T, and Filley, G: Ventilation and arterial blood gas changes induced by pursed lips breathing. J Appl Physiol 28:784–789, 1970.
42. Tiep, B et al: Pursed lips breathing training using ear oximetry. Chest 90:218–221, 1986.
43. Adkins, H: Improvement of breathing ability in children with respiratory muscle paralysis. Phys Ther 48:577–581, 1968.
44. Thoman, R, Stoker, G, and Ross, J: The efficacy of pursed-lips breathing in patients with chronic obstructive pulmonary disease. American Review of Respiratory Diseases 93:100–106, 1966.
45. American Thoracic Society: Standards for the diagnosis and care of patients with chronic obstructive pulmonary disease. Am J Respir Crit Care Med 152:S78–S121, 1995.
46. Kigin, C: Breathing exercises for the medical patient: The art and the science. Phys Ther 70(11):700–706, 1990.
47. Anthonisen, N et al: Effects of smoking intervention and the use of an inhaled anticholinergic bronchodilator on the rate of decline of FEV_1: The lung health study. JAMA 272(19):1497–1505, 1994.
48. Burki, N: Pulmonary Diseases. Medical Examination Publishing, Garden City, NY, 1982, p 271.
49. American Thoracic Society: Standards for the diagnosis and care of patients with chronic obstructive pulmonary disease (COPD) and asthma. American Review of Respiratory Diseases 136(1):225–244, 1987.
50. Relinger, J et al: Utilization of adverse rapid smoking in groups: Efficacy of treatment and maintenance procedures. J Consult Clin Psychol 45(2):245–249, 1977.
51. Peters, J and Lim, V: Smoking cessation techniques. In: Hodgkin, J, Zorn, E, and Connors, G (eds): Pulmonary Rehabilitation: Guidelines to Success. Butterworth Publishers, Boston, 1984, pp 91–120.
52. Tang, J, Law, M, and Wald, N: How effective is nicotine replacement therapy in helping people to stop smoking? BMJ 308:21–26, 1994.
53. Fiore, M et al: Tobacco dependence and the nicotine patch: Clinical guidelines for effective use. JAMA 268:2687–2694, 1992.
54. Fielding, J: Smoking effects and control: Part I. N Engl J Med 313(8):491–498, 1985.
55. Harris, M and Rothberg, C: A self-control approach to reducing smoking. Psychol Rep 31:165–166, 1972.

56. Russell, M, Raw, M, and Jarvis, M: Clinical use of nicotine chewing gum. BMJ 280(6231):1599–1602, 1980.
57. Horn, D and Waingrow, S: Some dimensions of a model for smoking behavior change. Am J Public Health (Supp 56)12:21–26, 1966.
58. Tecklin, J: Pediatric Physical Therapy. Lippincott, Philadelphia, 1989, p 165.
59. American Thoracic Society: Pulmonary Rehabilitation. American Review of Respiratory Diseases 124: 663–666, 1981.

찾아보기

가

나

아

자

차

카

타

파

하